Luigi Stecco – Antonio Stecco

FASCIAL MANIPULATION®

Practical Part • First Level

Second edition

Luigi Stecco – Antonio Stecco

근막도수치료®

실습편•레벨 I

제2판

역자 김강훈

FASCIAL MANIPULATION®

Practical Part • First Level

Foreword by
ROBERT SCHLEIP

영문출판사

■ 옮긴이

김강훈

동의과학대학교 물리치료과 교수
fascial manipulation LV 1,2 이수
평창동계올림픽 의무요원
대한재활필라테스학회 기획이사
전) 레드코어운동센터장

Fascial Manipulation

Practical Part • First Level Second edition
by Luigi Stecco – Antonio Stecco

제2판

근막도수치료®

실습편 • 레벨 I

2022년 2월 18일 초판인쇄
2022년 2월 28일 초판발행

지은이 : Luigi Stecco – Antonio Stecco
옮긴이 : 김 강 훈
발행인 : 박 병 조
발행처 : 도서출판 영문출판사
등 록 : 1987년 12월 21일 제2-419호
주 소 : 서울시 강남구 삼성동 69-1
전 화 : (02) 514-5590, 776-5590
팩 스 : (02) 756-8943
E-mail : yeongmunsa@empas.com
홈페이지 : www.ymsbook.net
정 가 : 35,000원
ISBN 978-89-7224-519-3 93510

※ 파본은 교환해 드립니다.

서문 Foreword

근골격계 치료의 흥미롭고 새로운 분야인 매혹적인 근막 세계에 온 것을 환영한다. 근막은 모든 장기, 근육 심지어 신경이나 작은 근섬유를 덮고 연결하는 지속적인 긴장 네트워크를 인체에 형성한다. 수십 년 동안 무시되어 온 이 아주 흔한 조직은 "정형과학의 신데렐라"로 의학 연구 분야에서 거의 슈퍼스타 지위로 변모했다. 21세기의 처음 몇 년을 시작으로, 동료 평가 저널에서 근막에 대한 연구 논문 수가 기하급수적으로 증가했다. 2007년 10월 하버드 의학대학에서 열린 제1회 국제 근막 연구 대회는 세계적으로 인정받아 개최되었다. 신경학에서 빠르게 성장하는 신경교 연구 분야와 유사하게, 이 과소 평가된 맥락 조직이 지난 수십 년 동안 생각한 것보다 건강 및 병리학에서 훨씬 더 중요한 역할을 한다는 사실이 이제 전 세계적으로 인정되고 있다.

모든 의대생과 의사가 여전히 기억하고 있듯이 근막은 해부 과정에서 "무언가를 보기 위해" 먼저 제거해야 하는 흰색 포장재로 생각되었다. 유사하게 해부학 서적은 희끄무레하거나 반투명한 근막을 가능한 한 완전하고 능숙하게 잘라냄으로써 운동 시스템을 얼마나 깨끗하고 질서 있게 보여주는지에 대해 서로 경쟁해 왔었다. 학생들은 반짝이는 적근이 각각 특정 골격부에 연결되어 있는 이런 단순화된 그림이 의료 수술이든 치료 촉진이든 실제 신체가 느끼고 행동하는 방식과 거의 관련이 없을 때 좌절감이 든다.

교과서 그림에 나와 있는 것처럼 근육은 건을 통해 뼈로 직접 힘을 거의 전달하지 않는다. 오히려 그들은 수축력이나 인장력의 대부분은 근막층에 분산시킨다.

이 층에 전달되는 힘은 협력근뿐만 아니라 길항근에도 전달된다. 따라서 각 관절을 뻣뻣하게 만들 뿐만 아니라, 더 멀리 떨어진 여러 관절에도 영향을 줄 수 있다. 두 개의 강력한 근육인 대둔근과 대퇴근막장근을 자세히 보면 둘 다 장경인대라고 하는 대퇴외측을 따라 조밀한 근막 층에 붙어 있다. 이 조직은 대퇴근막장근이라고 하는 대퇴의 근막 외피의 일부이며, 이 장력은 외측 햄스트링과 대퇴사두근의 뻣뻣함에도 영향을 미칠 뿐만 아니라 무릎 관절과 전체 하지의 움직임에도 아주 많은 영향을 준다.

근골격계 교재에 나와 있는 "몇몇 근육"이 특정 움직임을 하는지는 거의 무의미한 질문이 되었다. 이러한 오해가 만연하더라도 근육은 기능적 단위가 아니다. 오히려 대부분의 근육 운동은 한 근육의 일부와 다른 근육의 다른 부분에 분포되어 있는 많은 개별 운동 단위에 의해 생성된다. 이러한 운동 단위의 장력은 근막 층, 주머니, 끈의 복잡한 네트워크로 전달되어 최종 신체 움직임으로 변환된다. 얼마나 많은 '근육'이 우리의 역사적 교과서 권위자들에 의해 분할되었는지, 해부 칼을 다루는 그들의 손 기술에 많이 의존해 왔다. 이들의 구분은 이러한 구조물이 어떤 움직임을 시행할 수 있는지에 대한 질문과는 관련이 거의 없다.

마찬가지로, 근막의 뻣뻣함과 탄력성은 인체의 많은 탄도운동(ballistic movements)에서 중요한 역할을 하는 것으로 나타났다. 캥거루, 영양, 나중에는 말의 종아리 조직에 대한 연구에서 처음 발견된 현대 초음파 연구는 근막 반동이 실제로 우리 인간의 많은 움직임에서 유사한 역할을 한다는 것을 밝혀냈다. 돌을 얼마나 멀리 던질 수 있는지, 얼마나 높이 뛸 수 있는지, 얼마나 오래 뛸 수 있는지는 근육 섬유의 수축에 달려 있을 뿐만 아니라, 근막 네트워크의 탄력적인 반동 특성이 이러한 움직임을 얼마나 잘 지탱해 주는지에 따라 크게 좌우된다.

만약 근막 네트워크의 구조가 근골격계 분야에서 그렇게 중요한 요소라면, 왜 이 조직이 그렇게 오랫동안 과소평가되었는지 의문이 들 수 있다. 이 질문에는 몇 가지 답이 있다. 한 가지는 새로운 영상촬영 및 연구 도구의 개발과 관련이 있으며, 이는 생체 내 조직을 연구할 수 있게 되었다. 또 다른 이유는 이 조직이 고전적인 해부학 연구 방법에 저항하는 정도로 무언가를 세고 이름을 붙일 수 있는 개별 부분으로 나누는 정도이다. 여러분은 뼈나 근육의 수를 합리적으로 추정할 수 있지만, 신체의 근막 수를 세는 어떠한 시도도 헛수고일 것이다. 근막체는 하나의 큰 네트워킹 기관으로 많은 주머니나 로프와 같은 국소 과밀화, 그리고 주머니 안에 수천 개의 주머니가 있으며, 모두 튼튼한 격막과 소성결합조직 층에 의해 상호 연결되어 있다.

근막의 이러한 '이해할 수 없음'은 문헌 전체에 걸쳐 다양한 용어로 사용되었으며, 어떤 정확한 조직 형태라도 "근막"이라는 용어에 포함되어 설명하고 있다. 근사이근내막 또는 표층근막을 근막(또는 성긴결합조직)으로 간주할 수 있는지 아니면 조밀하고 불규칙적인 결합 조직층만 포함해야 하는지는 각 저자의 개인적 시각에 따라 달라질 수 있다. 따라서 1차 근막 연구 회의에서 제안된 근막의 새로운 정의를 소개한다. 여기서 '근막'이라는 용어는 인체에 퍼져 있는 결합 조직 시스템의 연부조직 부위를 말한다. 조밀한 평면 조직층(중격, 관절낭, 건막, 장기막뿐만 아니라 지지띠)뿐만 아니라 인대와 건의 형태로 이 네트워크의 국소 과밀화도 포함된다. 게다가 표층 근막이나 근내막의 가장 안쪽 근육층과 같이 더 부드러운 섬유 결합조직을 포함한다.

모든 사람이 새로운 용어에 만족하지 않겠지만, 이 용어는 이 분야에서 아주 중요한 이점을 가진다. 관절낭과 밀접하게 관련된 인대 및 건(또한 상호 연결된 건막, 지지띠와 근내막 근막) 사이에 임의적인 경계선을 그어야 하는 대신 근막 조직은 국소적인 장력 요구에 따라 섬유 배열과 밀도를 조정하는 하나의 상호 연결된 장력 네트워크로 간주할 수 있다. 이 용어는 '근막' (묶기, 붕대, 끈, 통합, 결합)이라는 라틴어 어원에 잘 들어맞으며, 비전문가가 "결합조직"이라는 용어를 이해하는 것과 동일하다(의학 및 생물학자와 대조적으로 연골, 뼈, 심지어 혈액을 결합 조직으로 포함한다).

이 책의 저자들이 크게 기여하고 있는 역동적인 근막 연구 분야는 여러 면에서 근막이 이전에 가정했던 것보다 훨씬 더 '살아 있다'는 것을 보여주었다. 살아 있음은 적어도 두 가지 측면을 가지고 있다. 하나는 우리 그룹(독일 근막 연구 프로젝트, Ulm 대학교, 독일)과 Ian Naylor(Bradford 대학교, 영국)가 쥐와 인체 근막을 함께 연구한 연구실 과제가 보여주는 것처럼 근막은 활발하게 수축할 수 있는 능력이 있다. 또 다른 하나는 감각기관으로서의 역할이다. 근막은 급성 근막통증 증후군의 근원이 될 수 있는 기계적 수용기와 유해수용기 등 많은 감각신경 말단이 촘촘히 지배하고 있다. 위에 설명한 용어의 넓은 정의로 이해한다면 근막은 우리의 풍부한 감각 기관 중 하나이다. 근막은 고유수용기와 표상감각(sense of embodiment)의 가장 중요한 기관이다.

이 책의 저자인 Stecco 일가는 이 새로운 분야의 원동력이 되었다. 그들의 첫 번째 책『근골격계 통증을 위한 근막 도수치료』(Piccin, 2004)는 이미 전 세계적으로 주목을 받았으며, 근막 치료사와 바디워 강사에서 다른 치료사와 강사에게 빠르게 전달되었다. 2007년 하버드 근막 연구 회의에서 그들의 발표가 과학적 질과 깊은 시사점으로 인해 특별상을 수상한 것은 그리 놀랄 일이 아니다. 이 새로운 책은 이론과 해부학적 디테일이 심도 있을 뿐만 아니라 치료 기법에 대한 정확한 설명을 제공하므로 전체 도수치료 분야에 큰 영향을 미칠 것이라고 확신한다.

저자는 근막 네트워크 내의 특정 지형의 중심(협응중심, 인지중심, 융합중심)을 통해 신경근 협응력에 대한 근막의 기여에 관한 새로운 모델을 제시한다. 완전한 새로운 모델이지만 매우 설득력 있는 방식을 제시한다. 이 흥미로운 모델을 뒷받침하기 위해 이 책에서 제공되는 근거는 계통 발생 및 신경생리학적 세부 사항을 뒷받침할 뿐만 아니라 이 접근법의 창시자인 Luigi Stecco와 그의 딸 Carla Stecco(의사), 아들 Antonio Stecco(의사)가 시행한 수천 시간의 해부학적 사체 연구도 포함되어 있다. 그들의 근면한 사체 연구는 동료 심사를 거친 과학 해부학 저널에 발표된 몇 가지 새로운 해부학적 발견과 설명을 가져왔다. 최근 몇 년간 과학 문헌에서 근막에 대한 새로운 출판물을 계속적으로 접한 사람이라면 누구나 이러한 중요한 공헌을 알아차렸을 것이다. Stecco 가족 팀은 인상적일 뿐만 아니라 이 책에서 제시한 신경근막 협응력에 대한 새로운 모델을 뒷받침하는 새로운 설명과 발견을 가져왔다.

이러한 연구 결과는 그들의 연구에 큰 신뢰를 더해주지만, 과학계가 이 새로운 개념의 완벽한 타당성을 심어주기 위해서는 추가적인 연구가 필요할 것이다. 이 역사책에 나온 특정한 예측을 지지하든 연장하든 간에 앞으로 다가올 몇 년은 흥미진진한 시간이 될 것이다. Stecco 가족뿐만 아니라 몇몇 다른 근막에서 영감을 받은 단체들이 전 세계 공동체에 제공한 기여는 이미 세계 유수의 근골격계 의학 전문가들에게 근막 연구 분야에 직접 진출하도록 동기를 부여했다. 예를 들어, Heidelberg 대학교의 근육통증 전문가인 Siegfried Mense 교수는 최근 그의 신경지배 및 통각 연구에 허리 근막을 포함하기 시작했으며, 곧 출판할 '매우 흥미로운 세부사항'을 이미 발견했다. 이와 유사학 Vermont주의 저명한 침술 연구자인 Helene Langevin MD는 현재 초음파를 사용하여 만성요통과 건강한 사람의 근막 형태를 비교하고 있다.

이 책의 보물 중 하나는 근막의 국소 해부학에 대한 세부적인 부분을 보여주는 많은 수의 사체 사진이다. 이는 매우 자세히 잘 나와있고 이렇게 자세하게 설명된 적이 없는 일부 국소 부위로 보여주고 있다. 그럼에도 불구하고, 이 사진들은 아름답지만 여러분이 살고 있는 것과 여러분이 고객을 만지고 있는 것보다는 훨씬 더 건조된 몸을 보여준다. 이 책에 실제 살아 있는 사람의 근막 특성으로 눈을 돌릴 때 살아 있는 신체의 유체역학을 염두에 두고 당신의 촉각을 유지해라. 생체의 근막은 상상하는 것보다 훨씬 더 미끄럽고 촉촉하다.

물리치료(또는 정형외과, 재활치료, 운동치료 등) 분야의 초보자라면 TV를 보면서 가볍게 훑어볼 책이 아니라는 점을 명심해야 한다. 이 책은 요약된 정보의 금광이다. 이 책에는 중복되는 내용이 별로 없기 때문에 읽다가 문장을 잘못 건너뛰면 다음 페이지의 논리를 이해하려고 할 때 이 부분을 놓치기 쉽다. 그러나 나는 이 분야의 전문가들조차도 이 책을 보고 매우 흥분하고 즐거운 발견으로 받아들이고 읽을 것이라고 단언한다. 다른 책들은 여러 시야에서 근막에 대해 쓰여진 반면에 이 책은 분명히 새로운 기준을 제시한다. 지금까지 출판된 책 중 가장 가치 있고 풍부한 책인 근막도수치료를 선택한 독자들에게 축하의 말을 전한다. 또한 독자 여러분께서 정말 흥미로운 조직과 치료법에 대해 더 많은 것을 배우기 위해 이 책을 선택한 것에 대해서도 축하의 말을 전한다.

Robert Schleip PhD
Director, Fascia Research Project
Ulm University, Germany

들어가는 말 Introduction

이 책은 근막 도수치료 코스에 참가한 대상자들에게 도움이 되고자 만들어졌다.

근막의 해부학과 생리학을 이해하기 위한 필수 정보는 치료 시행 및 평가 차트 작성 방법에 대한 조언과 함께 처음 두 장에 걸쳐 제시하고 있다.

3장에서 8장은 세 개의 평면에서 다양한 신체 분절에 걸쳐 있는 근막 단위(mf unit)를 제시한다.

각 근막 단위는 환자가 느끼거나 인식하거나 통증이 있는 부위인 인지중심(cp)과 관절 기능장애의 원인에 해당하는 협응중심(cc)이 있다.

각 협응중심은 인지중심과 멀리 떨어져 있으며 촉진을 할 때만 통증이 있다.

통증 부위나 인지중심은 근막 단위에 의해 움직이는 관절 위에 위치한다.

6개 근막 단위는 각 관절의 움직임과 협응을 담당하는데 앞쪽 움직임, 뒤쪽 움직임, 가쪽 움직임, 안쪽 움직임, 안쪽 회전 움직임, 가쪽 회전 움직임 근막 단위로 명명한다.

관절에 통증이 있을 때 이 관절의 통증 또는 기능 장애에 원인이 있는 근막 단위를 식별하기 위해 운동 검증이 필요하다. 이러한 운동 검증은 개별적인 근육 테스트가 아니다. 이는 특정 방향으로 분절이 움직일 때 뼈–신경–근막 복합체 또는 근막 단위의 전반적인 기능을 평가한다.

근막 도수치료를 경험한 많은 환자들은 “이건 마사지가 아니야!”라고 말한다. 사실상 근막 변형를 식별하는 데 필요한 특정 영역(cc)에 대해 심부 압박이 수반된다. 근막 변형이 생긴 부위에 통증이 사라지고 관절 기능의 즉각적인 효과를 얻을 때까지 너클이나 팔꿈치를 사용하여 몇 분 동안 도수치료를 시행한다.

초기 치료 세션은 환자의 통증을 악화시키는 움직임을 포함하여 환자의 데이터를 기록하는 것으로 시작한다. 각 근막 단위가 특정 방향으로 분절을 이동함에 따라, 이 정보는 특정 근막 단위의 개입을 가정하는 데 유용하다.

촉진 검증을 진행하기 전에 항상 운동 검증을 통해 가설을 검증해야 한다. 운동 검증을 확인하는 동안 환자에게 병력 수집 중 설명한 통증을 유발하는 움직임을 시행하도록 한다. 치료 세션이 끝나면 환자는 치료 후 결과를 평가하기 위해 동일한 동작을 다시 시행하도록 한다. 통증이 여러 분절에 존재할 때 관련된 공간 평면과 다양한 통증 부위가 존재하는 근막 배열을 식별하는 것이 유용하다. 여러 분절에 통증이 있을 때 환자는 더 많이 움직이는 신체 분절의 운동 검증을 시행해야 한다.

촉진 검증과 치료를 시행하는 지점 또는 협응중심을 쉽게 인식할 수 있도록 이 책에는 수많은 해부학적 삽화가 포함되어 있다.

3장에서 해부학적 삽화는 각 신체 분절에 대해 앞쪽–안쪽–안쪽 회전 움직임 체계를 시행하는 3개의 협응중심을 묘사하고 있다. 3장은 앞쪽 움직임의 배열에 할애하고 있으므로, 독자는 무엇보다도 앞쪽 움직임의 협응중심에 수렴하는 단관절과 다관절 섬유를 평가할 것이다(an). 안쪽 움직임 배열은 5장에 제시되고 안쪽 회전 배열은 7장에 나와 있다. 따라서 독자들은 3장의 해부학적 삽화를 참조하여 안쪽와 안쪽 회전의 협응중심 형성에 관련된 근육을 찾아야 한다.

각 신체 분절에 대해 뒤쪽–가쪽–가쪽 회전의 움직임 체계를 시행하는 3개의 협응중심은 4장에 나와 있다. 이 장은 뒤쪽 움직임 배열에 할애하고 있으므로, 독자는 무엇보다도 뒤쪽 움직임의 협응중심에 수렴하는 단관절과 다관절 섬유를 평가할 것이다. 가쪽 움직임 배열은 6장에서, 가쪽 회전은 8장에 나와 있다. 따라서 독자들은 4장의 해부학적 삽화를 참조하여 가쪽와 가쪽 회전의 협응중심 형성에 관련된 근육을 찾아야 한다.

5장에서는 해부학적 삽화는 원위부에 있는 분절의 3개 협응중심과 함께 논의 중인 분절인 3개 앞쪽 협응중심을 묘사한다. 이렇게 한 이유는 동일한 배열을 따라 앞쪽-안쪽-안쪽 회전의 세 협응중심에 대해 수강생에게 학습을 시키기 위해 종적과 횡적 촉진검증을 시행하도록 만들었다. 통증 부위는 항상 명백하지만 그 원인은 항상 숨겨져 있거나 잠재되어 있다는 점을 명심해야 한다. 따라서 촉진검증에 전념하는 시간은 결코 시간 낭비가 아니다.

6장에서는 해부학적 삽화는 원위부에 있는 분절의 3개 협응중심과 함께 논의 중인 분절인 3개 뒤쪽 협응중심을 묘사한다. 독자는 4장과 8장에서 협응중심을 공부할 때 이 삽화를 참조할 것이다. 병리학적 상태에서 동일한 배열을 따라 표시된 두 협응중심은 흔히 '활성'(과밀도화 및/또는 통증)이다.

7장에서 해부학적 삽화는 각각 분절의 단면을 묘사하고 이 분절의 6개 협응중심을 모두 분석한다. 특히 이 장에서는 앞쪽-안쪽-안쪽 회전의 세 가지 협응중심을 고려한다. 이 횡단면에서는 협응중심의 위치는 표시된 위치에 비해 약간 더 가깝거나 멀 수 있다는 점에 유의해야 한다. 그럼에도 불구하고 각 협응중심은 중격과 길항 협응중심에 대한 위치도 포함하는 근육과의 관계도 보여주고 있다. 일부 삽화(7.20, 7.50, 7.60 등)에서는 길항 협응중심에 대한 주동 협응중심의 반사 배치를 강조하기 위해 화살표가 추가되었다.

8장에서는 뒤쪽-가쪽-가쪽 회전의 세 가지 협응중심에 대한 단면에 대한 설명으로 할애한다. 이 운동 체계의 협응중심은 팔다리와 몸통의 뒤쪽에 배열되어 있다.

9장은 운동과 촉진 검증에 대한 설명에 할애한다. 운동 검증을 '비교'라고 하는 이유는 더 많은 움직임 신체분절의 6개 근막분절 단위를 순차적으로 테스트하기 때문이다. 비교 촉진 검증은 신체의 한쪽에 있는 협응중심과 반대쪽에 있는 협응중심을 비교한다.

3장에서 8장까지 촉진 검증을 설명하는 데 협응중심에 해당하는 경혈점은 괄호 안에 표시했다. 이 추가적인 정보는 일부 협응중심이 2개 또는 3개의 경혈에 해당하기 때문에 유용하다. 이러한 경우 촉진 검증은 주 협응중심을 먼저 다루고 그 다음으로 근위 지점(P)과 원위 지점(d)을 다루어야 한다. 예를 들어, 레트로-탈루스(re-ta)의 협응중심은 비복근의 양측 머리의 근건이 수렴하는 곳에 위치한다. 이 지점은 경혈로 BL 57에 해당한다. 거골 분절의 뒤쪽 움직임이 여러 각도의 움직임에 대한 시상면을 따라 시행된다는 점을 감안할 때 협응중심은 비복근(BL 56)의 근복 사이 같이 더 근위이거나 가자미근(BL 58)의 근복 위와 같이 더 원위부일 수도 있다. 주요 협응중심 포인트(BL 57)만 치료한 경우 평가 차트에는 re-ta로 표기한다. 협응중심에서 근위부(BL 56)를 치료한 경우는 평가차트에 re-ta p로 표기한다.

각 척추가 심부 근육에 의해 움직이는 체간에서 각 주요 협응중심은 근위 또는 원위 방향으로 약간 이동할 수 있다.

주요 협응중심의 이러한 변위는 촉진 검증 동안 더 큰 자유도를 갖도록 하고 원래 설정된 한계에 덜 제한되도록 이 글에 표기한다.

이전 판에는 해부학적 삽화가 없었다. 'Istituzioni di Anatomia dell'Uomo'(G. Chiarugi & L. Bucciante)에서 가져온 해부학적 삽화 덕분이다. 개정판에서는 삽화로 잘 묘사되어 있으며, 이러한 삽화를 사용할 수 있도록 허락해 주신 편집자(Piccin)에게 감사를 드린다.

저자들

역자서문

근막이 무엇이고, 왜 중요한지에 대해 한 번쯤 생각해 보지 않은 치료사들은 없을 것이다. 2014년은 물리치료사로 살아가면서 중요한 터닝 포인트가 되었던 시기이다. 지금은 학교에서 학생들을 가르치는 교수로 살아가고 있지만, 그때는 병원에서 도수치료를 하는 물리치료사 생활을 할 때였다. 나의 5년 차 시절에 많은 교육을 들었지만, 아직 물리치료에 대해 잡히지 않는 무엇인가 있었던 것 같다. 2014년도에 원래는 rehabilitation of spine의 저자인 Craig Liebenson의 코스웍을 듣고 싶었는데 가격이 너무 비싸서 우연히 fascial manipulation을 듣게 되었다. 코스를 듣기 전에는 아주 가벼운 맘으로 근막 기법이 다 거기서 거기지 하는 마음으로 코스웍을 등록했던 것 같다. 하지만, 코스를 시작하고 일주일 동안 서울에서 방을 얻어 생활하면서 아주 큰 충격을 받았다. fascial manipulation은 나에게 새로운 세계로 가는 입장권 같은 코스였다. fascial manipulation을 실제 임상 현장에 적용하면서 환자들에게 많은 변화와 치료사로서의 자신감을 가질 수 있게 되었다. 국내에서 FM 1 코스만 3번 수강했고 한국에 오는 강사와도 가까워졌다. 강사 중의 한 명인 Stephen 선생님으로부터 이 책의 원서를 소개받았고, 나중에 선물로 원서를 보내주셨다.

너무나 기쁜 마음에 이 책을 번역해야겠다고 생각하고 영문사 관계자분께 연락을 드렸다. 오랜 기간 동안 개인적인 사정으로 인해 번역이 늦어졌지만, 이제라도 이 번역서가 세상의 빛을 볼 수 있어 다행이라고 생각한다. 근막에 대한 관심이 세계적으로 뜨겁지만, 아직 국내에서는 그런 반응이 없는 것 같아서 아쉬움이 남는다.

저자의 근막에 대한 훌륭한 통찰력을 번역만으로 풀어내기는 언제나 어려운 일이다. 하지만 물리치료사 선생님이 현장에서 도수치료를 시행할 때 조금이나마 도움이 될 수 있다는 생각에 용기를 내어 작업했다. 근막에 대한 명확한 해석과 완벽에 가까운 치료 지침은 이 책을 읽는 여러 치료사에게 도움이 되리라고 확신한다. 이 책이 한글판으로 출간되기까지 많은 도움을 주신 최한별 선생님, 이태식 교수님, 백일훈 교수님, 송민영 교수님, 권유정 교수님께 감사드린다. fascial manipulation에서 늘 나의 스승이 되어 준 Marco와 Stephen 선생님에게도 감사드린다. 길고 어렵고 힘든 작업에 늘 같이 수고해 주신 영문사 박병조 사장님, 그리고 영문사 직원분들께도 진심 어린 감사를 전합니다.

역자 **김강훈**

차례 Contents

약어 Abbreviations

*******	Maximum intensity of symptoms
+++	Maximum benefit or outcome
1xm	Symptoms aggravate once a month
an	ante, antemotion, forward movement
An-ca	Ante-carpus or wrist flexion
An-cl	Ante-collum or forward flexion
An-cp	Ante-caput, with three mf sub-units
An-cu	Ante-cubitus or elbow flexion
An-cx	Ante-coxa or hip flexion
An-di	Ante-digiti or closing of fingers
An-ge	Ante-genu or knee extension
An-hu	Ante-humerus or shoulder flexion
An-lu	Ante-lumbi or forward roll from supine
An-pe	Ante-pes or dorsiflexion of big toe
An-pv	Ante-pelvis or anterior pelvic rock
An-sc	Ante-scapula or forward movement
An-ta	Ante-talus or dorsiflexion of ankle
An-th	Ante-thorax or bending forward
bi	Bilateral, both right and left
ca	Carpus, wrist
CC	Centre of coordination of a mf unit
cl	Collum, cervical region
cont.	Continuous, unrelenting pain
CP	Centre of perception of a mf unit
cp	Caput, face and cranium
cu	Cubitus, elbow
cx	Coxa, thigh-hip
d	Distal, in a caudal direction
d, 1d	Day, 1 day since trauma
di	Digiti, fingers, I-II-III-IV-V
er	Extra, extrarotation, supination
Er-ta	Extrarotation of talus, eversion
GB	Gall bladder meridian
Ge	Genu, knee
HT	Heart meridian
hu	Humerus, more distal part of shoulder
ir	Intra, intrarotation, inversion
Ir-ta	Intrarotation talus, inversion of ankle
KI	Kidney meridian
la	Latero, lateromotion, lateral flexion
La -ca	Latero-carpus, outward wrist movement
La -cl	Latero-collum, lateral flexion of neck
La -cp	Latero-caput, looking to one side
La -cu	Latero-cubitus, lateral stability of elbow
La -cx	Latero-coxa, hip abduction
La -di	Latero-digiti, stretch fingers wide
La -ge	Latero-genu, lateral stability of the knee
La -hu	Latero-humerus, shoulder abduction
La -sc	Latero-scapula, lateral movement
La -ta	Latero-talus, lateral stability
La -th	Latero-thorax, side bending
LI	Large intestine meridian
Lu	Lumbi, lumbar region
LU	Lung meridian
Lt	Left, limb or side of body
LV	Liver meridian
m	Month, time since pain onset
me	Medio, mediomotion, medial
Me-cl	Medio-collum, neck alignment
Me-di	Medio-digiti, fingers to midline
Me-hu	Medio-humerus, shoulder adduction
Me-ta	Mediomotion talus, medial deviation
mf	Myofascial: unit, sequence, spiral
mn	Morning, pain and rigidity worse in
nt	Night, pain worse during the night
p	Proximal, in a cephalic direction
PC	Pericardium meridian
PaMo	Painful Movement
pe	Pes, tarsus, metatarsus, and toes
pm	Afternoon, pain worse in
Prev	Past pain, pain no longer present
pv	Pelvis, pelvic girdle
re	Retro, retromotion, backwards
rec	Recurrent, pain that reoccurs
Re-ca	Retro-carpus, wrist extension
Re-cl	Retro-collum, neck extension
Re-cp	Retro-caput, looking upwards
Re-cu	Retro-cubitus, elbow extension
Re-cx	Retro-coxa, hip extension
Re-di	Retro-digiti, ulnar deviation of 5th finger
Re-ge	Retro-genu, knee flexion
Re-hu	Retro-humerus, shoulder extension
Re-lu	Retro-lumbi, extension of lumbar region
Re-pe	Retro-pes, plantarflexion
rt	Right, limb or side of body
sc	Scapula, proximal part of shoulder
SI	Small intestine meridian
SiPa	Site of Pain, as indicated by patient
SP	Spleen-pancreas meridian
ST	Stomach meridian
Ta	Talus
TE	Triple heater meridian
Th	Thorax
TP	Trigger Point
VC	Conception vessel meridian
VG	Governing vessel meridian
y, 10y	Year, 10 years since pain began

근막의 해부학 Anatomy of the fascia
근막의 조직학 Histology of the fascia
생체역학적 모델 Biomechanical model

이 장의 *첫 번째* 파트에서는 근막 해부학에 관한 것으로 특히 표층 근막과 심부 근막에 대해 설명한다.

표층근막은 신체 시스템에 대한 기본적인 기준이 되지만, 이동 기관에서는 덜 중요하다.

심부근막은 흉요근막과 같은 건막성 근막, 근주막, 근내막과 함께 근육 속에서 연속되는 근외막 근막을 포함한다.

건막 근막의 구조는 근막 배열의 경로를 따라 종방향으로 이루어진 콜라겐 섬유와 나선 근막의 경로에 따라 배열된 비스듬한 섬유로 구성된다. 근막 단위 배열은 세 공간 평면에서 자세를 유지하는 지지 기둥과 같다. 나선 모양의 근막은 사지와 체간의 근육에서 신체 말단의 움직임에 관한 정보를 전달하는 스프링과 같다.

이 장의 *두 번째* 파트에서는 결합 조직의 조직학으로 세포, 섬유 및 기저 물질을 모두 포함하고 표층, 심부 및 내부 근막을 형성하는 것에 대해 설명한다. 표층 근막은 피하 조직 또는 피하 조직의 일부를 나타낸다. 피하층의 표층 지지띠는 대부분 지방 소엽으로 구성되어 있는 반면, 심부 지지띠는 섬유아세포, 탄성 섬유 및 백혈구로 구성된 소성 결합 조직을 찾아 볼 수 있으며, 모두 액체층에 잠겨 있다.

심부근막 조직학의 분석은 무엇보다도 기저 물질의 구조에 중점을 둔다. 히알루론산은 기저 물질의 구성 요소이며 과도하게 사용하거나 사용하지 않으면 밀도가 높아질 수 있다. 근막 도수치료는 마찰을 통해 히알루론산을 생리적 유체와 같은 상태로 회복시키는 작용을 한다. 치료의 속도는 적용된 힘에 정비례하고 조직 저항에 반비례한다. 특히나 치료사는 과밀하고 저항이 있는 근막을 느낄 때마다 치료할 때 '앞뒤로' 하는 움직임의 속도를 줄여야 한다. 빠르기를 줄임으로써 가해진 힘을 이용하여 더 큰 저항을 이겨낼 수 있다.

이 장의 *세 번째* 파트에서는 협응중심과 인지중심의 형성과 함께 인체의 분절, 공간 평면 및 근막 단위에 대해서 설명한다. 움직임 수용기를 위한 이 새로운 프레임 워크는 통합된 비전으로 인체의 다양한 부분을 구성한다. 신체의 모든 부분은 3차원적 공간에서 6개의 근막 단위로 움직이며, 각 부분은 한 방향으로의 움직임을 맡아 한다. 협응중심은 단일 근막 단위 내에서 모든 단방향 운동 단위를 조정한다.

근육의 이름이 해부학적 이미지에 항상 언급되는 것이 아니다. 필자의 목표는 독자의 주의를 벡터 또는 단일 운동 결과를 갖는 여러 평면에 배열된 힘에 집중시키는 것이다.

단방향성 운동 단위에 의해 형성된 근막 단위는 근육의 기시와 정지에 의해서만 고려되는 고전적인 개념을 대체한다. 근육의 이름은 단일 근막 단위를 구성하는 부분을 지정하는 데만 사용한다. 움직임 방향은 공간 평면에 따라 구분하고 명명한다(앞쪽 움직임, 뒤쪽 움직임, 안쪽 움직임, 가쪽 움직임). 고전적인 용어인 굴곡, 신전, 내전, 외전을 대처하는 용어로 사용한다.

실제로 굴곡과 신전이라는 용어는 관절이 열리는지 닫히는지를 설명하는 데만 사용되며 움직임의 방향이 아니다.

근막의 해부학 ANATOMY OF THE FASCIA

근막의 해부학 표층근막

- 피하조직: 체간
- 피하조직: 팔다리

심부근막

- 심부 근막의 해부학적 구조: 사지
- 심부 근막의 해부학적 구조: 체간

근막의 해부학
ANATOMY OF THE FASCIA

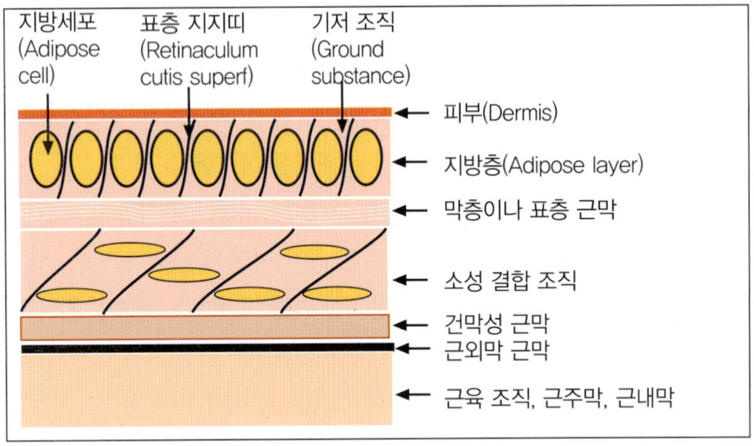

표층 근막
Superficial fascia

그림 1.1. 인체의 근막 도식적 배열.

피하조직은 진피 아래에 있으며 3층의 결합 조직으로 이루어진다. 이러한 층은 종종 부적절하게 표층 근막이라고 불린다. 피하조직은 표층 피부지지띠가 있는 지방층, 막층 또는 진정한 표층 근막 및 심부 피부지지띠가 있는 소성 결합 조직층에 의해 형성된다. 피하층 아래에는 심부와 근외막 근막이 존재한다.

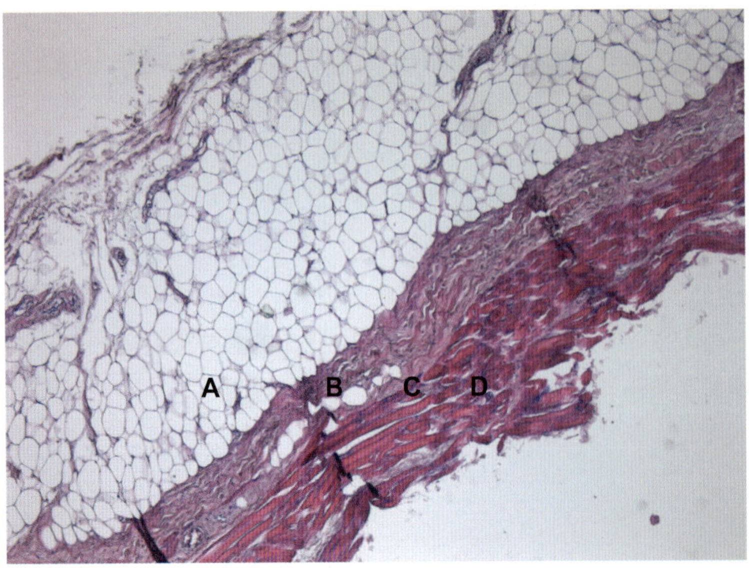

그림 1.2. 대퇴 근막 현미경 사진(25배, 헤마톡실린-에오신 염색).

FCAT(Federative Committee on Anatomical Terminology)에서는 근막을 막 또는 결합 조직의 또 다른 집합체로 정의하고 있다. 이 이미지에서 근막이 이 정의보다 더 복잡하다는 것이 분명해진다.

- 표층 근막(A)
- 건막성 근막(B)
- 근외막 근막(C)
- 근육 조직(D)

근막의 해부학
ANATOMY OF THE FASCIA

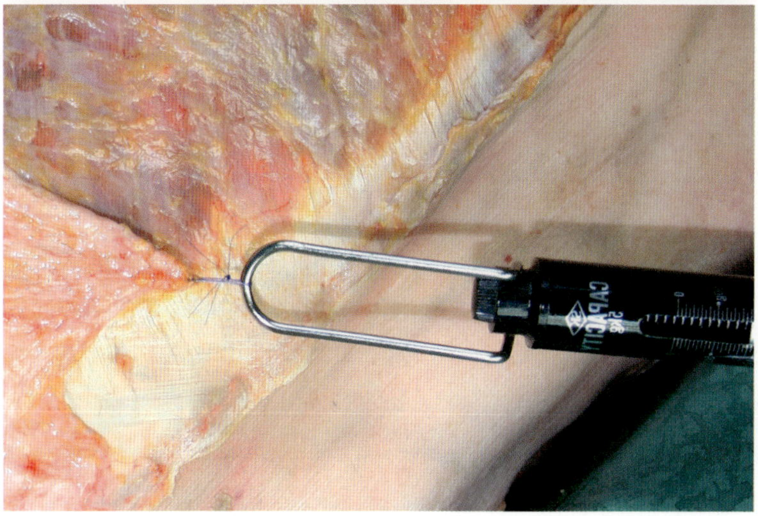

표층 근막
Superficial fascia

그림 1.3. 표층근막, 등 부위를 다이나노미터로 당겼을 때.

파절이 일어나기 전 등 부위 표층 근막의 막층은 길이 종방향으로 약 8kg, 횡방향으로 약 6kg의 신축 저항을 나타냈다. 복부 근막은 종방향으로 2.8kg, 횡방향으로 5.5kg의 저항을 가지며, 팔다리 근막은 1.4kg에서 1.7kg 범위의 저항을 나타냈다.

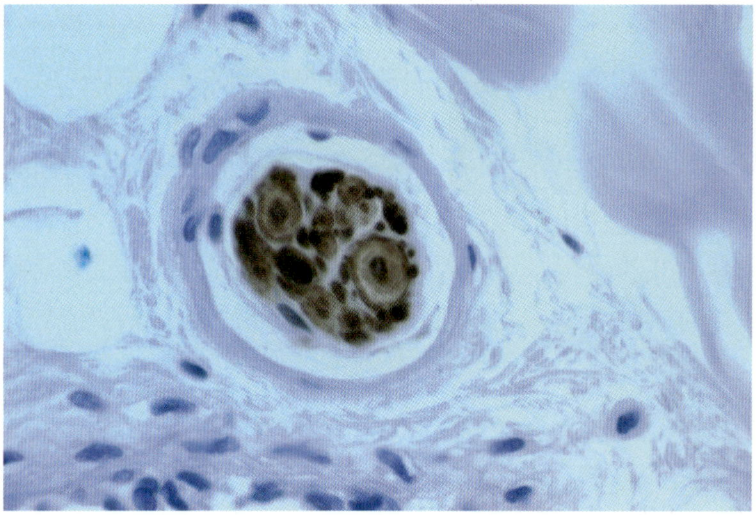

그림 1.4. 표층 근막 내의 신경(면역-조직화학적 염색 S100,250배).

많은 신경은 표층 근막 내부를 통과한다. 부분적으로 이 신경은 표층 근막 자체에 신경을 공급하고 부분적으로 표층 근막을 뚫고 피부에 닿는다. 피부 신경을 지배하는 수용체의 구조와 기능은 피하조직의 신경을 지배하는 것과 다르다.

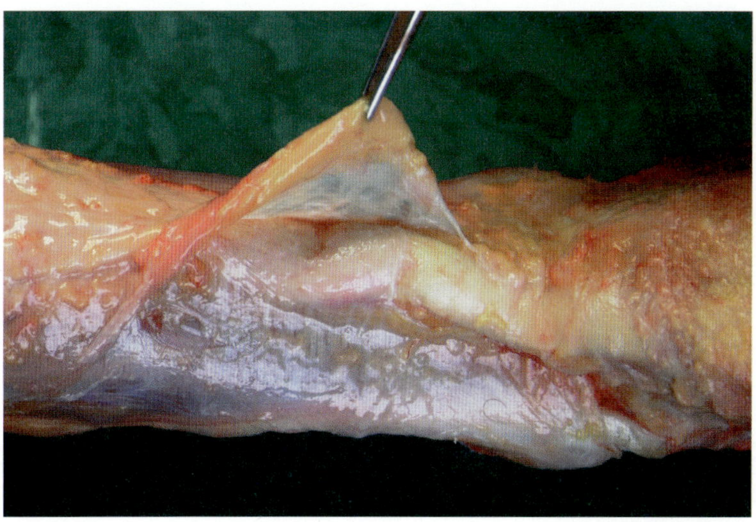

그림 1.5. 아래에 위치한 심부 근막을 강조하기 위해 다리의 표층 근막을 벗김.

표층 근막은 다음과 같은 역할을 한다.

- 더 깊은 면 또는 층에 대한 피부의 이동 촉진
- 표층 혈관(정맥과 림프) 및 신경 보호
- 피부와 관련된 외수용기와 심부 근막과 관련된 고유수용기를 분리시킴.

근막의 해부학
ANATOMY OF THE FASCIA

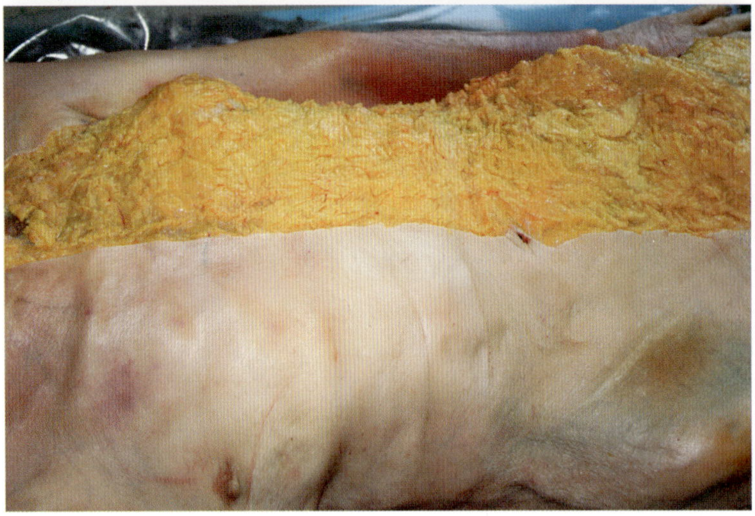

표층 근막
Superficial fascia

그림 1.6. 왼쪽 체간 앞부분에서 피부를 제거한 후의 피하 지방층.

복부에서 스카르파 근막으로 알려진 표층 근막은 지방조직 아래에서 발견된다. Camper는 복부 표층 근막의 두 번째 막층을 설명하면서 이 층은 실제로 표층 피부지지띠에 해당한다고 했다. 복부에서 이 층의 지지띠는 피부와 거의 평행하게 놓여 있다.

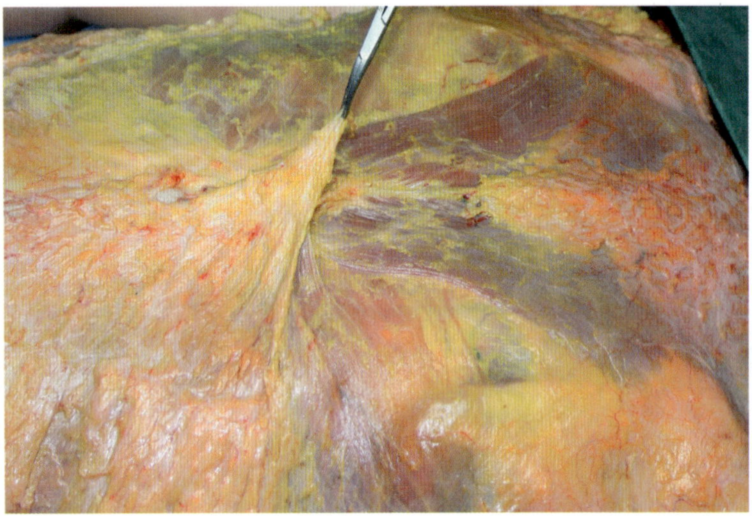

그림 1.7. 오른쪽 광배근 위의 표면 근막(집게에 의해 위로 당겨진 모습).

후방 체간 부위의 표층 근막은 섬유질의 저항성 층이 목과 둔부까지 균질한 방식으로 연결되어 있다. 극돌기를 따라 피부에 붙지만, 횡방향으로는 근육에 붙어 각 신체 분절에 대한 특정 사분면을 형성한다.

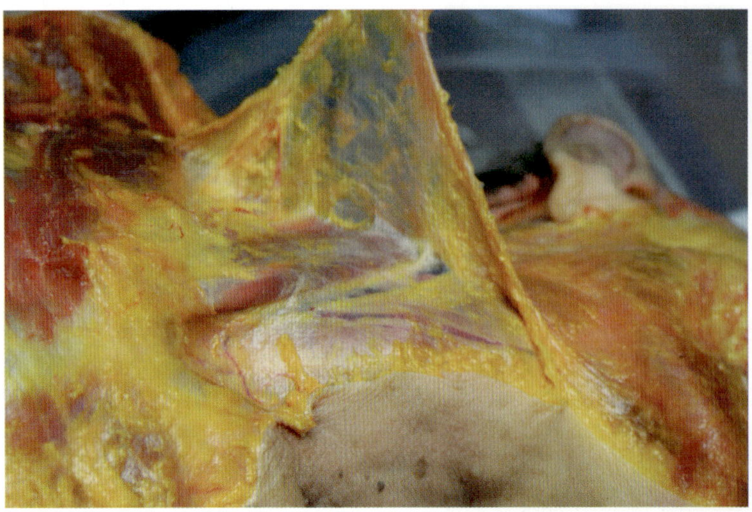

그림 1.8. 목의 오른쪽에 있는 표층 근막으로 광경근의 섬유가 함유되어 있음.

목의 표층 근막은 광경근을 둘러싸고 있으며, 연속적으로 흉곽으로 이어지며, 여기에서 유선도 포함해서 둘러싸고 있다. 광경근은 얼굴까지 이어지며, 표층 근막에 있는 표정근에 붙는다.

근막의 해부학
ANATOMY OF THE FASCIA

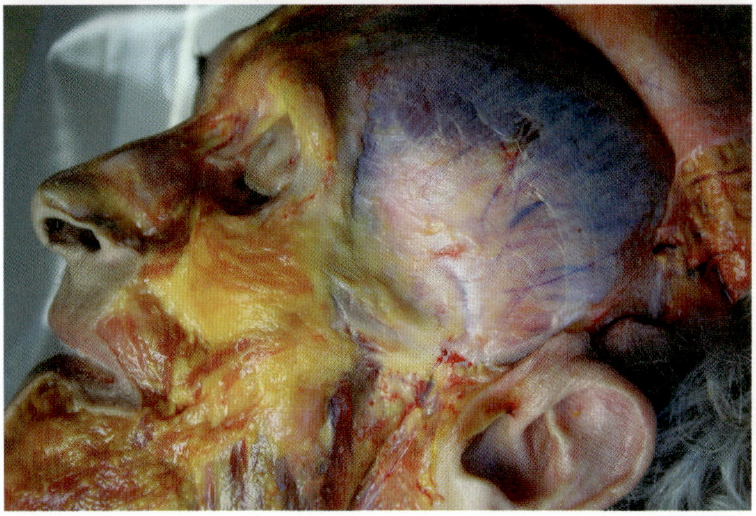

표층 근막
Superficial fascia

그림 1.9. 표층 근막에 포함된 얼굴의 표정근.

얼굴의 표층 근막은 세 가지 다른 형태를 나타낸다.

- 피부에 정지하는 일부 표정근이 포함된다.
- 뼈에 정지하는 다른 표정근이 포함된다.
- 뼈에 기시 정지하는 심부 근육(예: 교근)을 덮는다.

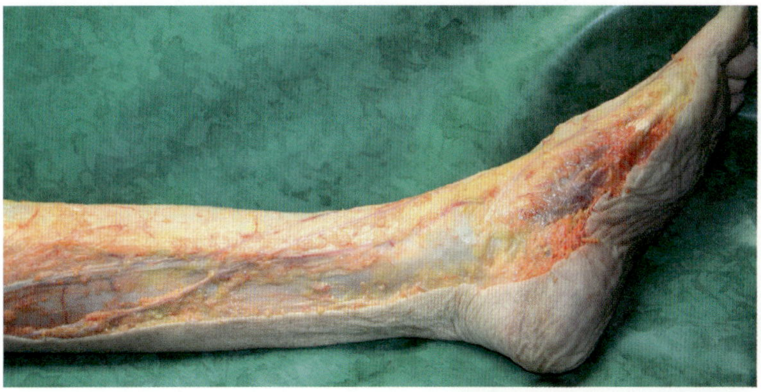

그림 1.10. 표층 근막, 왼쪽 다리의 내측 영역으로 대복재 정맥으로 구성됨.

팔다리를 따라 표층 근막의 막층은 더 표층에 있는 혈액과 림프관으로 구성된다. 피하층의 세 층이 딱딱해지면 과밀도화로 인해 혈액 순환이 느려지고 정맥류가 발생되고 림프액이 흐르면서 부종을 형성할 수 있다.

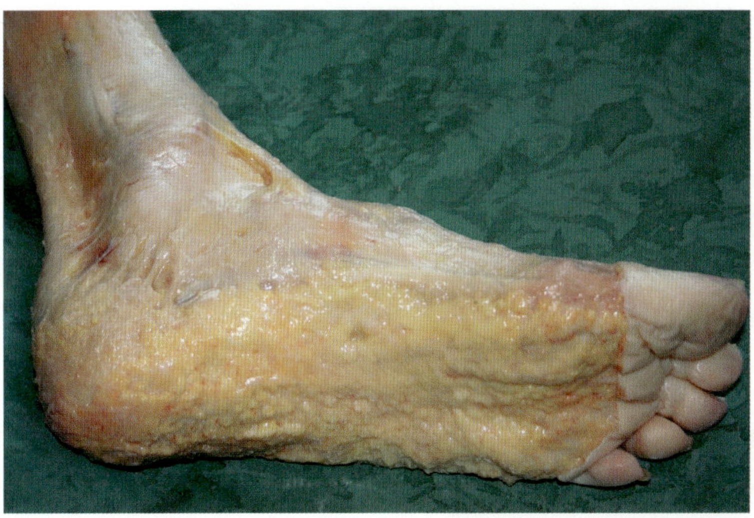

그림 1.11. 두꺼운 콜라겐 섬유망(표층 피부 지지띠)에 지방 조직이 밀집되어 있는 발바닥.

표층 근막은 손바닥과 발바닥의 심부 근막에 부착된다. 따라서 일반적으로 활주를 허용하는 소성 결합 조직의 깊은 층이 이 부위에는 없다. 여기에서 표층 피부 지지띠는 피부에 단단히 붙어 있고 피부가 심부 근막 위에서 활주하지 않는다.

근막의 해부학
ANATOMY OF THE FASCIA

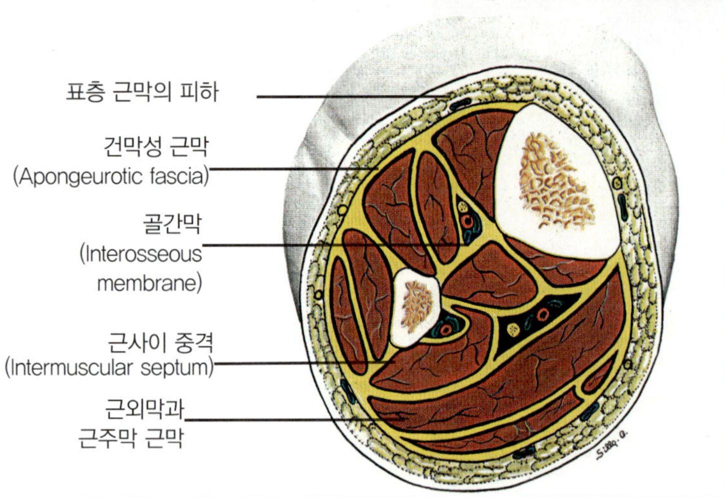

사지의 심부 근막
Deep fascia of the limbs

그림 1.12. 오른쪽 다리 상단 1/3과 중간 1/3 사이의 횡단면.

심부 근막 또는 근근막은 표층 근막 아래에서 발견된다.

심부 근막은 다음과 같이 나눠진다.

- 스타킹처럼 사지를 둘러싸고 있고 부분적으로 체간을 포함하는 건막성 근막
- 단일 근육을 둘러싸고 근주막과 근내막으로 확장되는 근외막 근막

(Modified from G. Chiarugi & L. Bucciante, Istituzioni di anatomia dell'uomo. Piccin)

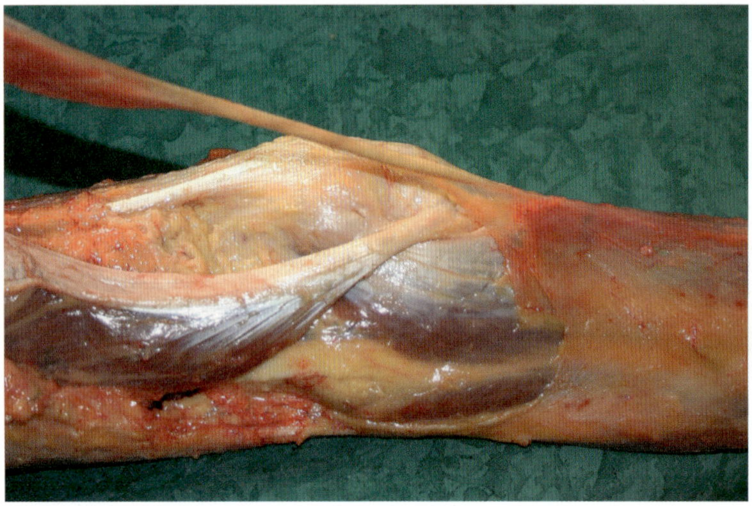

그림 1.13. 반건양근 힘줄의 일부가 확장되는 사진의 건막성 근막.

해부학 서적에서는 근막을 마치 여러 근육을 담는 그릇처럼 묘사하고 있으며, 건막성 근막과 근외막근막을 구분하지 않는다.

해부학 서적에서는 위에 있는 건막성 근막에 근육이 붙는 모습이 나와 있지 않다.

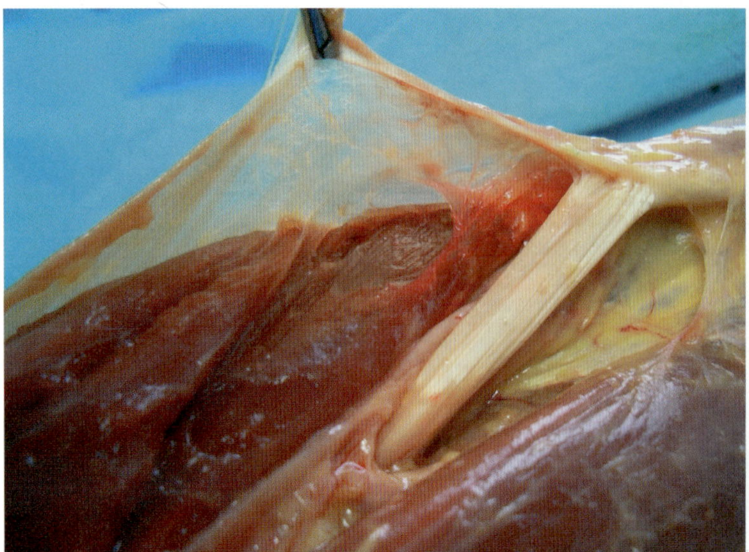

그림 1.14. 전완근막, 부분적으로 요측수근굴곡근 위로 확장되고 부분적으로 이 근육의 기시를 제공한다.

해부학 서적에서는 건막성 근막에서 나오는 근육의 기시에 대한 설명만 있을 뿐 근막에 대한 설명은 없다. 이 사진에서는 팔뚝의 건막성 근막이 어떻게 수근굴근의 많은 근육 섬유의 기시를 제공하는지를 보여 준다.

근막의 해부학
ANATOMY OF THE FASCIA

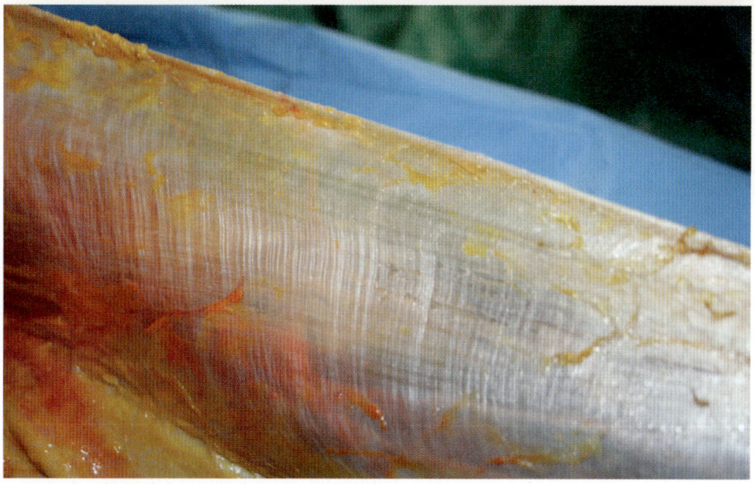

사지의 심부 근막
Deep fascia of the limbs

그림 1.15. 다방향 콜라겐 섬유가 있는 대퇴근막.

해부학 서적에서는 사지 근막의 콜라겐 섬유 배열을 강조하지 않았다. 인접한 콜라겐 섬유층 사이에 소성 결합 조직이 있어 각 층이 독립적으로 움직일 수 있다.

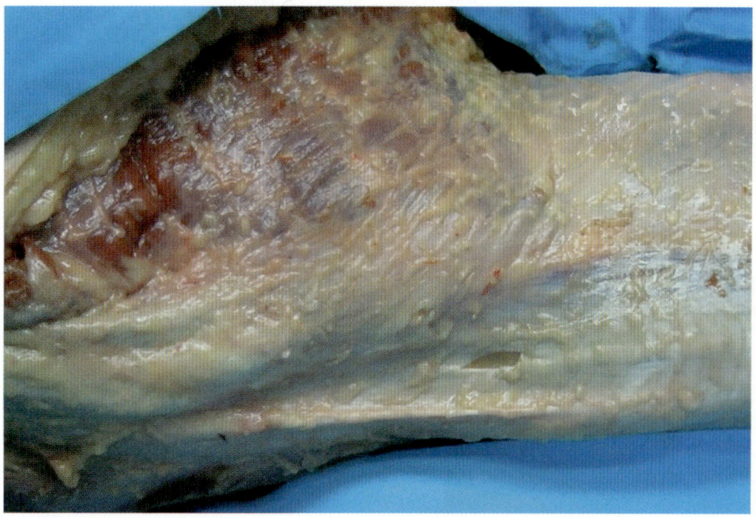

그림 1.16. 대둔근, 중둔근 및 대퇴근막장근의 힘줄 확장에 의해 형성된 대퇴근막.

Testut가 쓴 1904년 해부학 서적에서는 대퇴근막장근은 대둔근, 대퇴근막장근, 내복사근과 외복사근의 건 확장의 파생물로 설명한다. 사지의 건막성 근막은 대흉근과 광배근으로부터 건 확장에 의해 형성된다.

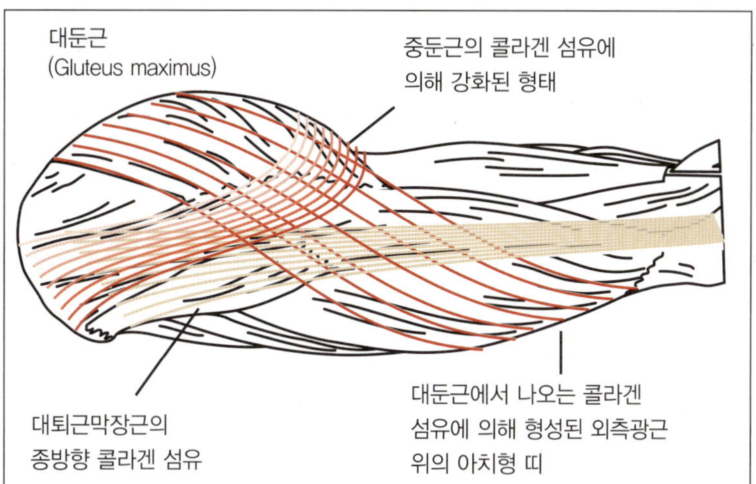

그림 1.17. 대퇴근막에서 콜라겐 섬유의 배열을 강조하는 개략도.

대퇴근막에는 단방향 근막 단위를 함께 연결하여 근막 단위 배열을 형성하는 종방향 콜라겐 섬유(대퇴근막)가 있다. 또한 융합 중심을 함께 연결하여 근막 단위 나선형을 형성하는 비스듬한 콜라겐 섬유(지지띠, 진피는 아님)가 있다.

근막의 해부학
ANATOMY OF THE FASCIA

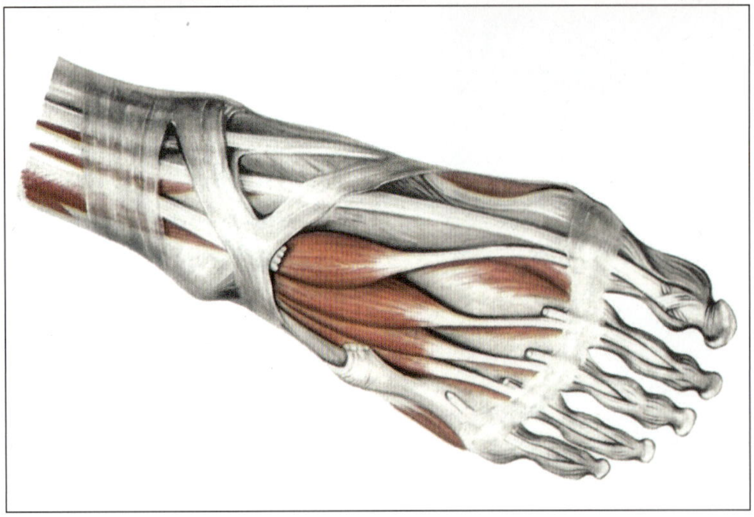

사지의 심부 근막
Deep fascia of the limbs

그림 1.18. 신전근의 상위와 하위 지지띠.

발목의 지지띠는 고립된 인대나 다발이 아니다. 건막성 근막 안에 포함되어 있으며, 다층 나선 형태의 콜라겐 섬유와 연결되어 있다. 발목, 손목, 무릎 등 주변의 모든 지지띠는 근섬유의 기시부를 제공하며, 이는 차례로 지지띠에 긴장을 준다.
(Modified from G. Chiarugi & L. Bucciante, Istituzioni di anatomia dell'uomo. Piccin)

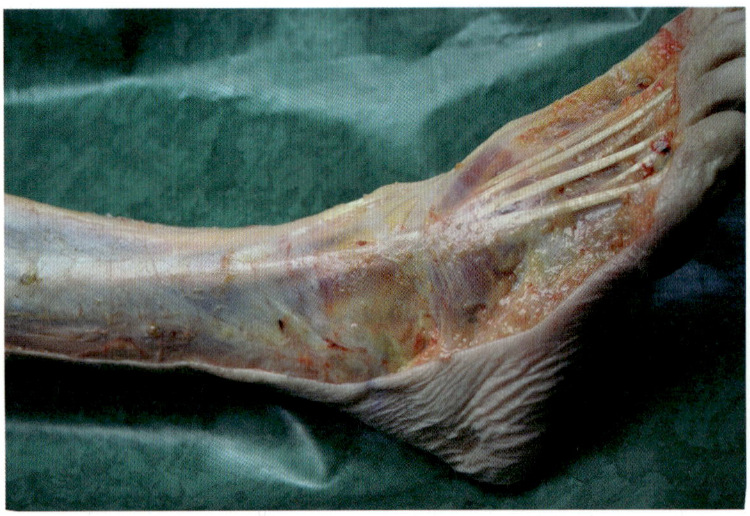

그림 1.19. 오른쪽 발목의 상위와 하위 신전 지지띠.

발목과 손목의 지지띠에는 3층의 콜라겐 섬유가 강조된다. 이 섬유의 세포는 히알루론산을 분비한다(Klein DM, 1999).
근막의 내부에는 히알루론산을 분비하는 변형된 섬유아세포를 가지고 있다(ELLIS FD, 1995).

- 사지의 근막
  - 표층근막 또는 피하
    - 표층 지방층
    - 막층
    - 소성 결합조직층
  - 표층근막 또는 피하
    - **병렬로 배열**
    - 물결 모양의 콜라겐 섬유
    - 활주를 위한 소성 결합조직층
    - 물결 모양의 콜라겐 섬유
  - 근외막 근막
    - **근막 삽입**
    - 근외막과 건외막
    - 근주막과 건주위막
    - 근내막

그림 1.20. 사지 근막의 개략도 요약.

사지의 건막성 근막은 근육 아래에 평행하게 배열된 소매 또는 장갑을 형성한다. 사지 근육은 정지와 건 확장기를 통해 건막성 근막에 연결된다.
근육 조직의 근막은 중단 없이 건에 계속적으로 연결된다.

근막의 해부학
ANATOMY OF THE FASCIA

사지의 심부 근막
Deep fascia of the limbs

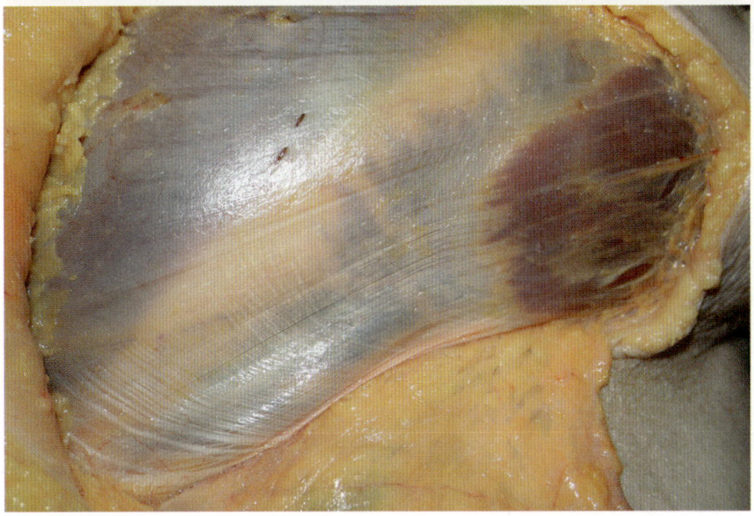

그림 1.21. 외복사근과 내복사근의 건막에 의해 형성된 복직근초.

체간의 근막과 근육은 두 가지 기능을 시행한다. 첫 번째는 운동 기관을 위한 것이고, 두 번째는 내장기를 위한 것이다. 흉요근막과 마찬가지로 복직근초는 외복사근과 내복사근과 복횡근의 건 확장에 의해 형성된다.

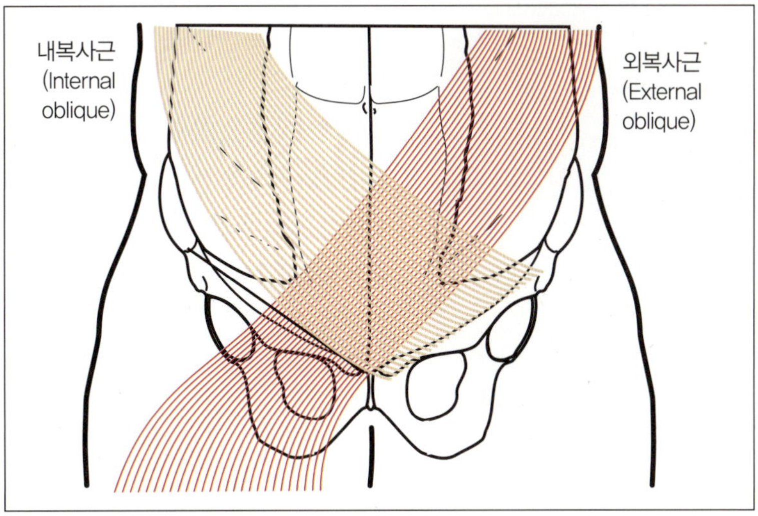

그림 1.22. 외복사근과 내복사근 콜라겐 섬유 배열을 강조하는 개략도.

두 복사근의 콜라겐 섬유는 사지의 나선과 연속하여 체간 나선의 일부인 큰 지지띠를 형성한다. 더 심부에는 복직근의 종방향 섬유(앞쪽 움직임 배열의 일부)와 복횡근의 횡 섬유가 있다.

- 체간의 근막
  - 표층근막 또는 피하
    - 표층 지방층
    - 막층
    - 소성 결합조직층
  - 건막성 근막
    - **병렬로 배열**
    - 물결 모양의 콜라겐 섬유
    - 활주를 위한 소성 결합조직층
    - 물결 모양의 콜라겐 섬유
  - 근외막 근막
    - **근막 연속성**
    - 표층
    - 중간층
    - 심부층

그림 1.23. 체간에 있는 근막의 개략도 요약.

체간의 건막성 근막은 근육 조직과 직렬로 배열된다.

체간의 근육은 층으로 배열되어 있다. 바깥층은 나선 근막 단위에 해당한다. 근막은 큰 근육을 위한 3개의 층을 형성하고 척주기립근(뒤쪽 움직임 배열)과 복직근(앞쪽 움직임 배열)을 위한 2개의 종방향 초를 형성한다.

근막의 해부학
ANATOMY OF THE FASCIA

체간의 심부 근막
Deep fascia of the trunk

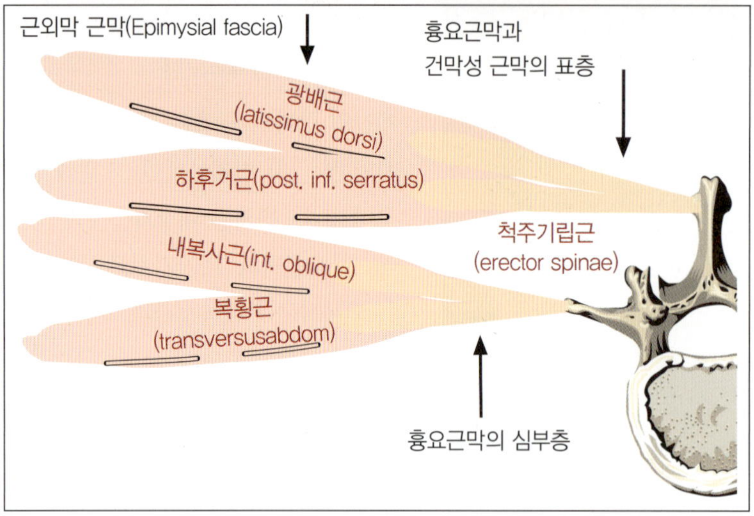

그림 1.24. 척추기립근초를 형성하는 두 층의 개략도.

흉요근막은 광배근의 편평건(건막)과 하후거근(표층), 그리고 내복사근과 복횡근(심부층)의 편평건에 의해 이루어진다.

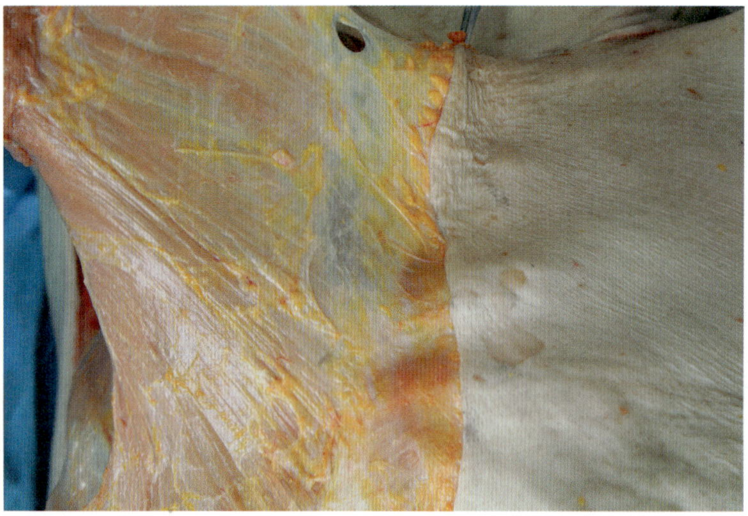

그림 1.25. 오른쪽 대흉근의 근외막 근막. 대흉근의 바깥층은 반대쪽 대흉근과 연결된다.

흉곽에서는 흉골 위에 작은 건막이 있다. 대흉근막의 표층에서 형성된다. 이 층은 단방향 콜라겐 섬유의 단일 층으로 구성되어 있는데, 이는 단방향으로 두 흉근 사이의 견인력만 전달하기 때문이다.

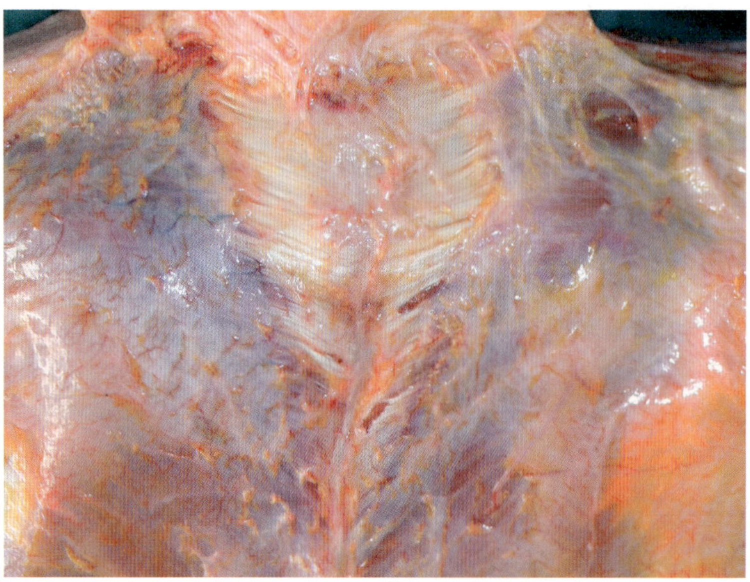

그림 1.26. 오른쪽과 왼쪽 승모근 사이의 건막.

오른쪽과 왼쪽 승모근 사이에 뻗어 있는 콜라겐 섬유는 대흉근처럼 단방향 건막을 형성한다. 극돌기에 삽입되는 단방향 섬유는 편평한 건을 형성하는 반면에 반대측의 콜라겐 섬유와 연결되는 단방향 콜라겐 섬유는 두 근육 활동을 동기화하여 근막을 형성한다.

근막의 해부학
ANATOMY OF THE FASCIA

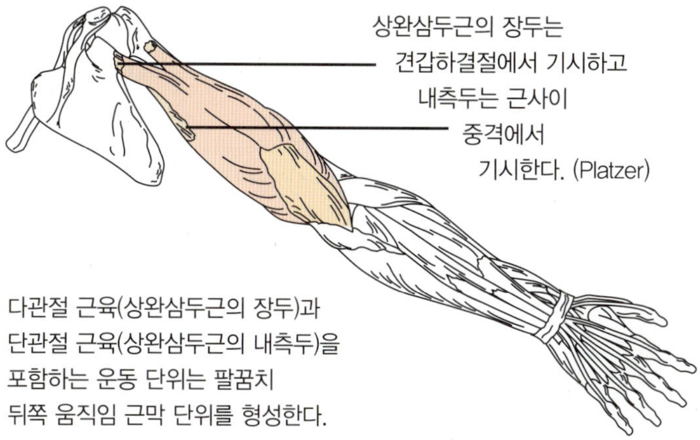

근막, 다관절과 단관절 근육
Fascia, biarticular & mono muscles

그림 1.27. 고전적 해부학 및 근막 도수치료(FM)에 따른 근육.

"횡문근, 골격근 또는 수의근은 근외막으로 둘러싸인 다발로 묶인 섬유를 가지고 있다. 근내막은 이러한 다발 안에섬유를 둘러싸고 있다. 각 근육은 고정된 기시와 가동성 있는 정지부를 가지고 있다." 근막 도수치료는 근막 단위를 형성하는 단관절과 다관절 근육에 분포된 단방향 운동 단위를 보다 면밀히 고려한다.

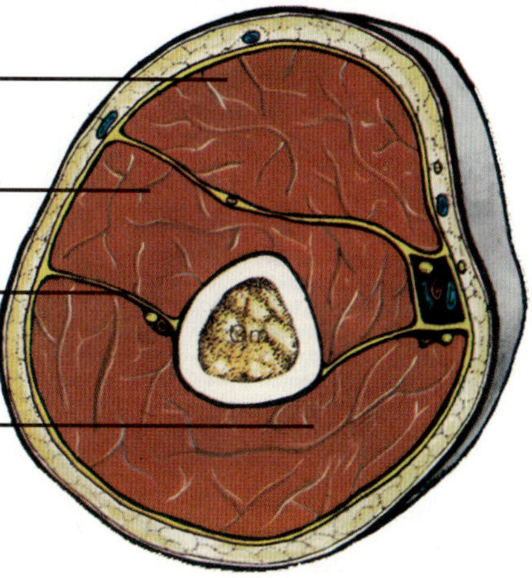

그림 1.28. 팔의 아래 1/3 단면.

단관절 근육은 더 심부에 위치하며 단관절에서만 작용하는데, 예를 들어 팔꿈치 굴곡을 할 때 상완근.

다관절 근육은 더 표층에 위치하며 다관절에서 작용하는데, 예를 들어 상완골과 팔꿈치 관절의 앞쪽 움직임에 참여하는 상완이두근.

(Modified from G. Chiarugi & L. Bucciante, Istituzioni di anatomia dell'uomo. Piccin)

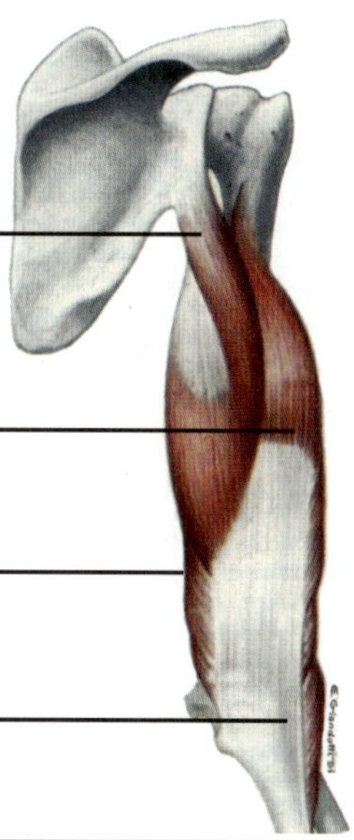

그림 1.29. 건이 주근에 부착되는 오른쪽 삼두근.

삼두근은 단일 근육으로 설명하지만, 실제로는 다음과 같이 형성되어 있다.

- 견갑골에서 주두까지 뻗어 있는 다관절 운동 단위, 전완근막으로 힘줄 확장을 가지는 전완근막(삼두근의 건막 섬유)으로 힘줄 확장을 가지는 견갑골에서 주두까지 뻗어 있는 다관절 운동 단위(삼두근의 장두)
- 주두에 작용하고 팔꿈치의 뒤쪽 움직임에 특정한 단관절 운동 단위(내측과 외측두)

(Modified from Chiarugi & Bucciante, op. cit.)

근막의 해부학
ANATOMY OF THE FASCIA

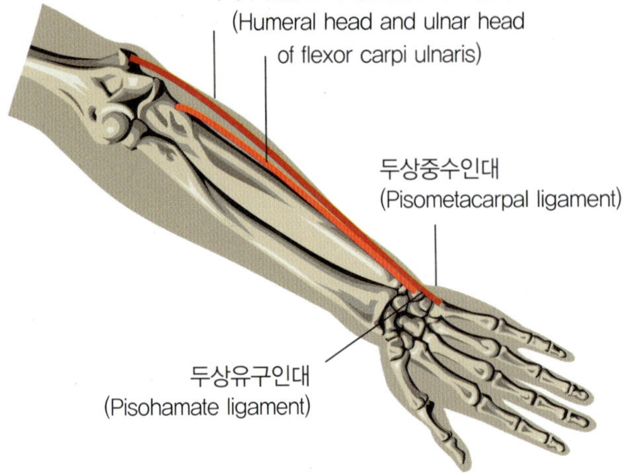

근막, 다관절과 단관절 근육
Fascia, biarticular & mono muscles

그림 1.30. 척측수근굴근의 개략도.

척측수근굴근은 단일 근육으로 연구되지만, 실제로는 두 개의 머리로 형성되어 있다.

- 내측 상과(다관절 근육)에서 기시하는 머리는 두상중수인대와 두상유구인대로 뻗어나간다.
- 척골(단관절 근육)에서 기시하는 머리는 건섬유를 통해 두상골에 정지한다.

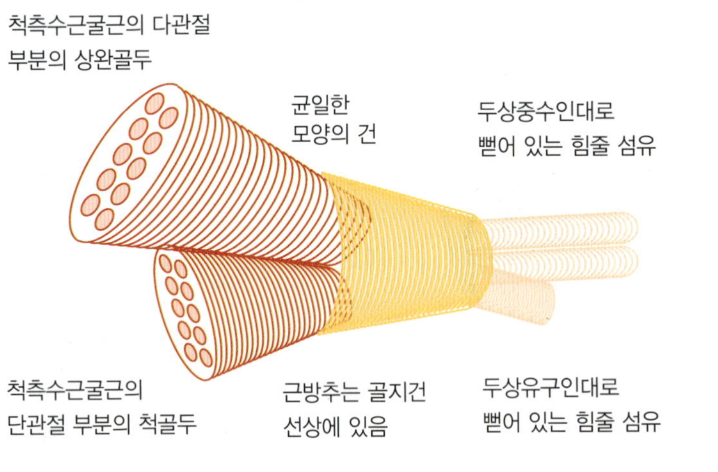

그림 1.31. 단일 근육의 수많은 기능에 대한 개략도.

여러 근복이 하나의 건으로 끝나면 해부학자는 이 근복을 단일 근육으로 결합한다. 대신, 다관절 운동 단위의 역학은 단관절 운동 단위 역학과 다르다. 따라서 근육과 건 내에는 운동의 독립성을 허용하는 근주위막과 건주위막이 있다.

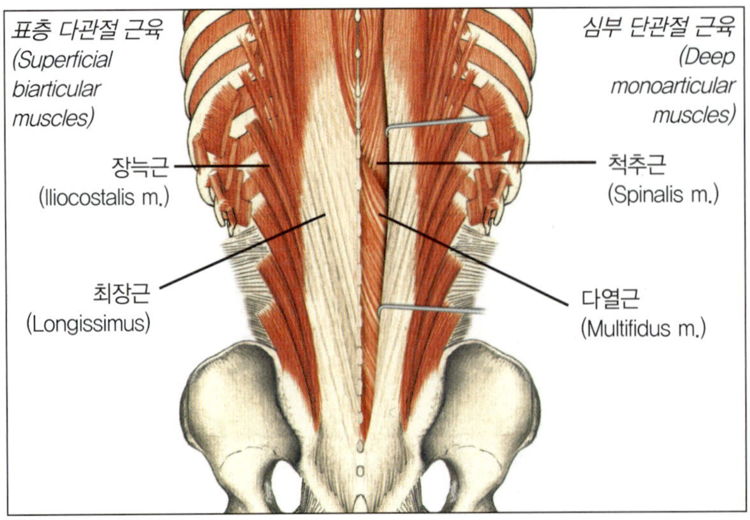

그림 1.32. 체간의 단관절과 다관절 근육.

흉요근막 부위에서 최장근과 장늑근(다관절)은 더 표층에 있다. 횡돌기에 기시하고 극돌기에 정지하는 다열근과 단회전근(단관절)은 더 심부에 위치한다. 두 근육 유형은 함께 작동하지만 타이밍과 방식이 다르다.

(Modified from G. Chiarugi & L. Bucciante, Istituzioni di anatomia dell'uomo. Piccin)

근막의 조직학 HISTOLOGY OF THE FASCIA

근막의 기능적 이상과 치료 방법을 이해하기 위해서는 근막의 조직학에 대한 연구가 필요하다. 각 환자에게 근막의 과밀도화를 결정하는 실제 원인을 아는 것은 매우 어렵다. 그럼에도 불구하고, 우리 손이 증상의 원인에 작용하는 도구가 될 수 있도록 어디를 치료해야 하는지 아는 것이 중요하다.

근막의 조직학 HISTOLOGY OF THE FASCIA

- **결합조직 (Connective tissue)**
  - 세포외 기질 (Extracellular matrix)
    - 비결정성이거나 기저 물질
    - 콜라겐 섬유와 탄력 섬유
  - 세포 (Cells)
    - 근막의 경우: 섬유아세포, 지방세포
    - 뼈의 경우: 골세포와 연골세포

결합조직 Connective tissue

그림 1.33. 결합조직의 조직학.

결합 조직은 세포와 섬유로 구성되는데 세포외 기질로 알려진 기저 물질에 담겨 있다. 특정 형태학적이고 기능적 특성에 따라 이 조직은 다음과 같이 구분할 수 있다.

- 소성 결합조직
- 치밀 결합조직
- 연골 조직
- 뼈 조직

- **소성 결합조직 (Loose connective tissue)**
  - 지방조직 (Adipose tissue)
    - 극소 기저 물질
    - 피부지지띠의 콜라겐과 탄력섬유
  - 소성조직 (Areolar tissue)
    - 풍부한 기저 물질
    - 많은 탄력섬유 예를 들어 표층근막

그림 1.34. 소성 결합조직의 조직학.

소성 결합조직은 다양한 세포(섬유아세포, 대식세포, 비만세포, 림프구, 지방세포 등)가 들어 있고 기저 물질이 풍부하다. 소성 결합조직은 다음과 같다

- 근막에 존재
- 다양한 근막층과 근막과 근육 사이
- 신경(신경막과 신경내막 사이에서 발견됨), 건(건상막과 건주막 사이에서 발견됨) 및 혈관주위의 활주를 허용한다.

근막의 조직학
HISTOLOGY OF THE FASCIA

결합조직
Connective tissue

- **치밀 결합조직 (Dense connective) tissue)**
  - 섬유성 결합조직 (Fibrous con. tissue)
    - 극소 기저물질
    - 많은 콜라겐 섬유:
    - – 단방향: 건
    - – 다방향: 근막 건막
  - 탄성 결합조직 (Elastic con. tissue)
    - 극소 기저물질
    - 많은 콜라겐 섬유:
    - – 단방향: 인대
    - – 다방향: 관절낭

그림 1.35. 치밀 결합조직의 조직학.

치밀 결합조직에는 콜라겐(섬유 조직)과 탄성섬유(탄성 조직)가 많이 존재한다. 많은 고형 장기의 기질은 견인에 저항하는 많은 콜라겐 섬유로 형성된 섬유질 결합조직으로 구성된다. 이 섬유는 기관의 구조와 기능을 결정한다.

- **세포외 기질 (Extracellular matrix)**
  - 프로테오글리칸 (Proteoglycans)
    - 이단류 사슬에 부착된 고분자(GAG). 많은 수는 **히알루론난** 분자 하나에 부착
  - 글리코프로테인 (Glycoproteins)
    - 세포외 기질에 대한 저항성을 부여하는 **콜라겐** 및 피브로넥틴과 같은 섬유성 단백질

그림 1.36. 세포외 기질.

세포외 기질의 기저물질은 주로 히알루론난의 긴 사슬에 부착되는 프로테오글리칸으로 이루어진다(이전에는 히알루론산이라고 함). 이 프로테오글리칸은 중요한 양의 물을 끌어당겨 결합조직에서 액체가 순환하는 속도를 조절하는 젤을 형성할 수 있다.

- **히알루론난 (Hyaluronan)**
  - 구조 (Structure)
    - 히알루론난 분자는 용해도가 높다. **결합조직**의 주성분으로 조직의 탄력을 준다.
  - 기능 (Functions)
    - 히알루론난은 결합 조직 기저 물질에 필요한 수분을 공급하여 유연성과 가단성(역자 주: 고체가 외부의 힘에 의해 외형이 변하는 성질)을 제공한다.

그림 1.37. 히알루론산 또는 히알루론난.

히알루론난은 조직 내 세균이나 감염원의 확산을 막는 필터 역할을 한다. 많은 세균이 히알루로니다이제를 가지고 있으며, 이는 히알루론난을 절단하여 보호 기능에 장애를 일으킬 수 있는 효소이다. 이 효소는 뱀의 독에서도 추출할 수 있다.

근막의 조직학
HISTOLOGY OF THE FASCIA

결합조직
Connective tissue

콜라겐 (Collagen)

- 합성 (Synthesis)
  - 콜라겐은 결합조직의 섬유아세포와 뼈의 조골세포에서 생산되는 주요단백질이다.
- 종류 (Types)
  - I. 건 콜라겐의 90%
  - II. 연골에 콜라겐
  - III. 육아조직 콜라겐
  - IV. 기저막 콜라겐
  - V, VI, …, XX

그림 1.38. 콜라겐.

콜라겐은 콜라겐 섬유라고 하는 특정 결합 조직 섬유의 기본 단백질이다. 물에 녹지 않으며 소화 효소에 내성이 있다. 물에 끓이면 콜라겐이 다른 단백질인 젤라틴으로 변하는데, 이 단백질은 수용성이며 소화가 잘된다.

결합 조직 콜라겐 섬유에 가해진 견인은 가해진 힘과 같은 방향으로 섬유가 배열된다. 콜라겐 섬유 방향은 서로 평행한다.

점탄성 (Visco-elasticity)

- 유연성 (Pliability)
  - 접촉력이 가해지면 기저 물질과 같은 점성 물질이 일관성을 변경하지만 생리적 스트레스를 받을 때 변경되지 않는다.
- 가단성 (Malleabil)
  - 외부로부터의 온도와 변형에 다양성에 따라 기저 물질의 점도와 유동성이 변한다.

그림 1.39. 기질의 변형.

표층 근막은 소성 결합 조직이 풍부하지만, 건막성 근막은 소성 결합 조직이 끼어 있는 조밀한 결합 조직 층에 의해 형성된다.

건막성 근막 (Aponeurotic fascia)

- 0.5~1.8mm 두께
- 근육에서 부분적으로 분리 가능
- 매우 작은 탄성 섬유를 포함
- 여러 콜라겐 섬유층에 의해 형성
- 쉽게 변형되지 않음
- 힘 전달에 적합
- 근막 단위 배열과 나선에 관여함

근외막 근막 (Epimysial fascia)

- 0.05mm 미만의 두께
- 근주막과 밀접하게 결합
- 수많은 탄성 섬유 함유
- 콜라겐 섬유의 한 층으로 형성
- 근육 수축으로 인해 변형이 될 수 있음
- 수축을 감지하는 데 적합
- 근막 단위(cc)의 벡터에 관여함

그림 1.40. 조직학에서 근막의 기능까지.

근막은 구조에 따라 기능이 달라진다.

- 건막성 근막은 장력을 전달하고 순차적 또는 나선형으로 배열된 근막 단위를 연결한다.
- 근외막 근막은 근방추에 의해 근주막에 가해지는 견인력을 인지하고 활성을 조정한다.

근막의 조직학
HISTOLOGY OF THE FASCIA

심부 근막
Deep fascia

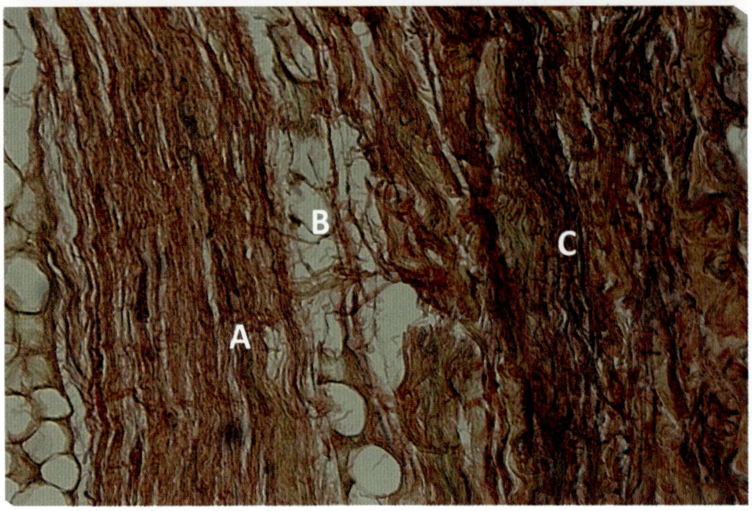

그림 1.41. 전완근막(250배, Van Gieson), 소성 결합조직으로 형성된 섬유층을 확인할 수 있다.

건막성 근막은 두세 개의 평행한 콜라겐 섬유층으로 이루어진다. 이 층(A, C)은 소성 결합조직(B)에 의해 서로 분리되고 활주가 일어난다. 미세섬유로 형성된 얇은 원섬유의 텐스는 각각의 콜라겐 섬유를 구성한다. 콜라겐 섬유는 견인에 저항하기 때문에 거의 확장되지 않는다.

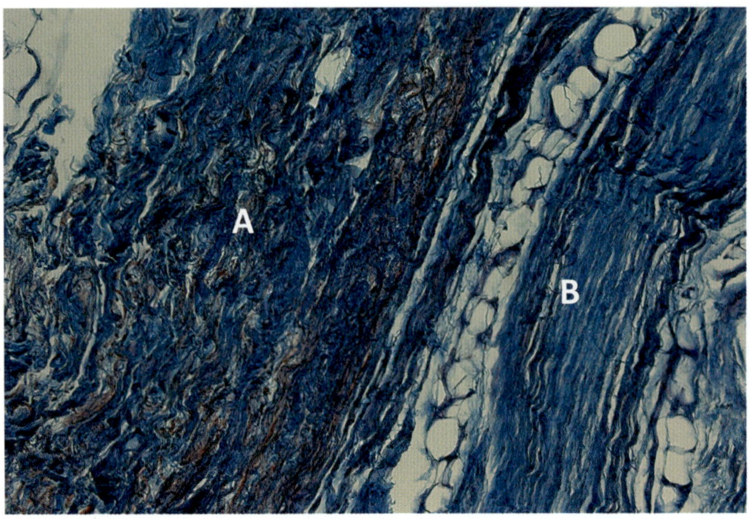

그림 1.42. 전완근막(100배, Azan-Mallory), 이 염색은 탄성 섬유를 강조하게 한다.

전완근막의 A층에 있는 콜라겐 섬유는 B층의 섬유와 다른 방향으로 정렬되어 있다. A층에서 탄성 섬유는 빨간색으로 강조되어 있다. 치밀 탄성 결합조직(예: 목덜미 인대)을 제외한 모든 유형의 결합 조직에서 탄성 섬유는 콜라겐 섬유보다 적다.

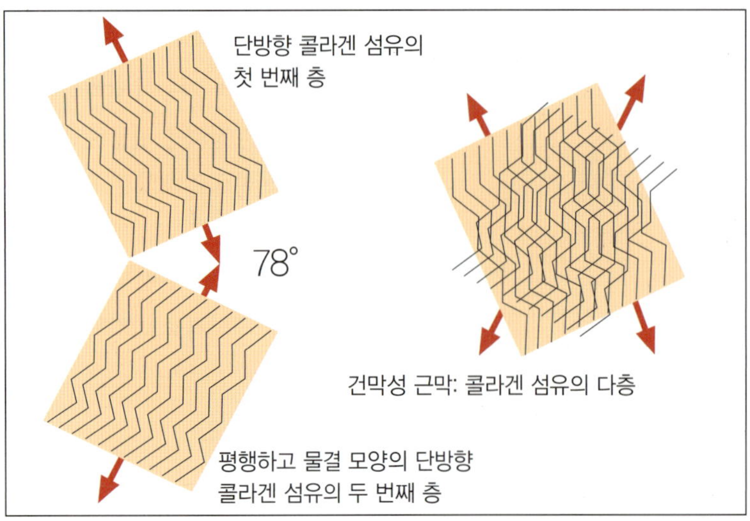

그림 1.43. 건막성 근막의 각 층에서 콜라겐 섬유의 다른 방향의 개략도.

각 층의 콜라겐 섬유는 서로 다른 방향성을 가지고 있으며, 각 층 사이에 약 78°의 각도를 형성한다. 이 각도는 근막이 늘어나면 변화하게 되고, 근막이 견인될 때 상당한 저항을 제공한다. 각 층의 콜라겐 섬유는 서로 평행하다는 것이 입증되었다(Stecco C, 2015). 따라서 근막이 불규칙하기보다는 치밀하고 규칙적인 결합 조직이다.

근막의 조직학
HISTOLOGY OF THE FASCIA

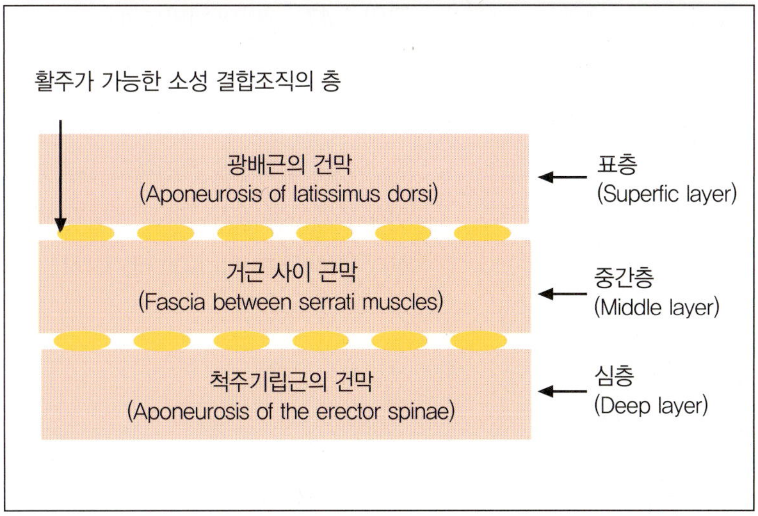

심부 근막
Deep fascia

그림 1.44. 층간 활주를 허용하는 소성 결합 조직에 의해 분리된 3층의 콜라겐 섬유로 형성된 흉요근막.

다층 근막의 각 층 사이의 소성 결합조직은 활주를 허용한다. 이 조직의 과밀도화는 근막의 생리를 변화시킨다. 소성 결합조직은 근주막과 근내막을 형성한다. 망상 소성 결합조직은 샘, 림프계 및 조혈 기관에 흔하게 존재한다.

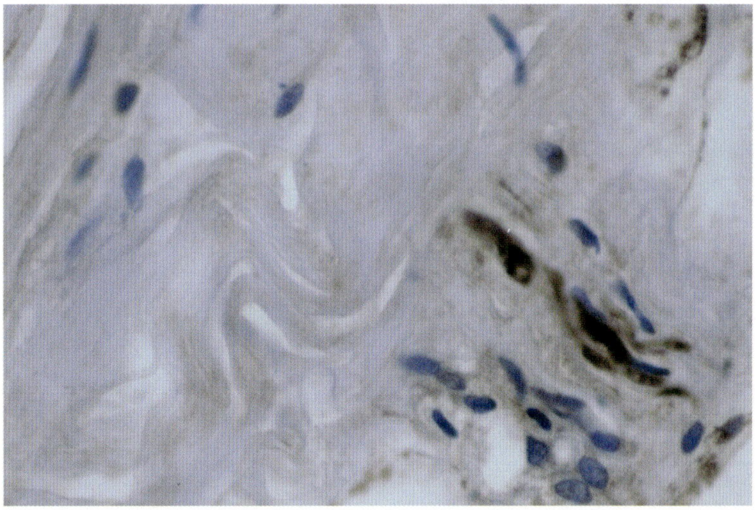

그림 1.45. 콜라겐 섬유와 자유 신경 종말을 강조하는 종아리 근막의 단면 (400배 확대, S100).

상위 동물에서 히알루론난은 모든 세포외 공간에 분포한다. 가장 높은 농도는 소성 결합조직에서 발견된다(Laurent TC, 1992).

당류 기반 고분자(GAG)와 단백질(프로테오글리칸)로 구성된 기저 물질은 소성 결합조직에 풍부하다.

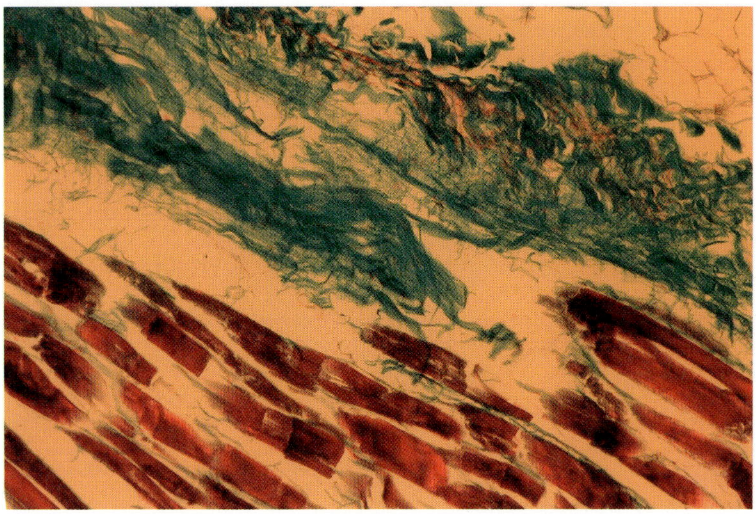

그림 1.46. 근외막과 근육 조직 사이의 히알루론난 층(200배, Azan-Mallory).

심부 근막은 콜라겐 섬유와 탄성 섬유로 구성된다. 심부 근막의 표면에는 근육 조직과 접해 있는 히알루론난이 많다(McCombe D, 2001).

기저 물질의 물 성분은 기질의 분자에 결합하고 자유 간질 액체로 존재하지 않는다.

근막의 조직학
HISTOLOGY OF THE FASCIA

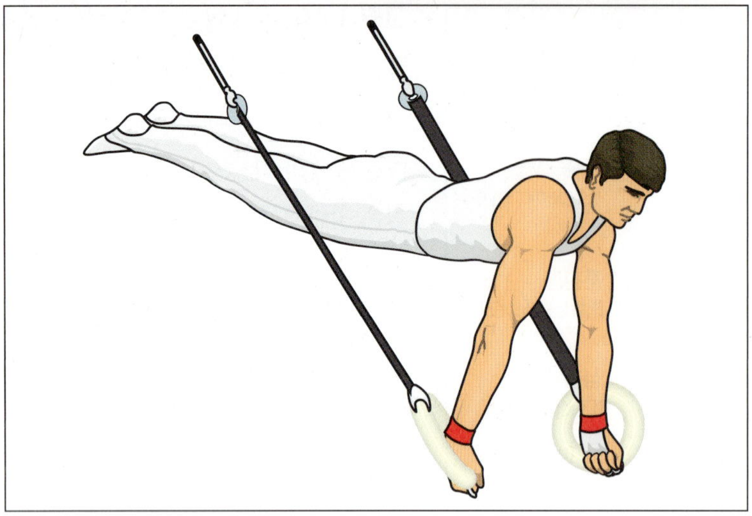

근막의 과밀도화
Densification of the fascia

그림 1.47. 근막의 과밀도화.

"운동 후 히알루론산의 보유와 근내막에서의 국소화는 히알루론산이 근육 섬유 사이의 움직임을 촉진하고 윤활하기 위해 존재하는 물질이라는 개념과 일치한다"(Piehl–Aulin K et al, 1991).

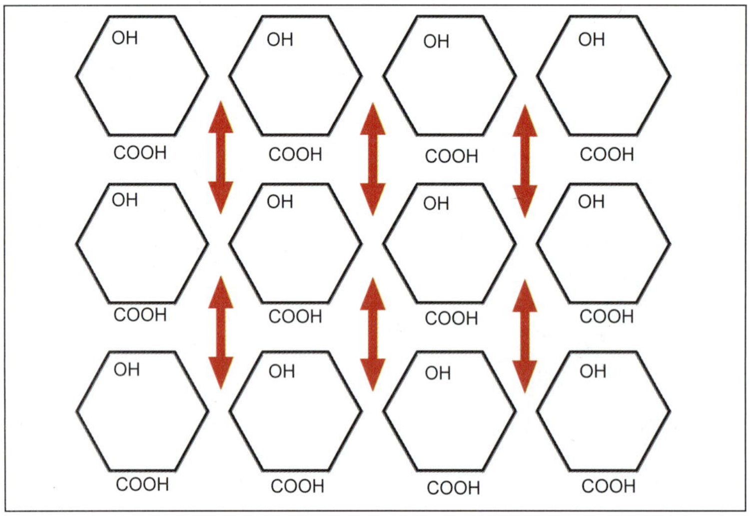

그림 1.48. 분자 간 응집.

"히알루론난이 표면에 퍼졌을 때 분자 간 응집체가 관찰되었다. 서로 다른 히알루론난 사슬이 함께 결합하여 용액에 특정한 소수성 특성을 부여하고 점탄성을 극적으로 증가시킨다"(Matteini P et al, 2009).

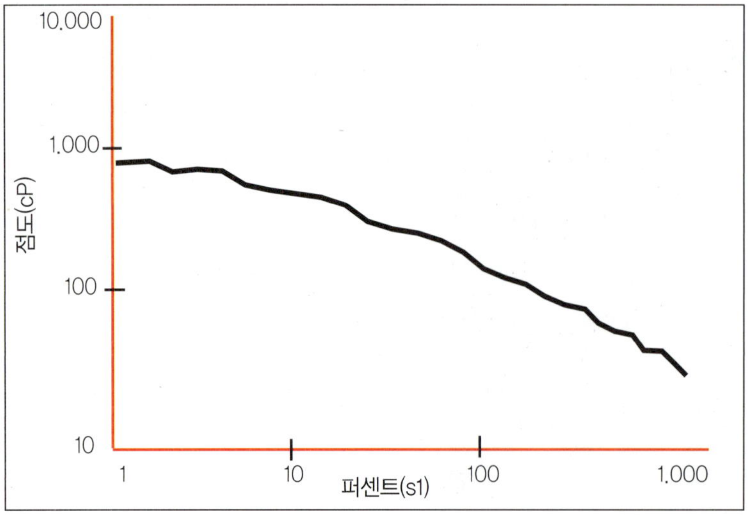

그림 1.49. 활주 감소.

"히알루론난 점도의 증가는 1:10 비율로 활주 감소를 유발한다(Cowman M, 2015).

표면 사이의 감소된 활주는 근막 구조를 더욱 더 '강성'으로 만든다.

근막의 조직학
HISTOLOGY OF THE FASCIA

근막의 과밀도화
Densification of the fascia

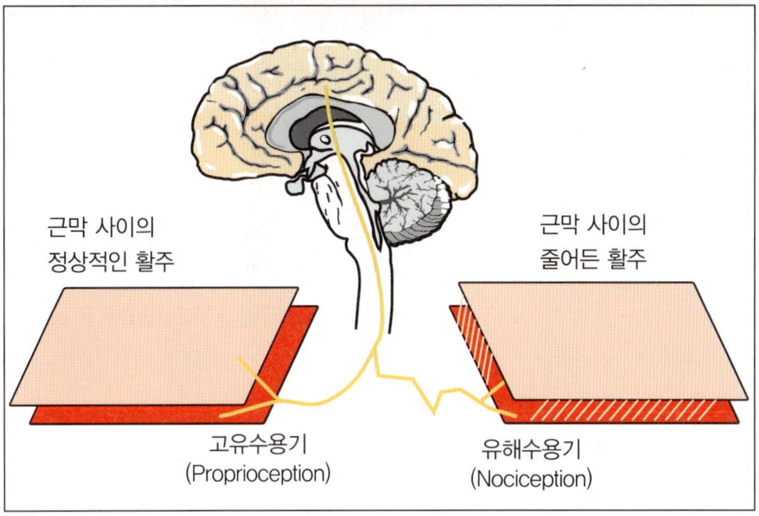

그림 1.50. 과밀도화와 통증.

"조직의 점탄성은 수용체 반응을 조절한다. 점도 증가는 기계 수용기의 역치 임계값을 감소시킨다"(Song Z et al, 2015).

근막층이 제한 없이 서로 미끄러지면 신경 종말의 움직임을 감지한다. 근막 사이의 활주 감소는 기계 수용기에서 전달되는 구심성 정보를 변화시킨다.

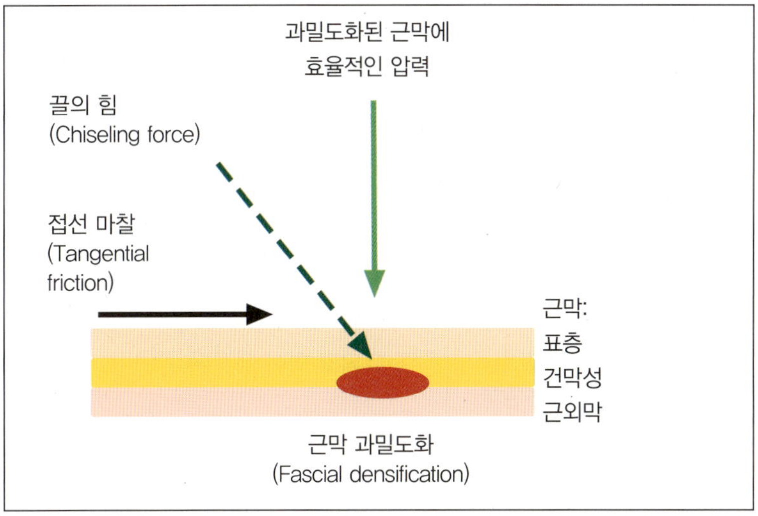

그림 1.51. 역학적 측면에서 치료.

근막 과밀도화의 변형은 끌처럼 적용되는 두 가지 힘이 필요하다.

- 압박, 진피와 피하층을 넘어 과밀도화된 곳이나 과립부에 도달
- 접선 마찰, 치료사의 팔꿈치와 저항 근막 사이의 앞뒤 움직임 또는 마찰을 일으킨다.

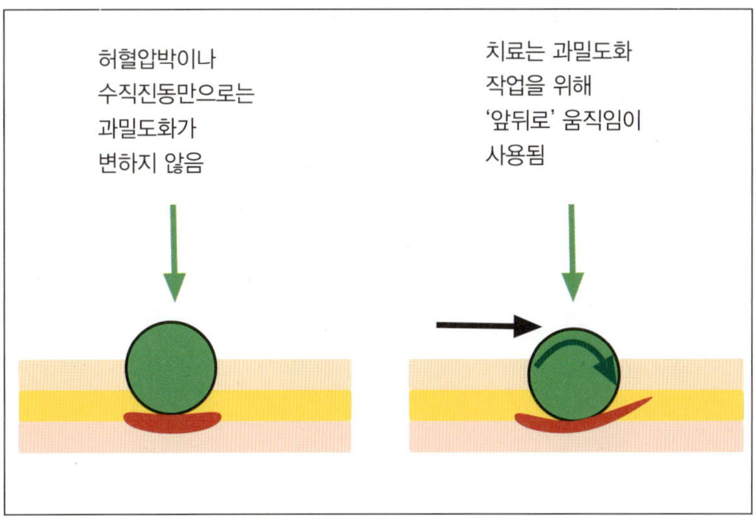

그림 1.52. 역학적 측면에서 치료.

New Jersey Institute of Technology의 연구(Roman et al, 2013)는 "근막 도수치료와 관련해서 압박과 '앞뒤로' 움직임이 히알루론난의 활주를 개선하고 이는 근육이 보다 효율적으로 작용하게 한다"고 제안하는 수학적 모델을 개발하였다.

근막의 조직학
HISTOLOGY OF THE FASCIA

근막의 과밀도화
Densification of the fascia

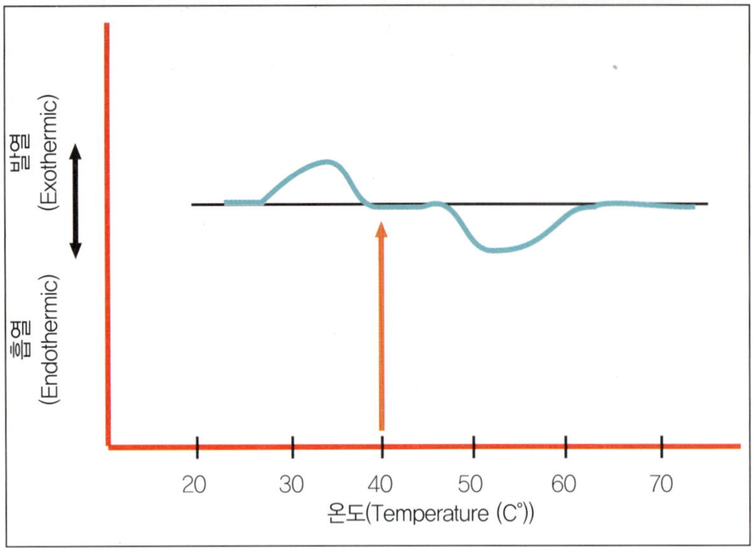

그림 1.53. 과밀도화의 조정.

근막 과밀도화를 조정하기 위해 마찰은 국소적 온도가 상승할 때까지 해주어야 한다.

"사슬–사슬 상호작용은 40도 이상의 온도 증가에 의해 가역적으로 분해되는 것으로 보고되었다"(Matteini P et al, 2009).

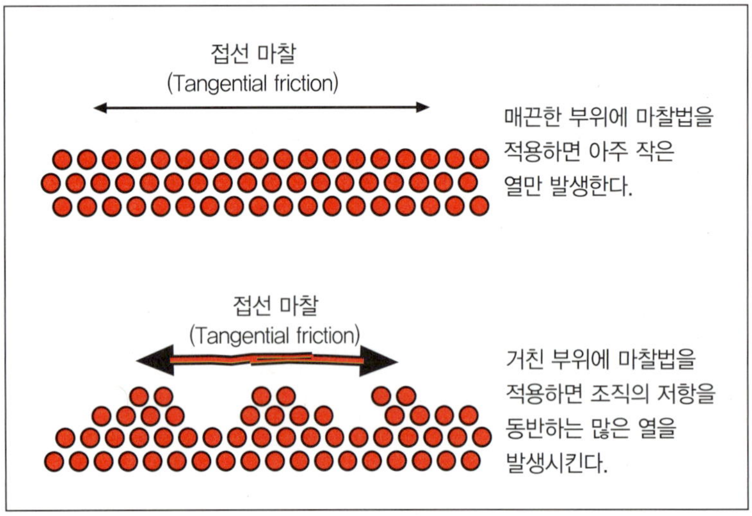

그림 1.54. 마찰법과 열.

히알루론난을 과밀도화 상태에서 더 유동적(고체에서 액체로)으로 만들기 위해서 근막 도수치료는 마찰에 의해 생성되는 열을 이용한다.

거친 부위에 마찰법을 적용하면 분자가 진동한다. 이 운동 활성은 이웃 분자로 전달되고 열이 생성된다.

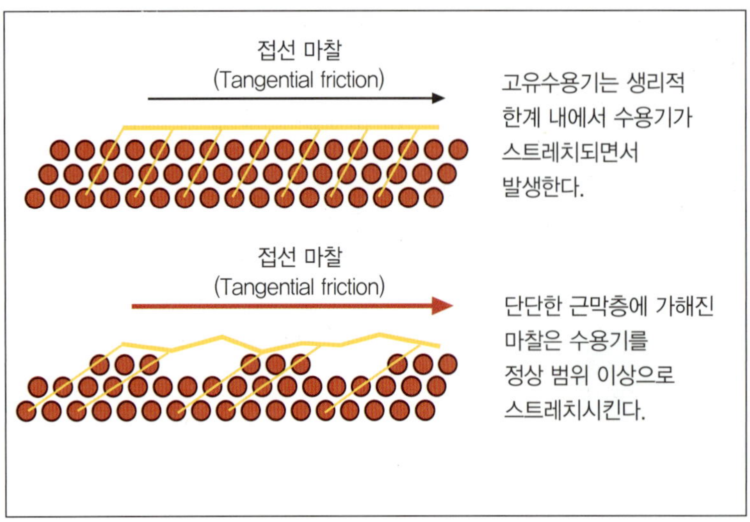

그림 1.55. 마찰법과 통증.

근막에 앞뒤 움직임을 가하면 이 조직에 박혀 있는 자유 신경 종말이 신장된다.

근막층이 활주할 수 있으면, 자유 신경 종말이 생리적 범위 내에서 늘어난다.

근막이 과밀도화되어 있다면 자유 신경 종말이 정상 범위 이상으로 신장되고 통증을 유발한다.

근막의 조직학
HISTOLOGY OF THE FASCIA

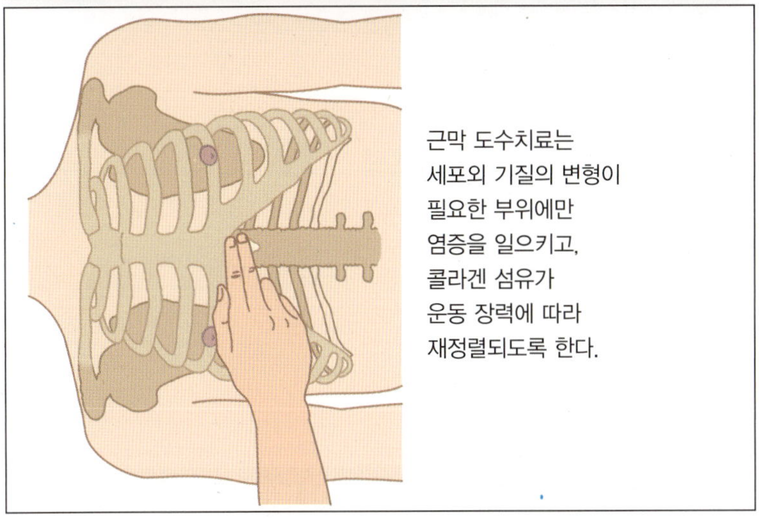

근막의 과밀도화
Densification of the fascia

그림 1.56. 과밀도화의 조정학.

"스트레스가 가해지면 히알루론난은 탈중합되어 저분자량의 중합체가 생성된다"(Noble PW, 2002).

"히알루론난 덩어리(1000달톤 이하)는 자가 자극성 염증 계단식을 촉매한다"(Stern R et al, 2006). 염증은 이전에 과밀도화된 영역에서 느슨한 콜라겐 조직의 질과 양을 재생하는 데 필요하다.

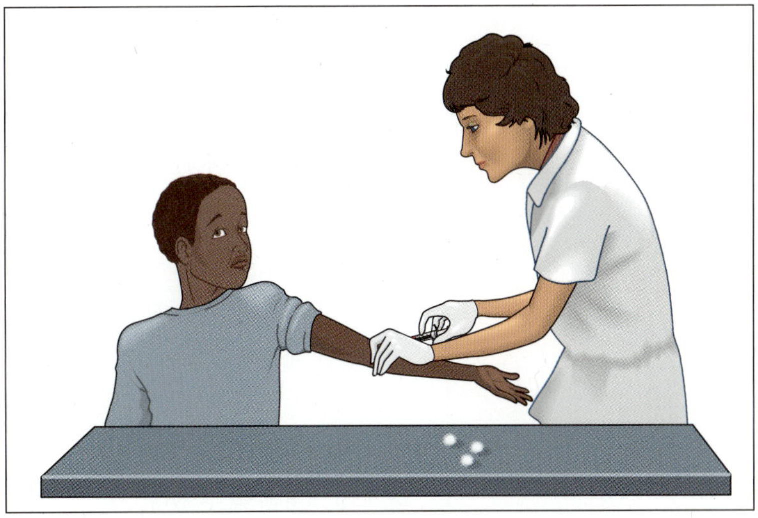

그림 1.57. 과밀도화와 히알루로니다제 (역자 주: 히알루론산분해효소).

근막 과밀도화를 조정하기 위해 도수치료 대신에 약리학적인 치료를 사용할 수 있다.

"히알루로니다제 주사는 근막의 점도를 변화된 곳에서 근육 간 활주를 개선하는 수단으로 유용할 수 있다"(Cowman M, 2015).

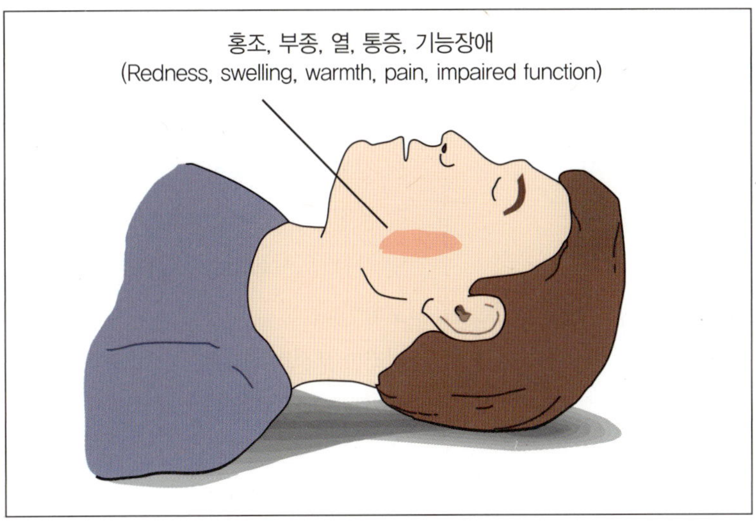

그림 1.58. 마찰과 염증.

마찰법은 다음과 같은 변화를 유발시킨다.

- 15분 이상의 치료 시간은 표층 신경총의 소동맥, 정맥 및 모세혈관에 변화로 표층 홍조가 일어난다.
- 심부 신경총, 히알루론난 덩어리에 의해 매개되는 염증 단계가 유발된다.

이 염증 과정은 72시간 안에 해결된다.

근막의 생체역학 BIOMECHANICS OF FASCIA

이 섹션에서는 다음 주제를 다룬다.

- 인체의 분절
- 공간 평면에서의 움직임
- 근막 단위
- 협응중심과 인지중심
- 말초 운동 협응력

근막의 생체역학
BIOMECHANICS OF FASCIA

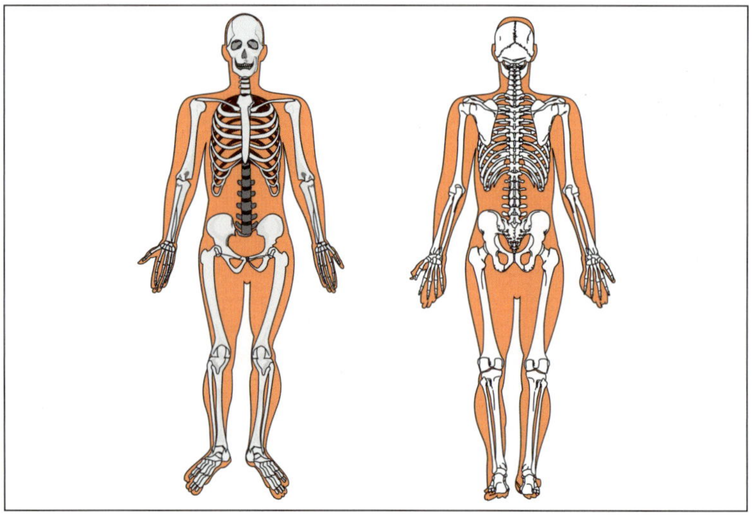

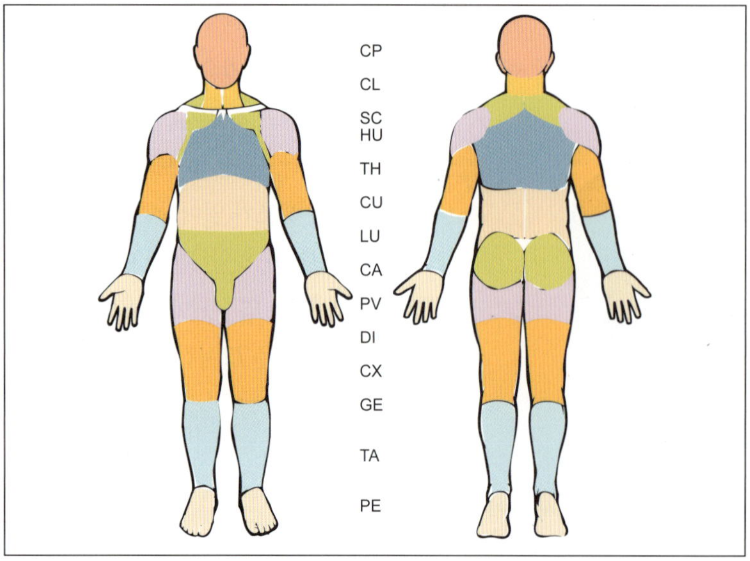

인체의 분절
Segments of the human body

그림 1.59. 운동 기관의 골격부.

운동 기관을 다루는 의학 서적은 근막의 역할에 대해서는 근육을 감싸고 근육이 붙는 부위라고만 언급하고 골격, 관절, 근육의 기시와 정지에 대해 더 많은 부분을 할애한다. 몇 줄만 근막에 대해 언급하고 있으며, 근육을 감싸고 근육 붙는 부분에 대한 역할만 이야기하고 있다. 이런 설명은 의료 종사자가 통증은 근막이 아니라 관절과 연관되어 있다고 생각하는 데 영향을 줄 수 있다.

그림 1.60. 신체 분절.

근막 도수치료는 뼈, 근육, 관절, 인대 및 근막을 기능 단위로 분석하여 14개의 신체 분절을 통합한다.

각 분절은 특정 관절을 움직이는 단관절 및 다관절 근육으로 구성된 운동 단위를 포함한다.

이러한 분절의 경계는 기능적 용어로 표시하기 때문에 고전적인 해부학적 경계와 다르다.

생체역학적 모델
BIOMECHANICAL MODEL

인체의 분절
Segments of the human body

표 1. 신체 분절의 이름.

Abbr.	Latin	English
cp	Caput	Head
cl	Collum	Neck
th	Thorax	Thorax
lu	Lumbi	Lumbar
pv	Pelvi	Pelvis
cx	Coxa	Hip
ge	Genu	Knee
ta	Talus	Ankle
pe	Pes	Foot
sc	Scapula	Scapula
hu	Humerus	Humerus
cu	Cubitus	Elbow
ca	Carpus	Wrist
di	Digiti	Fingers

해부학적 분절과 기능적 분절을 구별하기 위해 근막 도수치료에서는 라틴어 용어와 해당 약어를 사용한다.
라틴어 용어가 대부분 의학 서적에서 사용된다는 점에서 이 선택은 다양한 언어 배경을 가진 학생들의 이해를 용이하게 한다.

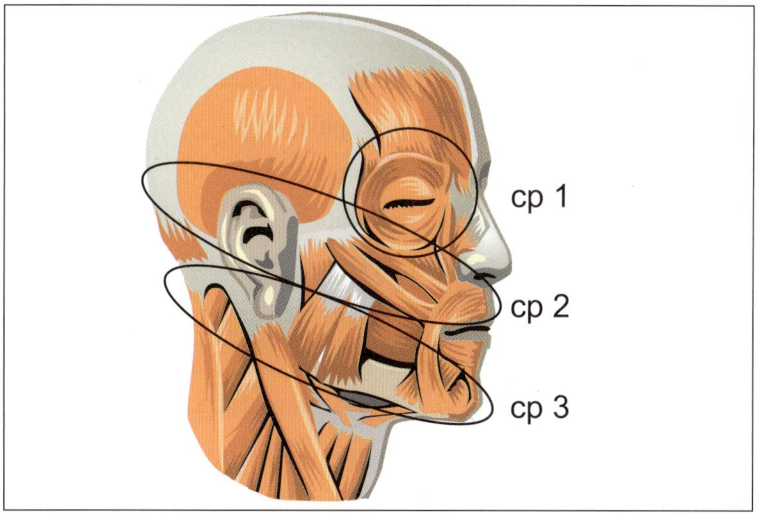

그림 1.61. 머리의 세 개의 하위 단위.

해부학에서 머리는 단일 분절로 연구된다. 하지만 근막 도수치료에서는 머리 내의 3개의 근막 하위 단위를 고려하며, 각 하위 단위는 작고 독립적인 움직임을 시행한다.

- 안구운동 근육(cp 1)
- 귀, 상악 근육(cp 2)
- 하악, 설측 근육(cp 3)

심부 근막은 턱관절의 수의근을 함께 연결한다.

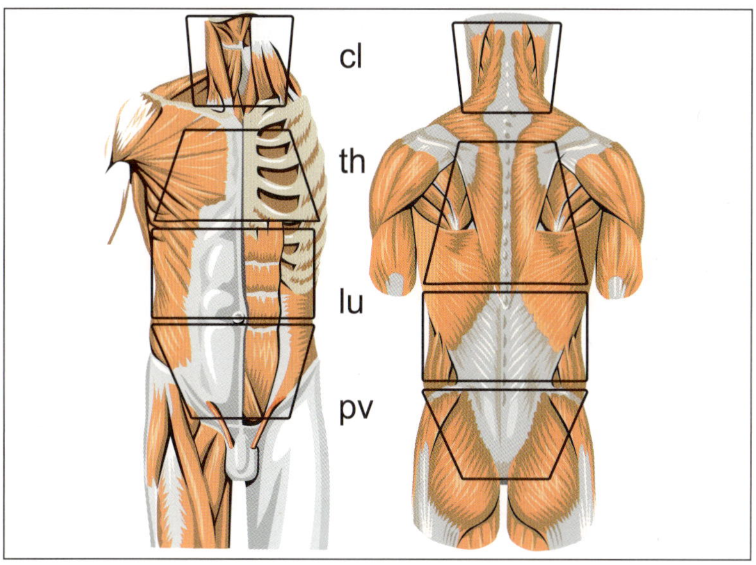

그림 1.62. 체간의 앞부분과 뒷부분 분절.

체간에는 4개의 분절이 있다:

- Cl, 3개의 공간 평면에서 7개의 경추를 움직이는 근육과 근막
- Th, 12개의 흉추와 12개의 갈비뼈를 움직이는 근육과 근막
- Lu, 3개의 공간 평면에서 5개의 요추를 움직이는 근육과 근막
- Pv, 골반, 천골과 미골의 작은 움직임을 시행하는 근육과 근막

생체역학적 모델
BIOMECHANICAL MODEL

인체의 분절
Segments of the human body

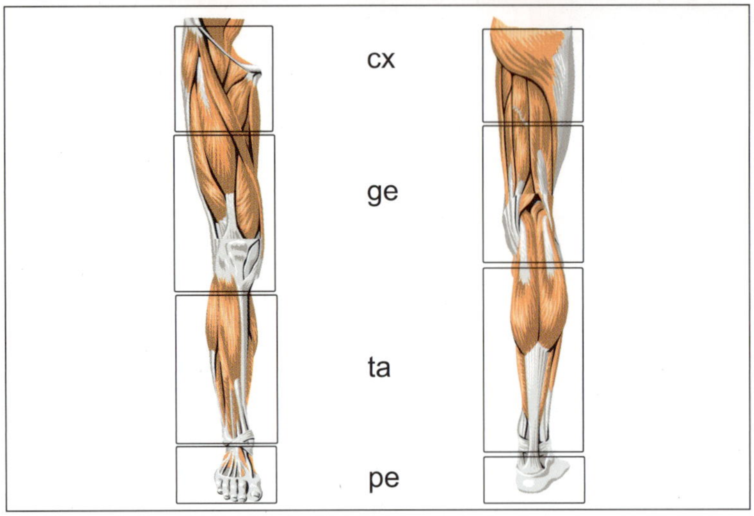

그림 1.63. 하지의 분절.

하지는 다음으로 이루어진다.

- coxa, cx
- genu, ge
- talus, ta
- pes, pe

인접한 해부학적 그림에 표시된 경계는 원위 분절에 작용하는 근위부 분절에 위치한 근육이 있기 때문에 나타냈다(예: 장요근과 지굴근).

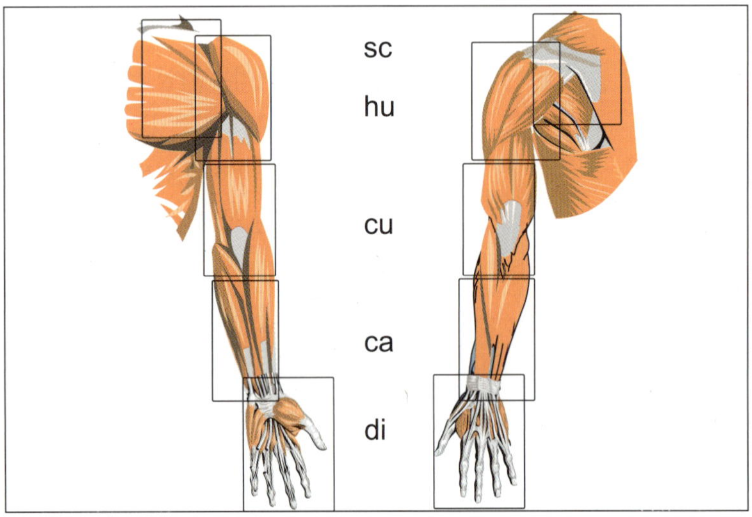

그림 1.64. 상지의 분절.

상지는 5개 분절로 이루어진다.

- scapula, sc
- humerus, hu
- cubitus, cu
- carpus, ca
- digiti, di

인접한 해부학적 그림에 표시된 경계는 원위 분절에 작용하는 근위부 분절에 위치한 많은 근육이 있기 때문에 나타냈다.

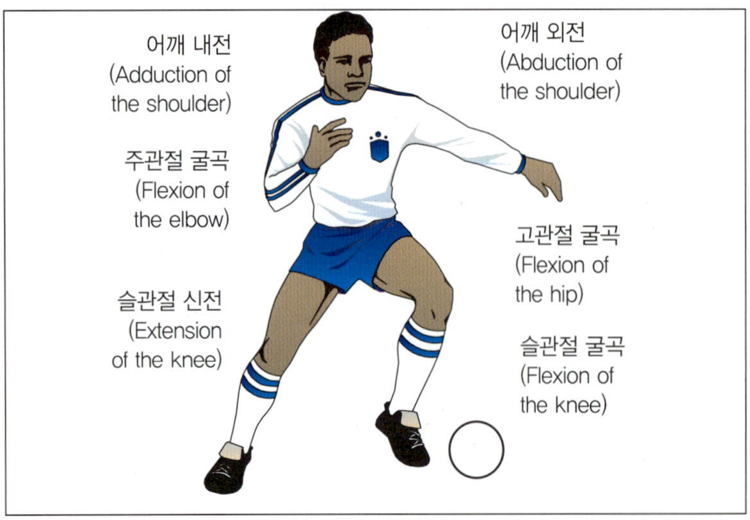

그림 1.65. 인체의 움직임.

근막 도수치료는 움직임을 설명하기 위해 굴곡, 신전, 외전 및 내전과 같은 고전적인 용어를 사용하지 않는다. 이러한 용어는 공간 평면에서의 움직임 방향이 아니라 관절 각도의 닫힘과 열림을 나타내기 때문이다. 예를 들어, 고관절 굴곡은 무릎 신전과 마찬가지로 앞으로 움직이는 것이다. 따라서 굴곡과 신전은 같은 방향으로 작용하더라도 반대의 의미를 갖는다.

생체역학적 모델
BIOMECHANICAL MODEL

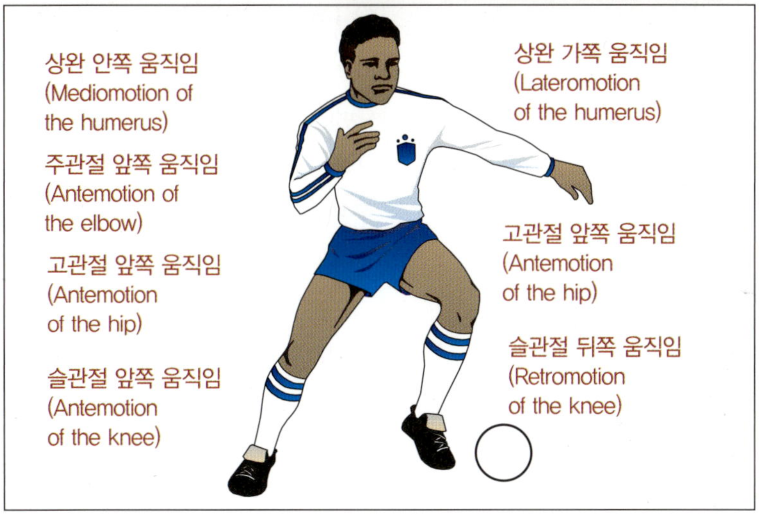

인체의 분절
Segments of the human body

그림 1.66. 공간 평면을 기반으로 한 움직임.

근막 도수치료는 공간 평면을 참조하는 용어를 사용한다: 모든 전방 방향에 대해서는 앞쪽 움직임, 모든 후방 방향에 대해서는 뒤쪽 움직임, 모든 가쪽 방향에 대해서는 가쪽 움직임, 정중선을 향한 모든 움직임에 대해서는 안쪽 움직임. 안쪽 회전은 안쪽 회전 움직임, 바깥쪽 회전은 가쪽 회전 움직임을 나타낸다.

공간 평면	움직임 방향	약어
시상면	앞쪽 움직임 뒤쪽 움직임	an re
관상면	가쪽 움직임 안쪽 움직임	la me
수평면	안쪽 회전 움직임 가쪽 회전	ir er

표 2. 움직임 방향 이름.

앞쪽 움직임과 뒤쪽 움직임이라는 용어는 굴곡과 신전이라는 용어를 대체한다. 가쪽 움직임과 안쪽 움직임이라는 용어는 외전과 내전이라는 용어를 대체한다. 안쪽 회전 움직임과 가쪽 회전 움직임이라는 용어는 회외, 회내 등과 같이 회전을 설명하는 데 사용되는 다른 모든 용어를 대체한다.

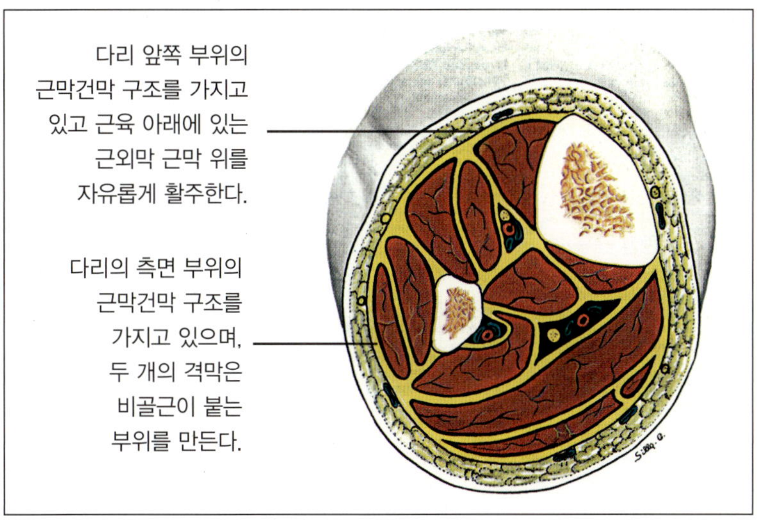

그림 1.67. 다리의 근막부.

다리의 횡단면에서 Chiarugi는 전통적으로 연구되는 근육과 동일한 수의 근막 구획을 보여준다. 실제로 근막은 여기에 표시된 것처럼 모두 동일한 두께는 아니다. 중격에서 더 두껍고 근육 섬유가 붙는 부분은 어디든지 있다. 근육을 얇게 감싸고(근외막) 사지 전체를 둘러싸는 층에서는 많은 저항력을 가진다(건막성 근막).

(Modified from G. Chiarugi & L. Bucciante, Istituzioni di anatomia dell'uomo. Piccin)

생체역학적 모델
BIOMECHANICAL MODEL

근막 단위
Myofascial unit

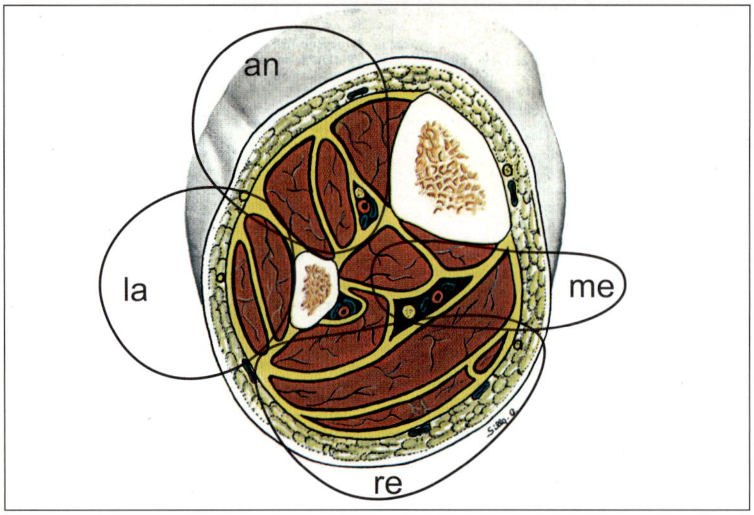

그림 1.68. 근막 구획과 관련된 시상면과 관상면에서의 움직임.

시상면(an, re)과 관상면(la, me)에서의 움직임은 근사이 중격과 건막성 근막으로 구분되는 구획 내에 구성된 운동 단위에 의해 시행된다.

이 두 평면에서의 움직임은 더 구식이다. 그들은 힘의 대부분을 발달시키기 때문에 더 많은 수의 운동 단위를 가지고 있다.

(Modified from G. Chiarugi & L. Bucciante, Istituzioni di anatomia dell'uomo. Piccin)

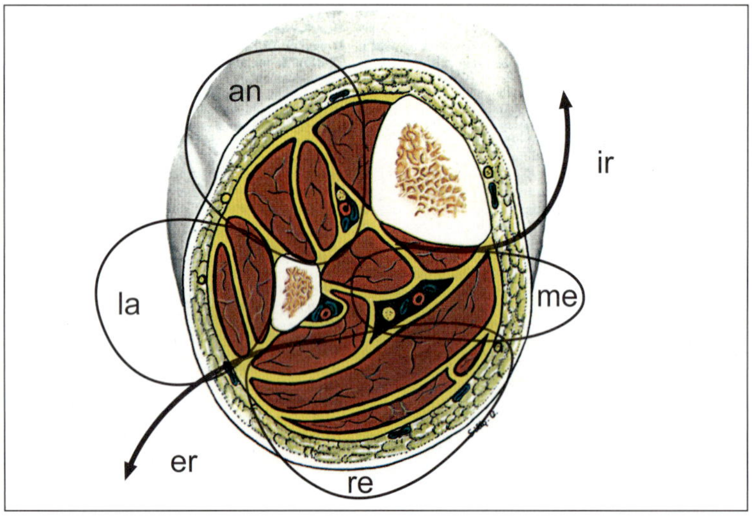

그림 1.69. 수평면에서의 움직임.

수평면에서 14개 분절을 움직이는 운동 단위는 거의 독립적인 근막 구획을 가지고 있지 않다. 대신에 이러한 운동 단위는 많은 근육이 분포되어 있고 그 활동은 견인력을 발휘하는 격막으로 전달된다. 외회전의 경우 뒤쪽 방향으로, 내회전의 경우 앞쪽 방향으로 전달된다.

(Modified from Chiarugi & Bucciante, op. cit.)

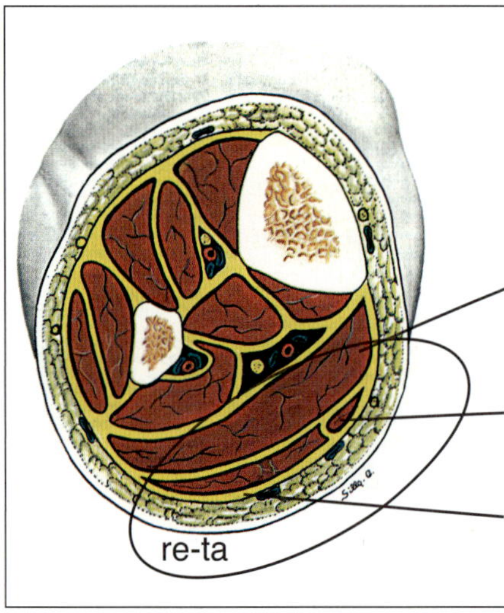

그림 1.70. 단관절과 다관절 근육.

각 근막 단위는 단관절과 다관절 근육으로 구성된다. 예를 들어, 레트로-탈루스(re–ta)의 근막 단위는 다음과 같이 구성된다.

- 긴장성 단관절 근육이며, 주로 자세 조절에 관여하는 많은 근방추를 가지고 있는 가자미근
- 근방추가 더 적은 위상성 또는 동적 다관절 근육인 비복근

(Modified from Chiarugi & Bucciante, op. cit.)

생체역학적 모델
BIOMECHANICAL MODEL

	an	re	me	la	ir	er
cp	an-cp	re-cp	me-cp	la-cp	ir-cp	er-cp
cl	an-cl	re-cl	me-cl	la-cl	ir-cl	er-cl
th	an-th	re-th	me-th	la-th	ir-th	er-th
lu	an-lu	re-lu	me-lu	la-lu	ir-lu	er-lu
pv	an-pv	re-pv	me-pv	la-pv	ir-pv	er-pv
cx	an-cx	re-cx	me-cx	la-cx	ir-cx	er-cx
ge	an-ge	re-ge	me-ge	la-ge	ir-ge	er-ge
ta	an-ta	re-ta	me-ta	la-ta	ir-ta	er-ta
pe	an-pe	re-pe	me-pe	la-pe	ir-pe	er-pe
sc	an-sc	re-sc	me-sc	la-sc	ir-sc	er-sc
hu	an-hu	re-hu	me-hu	la-hu	ir-hu	er-hu
cu	an-cu	re-cu	me-cu	la-cu	ir-cu	er-cu
ca	an-ca	re-ca	me-ca	la-ca	ir-ca	er-ca
di	an-di	re-di	me-di	la-di	ir-di	er-di

근막 단위
Myofascial unit

표 3. 근막 단위의 이름 지정.

각 근막 단위는 관련된 분절과 시행하는 동작에서 이름을 가져왔다. 14개의 신체 분절의 약어는 표 3의 첫 번째 열에 나와 있다. 공간의 세 평면에서 여섯 가지 움직임의 약어가 가장 위쪽 가로열에 나와 있다. 움직임 평면에 분절의 조합은 84개의 근막 단위 각각에 이름을 명명한다.

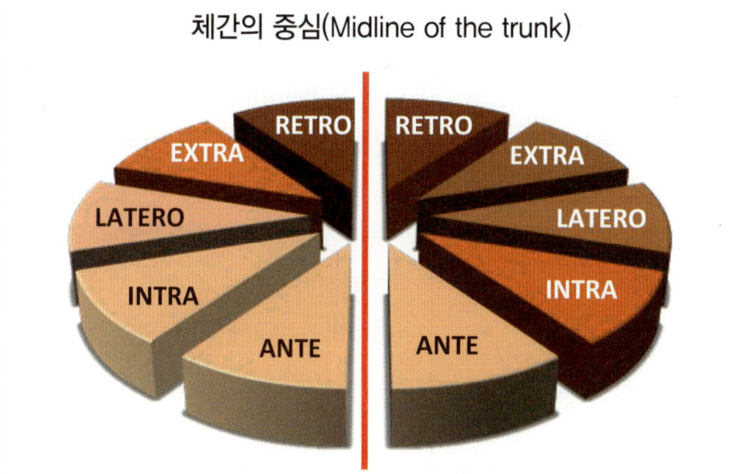

그림 1.71. 체간의 근막 단위 분포.

체간은 몸을 양쪽으로 나눠서 서로 거울을 보는 것처럼 형성된다. 따라서 뒤쪽 움직임에서는 두 개의 근막 단위(re–th, re–lu 등)가 있다. 하나는 오른쪽에 있고 다른 하나는 왼쪽에 동기화되어 활동한다. 2개의 근막 단위의 앞쪽 움직임에 대해서도 마찬가지다. 대신 두 개의 가쪽 움직임 근막 단위가 길항근 역할을 하는 반면에 내회전과 외회전의 근막 단위는 두 개의 결합된 힘을 형성한다.

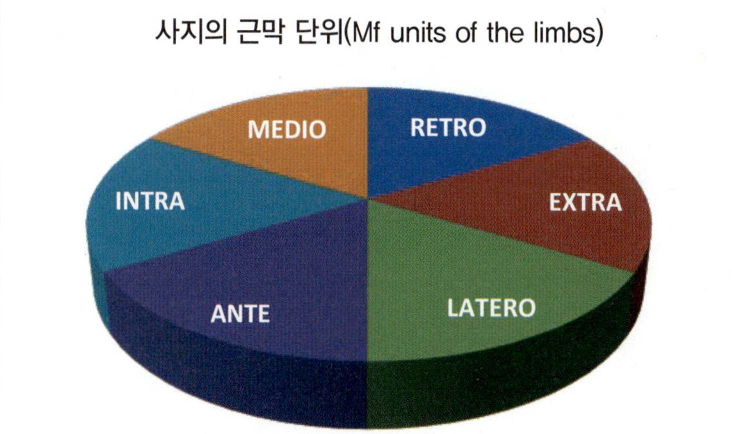

그림 1.72. 사지의 근막 단위 분포.

사지에서는 안쪽 움직임 근막 단위는 안쪽 부분에 위치하는 반면에 가쪽 움직임 근막 단위는 바깥쪽에 있다. 앞쪽 움직임 근막 단위는 앞쪽에 있는 반면 뒤쪽 움직임 근막 단위는 뒤쪽에 있다. 안쪽 회전 움직임 근막 단위는 앞쪽과 안쪽 사이에 있는 반면에 가쪽 회전 움직임 근막 단위는 가쪽과 뒤쪽 사이에 있다.

생체역학적 모델
BIOMECHANICAL MODEL

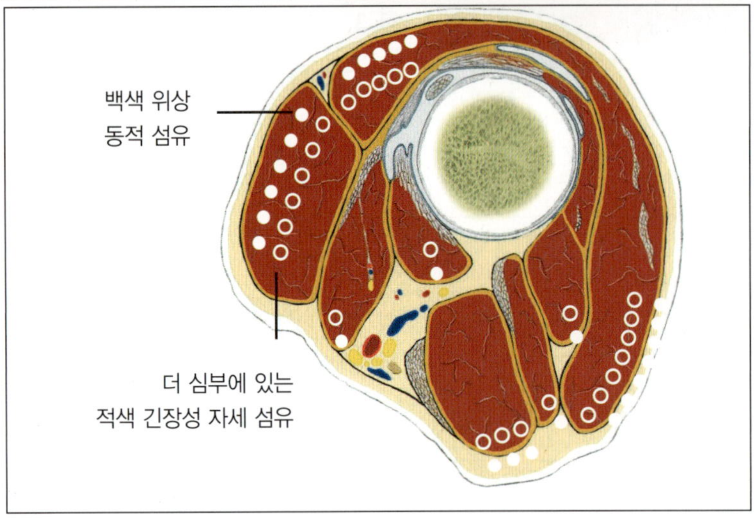

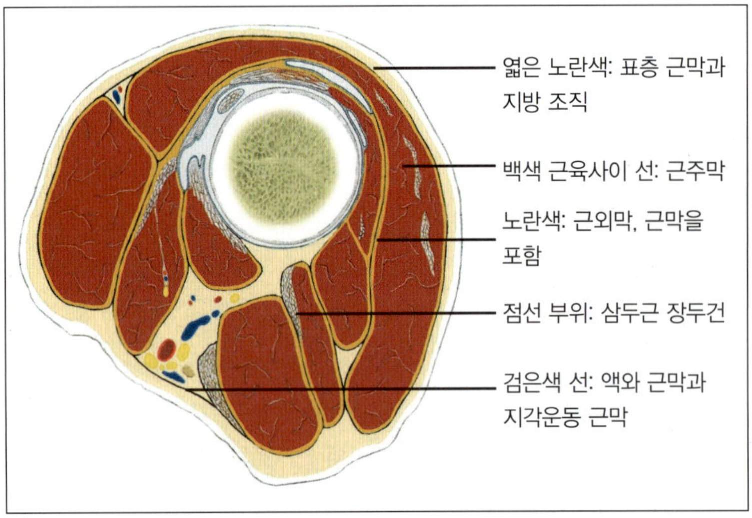

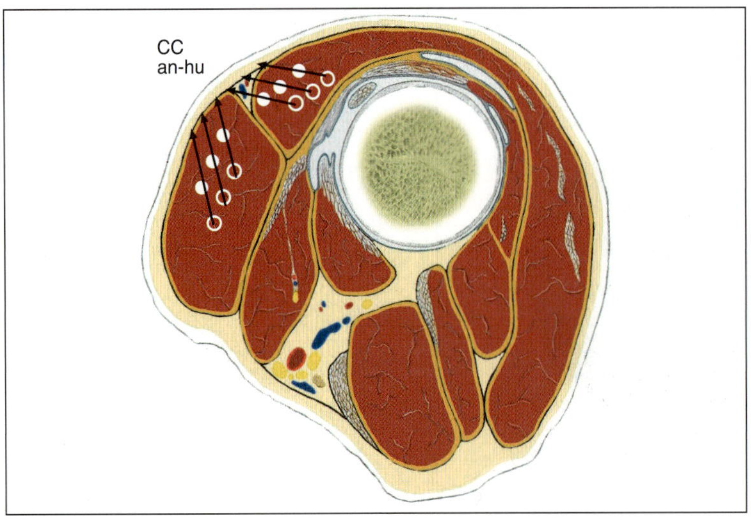

근막 단위
Myofascial unit

그림 1.73. 적근과 백근 섬유.

긴장성, 정적이거나 자세 근육 섬유는 많은 모세혈관과 산화 대사를 가지고 있기 때문에 붉은 색을 띤다. 더 심부에 위치하고 많은 결합조직을 가지고 있으므로 섬유질을 더 많이 만든다.

위상성 또는 동적 근육 섬유는 모세혈관이 적고 해당 대사가 적기 때문에 흰색을 띤다. 더 표층에 위치하고 결합조직이 거의 없다.

그림 1.74. 근외막과 소성 결합조직.

모든 근육의 근외막은 특정 운동 방향과 관련된 운동 단위를 통합하거나 결합한다. 근외막의 소성 결합조직은 시행하려는 움직임에 따라 각 근육이 서로 다른 순간에 스스로 활성화되도록 한다.

더 탄성이 있는 외부 층은 고유수용기에 특이적인 수용체를 자극한다.

그림 1.75. 근주막, 근외막 그리고 협응중심.

근방추의 끝은 근주막 근막에 위치하고 근외막과 연결되어 있다. 방추의 추내근 섬유가 수축할 때 근주막의 일부가 늘어난다. 활성화된 운동 단위에 따라 이러한 신장은 상완 근막의 특정 지점(cc)에 수렴된다. 대흉근과 삼각근의 쇄골 부분에 위치한 운동 단위의 활성화는 벡터가 이 두 근육 사이 고랑에서 수렴되게 한다(an–hu 협응중심).

생체역학적 모델
BIOMECHANICAL MODEL

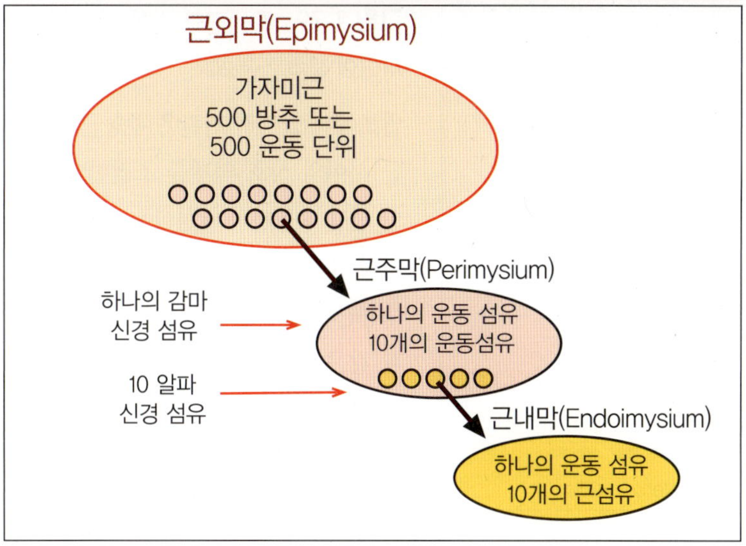

근막 단위
Myofascial unit

그림 1.76. 근육의 구성

각 골격근에는 다양한 운동 단위가 있다. 예를 들어, 가자미근은 각각에 근방추에 의해 제공되는 500개의 운동 단위로 형성된다. 하나의 운동 단위는 다발을 형성하기 위해 근외막으로 둘러싸인 약 10개의 근육 섬유를 포함한다.
각각 단일 근육 섬유는 근내막으로 둘러싸여 있고 약 10개의 근섬유를 포함하고 있다. 알파 신경 섬유는 각 근육 섬유를 지배한다.

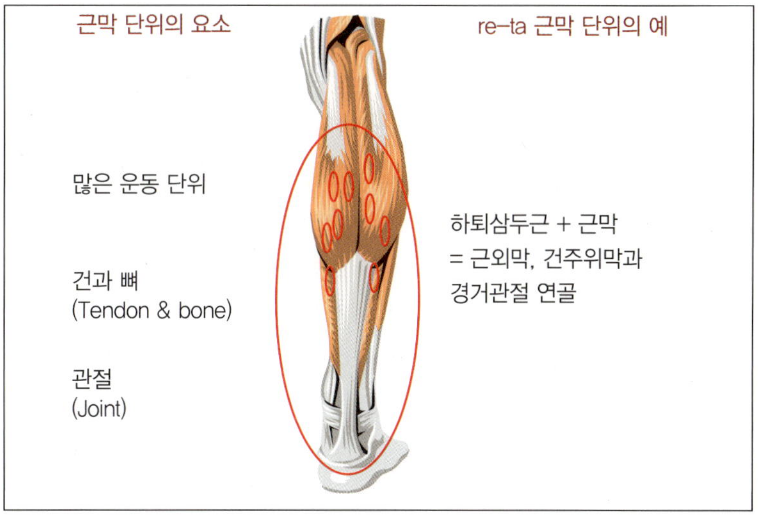

그림 1.77. 근막 단위.

근막 단위는 다음과 같이 구성되는데:

- 단일 동작을 시행하는 데 관련된 운동단위
- 위 운동 단위의 힘을 전달하는 건
- 이런 운동 단위에 의해 움직이는 관절
- 근막을 둘러싸고 있는 구조에 따라 근외막, 건주위막, 연골, 인대 등으로 불린다.

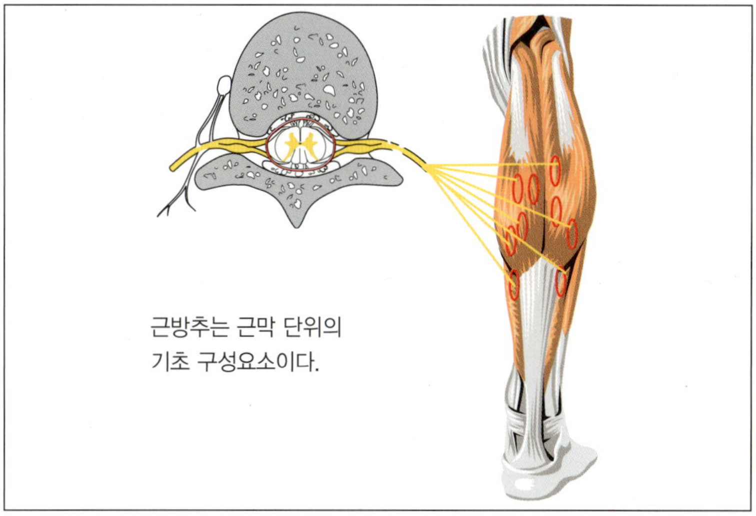

그림 1.78. 근막 단위와 지배.

하퇴삼두근의 운동 신경은 많은 작은 가지로 나눠지는데, 이는 이 신경이 감마 섬유를 보내는 근방추와 동일한 수를 가진다.
근방추는 활주를 허용하는 근내막에 속해 있다. 방추의 끝은 근주막에 부착되어 있으며, 이는 차례로 근외막과 연결된다.

생체역학적 모델
BIOMECHANICAL MODEL

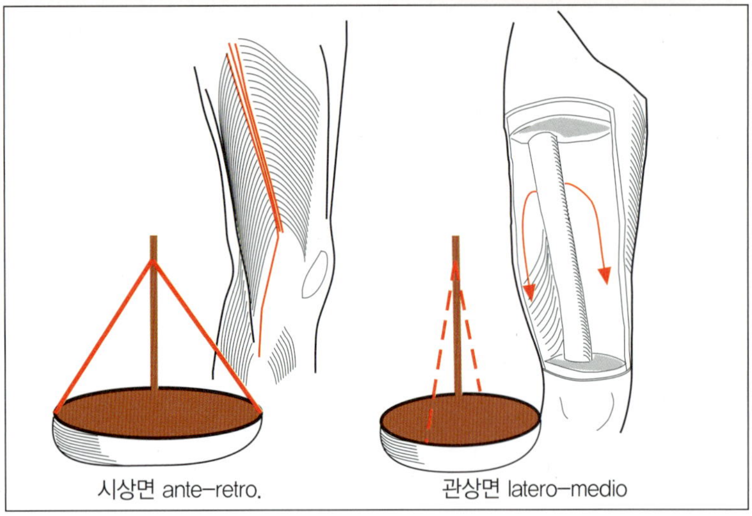

근막 단위
Myofascial unit

그림 1.79. 주동근과 길항근 근막 단위 사이의 상호 스트레치.

말초에서 골지건 기관은 주동근과 길항근 사이의 상호 억제를 조절한다. 이러한 신경 수용기의 활성화는 신장 각도에 따라 달라진다.

주동근과 길항근이 서 있는 사람의 무릎과 같은 관절을 안정시킬 때, 상호억제보다는 동시수축이 일어난다.

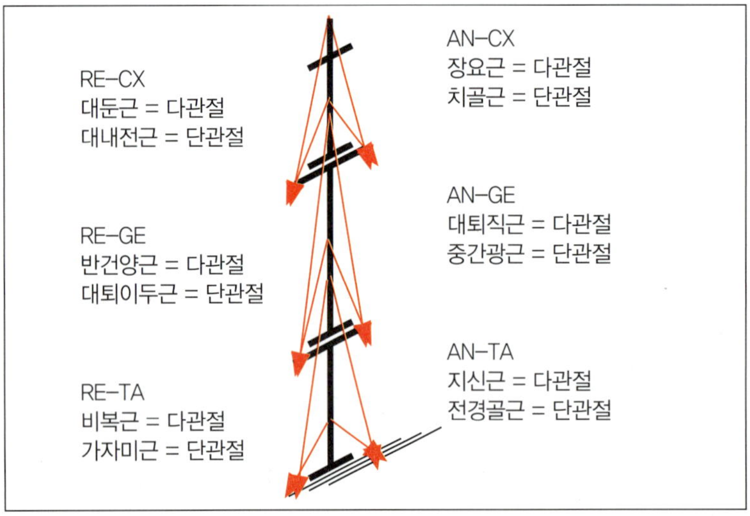

그림 1.80. 두 근막 단위 배열을 따라 주동근과 길항근 사이의 상호적인 스트레칭.

주동근과 길항근 사이의 상호 활성화 기전은 한 관절에서만 일어나는 것이 아니라 모든 관절에서 일어난다. 선 자세에서 다양한 분절의 모든 근막 단위는 신장 반사로 인해 활성화된다. 관절의 각도가 다양하기 때문에 모든 근막 단위(예: 하지의 앞쪽과 뒤쪽 배열을 따라)가 그에 따라 조정된다.

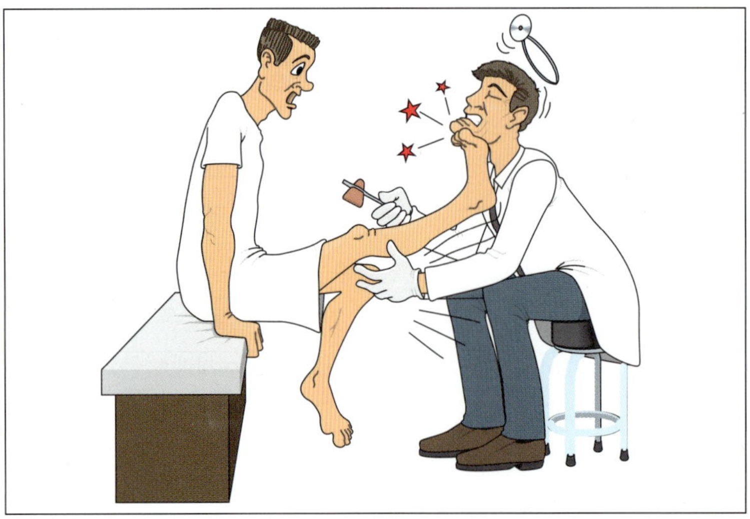

그림 1.81. 주동근과 길항근 근막 단위 사이의 상호 억제.

슬개골반사는 슬개골 건의 충격에 의해 유발되는 근위축성 위상 반사다. 이 충격은 대퇴사두근 섬유를 신장시켜 근방추를 스트레치시킨다. 근방추의 Ia 구심성 섬유는 근육을 수축시키는 알파 섬유의 활성화를 조절한다. 또한, 길항근은 척수의 측부 섬유, 개재뉴런, 렌쇼 회로를 통해 억제된다.

생체역학적 모델
BIOMECHANICAL MODEL

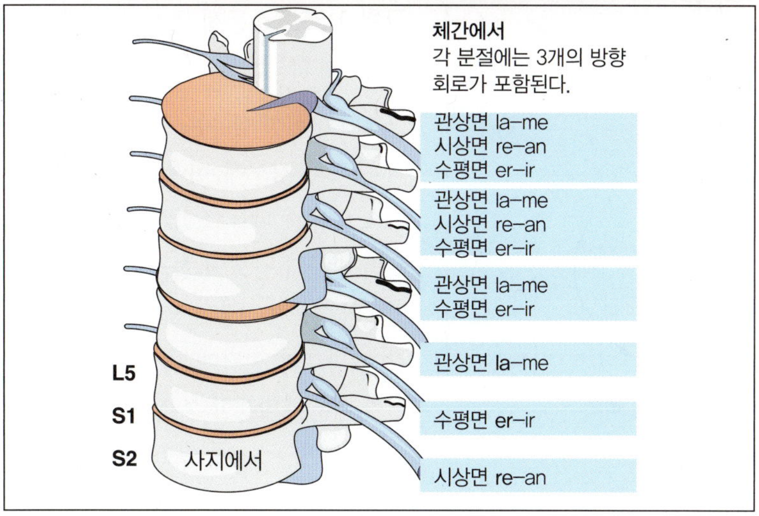

근막 단위
Myofascial unit

그림 1.82. 체간의 분절.

뇌의 특정 부위가 움직임의 방향에 따라 움직임을 준비한다. 체간의 척수에는 각 분절 내 세 개의 영역이 있는다. 관상, 시상, 수평면에 대한 영역이다. 상완과 요천추 신경총에서는 단일 평면의 조직과 이동 방향이 특정 분절에서 우세하게 나타난다.

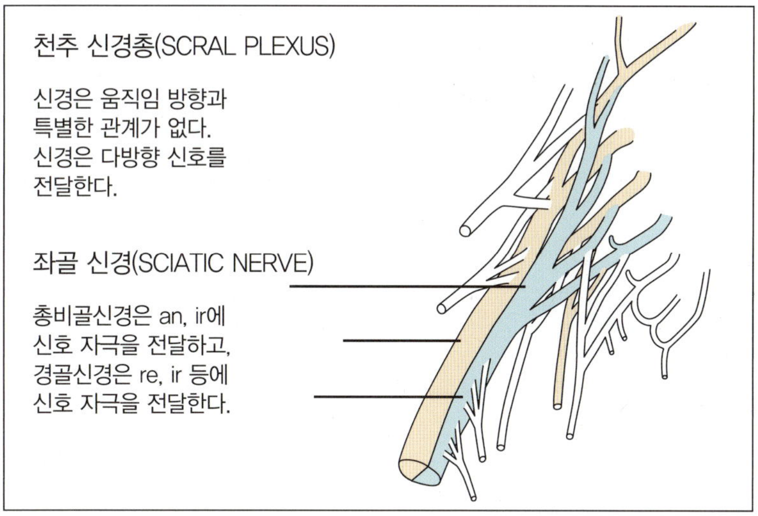

그림 1.83 신경과 움직임의 방향.

좌골신경은 L4, L5과 천골 신경총의 S1, S2 신경근에서 시작된다. 그런 다음 총비골 신경과 경골 신경으로 나눠진다. 차례로, 총비골 신경은 천층과 심층 비골 신경에 기원을 제공하고 경골신경은 비골 신경 및 족저 신경에 기원을 제공한다. 이 분포는 각 일방향 신호가 다른 근육에 위치한 운동 단위에 도달하도록 한다.

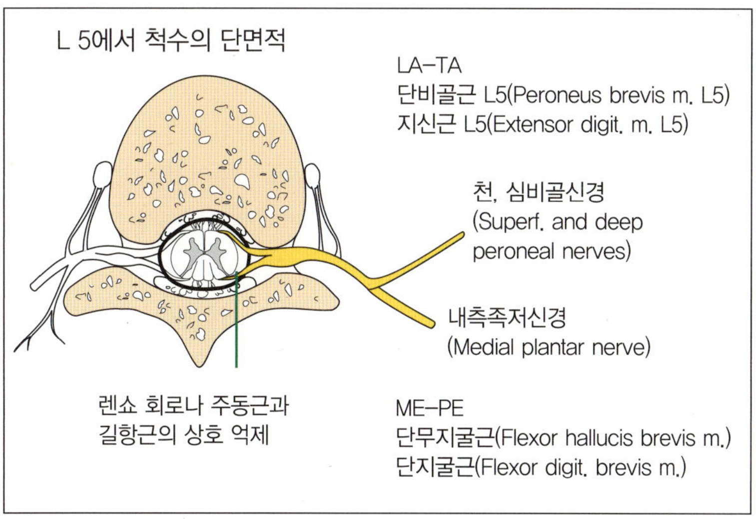

그림 1.84. 사지의 분절.

각 공간 평면의 두 반대 방향의 흔적은 신경총의 각 분절에 남아 있다.

예를 들어, 하지의 외측 움직임의 조직은 대개 L5이지만, 발에서 이 같은 신경근은 안쪽 움직임에 신호를 전달한다(단지굴근의 경우 내측족저신경을 통해). 이 같은 조직은 상지에도 똑같다.

생체역학적 모델
BIOMECHANICAL MODEL

근막 단위
Myofascial unit

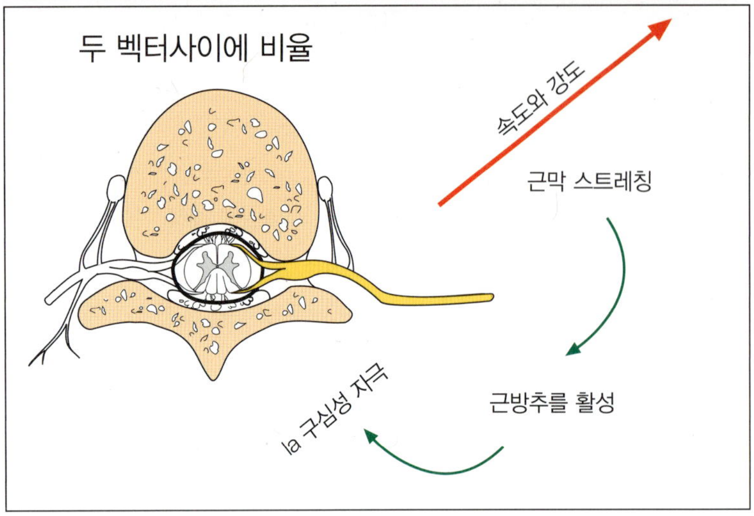

그림 1.85. 수동적 스트레칭에 의한 근방추의 활성화.

근육의 구심성 섬유는 수동적 스트레치의 속도와 강도에 비례하여 발화한다. 상호 억제는 피질 조절의 개입 없이 근육의 반응의 강도 조절을 허용한다. 근방추의 수동적 신장은 앞서 언급한 바와 같이 방추의 말단에 근막이 삽입되어 있기 때문에 발생할 수 있다.

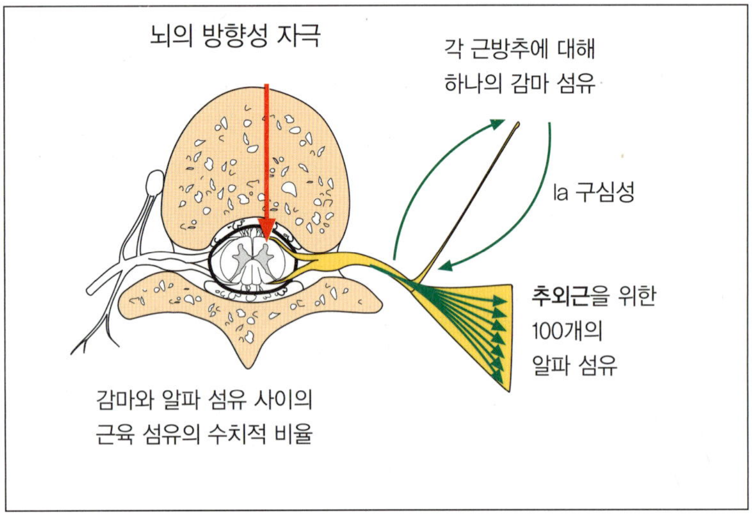

그림 1.86. 뇌에 의한 근방추의 활성화.

감마(근방추)와 알파 신경 섬유 사이의 비율은 말초 운동 조직의 중요성을 보여준다. 대뇌 자극을 전도하는 하나의 감마 섬유는 각 근방추를 자극한다. 방추는 최대 100개의 알파운동 뉴런을 활성화할 수 있는 구심성을 전달한다. 따라서 상완 근막에 의해 조절되는 방추 구심성은 주어진 움직임에 대해 얼마나 많은 근섬유가 활성화되어야 하는지를 결정한다.

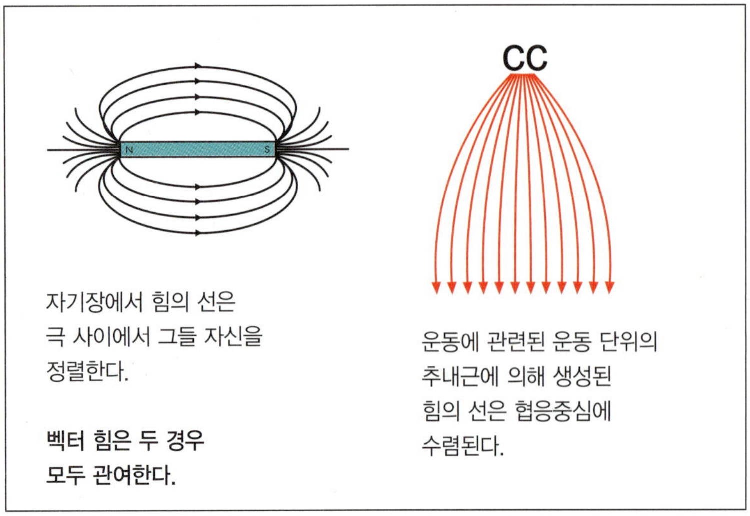

그림 1.87. 벡터와 벡터 중심 또는 협응중심

근방추의 추내근 섬유에 의한 근막의 신장은 무작위로 이루어지지 않는다. 여기에 표시된 벡터로 특정 방향으로 나타난다. 벡터는 근막의 근방추에 의해 생성된 신장 강도와 방향을 나타낸다. 벡터 힘은 특징적으로 근육 근막에 위치한 협응중심이라고 하는 한 지점에 수렴된다.

생체역학적 모델
BIOMECHANICAL MODEL

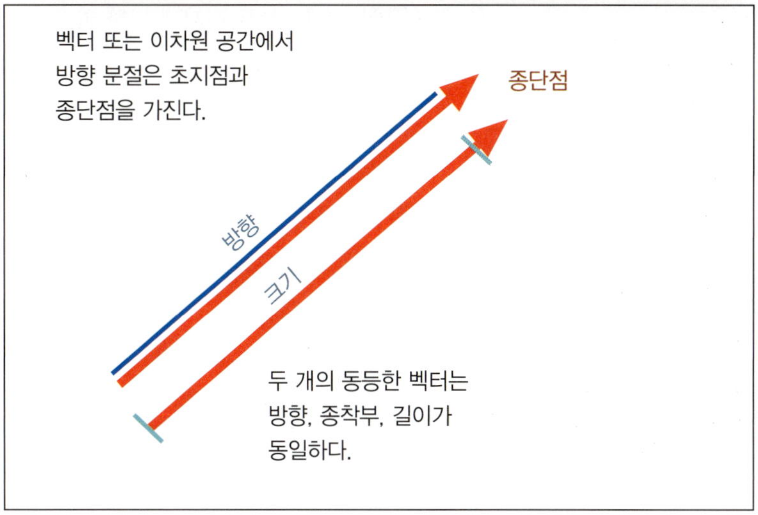

근막 단위
Myofascial unit

그림 1.88. 근육의 힘을 나타내는 벡터.

벡터는 다음을 특징으로 하는 물리량을 가지는데,

- 벡터가 작용하는 화살표로 표시된 방향(예: 남북)
- 두 옵션 사이의 방향의 종단점 (예: 북쪽 또는 남쪽 종단점)
- 속도, 힘 등을 수량화하는 크기 또는 길이 또는 스칼라 숫자 값

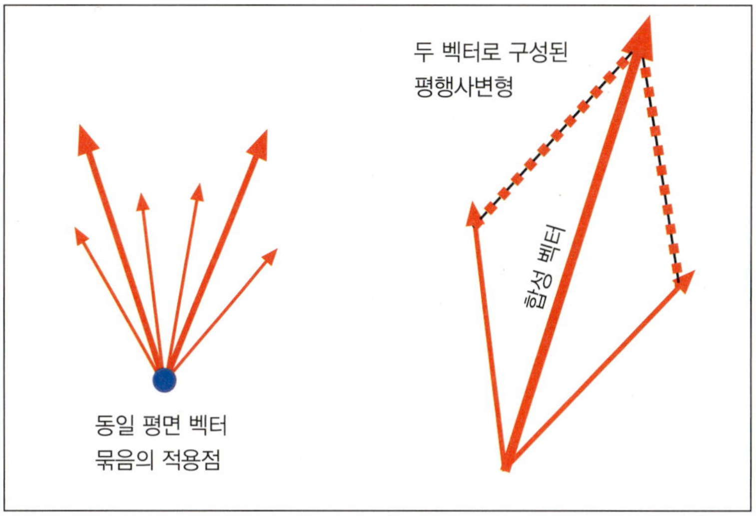

그림 1.89. 많은 운동 단위가 단일 지점에서 수렴하는 힘을 생성할 수 있다.

단일 합성 벡터를 형성하려면 동일 평면 벡터 묶음이 단일 적용 지점을 가져야만 한다. 합성 벡터는 벡터의 합이며 두 벡터 또는 다수의 동일 평면 벡터의 구성에 의해 형성된다. 최종 합성 벡터는 두 개의 최종 벡터로 구성된 평행 사변형의 대각선에 해당된다.

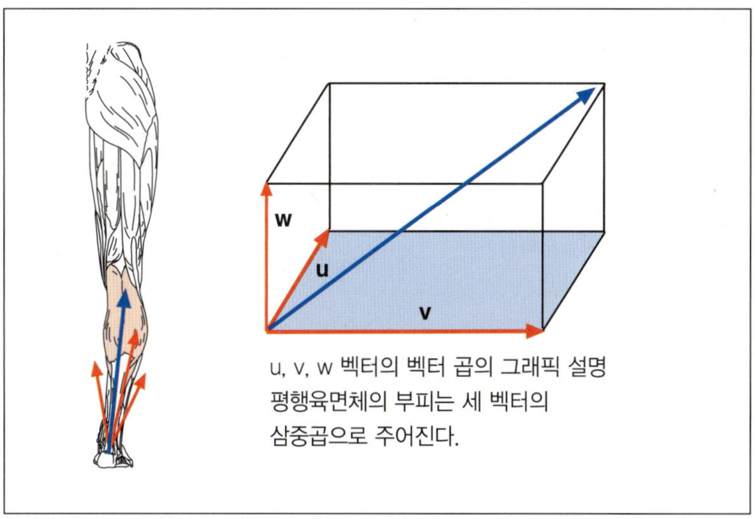

그림 1.90. 3차원 공간에 배열된 벡터.

3개의 동일 평면이 아닌 벡터의 합성은 데카르트 축에 따라 3개의 벡터로 구성된 평행육면체의 대각선에 해당한다. 예를 들어, 아킬레스건에 작용하는 벡터는 3차원 공간 내에서 작용한다.

이러한 벡터의 값은 종골, 가자미근, 비복근 사이의 각도와 거리에 따라 달라진다.

생체역학적 모델
BIOMECHANICAL MODEL

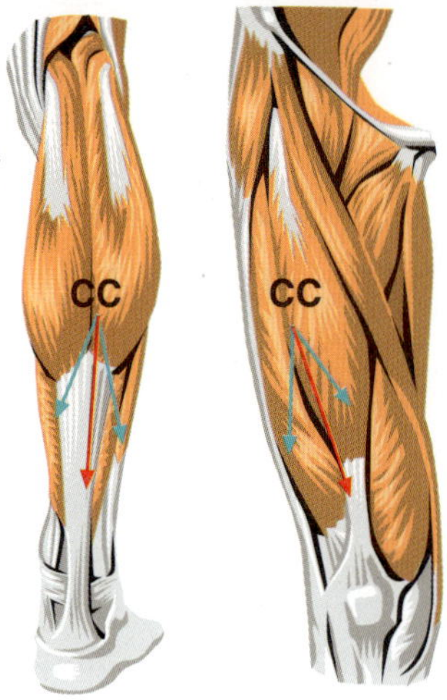

근막 단위
Myofascial unit

그림 1.91. 능동 신장에 의한 협응중심 형성.

각 근막 단위에는 특정 움직임을 시행하는 운동 단위를 조정하는 역할을 하는 협응중심이 있다. 이 협응중심은 추내근에서 근주막과 근외막으로 전달되는 견인에 의해 형성된다.

협응중심은 움직임 동안 힘의 고삐를 잡고 있는 마부와 같다.

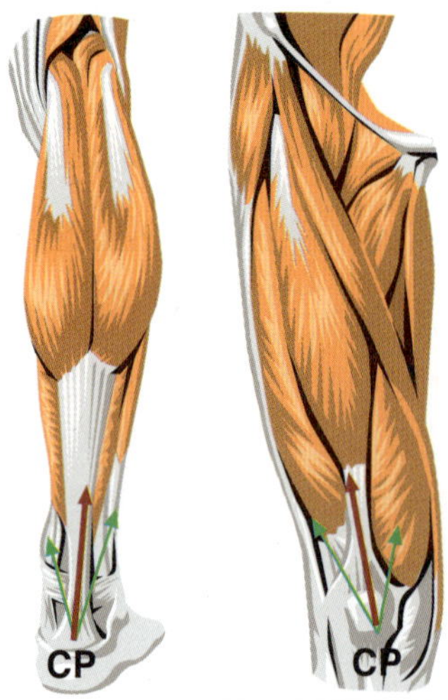

그림 1.92. 인지중심의 형성.

인지중심의 벡터는 삽입 건에 대한 추외근 섬유에 의해 가해지는 견인력에 해당한다. 인지중심의 위치 또는 부위는 건의 골 삽입부와 관련이 있다. 건은 생리적 선에 따라 긴장되지 않으며, 근막 단위의 부조화로 인해 건증, 골부착증 등이 발생할 수 있다.

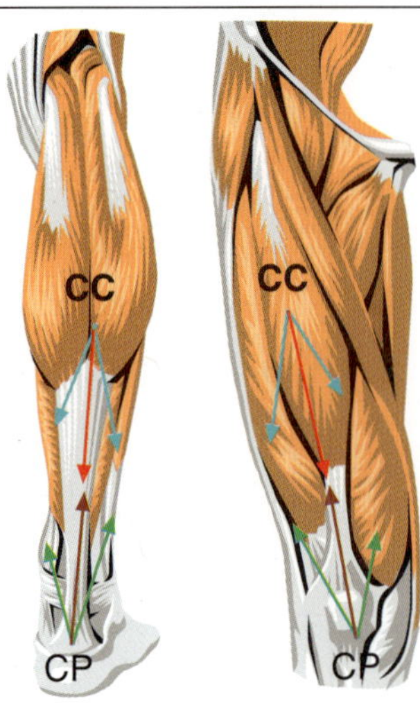

그림 1.93. 협응중심과 인지중심의 합성 벡터 사이의 대칭 관계.

인지중심의 부위를 알고 이것이 건에 수렴하는 합성 벡터를 따라 위치한다는 것을 인식함으로써 협응중심의 부위를 계산할 수 있다.

협응중심은 추내근 섬유가 수렴되어 견인되는 지점에 위치한다. 이 견인은 추외근 섬유의 견인과 대칭 관계를 가지고 있다. 근육의 힘은 두 합성 벡터가 정렬되어 있을 때만 최대가 된다.

근막의 생리학 Physiology of the fascia
근막통증 Myofascial pain
근막 도수치료 평가 차트 FM Assessment chart

이 장의 *첫 번째* 파트에서는 근막의 생리학, 특히 말초 협응에 있어서 근방추와 골지건 기관의 역할에 대해 설명한다.

근방추는 결합조직 구조를 가지고 있으며, 추내근 섬유를 포함하고 중추 신경계와 연결되어 있다. 근방추가 매우 복잡하다는 점을 감안할 때 단순히 인지의 역할에 대해서만 말한다는 것은 그 기능을 과소평가하는 것 같다. 근방추는 협응의 역할이 있을 가능성이 더 크다. 근방추의 말단은 근외막 근막과 연결된 근주막에 위치한다. 우리는 어떤 움직임을 시행하든 항상 근방추의 추내근 섬유의 구심성 수축이 먼저 선행된다. 이러한 수축은 무의식적으로 일어난다. 생리학 서적에서는 이 사전 수축에 대해 설명하지만(Fetz EE, 2002), 왜 발생하는지에 대한 설명은 없다. 근막 도수치료의 경우, 이 사전 수축은 추외근이 발달해야 하는 힘과 건이 인지해야 하는 견인력 사이에 완벽한 정렬이 있는지 여부를 테스트하는 역할을 한다. 이는 관절통증이 있을 때 근막 도수치료는 관절보다는 근막에 치료를 하라고 제안하는 이유이다.

이 장의 *두 번째* 파트에서는 근막 통증에 대해 설명한다. 근막 도수치료의 경우 근막통증은 근막의 기저 물질의 변화로 인해 발생하며 결과적으로 운동 감각에 영향을 미친다.

환자는 근막 도수치료를 받고 나서 종종 "어째서 이렇게 바로 좋아지는 느낌이 들까요?"라고 묻는다. 치료사는 근막에 마찰법을 시행하여 국소 온도를 상승시켰고 이로 인해 기저 물질이 고체에서 액체로 변했다고 답해야 한다. 다음 질문은 "왜 내 근막이 과밀도화 되었나요?"일 수 있다. 여기에 대한 대답은 환자마다 다르다. 실제로 운동선수의 과밀도화는 반복적인 긴장 및 염증과 관련될 수 있다. 노동자의 경우에는 일부 근육 영역의 과사용으로 인해 과밀도화가 발생할 수 있다. 트럭 운전사 또는 사무직 근로자의 경우에는 한 자세로 일을 하는 자세로 인해 과밀도화가 발생할 수 있다. 예를 들어, 후자의 경우에는 목과 어깨 근육은 근육 펌프 효과를 방해하는 일정한 긴장을 받는다. 이는 분해대사산물의 정체를 만들고, 이후 기저 물질의 변화를 가져온다.

이 장의 *세 번째* 파트는 각 환자에 대한 평가 차트를 작성하는 법에 대해 설명한다. 병력청취, 가설 수립, 운동 검증, 촉진과 치료가 포함된다. 근막 과밀도화의 분포가 환자마다 다르기 때문에 치료는 개인의 병력 또는 질환에 기초해서 시행한다. 이 실용적인 메뉴얼은 두통, 신경절염, 좌골신경통 등에 대한 구체적인 징후를 제공하지 않는다. 환자 개개인을 종합적으로 진찰하는 방법을 설명한다. 치료사는 환자가 현재 가지고 있는 우선 증상에서 멈추지 말아야 한다. 대신에 환자가 다른 곳이 아픈지 이전에 아팠던 곳이 있는지도 물어볼 필요가 있다. 인체의 근막은 확장된 기억을 가지고 있다. 사실상 근막은 모든 외상을 저장하고 근막 단위 배열과 공간 평면을 통해 이 외상에 대한 긴장적 보상을 제공한다. 발전했을지도 모르는 보상 전략을 이해하기 위해서는 숙련된 치료사는 환자의 모든 증상들(이전 병력과 현재 병력)을 연관시키는 방법을 알아야 한다. 수집된 데이터와 적절한 운동과 촉진 테스트에 따라 치료사들은 치료 계획을 정교하게 세운다. 치료한 포인트(cc 및/또는 cf)는 세션 종료 후 평가 차트에 기록한다. 데이터 수집과 기록은 환자의 몸이 수년간 영향을 받기 시작한 모든 다양한 보상 전략으로 거슬러 올라가는 데 도움이 되기 때문에 필수적이다. 다음 주에 환자가 2차 치료를 위해 방문하면 첫 번째 치료결과에 따라 치료가 달라진다. 즉각적으로 치료 후에 효과가 유지된 경우, 적절한 포인트를 치료했다는 것을 의미한다. 하지만 같은 통증이나 증상이 생겼다면, 치료사는 이전의 치료 계획을 버리고 새로운 치료 계획을 세워야 한다.

근막의 생리학 PHYSIOLOGY OF THE FASCIA

근막의 협응 중심(cc)과 인지 중심(cp)을 통해 인간의 움직임을 조정한다. 근막, 신경, 근육 사이의 상호작용은 근막 단위와 근막 배열을 형성한다.

근막의 생리학 PHYSIOLOGY OF THE FASCIA

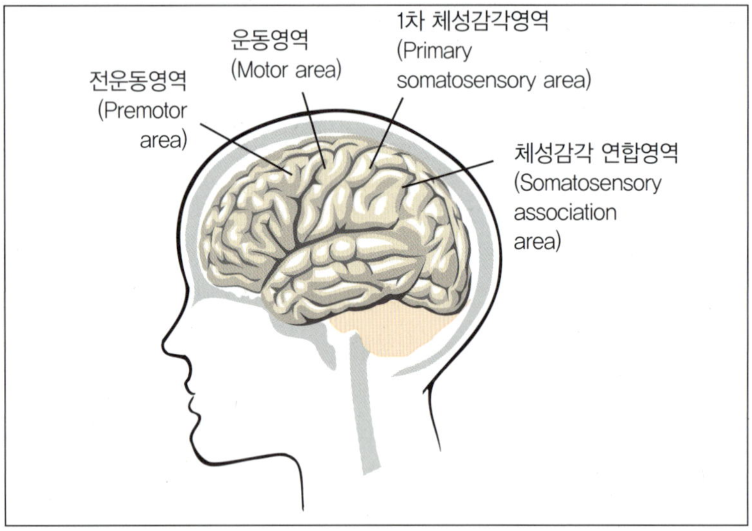

근막의 신경지배 Innervation of the fascia

그림 2.1. 움직임의 중추 영역.

뇌에는 움직임을 위한 특정한 영역이 있다.

- 단방향: M1
- 양방향: M2
- 다방향: M2b(Hauk O, 2004)

뇌에는 인지를 위한 특정한 영역이 있다.

- 단방향 이동(1차 체성감각영역)
- 도식화된 움직임과 몸짓 (체성감각 연합영역)

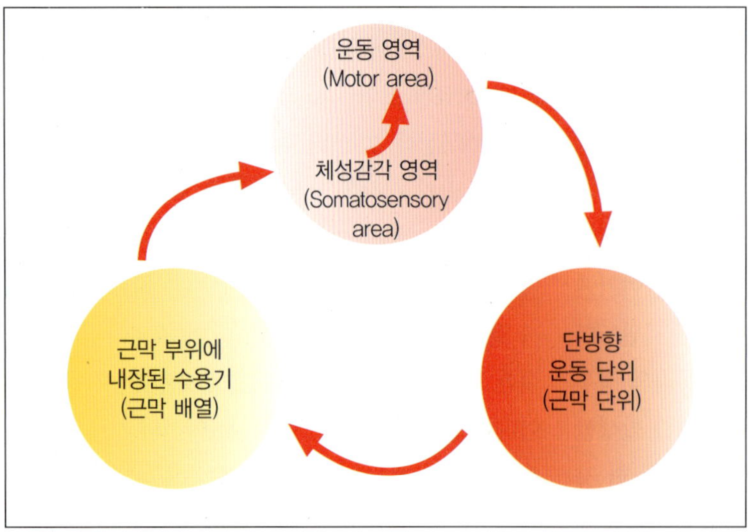

그림 2.2. 움직임과 근막.

뇌의 운동 프로그램을 따라 말초의 해당 근막 조직 또한 필요하다.

- 방향성 움직임을 시행하는 데 특화된 근막 단위
- 방향성 움직임에 관한 구심성 정보를 뇌로 되돌릴 수 있는 근막부(근막 배열)에 내장된 수용기

근막의 생리학
PHYSIOLOGY OF THE FASCIA

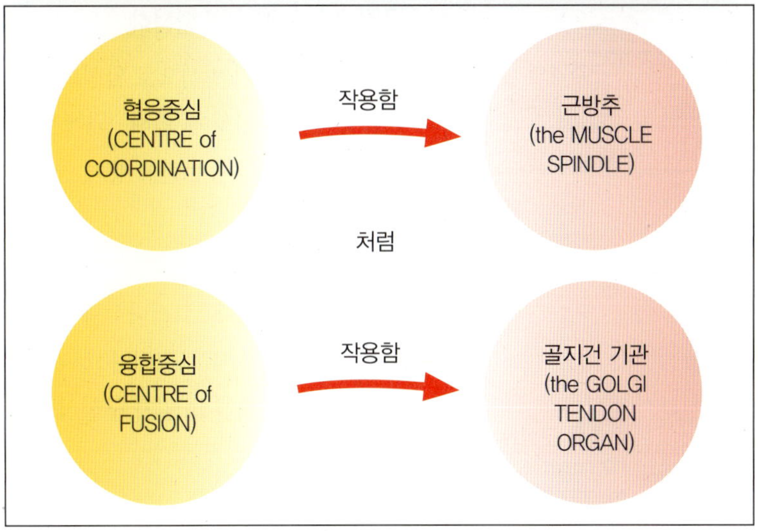

근막의 신경지배
Innervation of the fascia

그림 2.3. 두 변수 사이의 등식 또는 동등성.

근막 도수치료는 주로 근막 단위의 협응 중심과 나선형의 융합 중심에 작용한다. 협응중심의 중요성을 이해하기 위해서 근방추의 활동과 근주막과 근외막 근막의 상호작용을 자세히 살펴야 한다.

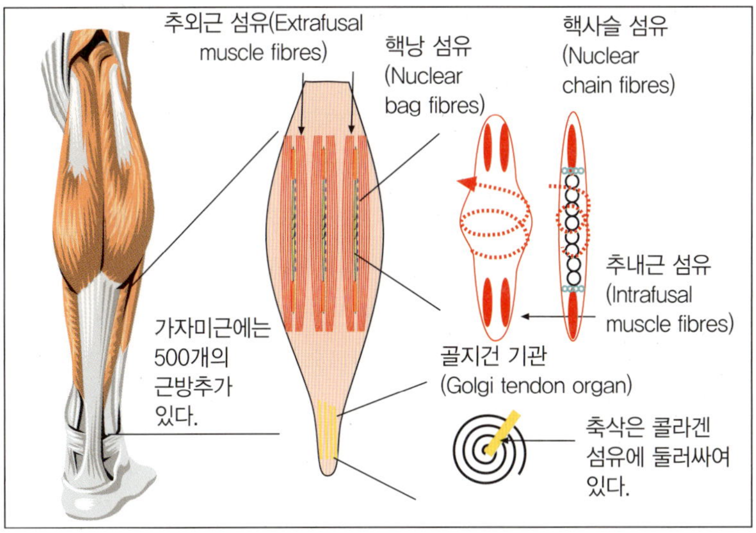

그림 2.4. 근방추와 골지건 기관.

의학에서 근방추와 골지건 기관은 운동감각 수용기로 여겨진다. 이러한 기관에서 전달되는 구심성 신경은 다른 수용기에서 발생하는 것처럼 직접 뇌에 도달하지 않고 척수에만 도달한다는 점에 유의해야 한다. 골지건의 역할은 말초 운동조직을 활동하게 한다. 부분적으로 완전 척수 손상이 있는 경우에도 활동한다.

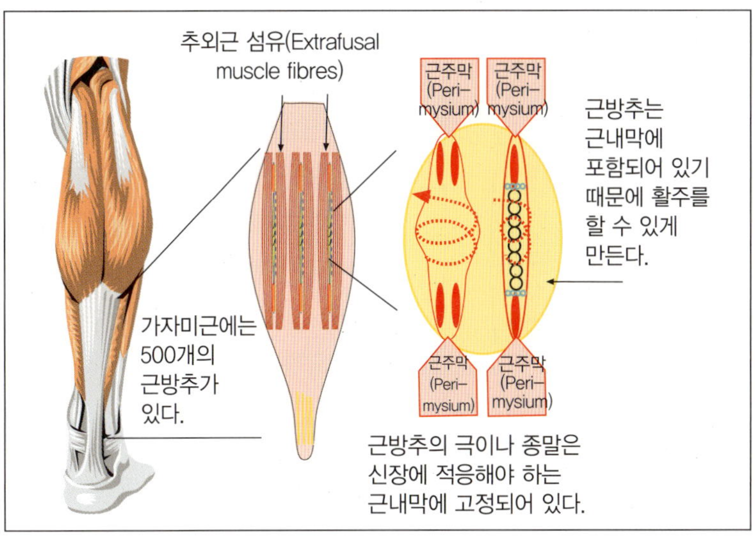

그림 2.5. 근방추, 근내막과 근주막의 관계.

근방추는 다음과 같다.

- 근섬유와 평행하게 위치
- 활주를 허용하는 근내막에 위치 (신장과 단축)
- 추내근 섬유의 신장에 적응해야 하는 근주막에 고정됨

근막의 생리학
PHYSIOLOGY OF THE FASCIA

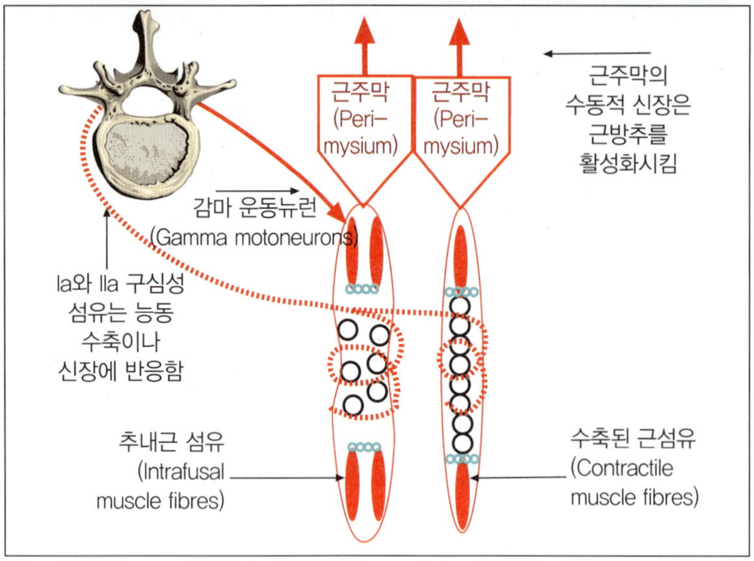

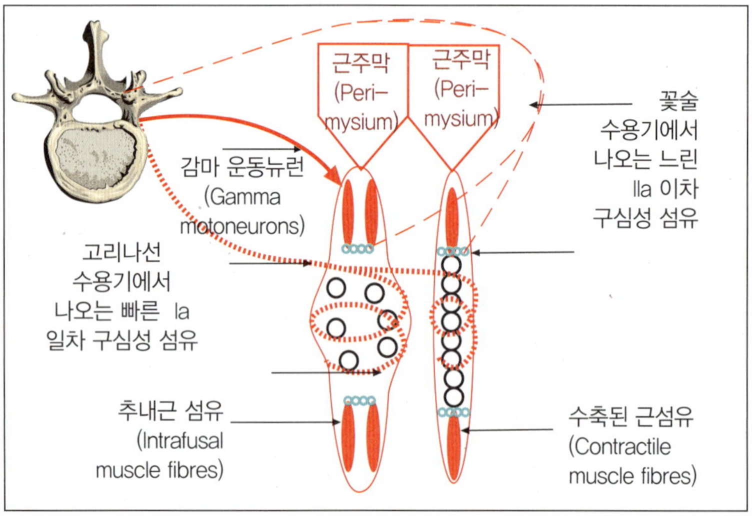

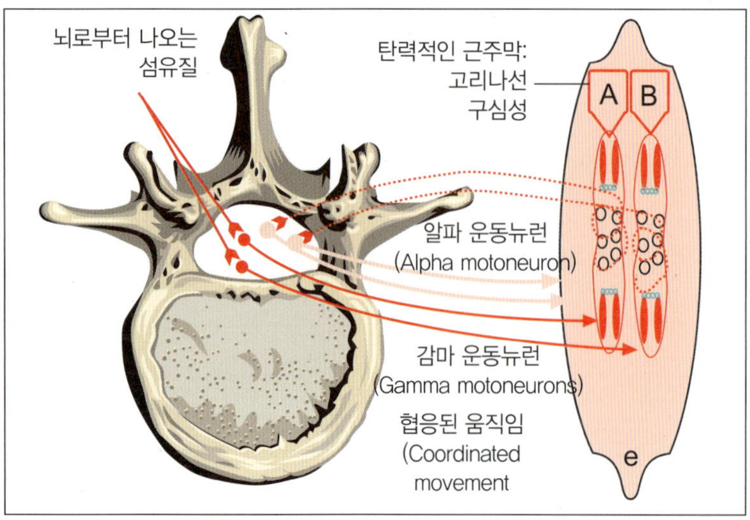

근막 단위
Myofascial unit

그림 2.6. 근방추의 활성화.

근방추는 두 가지 방식으로 활성화된다.

- 능동적인 활성화에 의해, 뇌에서 시작하여 감마 운동뉴런을 통해 근섬유에 도달
- 수동적 신장에 의해, 해당 유형 Ia와 IIa 구심성 섬유로 고리나선과 꽃술수용기가 활성화되서 고리나선 수용기에서 나오는 빠른 Ia 일차 구심성 섬유

그림 2.7. 추내근 섬유의 능동적 활성화.

추내근 섬유는 감마 신호에 의해 활성화되고, 다음을 결정한다.

- 근방추가 붙어 있는 근주막의 신장
- 구심성 섬유들의 자극에 의한 방추의 중심부의 신장

추내근 섬유의 수축은 감지할 수 없으며, 그 역할은 추외근의 정렬을 테스트하는 것이다.

그림 2.8. 추외근 섬유의 활성화.

"만약 근주막과 근방추의 중앙 부분이 추내근 섬유의 신장에 적응한다면, 고리나선과 꽃술 종말(수용기)이 활성화된다. 1차와 2차 구심성 섬유를 통한 자극은 척수로 전달되고 알파 섬유와 연결된다. 알파 섬유는 추외근 섬유의 수축을 유도한다."(Baldissera F, 1996).

근막의 생리학
PHYSIOLOGY OF THE FASCIA

근막 단위
Myofascial unit

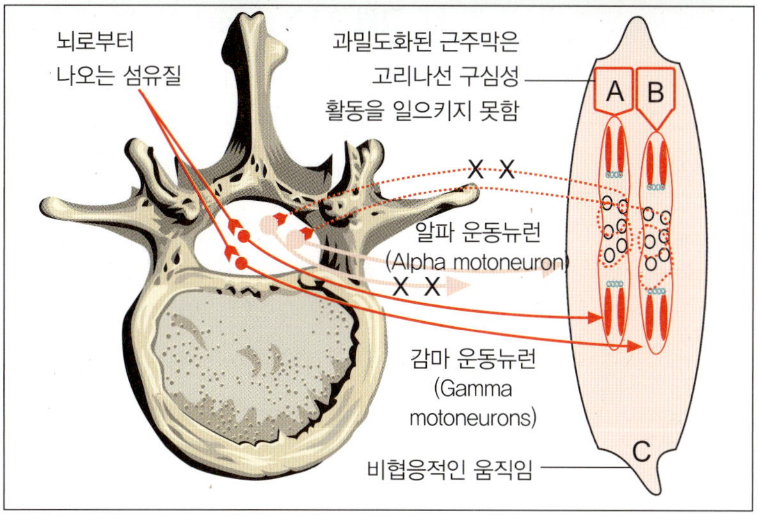

그림 2.9. 근막 과밀도화와 비협응적인 관절 움직임.

피질 자극은 근막 단위 내의 모든 근방추를 자극한다. 일부 근방추(A)가 과밀도화된 근주막에 붙어 있으면, 그 고리나선 섬유는 비활성화 상태가 유지되고 그에 따른 구심성 정보 부족은 관련 알파 운동뉴런의 비활성화를 야기한다. 이 근막 단위의 일부 근방추(B)는 구심성 정보를 제공하지만, 이로 인해 건(C)에 비협응적인 견인이 발생한다.

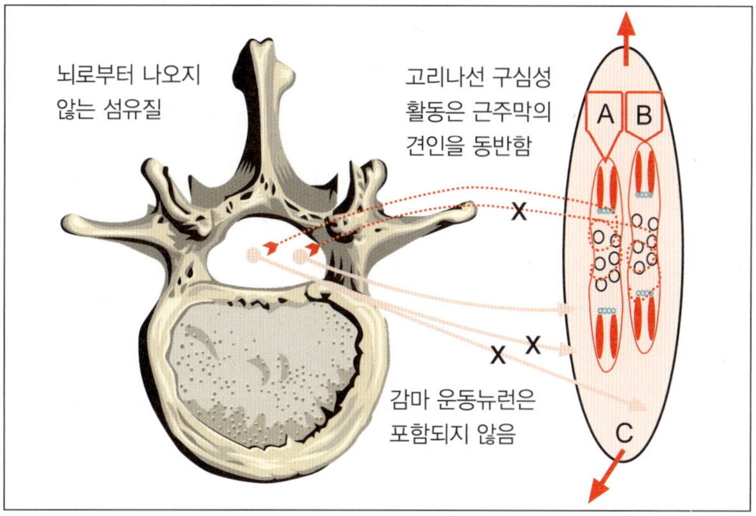

그림 2.10. 수동적 신장에 의한 근방추의 활동.

수동적 신장에 의한 근방추의 활성화는 완전하고 탄력적인 근주막을 필요로 한다(A). 실제로 과밀도화된 근막(B)은 근막 단위의 모든 근방추를 신장시킬 수 없다. 따라서 고리나선 종말 중 일부만 알파 운동 뉴런을 활성화시키는 구심성 신호를 전달할 것이다.
결과적으로 반사적인 움직임은 비협응적이고 약해질 것이다(C).

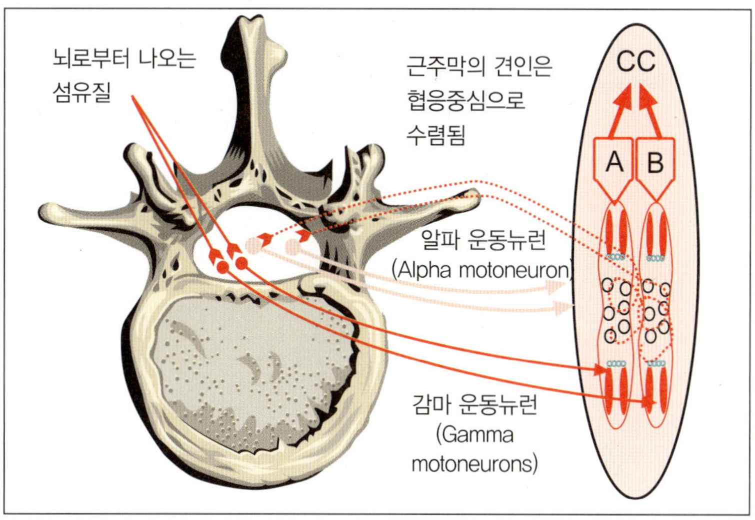

그림 2.11. 근외막과 협응중심.

말초 운동 협응에서 특정 방향으로 관절의 움직임에 관여하는 다양한 근방추의 고삐를 잡는 것은 협응중심이다. 근외막의 추내근에 의해 생성된 견인(백터)은 협응중심이 위치한 근외막 근막으로 수렴된다.

근막의 생리학
PHYSIOLOGY OF THE FASCIA

근막 단위
Myofascial unit

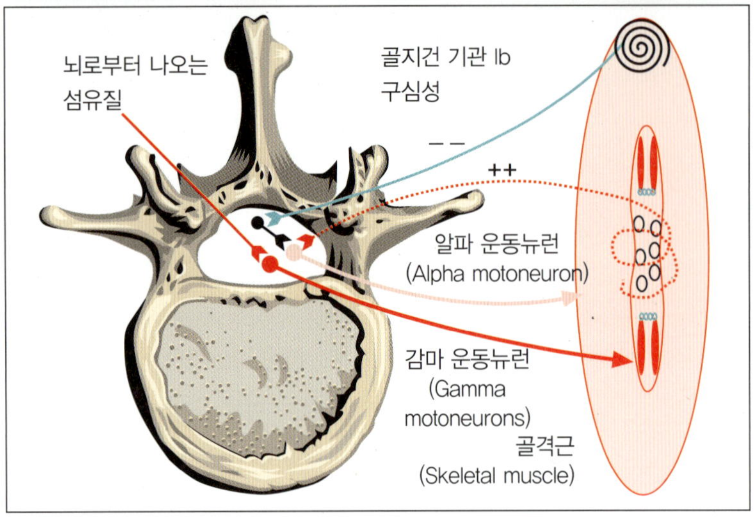

그림 2.12. 주동근에 대한 개재뉴런 억제.

주어진 움직임에서 근육의 참여는 관절 각도의 변화에 따라 달라진다. 골지건 기관(GTO)은 관절의 폐쇄에 따라 활성화된다. 개재뉴런을 통해, 그들의 구심성 자극은 동일한 근막 단위에서 다수의 운동 단위의 알파 운동뉴런을 억제한다. 이러한 억제는 관절 각도의 변화에 따라 주동근의 힘을 조절한다.

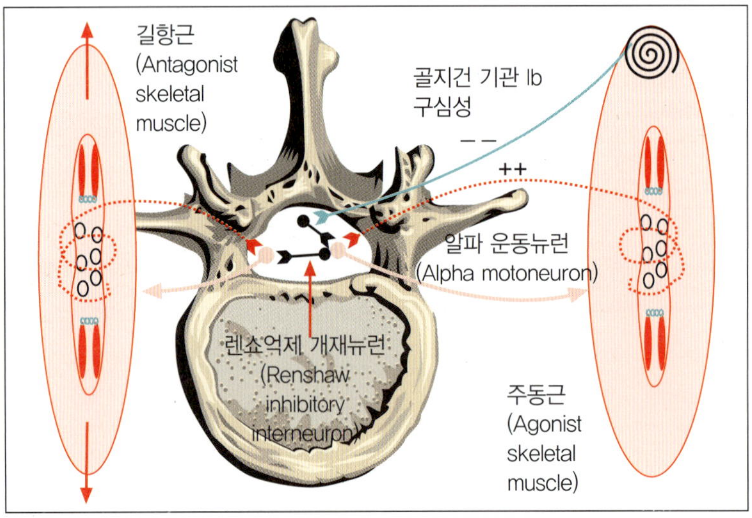

그림 2.13. 길항근에 대한 억제성 개재뉴런.

각 관절에서 주동근의 수축은 길항근을 신장시키고, 신장반사를 통해 길항근의 수축을 유발한다.

그러나, 렌쇼 회로의 억제 개재뉴런이 길항근 섬유의 알파 운동뉴런을 억제하기 때문에 이러한 현상이 발생하지 않는다(Baldissera F, 1996).

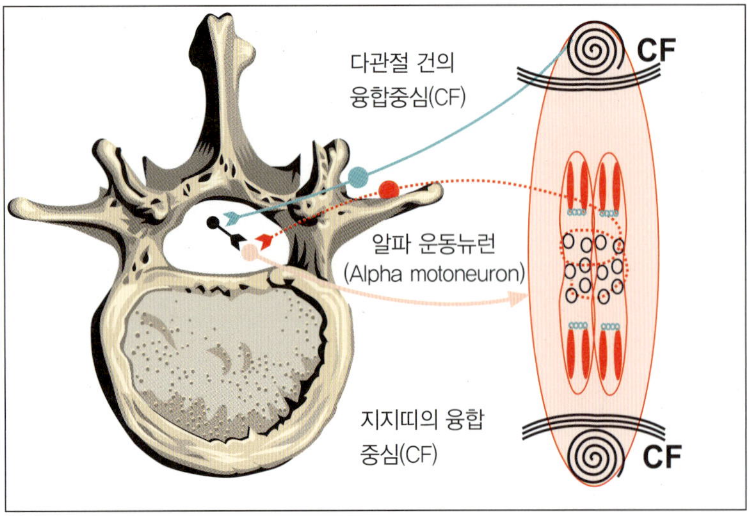

그림 2.14. 지지띠와 융합중심(CF).

골지건 기관은 지지띠 아래에 있는 건과 연결되므로 융합중심과 관련이 있다. 골지건 기관에서 척수로 올라가는 구심성 자극은 같은 근육의 알파 운동뉴런과 연결된다. 지지띠는 건의 각도를 수정하여 다양한 골지건 기관 동원을 결정한다.

근막의 생리학
PHYSIOLOGY OF THE FASCIA

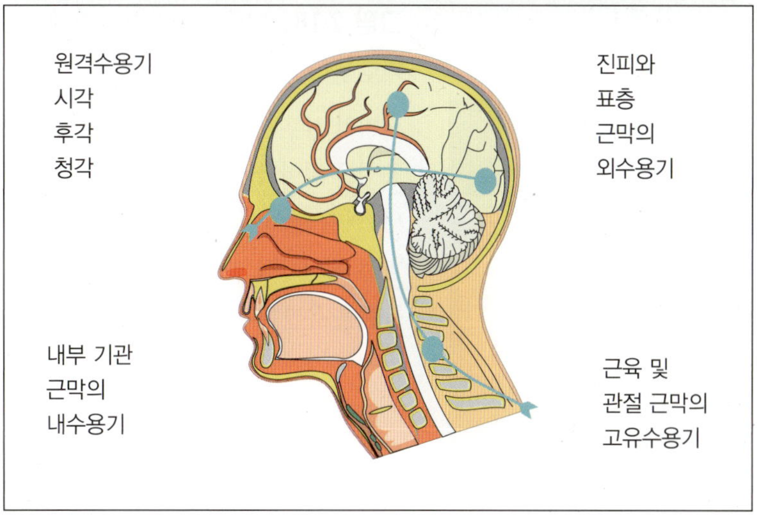

근막 단위
Myofascial unit

그림 2.15. 의식적인 신체 인지, 체감각 피질.

인체에서는 다음과 같은 것들이 있다.

- 진피의 외수용기
- 표층 근막의 압력 수용기
- 근막의 고유수용기
- 내부 근막의 내수용기
- 눈, 귀, 코의 원격수용기

특히 고유수용기나 신체의 위치와 움직임(운동감각)에 대한 지각을 분석한다.

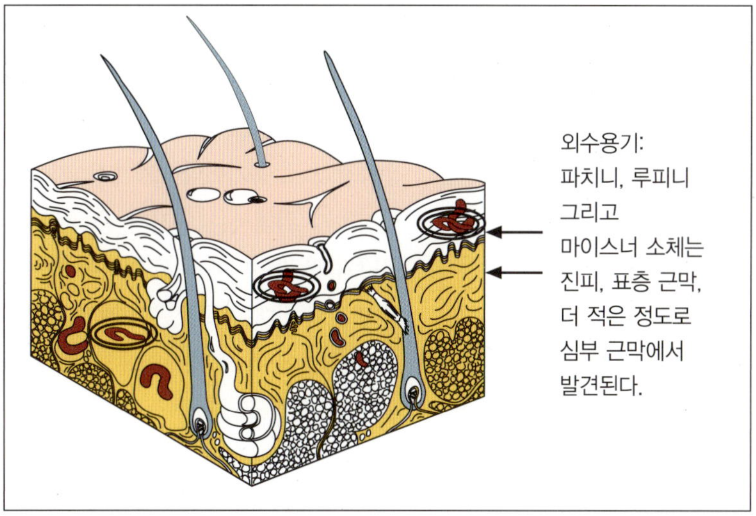

그림 2.16. 진피와 피하의 캡슐화된 수용기.

외수용기는 일련의 소체에 의해 형성되고 신장되거나(진피) 줄어들 때(표층 근막) 자극을 방출한다. 진피는 루피니, 마이스터, 기타 소체의 신장에 적합하며, 반면에 표층 근막은 압박을 받아 파치니 기관을 형성하는 박판으로 전달하는데 적합하다.

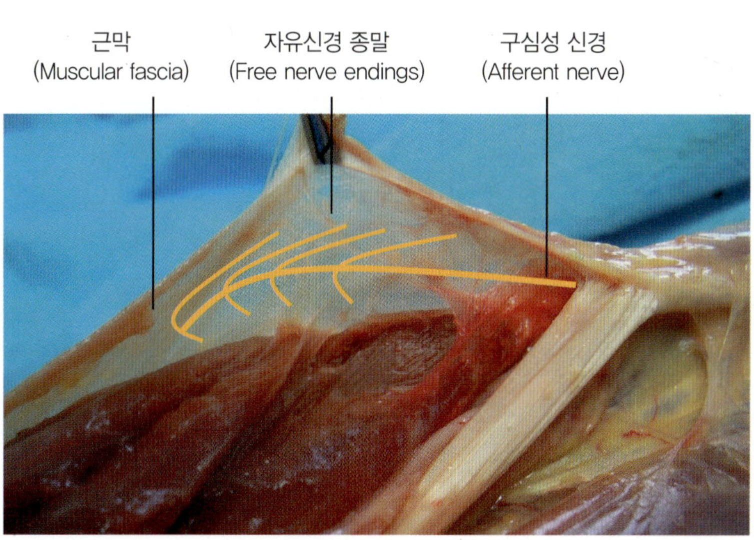

그림 2.17. 심부 근막에서 자유신경 종말.

심부 근막에는 자유신경 말단이 많이 분포한다. 근막이 신장될 때 말단은 신호를 발산한다. 잘 정의되고 국소화된 구심성 정보를 전달하는 캡슐화된 수용기와는 대조적으로 자유신경 말단으로부터 전달되는 자극은 신체 전체에 걸쳐 항상 동일하다.

근막의 생리학
PHYSIOLOGY OF THE FASCIA

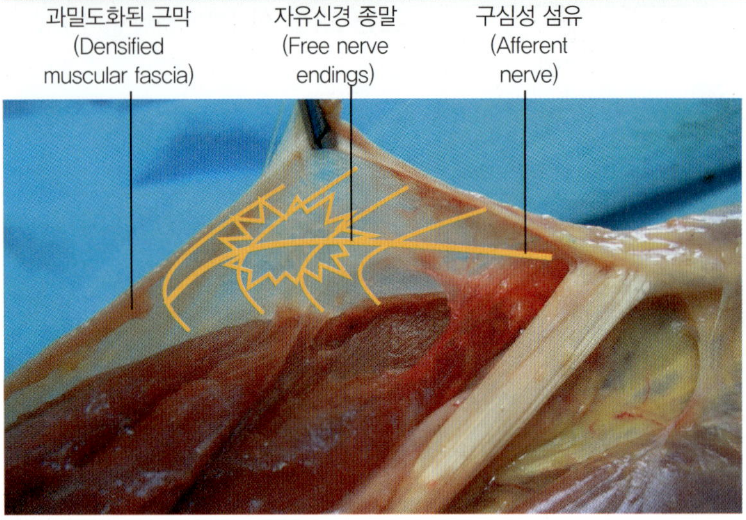

근막 단위
Myofascial unit

그림 2.18. 자유신경 종말이 유해수용기로 변형.

진피와 심부 근막의 수용기는 생리적 적응성을 넘어 신장되면 유해수용기가 된다. 예를 들어, 근막이 과밀화되면 수용기는 생리학적 범위 이상으로 신장되어 통증을 유발한다.

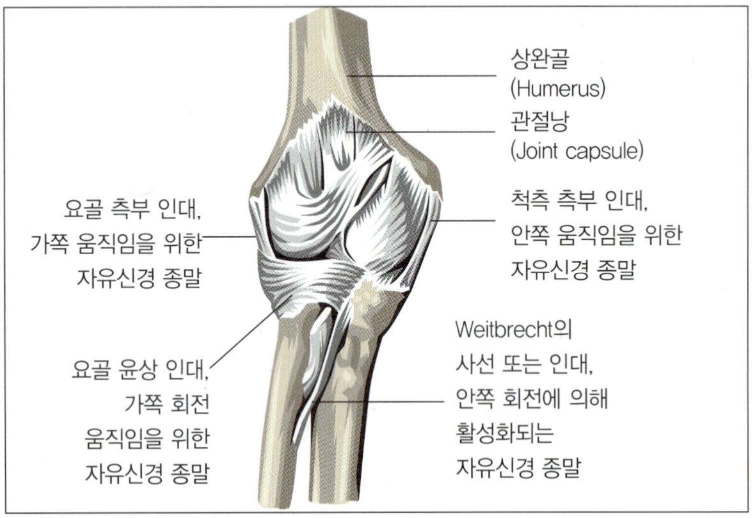

그림 2.19. 자유신경 종말(FNE)과 인대(CP).

자유신경 종말은 기계적 수용기 또는 운동감각 수용기이다. 기계적 자극을 인지하기 위해서는 인지의 중심(CP)인 근막과 관절 인대에 묻혀 있어야 한다. 각 관절외 인대는 특정 근막 배열과 연결되어 있기에 특정 움직임에 의해 신장된다.

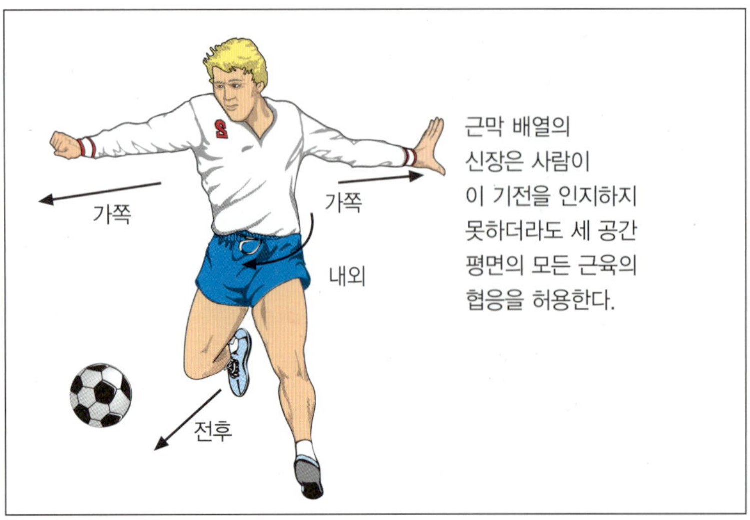
근막 배열의
신장은 사람이
이 기전을 인지하지
못하더라도 세 공간
평면의 모든 근육의
협응을 허용한다.
가쪽
가쪽
내외
전후

그림 2.20. 근막 단위 배열에 근막과 기계적 수용기.

- 근외막과 관절의 신장을 통한 단일 신체 분절의 기계적 수용기
- 근막 배열의 신장을 통한 전신 위치의 기계적 수용기

근막의 생리학
PHYSIOLOGY OF THE FASCIA

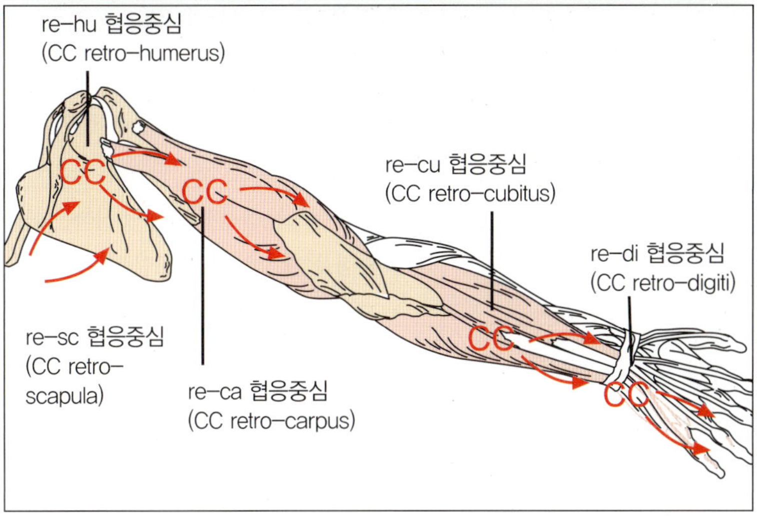

근막 배열
Myofascial sequences

그림 2.21. 근막 단위에서 근막 배열로.

각 근막 단위는 근막 배열 내에 포함되어 있다. 다양한 단방향 근막 단위의 협응중심은 신장, 근신장성 또는 신장 반사에 의해 활성화된다. 예를 들어, 상완을 세게 펼 때, 근막은 우리가 전혀 인지하지 못하는 사이에 뒤쪽 움직임의 근막 단위를 자동으로 동기화시킨다.

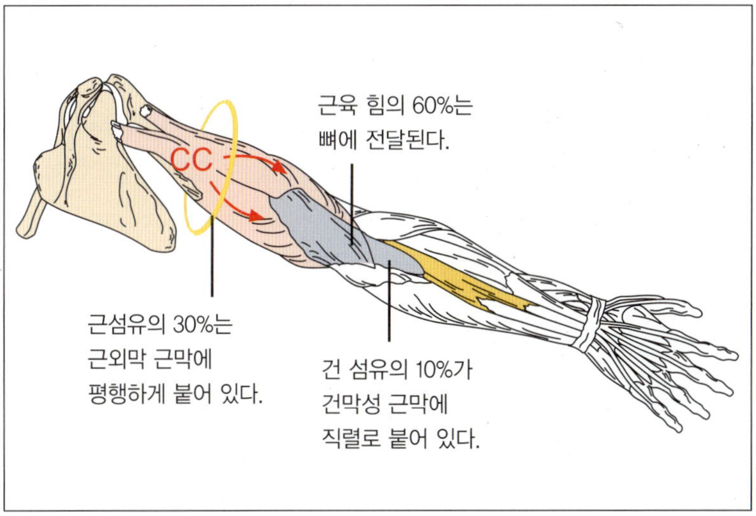

그림 2.22. 상완삼두근의 근력 분포.

Patel과 Lieber(1997), Huijing(1999)은 근력의 70%가 근섬유와 직렬로 위치한 힘줄에 전달되고 30%가 평행하게 위치한 근막으로 전달된다는 것을 보여주었다.

건막성 근막에서 끝나는 삼두근과 상완이두근의 건막성 섬유도 같은 건 확장을 가지고 있다.

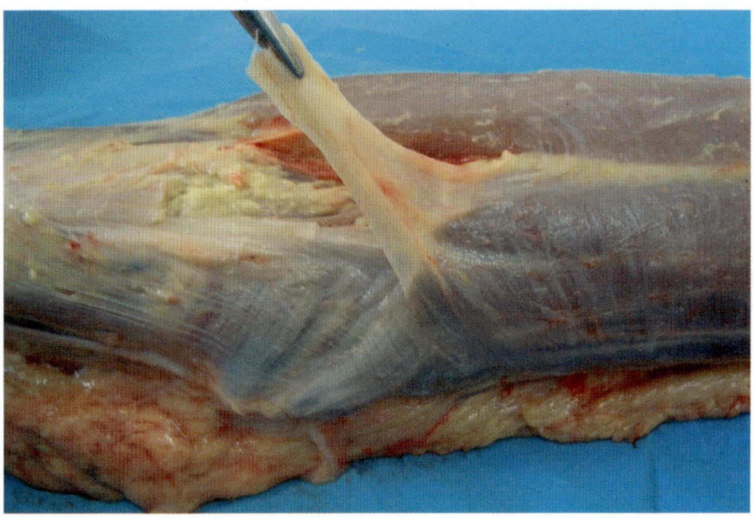

그림 2.23. 상완이두근의 건 확장 - 건막성 섬유.

상완이두근의 건막성 섬유는 뼈에 붙어 있는 이두근 건보다 10배 더 얇다. 따라서 당기는 힘은 약 10배 정도 약하다고 추측할 수 있다. 건 확장의 두께는 근육마다 다르다. 예를 들어, 대둔근의 건 확장은 대퇴근막까지 확장되어 건의 80%를 형성한다.

근막의 생리학
PHYSIOLOGY OF THE FASCIA

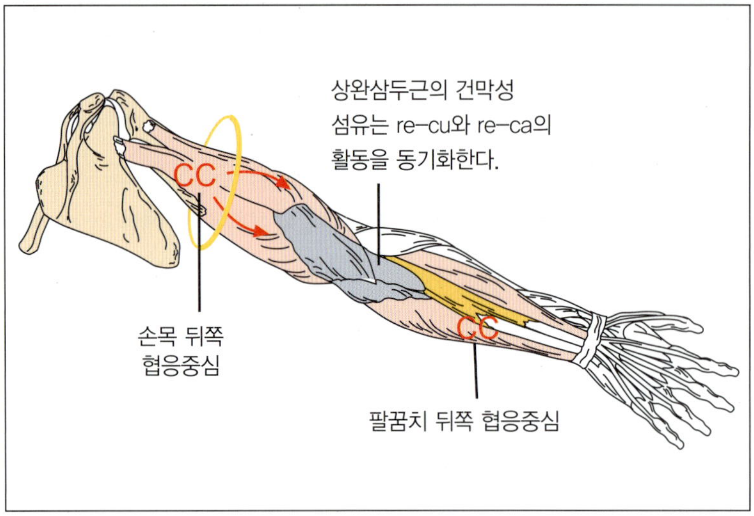

근막 배열
Myofascial sequences

그림 2.24. 건 확장의 기능.

근막에 직접 붙어 있는 근육 섬유 중 40%는 다음과 같은 목적을 가진다.

- 근섬유와 평행하게 위치한 근외막의 근력 분포는 운동 단위를 조정하는 협응 중심을 형성하는 데 도움이 된다.
- 직렬로 위치한 건막성 근막의 근력 분포는 단방향성 근막 단위를 동기화하는 데 도움이 된다.

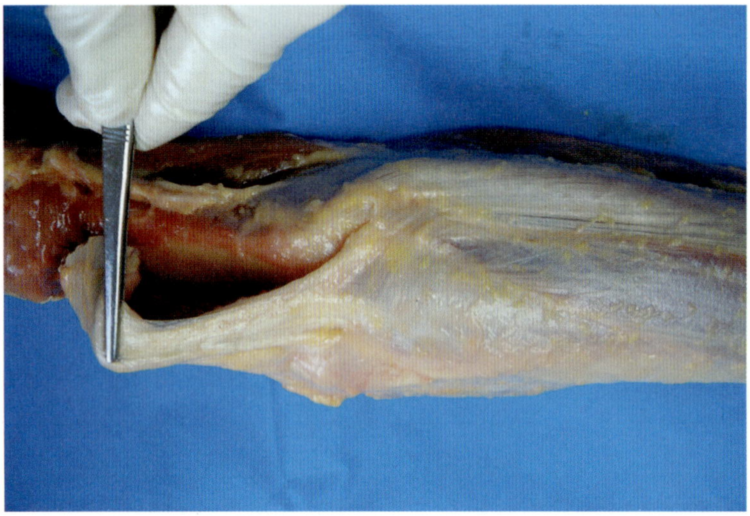

그림 2.25. 상완삼두근의 건 확장 - 건막성 섬유.

근육 건 확장은 단방향이 아니다. 여러 배열을 연결할 수 있다. 예를 들어, 삼두근 건의 요골 부위는 re–cu와 re–ca 사이의 연결을 만드는 반면에 상완이두근 건막성 섬유의 척골부는 me–cu와 me–ca(척측수근굴근) 사이의 연결을 만든다.

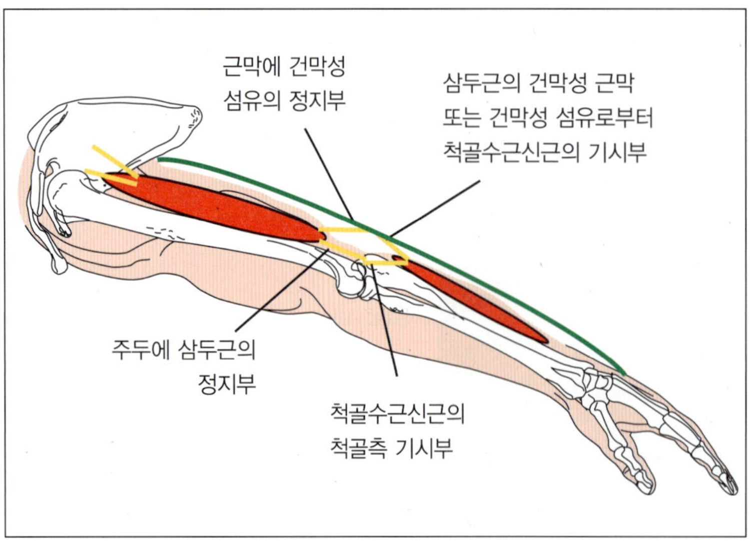

그림 2.26. 근막과 근육 운동 사슬 사이의 상관관계.

이 그림에서 상지의 후면 근막은 녹색으로, 삼두근과 척측수근신근의 건은 노란색으로 표현했다. 심부 건은 뼈에 기시하고 표층 건(예: 건막성 섬유)은 건막성 근막에 정지한다. 삼두근과 척측수근신근의 두 표층 건은 근막의 상호작용을 필요로 한다.

근막의 생리학
PHYSIOLOGY OF THE FASCIA

근막 배열
Myofascial sequences

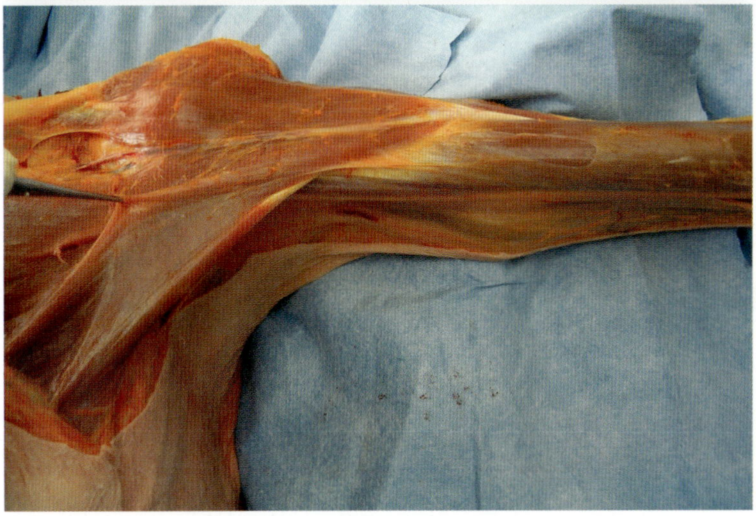

그림 2.27. 대흉근의 근막 정지부.

근막에 근육의 정지부는 모든 관절과 근막 단위에 존재한다.

이 사진에서 집게는 앞쪽 상완근막 전체를 신장시키고 몇 개의 대흉근 섬유들을 잡아당김으로써 근육 수축을 재현한다. 삼각근의 외측부에서도 동일한 영향을 미친다.

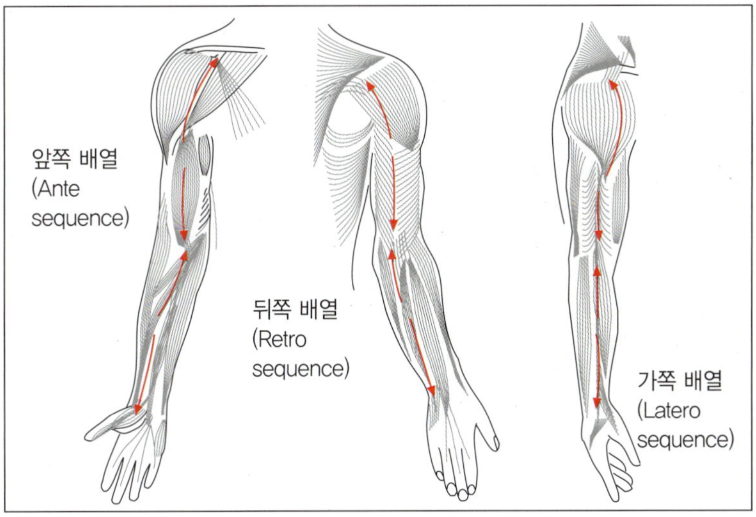

그림 2.28. 일부 근막 단위 배열의 운동 또는 움직임 인지.

팔을 움직이는 동안, 근막으로의 근육 확장은 근막의 다른 부분을 신장시키고 이에 따라 앞쪽, 뒤쪽 등의 근막 배열을 따라 위치한 다양한 수용기 집단을 활성화한다.

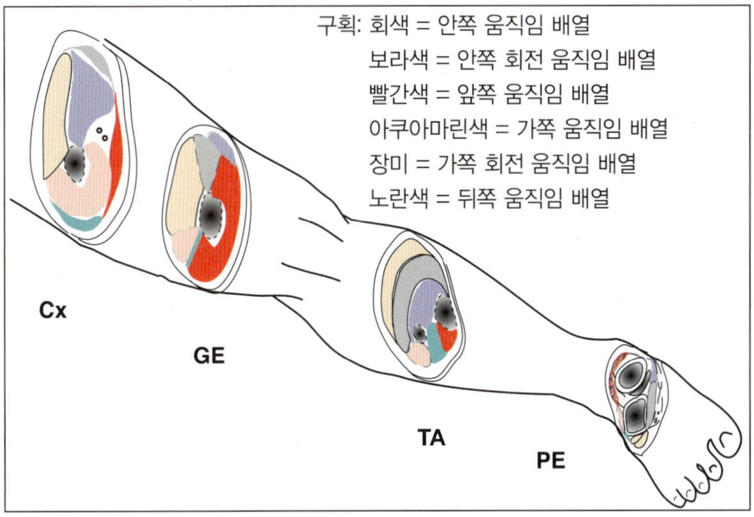

그림 2.29. 근막 단위 배열과 근막 구획.

근막 배열은 완벽한 해부학적 대응물을 가지고 있다. 사실상 종방향으로 그들은 앞쪽, 뒤쪽, 외측, 안쪽 등으로 몸을 움직이는 근육의 근막 구획을 따라간다. 이러한 구획은 포함하는 근육의 부피에 따라 크기가 다르다. 예를 들어, 대퇴사두근 부위는 무릎 앞쪽 움직임에 상당한 힘을 필요로 하기 때문에 잘 발달되어 있다.

근막 배열
Myofascial sequences

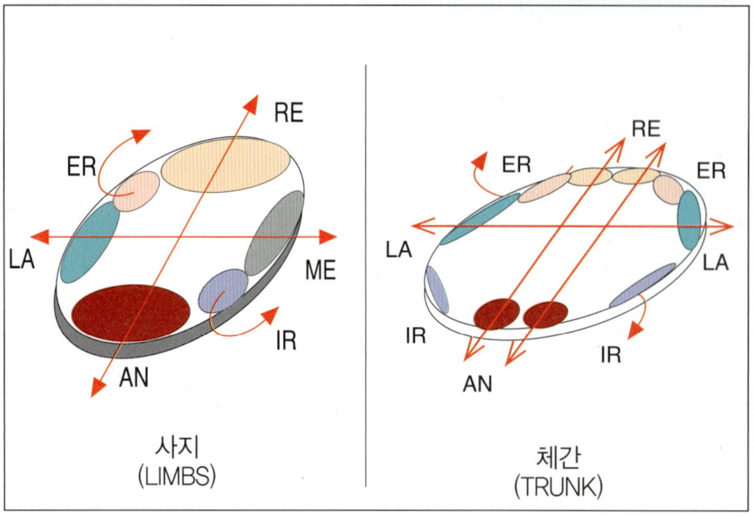

그림 2.30. 사지와 체간에 있는 근막 구획의 도식화.

사지에서는 근막은 각 움직임 방향에 대한 구획을 형성하지만, 체간에서는 다음과 같이 형성된다.

- 척주기립근(RE)을 위한 2개의 구획과 복직근(AN)을 위한 2개의 구획
- 왼쪽으로 외측 움직임에 대한 1개의 구획과 오른쪽으로 외측 움직임에 대한 1개의 구획
- 안쪽 회전을 위한 2개의 구획과 체간 외측 회전을 위한 2개의 구획

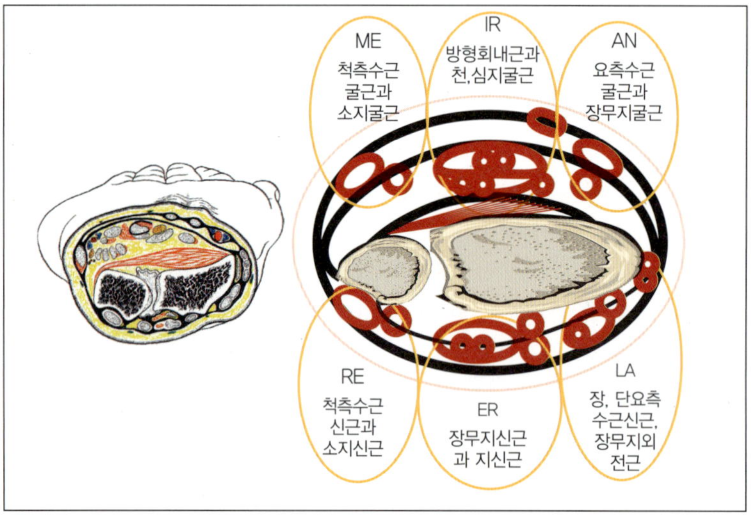

그림 2.31. 입체인지에 대한 손의 배열 확장.

상지의 6개 근막 배열의 주요 근육은 손의 특정 부분으로 확장된다. 이것은 인간의 손이 물체의 형태를 인지하고 인식할 수 있게 해준다.

손목의 횡단면에서 서로 다른 건은 6가지 주요 운동 방향과 연관될 수 있다.

(Illustration modified from: G. Chiarugi & L. Bucciante, Istituzioni di anatomia dell'uomo. Piccin)

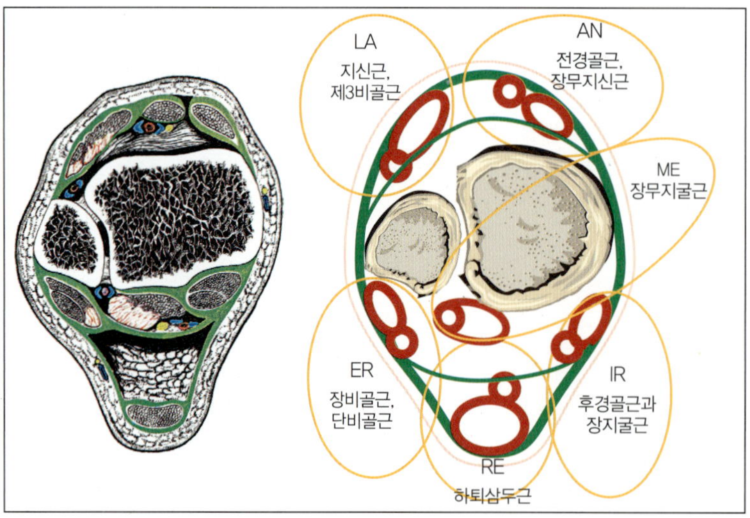

그림 2.32. 보행 관리를 위한 발의 배열 확장.

세 공간의 평면에서 거골을 움직이는 모든 근육은 앞발로 확장되어 발가락이나 앞발의 다른 영역에 도달하는 이차 근육이 있다. 이러한 확장은 걷거나 뛰는 동안 발의 위치와 거골의 움직임 사이의 정보를 교환할 수 있다.

(Illustration modified from: G. Chiarugi & L. Bucciante, Istituzioni di anatomia dell'uomo. Piccin)

근막의 생리학
PHYSIOLOGY OF THE FASCIA

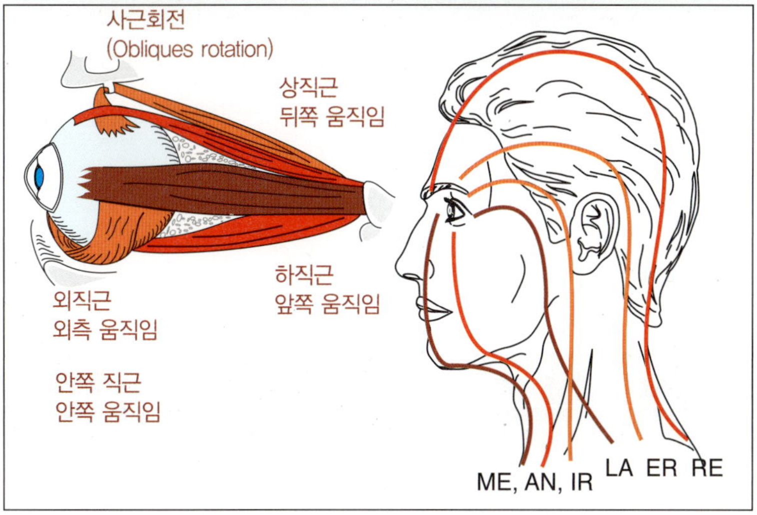

근막 배열
Myofascial sequences

그림 2.33. 머리 배열 확장(제어센터).

체간과 사지의 6개 근막단위 배열(ante, retro, medio, latero, intra and extra)은 6개의 안구근육과 연결하기 위해 머리로 확장된다. 눈은 3개의 공간 평면에서 움직이며, 그들의 움직임은 목의 협력적 움직임을 포함한다. 예를 들어, 사람이 위를 쳐다보면 동시에 머리와 목을 뒤로 움직인다(re).

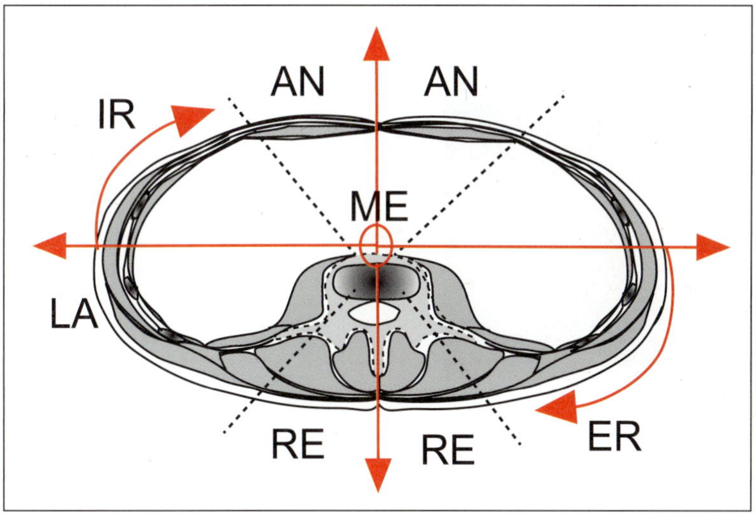

그림 2.34. 신체의 중력 중심(COG)과 근막 단위 배열.

체간의 배열은 다음과 같은 방식으로 자세를 관리한다.

- 중력중심이 앞으로 이동하면 두 개의 뒤쪽 배열이 활성화된다.
- 중력중심이 뒤로 이동하면 두 개의 앞쪽 배열이 활성화된다.
- 중력중심이 옆으로 이동하면 외측 배열이 활성화된다.
- 안쪽 배열은 중력중심의 중앙 부위를 감지한다.
- 안쪽과 외측 회전 배열은 짝힘으로 함께 작용한다.

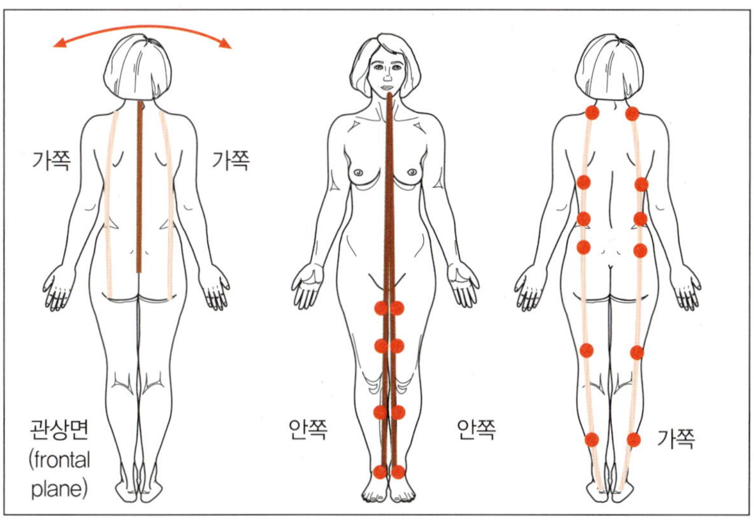

그림 2.35. 안쪽 움직임과 외측 움직임 근막단위 배열.

근막 단위의 건 확장은 근막 배열에 붙어 있다.

신체의 중력 중심이 기저면에서 이동하면 배열이 신장되고 이로 인해 근막 단위의 근방추가 신장된다. 이러한 근막 단위가 활성화되면 기저면 내로 신체의 중력 중심이 돌아간다.

근막통증 MYOFASCIAL PAIN

사람이 통증을 느낄 때

- 류머티즘 전문의들은 면역체계의 원인을 찾는다.
- 신경과 전문의들은 신경계를 검사한다.
- 정형외과 의사들은 뼈와 관절을 분석한다.

그들 모두는 우리 몸의 온전함을 보호하기 위해 대자연이 만들어낸 조직인 근막에 중요성을 두지 않는다.

근막통증
MYOFASCIAL PAIN

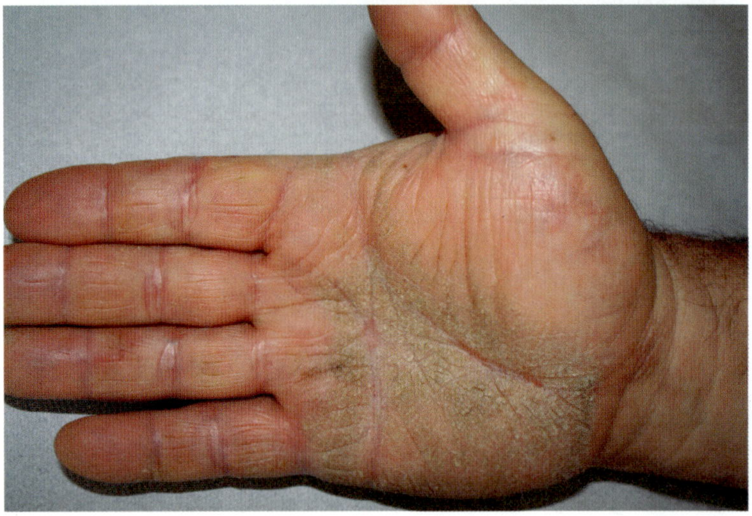

조직 기능장애
Tissue dysfunctions

그림 2.36. 결합조직의 기능장애.

결합조직의 기능장애는 신체의 다양한 근막에서 나타날 수 있다.

- 표층 근막 기능장애는 피부염, 봉와직염으로 나타난다.
- 심부 근막 기능장애는 근육통과 약화를 나타낸다.
- 장기 근막 변형은 내장, 혈관 및 땀샘의 연동 기능장애를 일으킨다.

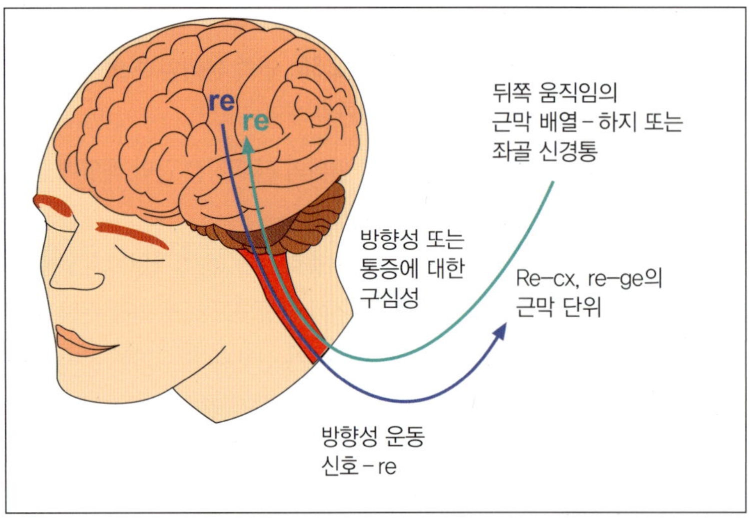

그림 2.37. 신경 조직의 기능장애.

신경은 다음을 시행한다.

- 근육에 대한 운동 자극: 근막(신경초)이 과밀도화되면, 신경 전달에 결함이 있을 수 있음
- 근막에 내장된 수용기로부터의 구심성; 근막이 과밀도화되면, 유해수용기가 활동한다.

자유신경 종말은 생리적 범위 안에서 신장되는지 아닌지에 따라 고유수용기에서 유해수용기로 활동이 바뀔 수 있다.
(역자 주: 자유신경 종말이 과도하게 신장이 되면 유해수용기로 바뀔 수 있음)

근막통증
MYOFASCIAL PAIN

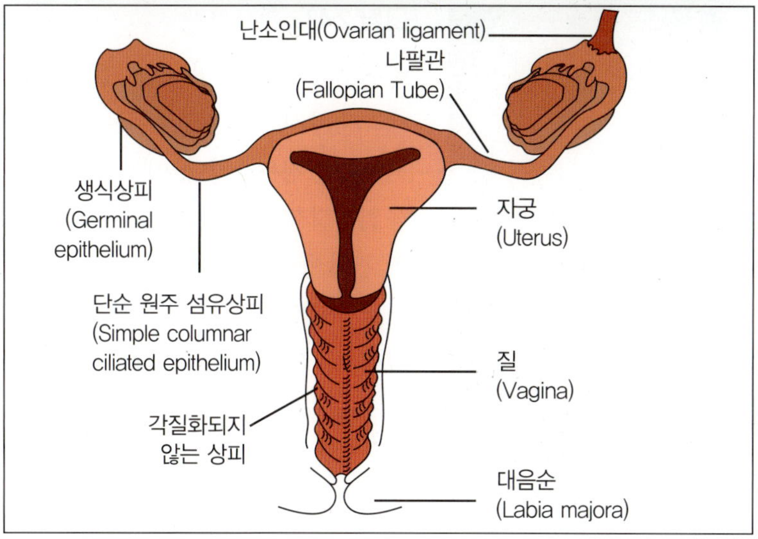

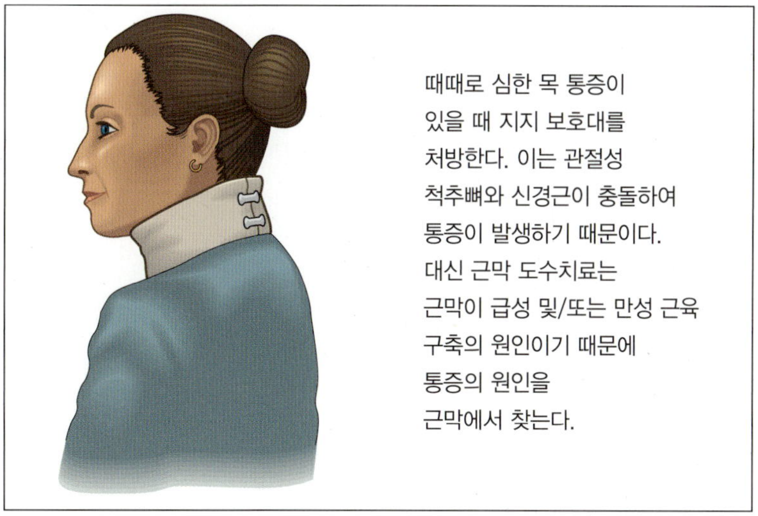

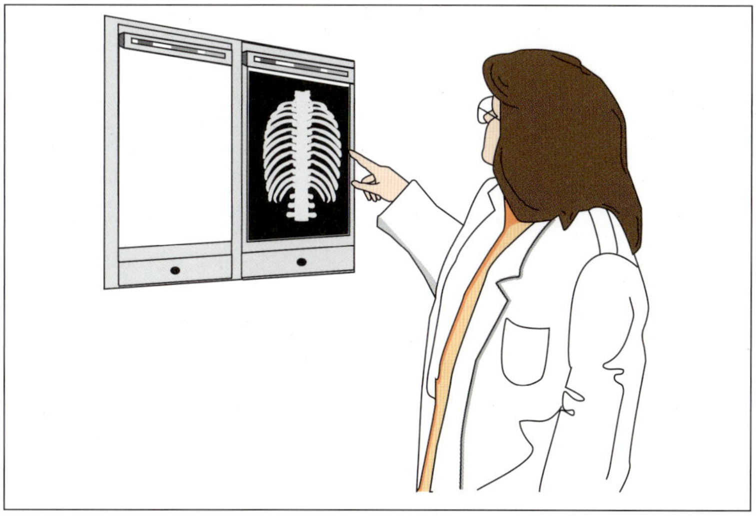

조직 기능장애
Tissue dysfunctions

그림 2.38. 상피 조직의 기능장애.

상피 조직은 표피와 점막 그리고 장액막 표면으로 구성된다. 변형된 형태의 상피는 선상이며 점액을 분비하는 세포를 포함한다(고환과 난소의 정세관과 나팔관의 섬모 상피에 기원을 제공하는 배아 상피).

근막의 변형은 완전한 자율 신경 지배와 상피로의 혈류를 방해한다.

그림 2.39. 근육 조직의 기능장애.

능동적 근 수축은 근방추와 연결된 알파 섬유의 자극을 받아서 이루어진다. 결과적으로 근방추의 기능은 근주막과 근외막의 영향을 받는다.

따라서 근육 수축과 힘은 구속하고 삽입되는 근막과 연결되어 있다.

그림 2.40. 뼈의 기능장애.

뼈가 결합조직이라 하더라도 실제로는 유행수용기를 포함하는 골막이다. 대부분의 정형외과 의사는 운동 기관 통증을 해결하기 위해 관절 구조에 초점을 맞춘다. 예를 들어, 반월상 연골판을 제거하면 관절주위의 근막 긴장이 변화했기 때문에 무릎 통증을 완화할 수 있다.

근막통증
MYOFASCIAL PAIN

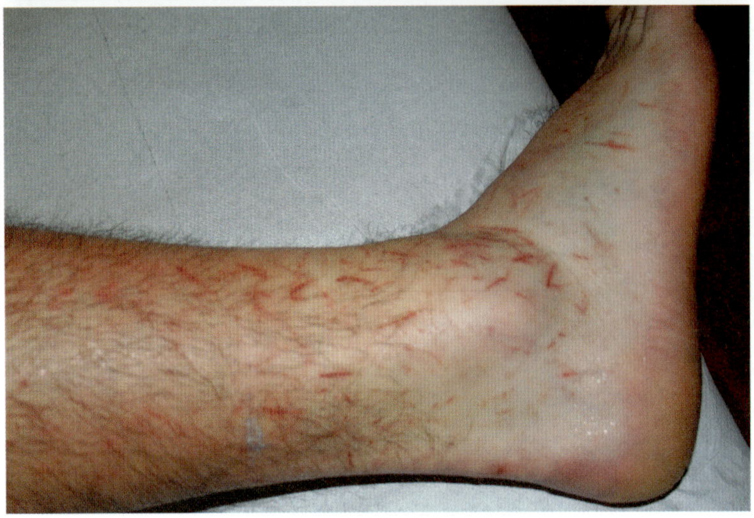

조직 기능장애
Tissue dysfunctions

그림 2.41. 관절 통증.

축구 선수의 발목 염좌는 예를 들어, 메조테라피(이 사진과 같이)로 치료해도 호전되지 않는 경우가 많다. 이러한 경우 탄력을 잃은 지지띠는 후속 염증과 부종을 동반한 관절 충돌의 원인이 된다. 정상적인 근육 수축과 생리적 관절 놀이는 근막의 탄력성을 회복해야만 회복될 수 있다.

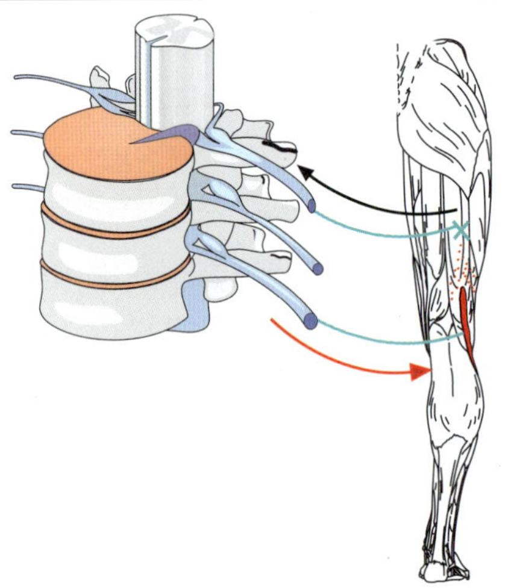

그림 2.42. 근막 통증.

근막 통증은 발통점(TP)의 자극으로 인한 통증으로 설명한다. Travell과 Simons(1988)의 책에서는 근막을 언급하고 있지 않다. 그들은 척수 반사 호를 통해 생성되는 발통점의 압박으로 인한 반사 통증을 설명한다.

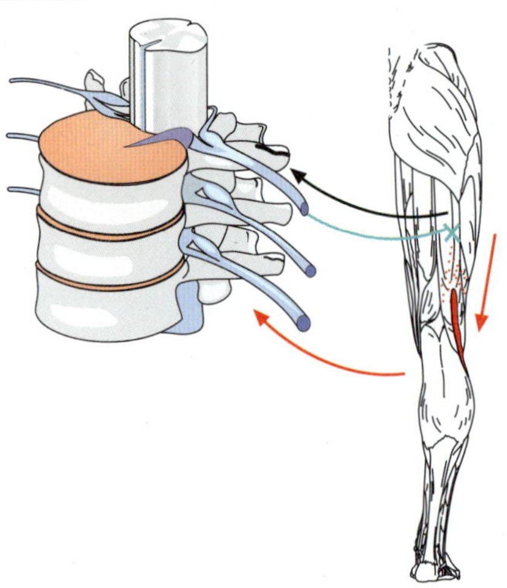

그림 2.43. 근막통증과 근막 도수치료.

근막 도수치료의 경우 모든 발통점은 특정 협응중심 또는 융합중심에 해당하므로, 각 발통점은 근육 조직이 아니라 근막에 연결된다. 발통점의 압박에 의해 야기된 반사 통증이 전체 사지를 따라 분산되며 이는 근막 단위 배열을 따른다. 만약 반사 통증이 발통점을 포함하는 신체 분절의 관절을 포함한다면, 이것은 근막 단위의 인지 중심의 구심성 신호를 왜곡시킨다.

근막통증
MYOFASCIAL PAIN

	트라벨에 근거한 근막 통증	근막 도수치료에 근거한 근막 과밀도화
촉진	띠 또는 결절: 근육에서 식별할 수 있는 단단한 근육 섬유는 발통점과 관련이 있다.	세포외 기질의 과밀도화로 인한 근막의 거친 조직 또는 과립 조직
치료	허혈성 압박: 통증이 없어질 때까지 발통점에서 강도를 증가시키는 고통스러운 압박	열을 발생시키고 과밀도화된 것을 고체에서 액체로 만들기 위해 심부근막에 적용하는 마찰법

조직 기능장애
Tissue dysfunctions

표 1. 근막 통증과 근막의 과밀도화 사이의 차이점.

근막 도수치료를 적용할 때, 치료사는 그들이 시행하고 있는 조직과 달성하고자 하는 목표를 잘 알고 있어야 한다. 게다가 같은 압력, 마찰 또는 치료 시간을 할애한다고 해도 몸을 통해 심부 근막에 도달하거나 변화시킬 수 없음을 이해할 필요가 있다.

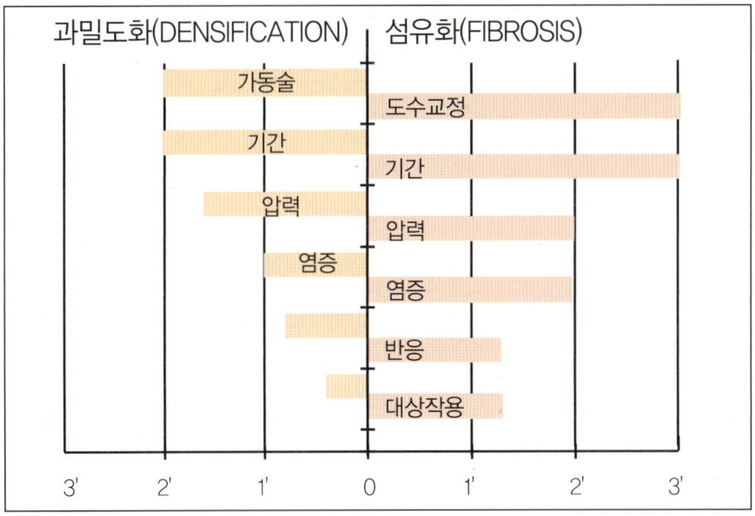

그림 2.44. 과밀도화와 섬유화.

만성 또는 과사용에 따라 포인트는 과밀도화나 섬유화가 될 수 있다(Stecco C, 2015). 첫 번째 경우는 도수치료가 고체에서 액체의 통로에 도달할 때까지 근막의 기저 물질을 가동시켜 준다. 두 번째는 도수치료가 더 오래 지속되고 더 큰 압력이 필요하며 근막 내 콜라겐 섬유가 재형성되어야 하기 때문에 더 광범위한 염증이 발생한다.

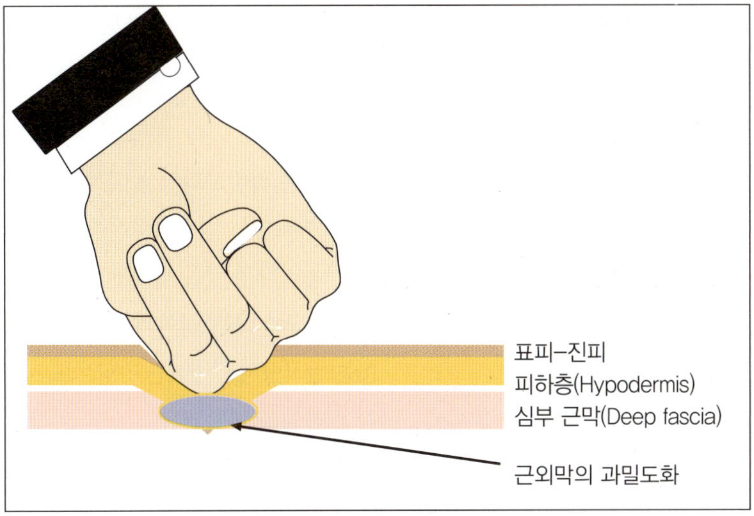

그림 2.45. 과밀도화된 점을 찾는 법과 치료법.

치료할 지점을 선택하는 것은 단지 통증에 근거하는 것만이 아니다. 환자의 느낌에 의해 확인되어야 하며, 통증이 증가하는 것을 감지하면 환자는 다음과 같이 말할 수 있다. "바로 거기예요." 과밀도화된 조직이 확인되면 뭉툭한 끝처럼 마찰을 가해야 한다. 환자가 강한 통증을 느끼더라도 치료사는 같은 압박감을 유지해야 한다.

근막통증
MYOFASCIAL PAIN

조직 기능장애
Tissue dysfunctions

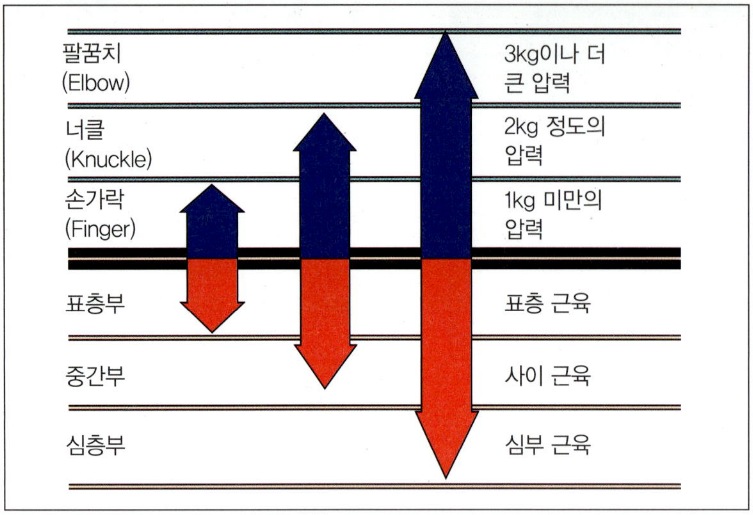

그림 2.46. 과밀도화된 협응중심에 대한 압력 또는 부하.

근막 도수치료에서 권장되는 조직 부하량은 심부 근막에 도달하는 데 필요한 압력의 양이다. 탄력성 근막을 가진 사람에게는 아무런 통증도 일어나지 않는다. 가장 가벼운 압력은 1kg 미만으로 날씬한 사람과 작은 근육에 적합하다. 근막 과밀도화의 평균 압력은 약 2kg이다. 강한 압력은 3kg 이상일 수 있으며, 튼튼한 사람과 큰 근육에 사용된다.

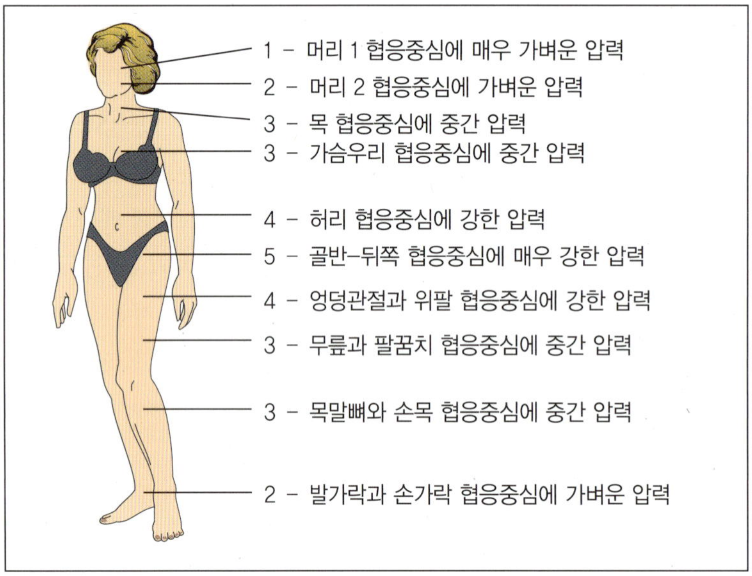

그림 2.47. 몸의 다른 부위의 압력 또는 하중

하중량은 다음 지침에 따라 적용된다.

- 건강한 신체에 통증을 유발하지 않는 압력 사용
- 환자의 체격에 비례하여 압력을 가한다.
- 머리에는 최소한의 압력으로 하되 골반으로 내려갈수록 점차적으로 증가
- 상완골에서 손으로, 고관절에서 발로 내려오는 압력은 점차적으로 줄인다.

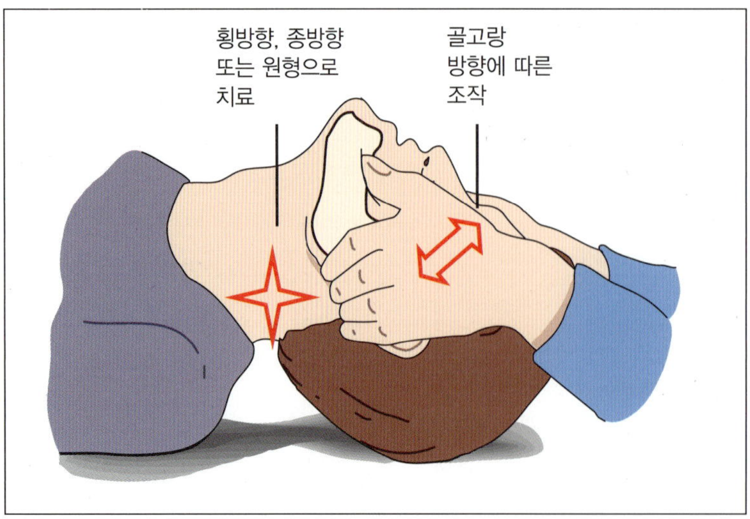

그림 2.48. 치료 중 촉진의 방향.

각 협응중심에는 두 개의 표식이 사용된다.

- 별 모양은 과밀도화가 높아 마찰을 일으킬 경우 어느 방향으로든 치료 적용이 가능하다는 것을 나타낸다.
- 양방향 화살표는 근육과 근막을 정지하는 골고랑이 안내하는 방향으로 치료가 적용됨을 나타낸다.

근막통증
MYOFASCIAL PAIN

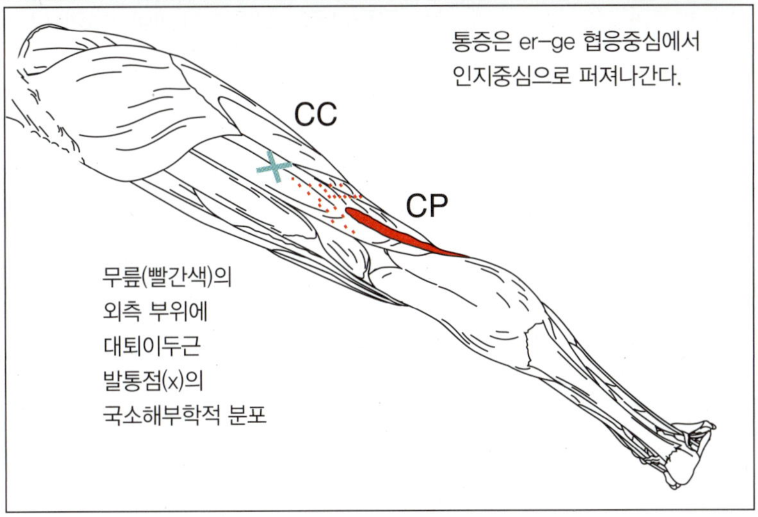

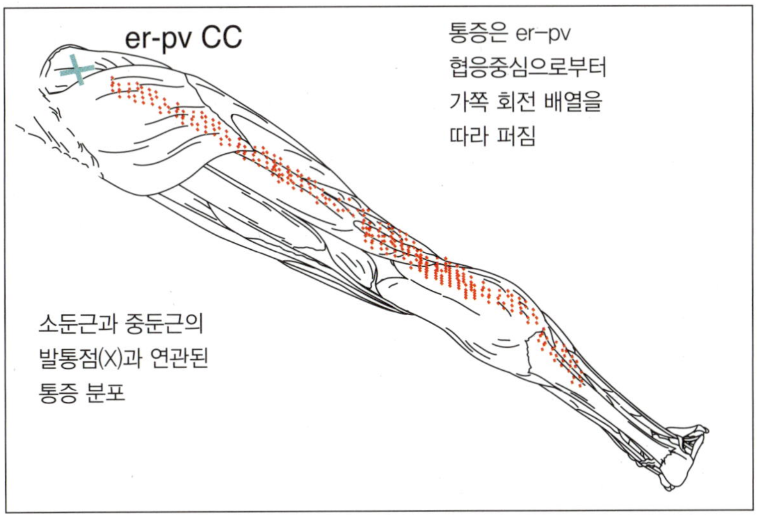

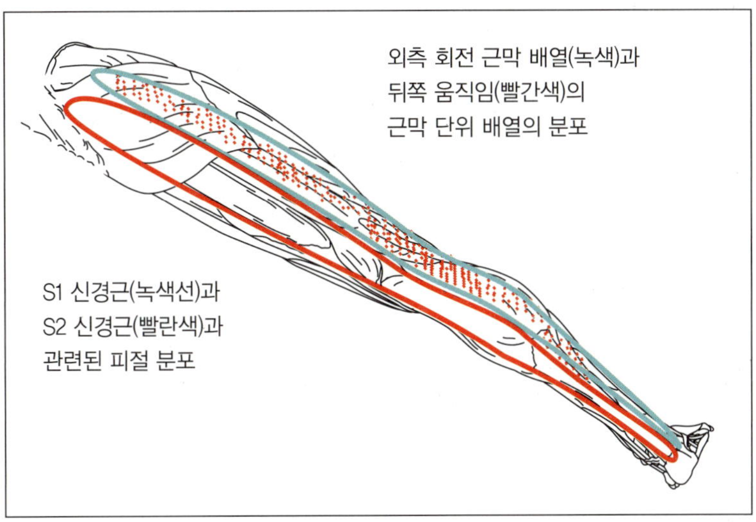

조직 기능장애
Tissue dysfunctions

그림 2.49. 연관통을 통해 인지중심에서 협응중심으로 역추적.

근막 도수치료에서 관절 통증이나 연관통은 치료가 필요한 부위를 추적하는 데 유용한 지표가 된다. 관절의 아픈 부위(cp)를 따라가면 치료사는 어떤 근막 단위가 기능장애인지를 판단할 수 있다. 예를 들어, 환자가 무릎 외측에 통증을 호소하는 경우, 치료사는 er-ge 근막 단위의 개입을 가정할 수 있다. 따라서 촉진검증 동안 이 협응중심에 특별히 주의를 기울일 것이다.

그림 2.50. 통증이 근막 단위 배열을 따라 퍼진다.

과밀도화된 협응중심이 근막 단위 배열을 따라 다른 부위에서 자체적으로 균형을 이룬다면 통증은 동일한 근막 단위의 인지중심만 참조하는 것이 아니라 전체 근막 단위 배열을 따라 확장할 수 있다. 이 유형의 통증은 광범위한 분포와 함께 좌골신경통, 척주 통증, 경-상완 증후군 등이 대표적이다.

그림 2.51. 연관통과 피절.

대부분의 부위에서 근막 배열의 분포는 피절 경로와 겹친다.

이것은 신경과 전문의들이 특정 신경근의 압박을 동반한 좌골신경통과 연관시키도록 유도한다. 오히려 환자의 통증은 뒤쪽, 외측 움직임이나 외측 회전의 근막 구획을 따라 내장된 자유 신경 종말의 비정상적인 신장으로 인한 것이다.

근막통증
MYOFASCIAL PAIN

조직 기능장애
Tissue dysfunctions

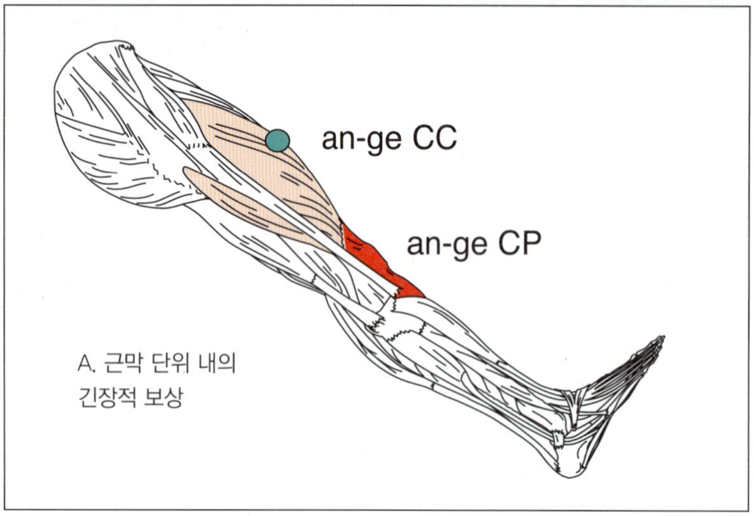

그림 2.52. 근막 단위 내의 긴장적 보상.

근막 과밀도화는 두 가지 방식으로 감마-알파 회로를 방해할 수 있다.

- Ia 구심성 섬유는 원심성 알파 섬유에 대한 억제 효과가 있어 편마비 환자의 이완과 류마티스 환자의 긴장도 저하를 초래한다.
- Ia 구심성 섬유는 과도한 흥분운동 효과가 있어 편마비 환자에게 경직과 류마티스 환자에게는 긴장을 증가시킨다.

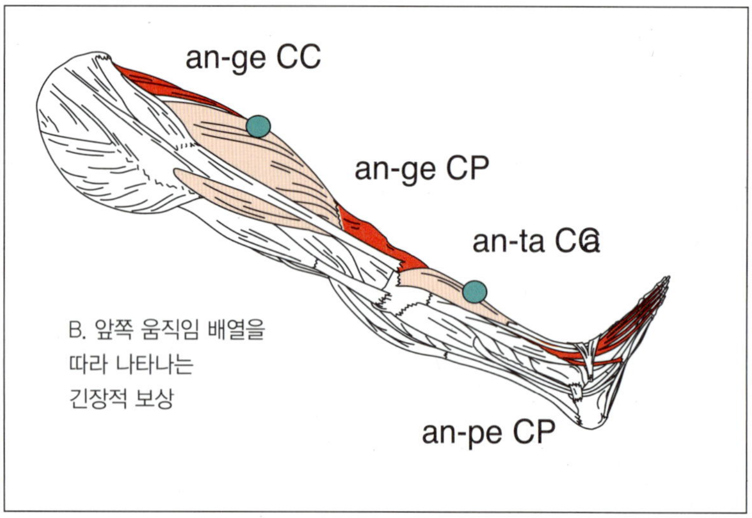

그림 2.53. 근막 단위 배열을 따라 나타나는 긴장적 보상.

협응중심의 근막 과밀도화는 인지중심(a)에서 통증이 나타나거나 근막 단위 배열(B)을 따라 보상작용이 일어나 사지 전체에 통증을 유발한다.

RE-TA의 긴장성의 원인으로 AN-GE 협응중심의 과밀도화.

주동작용을 하는 AN-GE와 길항작용을 하는 RE-TA 사이에 시상면에서 보상적 긴장.

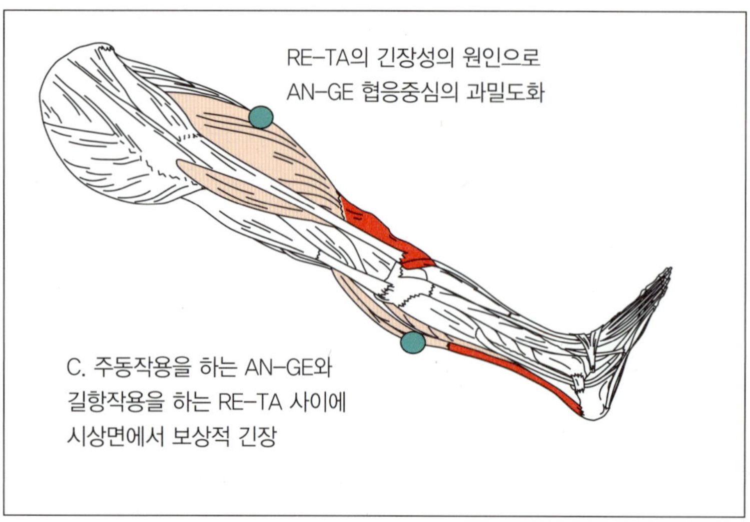

그림 2.54. 같은 면에서 보상적 긴장.

주동작용 협응중심에 과밀도화는 길항작용 협응중심(RE-TA)의 역장력을 발생시킨다.

이 역장력은 실제로 사지의 정렬을 유지하는 데 유용한 평형을 형성한다. 환자는 통증을 덜 느끼지만 움직임이 제한되고 더 경직된다.

근막통증
MYOFASCIAL PAIN

조직 기능장애
Tissue dysfunctions

- **인지와 근막 (Perception and fascia)**
  - 고유수용기 (Proprioception)
    - 근긴장에 의한 근막 단위 배열의 긴장으로 자신의 신체 자세에 대한 인식. 세 가지 방향에 대한 인식
  - 운동감각 (Kinaesthesia)
    - 근육 수축으로 인한 근막 단위 배열의 견인으로 인한 신체 움직임의 인식. 세 가지 방향에 대한 인식
  - 유해수용기 (Nociception)
    - 근육 수축으로 인한 근막 단위 배열의 해로운 신장을 경고하는 통증 인식. 유해 자극에 대한 인식

그림 2.55. 근막의 인지.

근막은 분절적 운동 협응(근막 단위)과 전체 운동 협응(근막 단위 배열)에 필수적일 뿐만 아니라 정적 자세와 움직임의 인식에도 필수적이다.

눈을 감아도 우리 몸의 위치를 인지할 수 있는 것은 근막에 근육이 붙어 있기 때문이다.

근긴장도는 모든 근막 단위 배열을 따라 포함된 자유 신경 종말을 자극한다.

- **체성 통증 (Somatic pain)**
  - 표층이나 피부 (Superficial or cutaneous)
    - 진피와 피하조직에 내장된 수용기의 과도한 자극(압력, 절단 감각, 견인, 온기, 냉기…)에 의해 유발되는 통증
  - 심부나 근막 (Deep or fascial)
    - 통증은 관절낭과 인대(국소) 또는 근막 단위 배열(전체)에 내장된 수용기의 과도한 견인으로 유발되는 통증
  - 연관성 또는 반사 (Referred or reflex)
    - 통증은 관절 또는 전체 근막 단위 배열을 따라 통증이 유발하는 협응중심(발통점)의 압박에 의해 생긴다.

그림 2.56. 체성 통증.

표재성 통증의 영역은 진피와 피하조직에 내장된 소체를 포함하기 때문에 일반적으로 잘 정의할 수 있다. 심부 통증은 관절낭과 인대에 포함되어 있는 자유 신경 종말에 비정상적인 견인이 생기는 경우 국소적으로 발생할 수 있다.

근막 단위 배열에 내재된 자유 신경 종말에 비정상적인 견인은 제대로 정의되지 않은 부위로 심부 통증이 퍼진다.

- **내장 통증 (Visceral pain)**
  - 표층이나 국소 (Superficial or local)
    - 체간 근막의 내부 근막 보상으로 인한 통증. 때때로 내장기 기능장애를 모방하는 것은 용기 근막(container fasciae)이다.
  - 심부 또는 내장기 (Deep or visceral)
    - 내장, 혈관 및 선 근막이 갑자기 신장되면 발생하는 통증으로 급성이지만 잘 정의되지 않은 내장 통증
  - 사지의 연관성 (Referred to the limbs)
    - 사지의 근막을 보상하는 내장기 근막의 신장으로 인해 원위부 신경 종말이 활성화되어 통증을 유발한다.

그림 2.57. 내장 통증.

다른 통증과 마찬가지로 내장 통증의 목적은 유기체의 중요한 기능을 유지하는 것이다. 급성 또는 심부 내장 통증은 외과적 개입이 필요하다. 표재성 통증과 사지의 연관통은 내부 장기(내장, 혈관 및 땀샘)의 연동을 회복시키기 위해 개인이 용기(복벽)를 치료하도록 자극하기 위해 신체가 생성하는 신호이다.

근막 도수치료 평가 차트 FM ASSESSMENT CHART

평가 차트에 다음을 기록한다.

- 데이터: 현재 통증, 수반되는 통증, 이전 통증
- 가설: 데이터에서 통증이 하행인지, 상행인지 등을 가정한다.
- 검증: 3개의 공간 평면에서의 움직임 테스트, 가설을 설정한 협응중심의 비교 촉진
- 치료: 과밀도화된 협응중심
(이 단락에서 논의되는 장소, 방법 및 기간)
- 결과: 치료 후 결과 및 반응

근막 도수치료 평가 차트 FM ASSESSMENT CHART

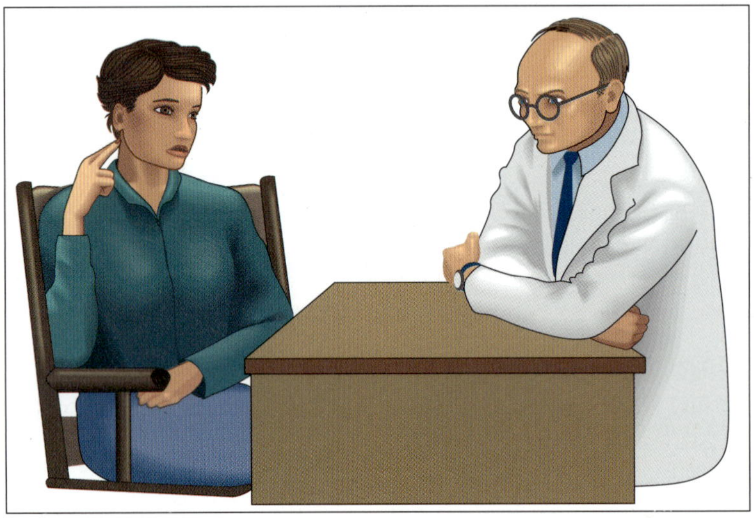

데이터 Data

그림 2.58. 개인 데이터 기록.

환자의 개인 정보는 근막 도수치료의 첫 번째 세션에서 기록한다(이름, 성, 나이, 주소 및 전화번호). 어떤 빈도로 스포츠를 하고 있는지 여부, 그 사람이 하는 일의 유형을 아는 것이 특히 유용하다. 이 정보는 나타나는 통증과 직업이나 스포츠로 인해 발생할 수 있는 과사용 증후군 사이에 관계가 있는지 이해하는 데 중요하다.

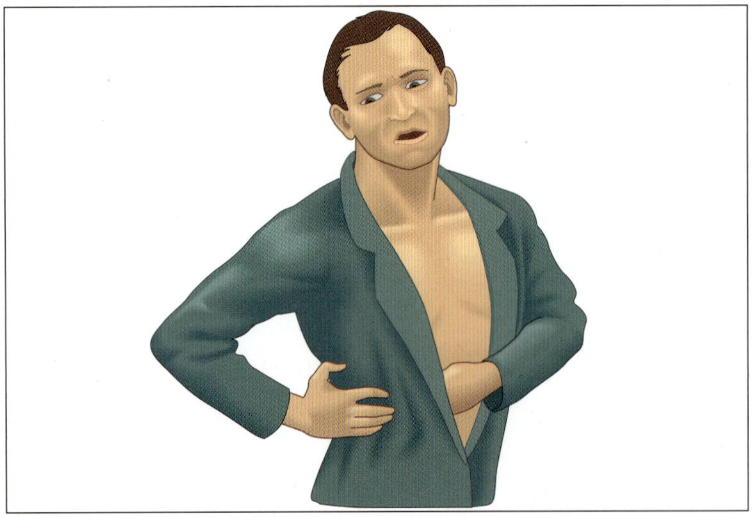

그림 2.59. 나타나는 통증을 조사.

환자는 가장 심한 통증(PaMax)이 오른쪽(CP)에 있다고 말한다. 치료사는 환자에게 통증이 있는 정확한 위치를 손으로 표시하도록 한다.

이 정보는 평가 차트에 약어로 기록한다 (lu ir rt).

- *lu*는 요추부를 나타낸다.
- *ir*은 안쪽 회전을 의미한다.
- *rt*는 오른쪽을 나타낸다.

근막 도수치료 평가 차트
FM ASSESSMENT CHART

통증의 부위(Location of the pain)		
Segment	**Location**	**Side**
lu	ir	rt
통증 기간과 강도(Duration and intensity of the pain)		
Chronicity	**Intensity**	**Recurrence**
1y	4-8	1xw

데이터
Data

표 2. PaMax 데이터 기록.

통증의 위치(lu, ir, rt), 통증이 재발하는 빈도(재발률), 강도 및 통증을 겪었던 시간(만성화)에 관한 데이터를 모두 기록한다.

- *1y*는 통증이 1년 전에 시작되었음을 의미한다.
- *4~8*은 지속적인 통증이 1에서 10까지의 척도에서 4이지만 악화되면 8에 도달되는 것을 의미한다.
- *1* x *w*는 일주일에 한 번 증상이 악화됨을 의미한다.

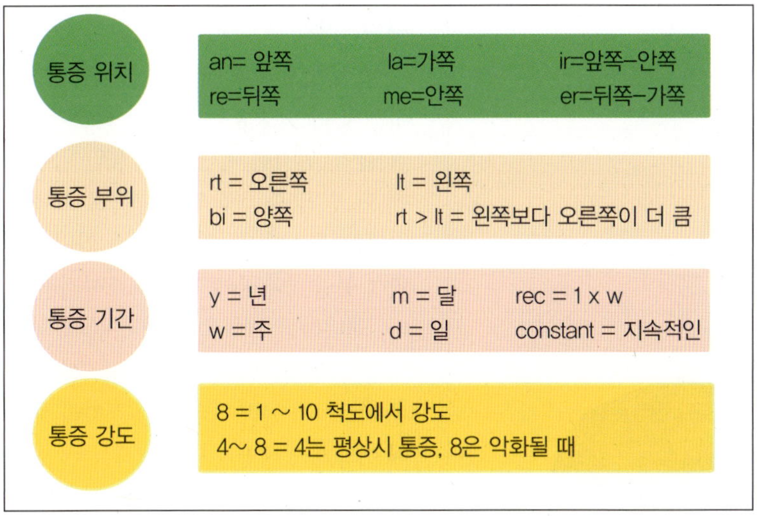

그림 2.60. 평가 차트의 약어.

왼쪽 표는 통증 위치, 부위, 기간, 강도를 설명하는 데 사용되는 약어를 요약한 것이다. 첫 번째 줄은 근막 단위 배열에 관한 가설의 공식화를 용이하게 한다. 통증이 가장 심한 쪽은 운동과 촉진 검증에 집중해야 하는 부분을 나타낸다. 지속 시간은 다양한 통증 부위가 시간이 지남에 따라 어떻게 보상되었는지 명확히 하는 데 도움이 된다. 강도는 치료 후 결과를 평가하는 데 유용하다.

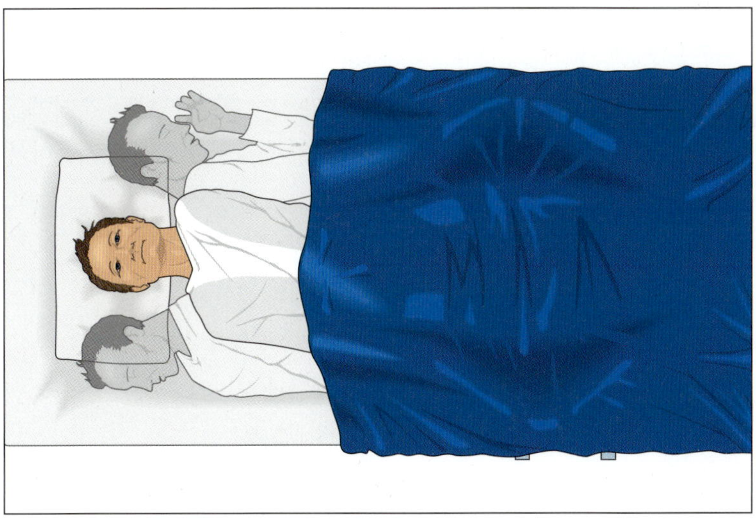

그림 2.61. 통증을 동반한 움직임.

환자의 증상을 강조하는 움직임은 가설로 치료 계획을 세우는 데 유용하다. 예를 들어, 환자가 침대에 누웠을 때 옆구리의 통증이 더 심해진다면 안쪽 회전 근막 단위와 관련되어 있다고 가정할 수 있다. 다른 경우에는 평가 중 특히, 관절 움직임(가동범위)의 제한이 있는 방향에 주의를 기울여야 한다.

근막 도수치료 평가 차트
FM ASSESSMENT CHART

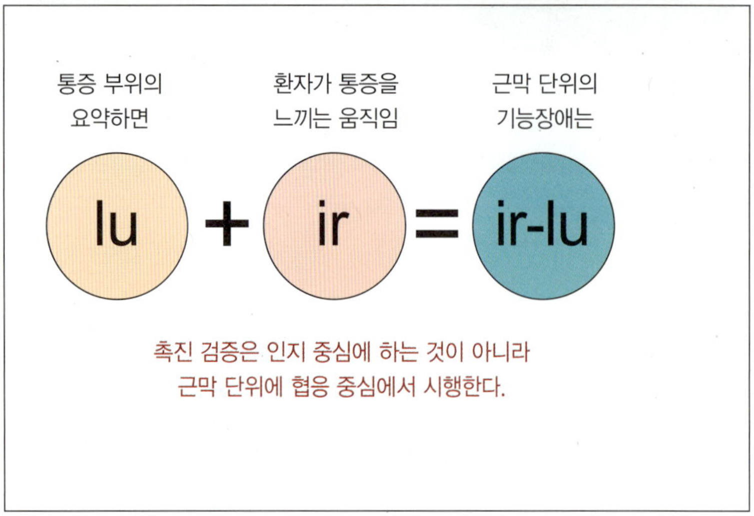

데이터
Data

그림 2.62. 데이터에서 근막 단위 이름까지.

데이터 수집은 각 환자에 대한 특정 치료 계획을 정교화하는 데 유용하다. 이 경우 요추부(lu)는 최대 통증 부위이며 회전 동작(ir)을 할 때 통증이 심해진다. 따라서, 이 두 요소를 결합하면 기능장애가 발생할 수 있는 근막 단위의 이름을 붙이기에 충분하다. 치료가 필요할 수 있는 근막 단위 배열의 선택을 용이하게 하기 위해 각 근막 단위의 이름은 첫 번째 움직임과 두 번째 통증 부위로 구성된다(ir–lu, ir–sc, ir–cl = 안쪽 회전 배열).

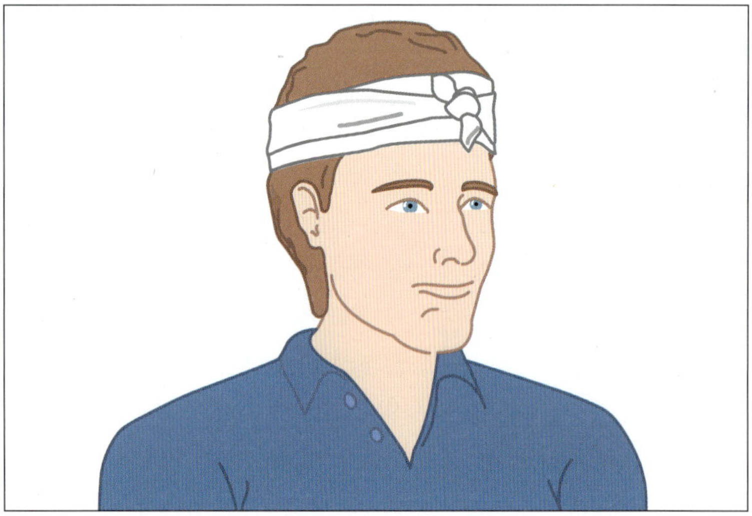

그림 2.63. 수반되는 통증.

가장 심한 통증의 특징을 정의한 후 환자에게 다른 통증이 있는지 묻는다. 예를 들어, 환자는 지난 10년 동안 일주일에 한 번 양측 긴장성 두통으로 고통받았다고 호소할 수 있다. 종종 환자들은 만성 통증 증후군에 대해 호소하지 않는다. 왜냐하면 그들은 만성 통증이 적응되어 있기 때문이다. 그러나 이러한 증상은 치료사가 근막 단위 배열을 따라 보상이 어떻게 발생했는지 이해하는 데 도움이 될 수 있다.

최악의 통증(Worst presenting pain)					
Segm.	Locat.	Side	Chron.	Intens.	Rec.
lu	ir	rt	ly	4-8	1xw
현재 통증(Concomitant pain)					
Segm.	Locat.	Side	Chron.	Intens.	Rec.
cp	er	bi	l0y	8	1xw

표 3. 수반되는 통증에 관한 데이터.

차트에 수반되는 통증에 관한 데이터는 최악의 통증 선 아래에 기록된다.
통증의 위치는 통증이 있는 움직임을 설명하는 것과 동일한 약어를 사용하여 기록한다.

- *an* = 신체의 앞쪽 부분
- *re* = 신체의 뒷부분
- *me* = 안쪽 중앙 부분
- *la* = 체간과 사지의 가쪽 부분
- *ir* = 전내측 부분
- *er* = 뒤쪽–가쪽 부분

근막 도수치료 평가 차트
FM ASSESSMENT CHART

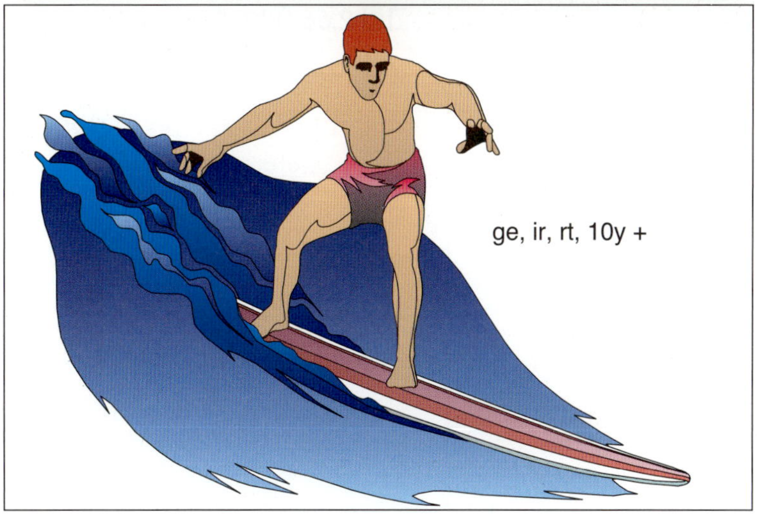

데이터
Data

그림 2.64. 이전의 통증

환자는 더 이상 현재는 존재하지 않은 이전의 통증(침묵)을 말하지는 않지만, 근막 도수치료에서는 환자의 긴장성 보상을 아는 것이 기본이다. 예를 들어, 과거에 통증을 겪었는지 물어봤을 때, 환자는 10년 전 서핑 대회에서 무릎 염좌를 당한 적이 있다고 말했다. 통증은 한 달 동안 지속되다가 거의 완전히 사라졌지만, 가끔 그는 여전히 무릎에 불편함을 느끼고 있다.

최악의 통증 (Worst pain)
수반 통증 (Concomitant pain)
이전 통증 (Previous pain)

Segm.	Locat.	Side	Chron.	Intens.	Rec.
lu	ir	rt	ly	4-8	lxw
cp	er	bi	l0y	8	lxw
ge	ir	rt	l0y	8-1	rec

표 4. 평가 차트에 기록.

현재 통증(PaMax)에 대한 데이터를 첫 번째 줄에 기록한다. 수반 통증은 두 번째 줄에, 세 번째 줄에는 이전 통증에 대해 기록한다. 만성화를 관찰하면 무릎 통증과 두통이 동시에 시작됐다는 것을 알 수 있어 무릎에서 오는 긴장이 목과 머리 쪽으로 보상됐을 것이라는 가설을 설정할 수 있다.

(이 장의 끝에 있는 차트 참조)

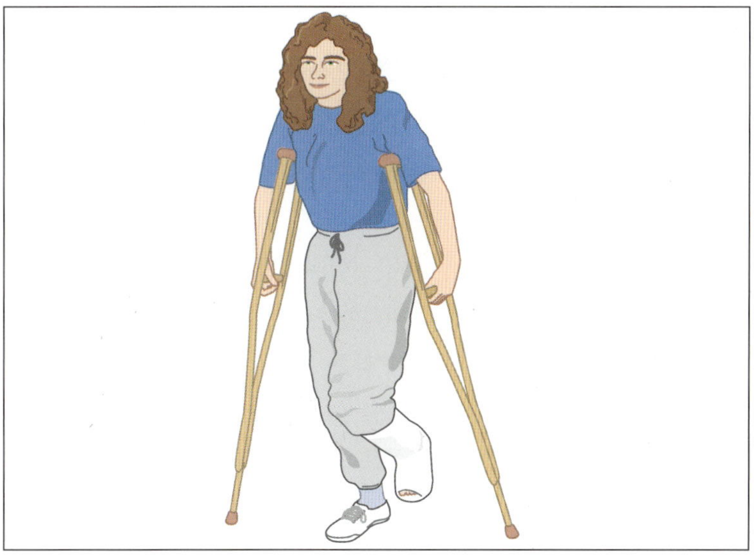

그림 2.65. 골절 및 수술.

장력 보상에 대한 그림을 완성하기 위해서는 환자에게 골절이나 근골격계 수술을 받은 적이 있는지 물어볼 필요가 있다. 이 경우 환자는 18년 전 왼발에 골절상을 입었고 깁스를 제거한 후 몇 달 동안 절뚝거렸다고 한다. 이 비정상적인 보행이 오른쪽 무릎의 보상을 유발하여 서핑 대회 중 연속적인 염좌로 이어졌을 수 있다는 가설을 세울 수 있다.

근막 도수치료 평가 차트
FM ASSESSMENT CHART

데이터
Data

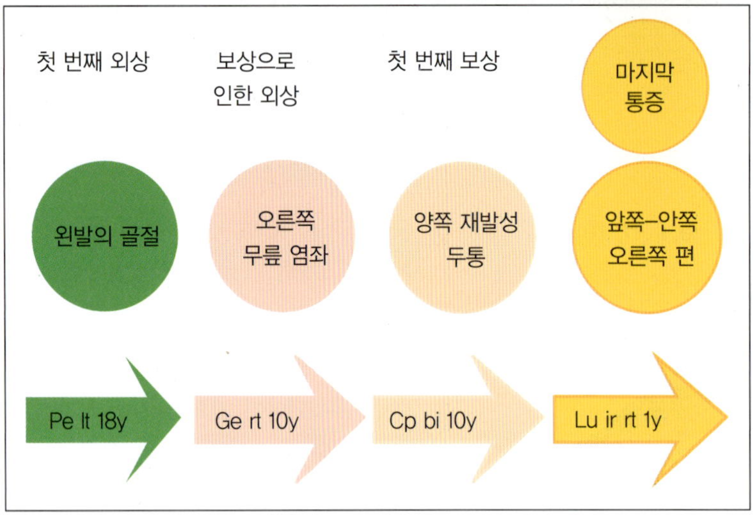

그림 2.66. 타임라인.

협응중심의 과밀도화는 종종 동일한 근막 단위 배열을 따라 긴장성 보상을 생성한다. 논의되고 있는 사례에서 골절은 서핑에 의한 염좌로 인해 무너진 오른쪽 무릎에 불균형을 초래한다.

무릎 통증은 목과 머리에 긴장성 보상의 원인으로 작용한다. 지난 한 해 동안 이전의 보상은 오른쪽 요추 부위에 불균형을 초래했다.

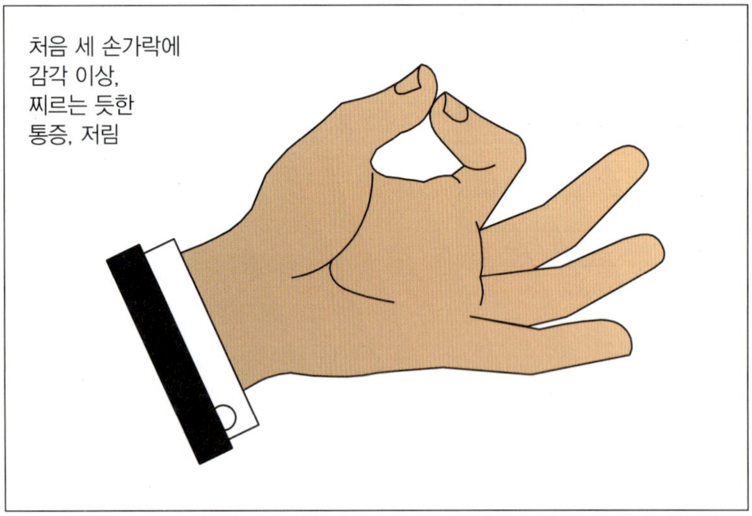

그림 2.67. 사지의 감각이상.

사지의 감각이상(손, 발, 머리)은 근막 단위 배열의 기능장애를 정의하기 위해 매우 유용하다. 환자는 처음 세 손가락이나 마지막 두 손가락에 찌르는 듯한 통증을 호소할 수 있다. 다른 경우에는 특정 근막 단위의 끝부분에 해당하는 한 손가락에서만 통증을 호소할 수 있다.

환자의 자세를 관찰하면 다른 징후가 나타날 수 있다(9장 참조).

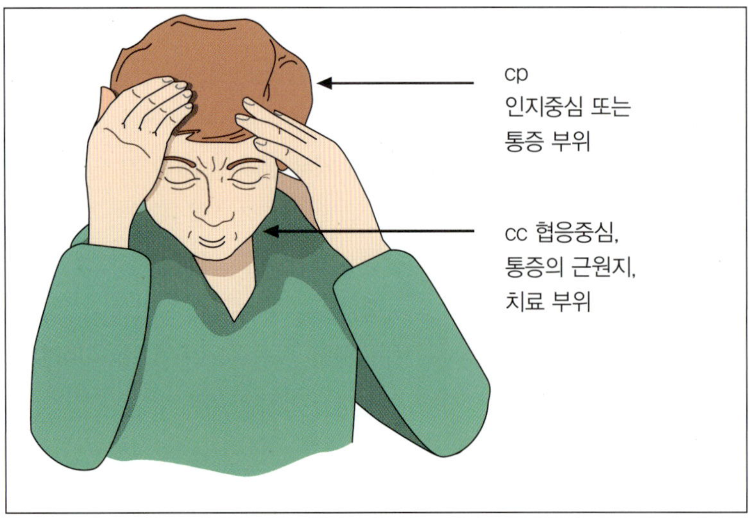

그림 2.68. 인지중심에서 협응중심으로 역추적.

체간에 있는 몇 개의 협응중심은 관련 인지중심이 겹친다. 신체의 나머지 부위에서는 협응중심은 인지중심에 근접하게 위치한다. 이 사실은 치료사가 인지중심에 염증이 있는 경우에도 협응중심을 치료할 수 있도록 한다. 또한, 관절 외 위치로 인해 협응중심은 종종 무증상이라는 점에 유의해야 한다. 따라서 통증 부위에 따라 과밀도화된 협응중심의 위치를 역추적할 필요가 있다.

근막 도수치료 평가 차트
FM ASSESSMENT CHART

가설
Hypothesis

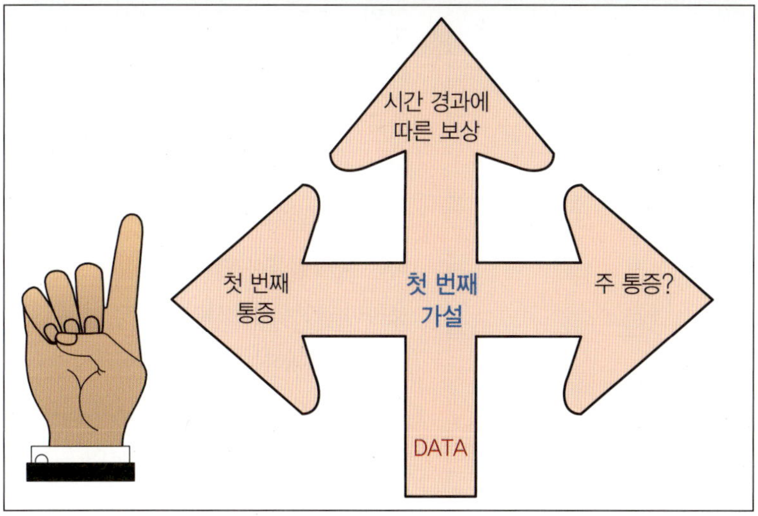

그림 2.69. 첫 번째 가설: 시간 경과에 따른 보상.

일단 데이터가 수집되면, 치료 계획은 다음의 가설에 기초하여 정의한다.

시간이 지남에 따라 다양한 통증의 연대기가 어떻게 생겼는가? 신체의 평형을 불안정하게 만드는 주 통증이나 외상은 무엇인가? 이후의 보상은 무엇인가? 모든 증상은 서로 연결되어 있지만 패턴은 환자마다 다르다.

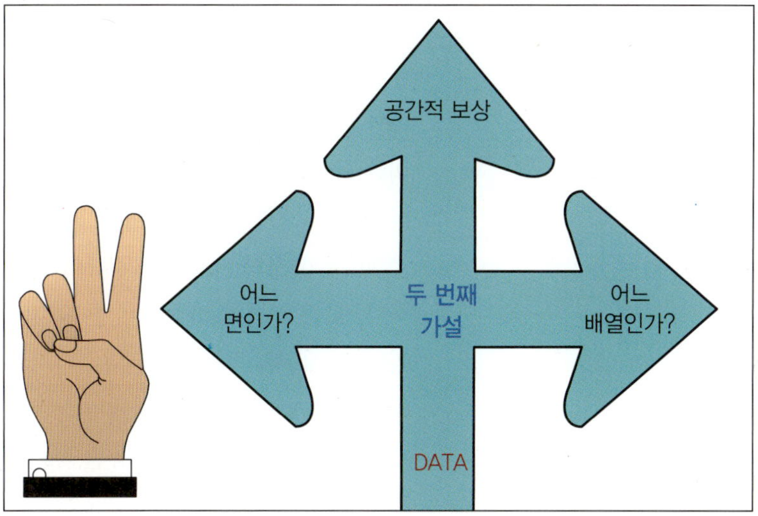

그림 2.70. 두 번째 가설: 공간 보상.

환자가 옷을 벗을 때 치료사는 스스로 다음과 같은 질문을 해봐야 한다: '시간이 지남에 따라 생긴 장력 보상은 공간적 근거에 따라 분배되는가? 그들은 여러 면에서 보상을 가지고 있는가? 아니면 단일 배열에서 보상이 이루어지고 있는가?' 위에 언급한 증상들은 일반적으로 안쪽 회전 배열에서 수평면에 분포한다. 이런 관찰은 치료를 결정하지는 않지만, 움직임과 촉진 검증에 도움이 된다.

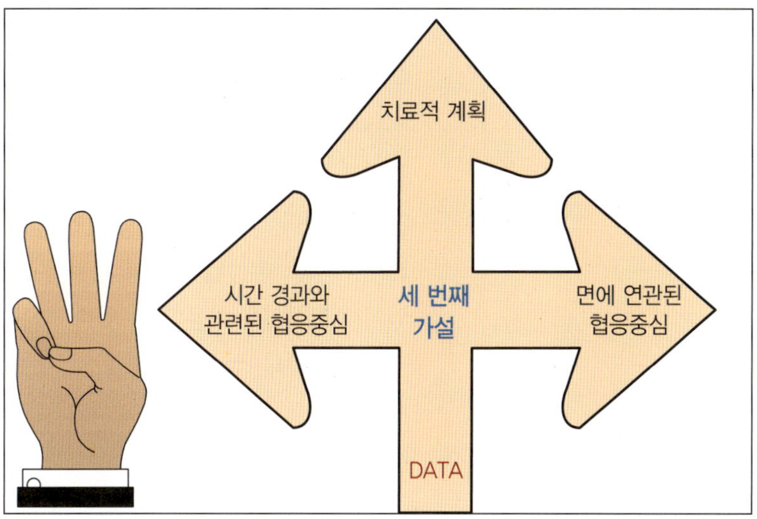

그림 2.71. 세 번째 가설: 어떤 협응중심이 검증되어야 하는가.

운동검증이 안쪽 회전 배열을 확인한 경우, 치료사는 스스로에게 '환자의 문제를 해결하기 위해 어떤 협응중심이 연관될 수 있을까? 주 통증과 나머지 통증과 연결된 모든 협응중심을 치료해야 하는가, 안쪽 회전 배열의 협응중심만 해야 하는가? 아니면 수평면에서 길항작용 협응중심의 촉진검증을 해야 하는가?' 물어봐야 한다.

근막 도수치료 평가 차트
FM ASSESSMENT CHART

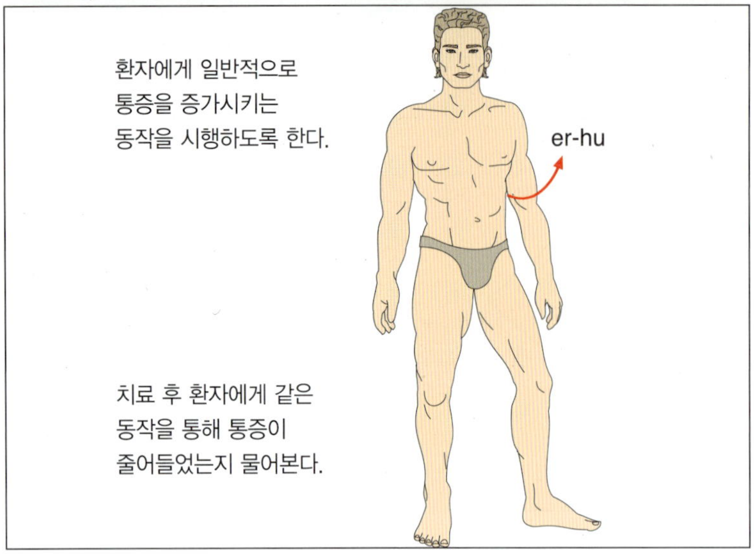

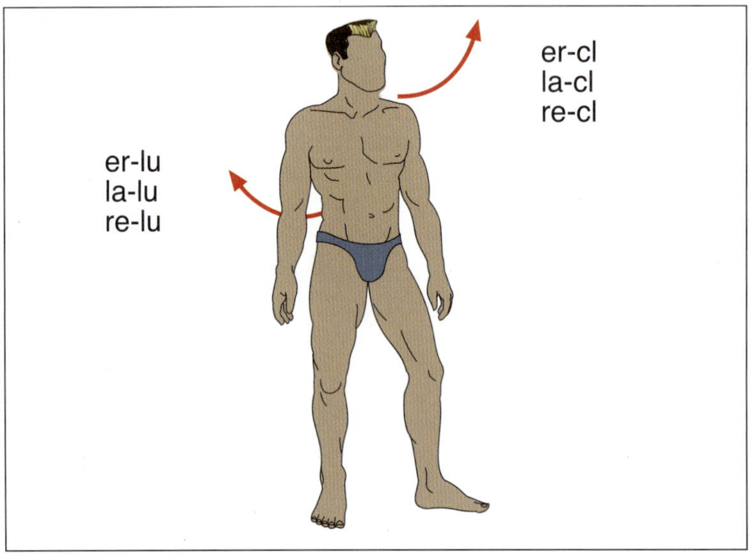

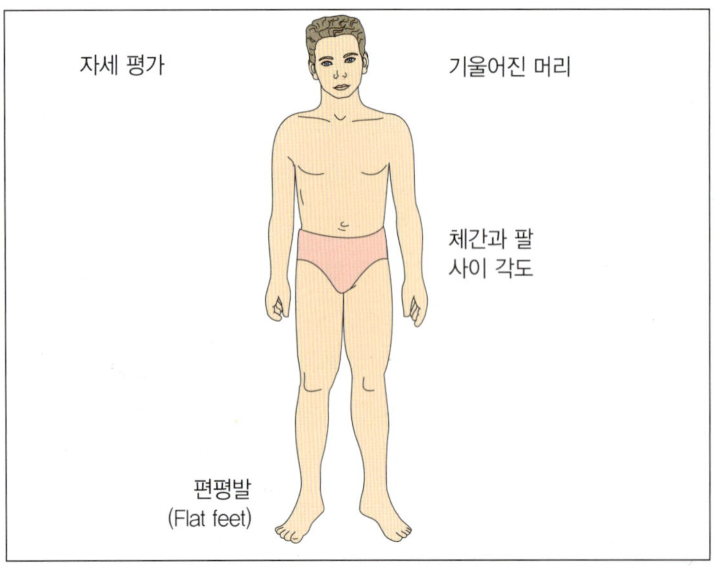

운동검증
Movement verification

그림 2.72. 통증을 유발하는 운동과 분절적 운동 검증.

주로 운동 검증의 범위는 치료 결과를 검증하기 위한 것이다. 따라서, 데이터 수집에서 환자가 호소하는 통증을 유발하는 움직임을 시행하도록 하는 것은 유용하다. 이는 치료사가 움직임에 관련된 평면을 이해하는 데 도움이 되지만, 무엇보다 환자에게 치료 직후 움직임이 더 쉽고 통증이 덜하다는 것을 보여주는 데 도움이 된다.

그림 2.73. 비교 및 전체적인 운동 검증

통증이 하나 이상의 분절에 분포할 때마다 환자가 호소하는 고통스러운 움직임만 확인하는 것만으로는 충분하지 않다. 대신 3개의 공간 평면에서 더 많이 움직이는 분절의 비교 운동 검증이 필요하다. 모든 분절이 가동성이 좋은 것이 아니다. 체간의 목과 요추 부위, 하지의 고관절과 거골 그리고 상지에서 상완골과 수근을 검사하는 것이 유용한 것으로 밝혀졌다.

그림 2.74. 단축키와 자세 검사를 통한 운동 검증.

운동선수의 경우, 위에 언급한 운동 검증에서 통증이나 관절 제한이 나타나지 않을 수 있다. 따라서 일부 관절에 스트레스를 주고 손상된 배열이 나타날 수 있게 스트레칭을 사용할 수 있다. 다른 경우에는 자세 검사를 통해 중심선에서 벗어나는 등 일부 보상과 편차가 보일 수 있다.

근막 도수치료 평가 차트
FM ASSESSMENT CHART

	최소	중간	최대
통증	*	**	***
가동범위	*	**	***
결핍	*	**	***

운동검증
Movement verification

표 5. 운동검증 파라미터.

특정 운동 방향에서 심해지는 통증은 운동검증에서 가장 일반적으로 나타나는 파라미터다. 평가할 또 다른 파라미터는 관절 제한(ROM)이다. 세 번째 파라미터는 저항에 대항하는 테스트로 근력 약화를 보는 것이다. 각 파라미터의 정도는 최대(***), 중간(**), 최소(*)까지 다양하다. 때때로 통증이 없거나( ), 최소 결핍(*) 또는 중요한 운동 제한(***)이 있을 수 있다.

시상면(Sagittal plane)				
분절	an rt	an lt	re rt	re lt
lu				
cl				
관상면(Frontal plane)				
분절	me rt	me lt	la rt	la lt
lu			*	
cl				
수평면(Horizontal plane)				
분절	ir rt	ir lt	er rt	er lt
lu	**			
cl	**		**	

표 6. 운동검증을 위한 표.

처음에는 표에 별표를 기록하는 것이 유용하다. 왼쪽 표에서 목(척주)과 요추 분절의 시상면에서의 움직임이 완벽한 것을 알 수 있다. 경추 분절은 관상면에서 잘 움직이는 반면, 요추는 오른쪽으로 외측 굴곡이 제한되었다(rt). 수평면에서는 오른쪽 요추 분절이 안쪽 회전 시 통증이 있는 반면, 경추 분절은 양쪽 가쪽 회전과 오른쪽 안쪽 회전에 통증이 나타났다.

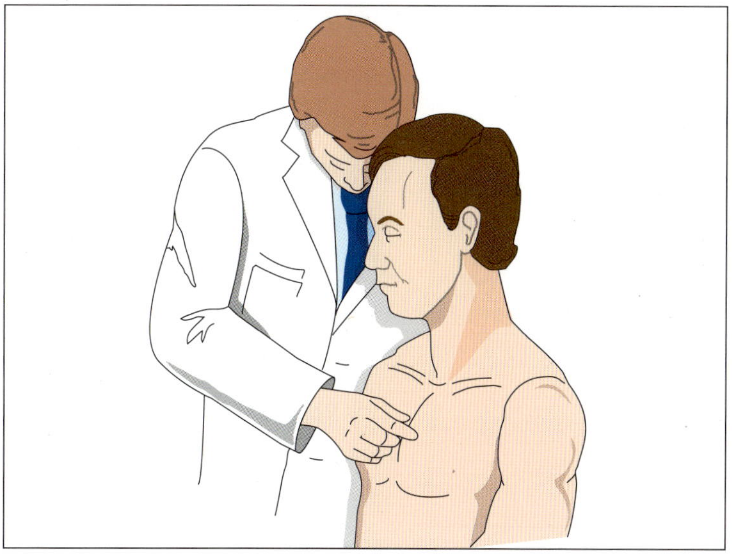

그림 2.75. 운동검증에서 촉진 검증까지.

표를 관찰함으로써 촉진 검증 동안 치료사는 오른쪽 er-lu의 협응중심과 경추에서 오른쪽 안쪽과 외측 회전에 특별히 주의를 기울이고 시행한다. 촉진검증은 근위와 원위 분절에도 시행한다. 촉진 검증이 운동검증과 일치하지 않는다면, 치료사는 통증이 있고 과밀도화된 협응중심을 치료해야 한다.

근막 도수치료 평가 차트
FM ASSESSMENT CHART

촉진검증
Palpation verification

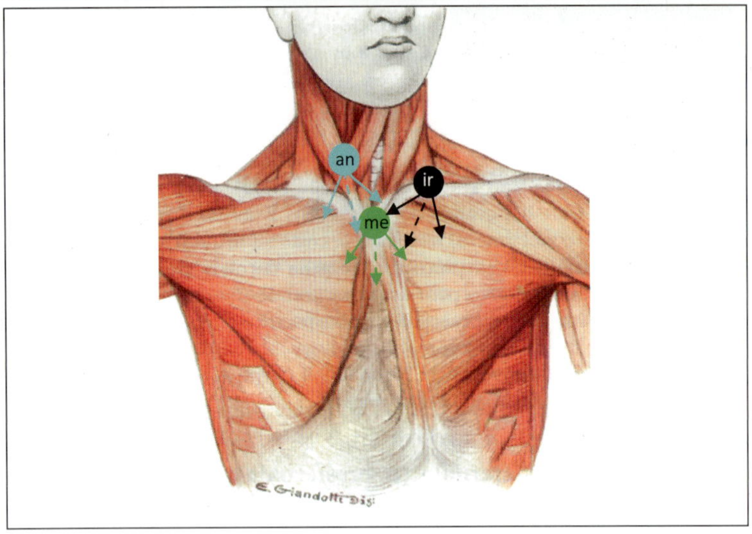

그림 2.76. 기능장애 분절의 세 협응중심의 비교 촉진.

운동검증이 통증의 원인으로 경추의 안쪽 회전을 강조하였기 때문에, 그런 다음 촉진검증은 ir–cl 협응중심에서 시작하고 이 지점의 민감도/변형을 앞쪽에 있는 두 개의 cl 협응중심과 비교한다. (즉, me–cl과 an–cl).

(Modified from G. Chiarugi & L. Bucciante, Istituzioni di anatomia dell'uomo. Piccin)

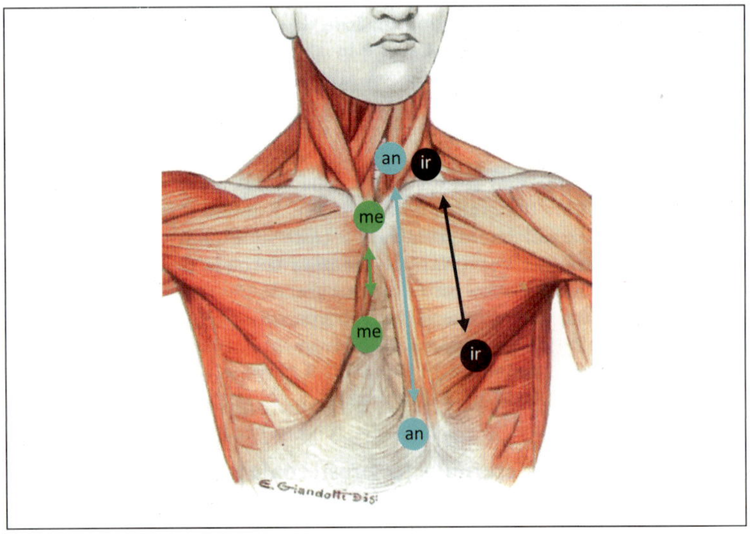

그림 2.77. 근위 원위부 촉진.

때때로, 잠복성 협응중심은 명백히 기능장애가 있는 부분과 관련하여 근위부나 원위부에 숨어 있을 수 있다. 예를 들어, 흉곽은 목보다 덜 움직이기 때문에 운동검증 중에 통증이 나타나지 않을 수 있지만 촉진을 하면 더 민감하고 변형된 부위가 나타날 수 있다. 이 횡단 촉진검증은 배열을 따라 근막 기능장애를 알아내는 데 유용하다.

(Modified from Chiarugi & Bucciante, op. cit.)

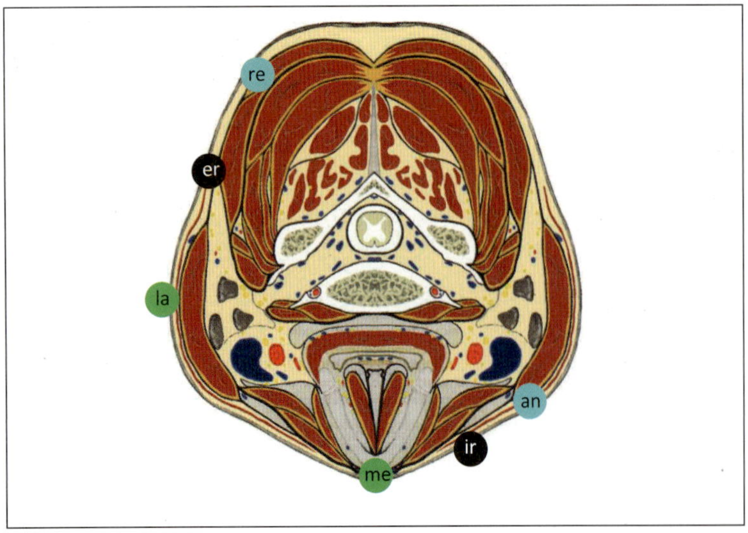

그림 2.78. 주동-길항 촉진.

세 번째 유형의 촉진 검증은 3개의 공간 평면에서 기능장애 분절의 협응된 움직임을 조정하는 6개 협응중심 모두로 범위를 넓히는 것이다. 경추의 안쪽과 가쪽 회전 모두에서 운동검증 시 통증을 느낀다면 3개의 길항작용 협응중심에 대한 촉진검증도 시행해야 한다. 촉진검증은 가장 아프고, 가장 과밀도화되어 있고, 촉진을 할 때 연관통을 유발하는 부위에 주목한다.

근막 도수치료 평가 차트
FM ASSESSMENT CHART

	최소	중간	최대
통증	*	**	***
과밀도화	*	**	***
연관통	*	**	***

촉진검증
Palpation verification

표 7. 촉진검증 파라미터.

촉진검증 동안 통증은 협응중심의 압박에 의해 즉시 나타나는 파라미터이다. 통증은 최대(***), 중간(**), 최소(*)일 수 있다. 평가할 또 다른 파라미터는 근막의 변형이며, 이는 표층 촉진만으로는 분명하지 않다. 세 번째 변수는 협응중심으로부터 나오는 연관통이다. 때때로 이 징후는 즉시 나타나고 어떤 때는 치료 중에만 나타난다.

시상면(Sagittal plane)				
분절	an rt	an lt	re rt	re lt
lu				
cl				
관상면(Frontal Plane)				
분절	me rt	me lt	la rt	la lt
lu				
cl				
수평면(Horizontal plane)				
Segment	ir rt	ir lt	er rt	er lt
lu	***		*	
cl	*		**	

표 8. 촉진검증을 위한 표.

촉진검증을 위한 표는 운동검증을 위한 표와 유사하다. re–lu와 re–cl 협응중심의 촉진은 어떠한 이상도 나타나지 않았다. 관상면에서 오른쪽 가쪽–허리의 협응중심만 민감하게 나왔다(역자 주: 원서의 내용과 표의 내용이 맞지 않는다. 표에서는 관상면에 오른쪽 외측 허리에 대해 표시가 없다.) 수평면에서는 오른쪽 ir–lu 협응중심은 매우 민감하고 변형되어 있으며 오른쪽의 ir–cl 내에서도 약간씩 변형되어 있다. er–lu 협응중심이 약간 통증이 있고 오른쪽 er–cl은 훨씬 더 통증이 있다.

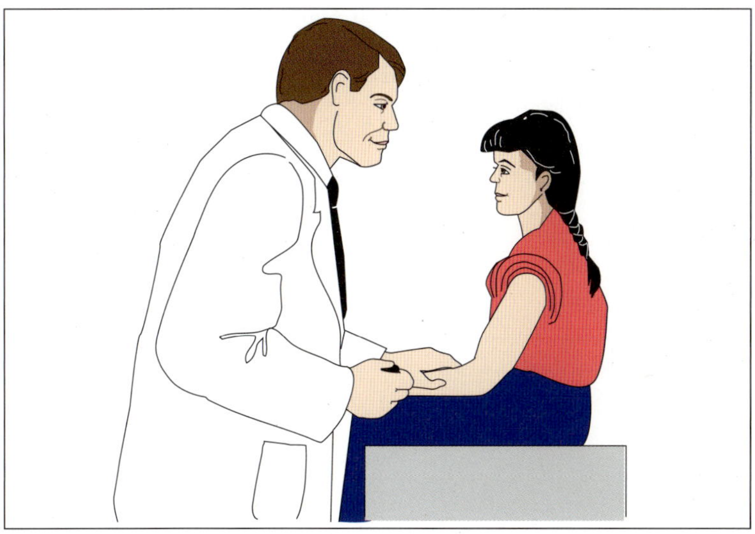

그림 2.79. 촉진을 시행하는 방법.

치료사는 근막 도수치료를 처음 시작할 때 변형된 부위와 변형되지 않은 부위를 구별하는 촉각적인 감각이 없다. 따라서 환자의 반응에 의존해야 한다. 치료사는 환자의 표정을 관찰하여 통증에 대한 반응을 기록하고 '이 지점이 더 고통스럽습니까, 아니면 다른 지점인가요?'라고 질문해야 한다.

근막 도수치료 평가 차트
FM ASSESSMENT CHART

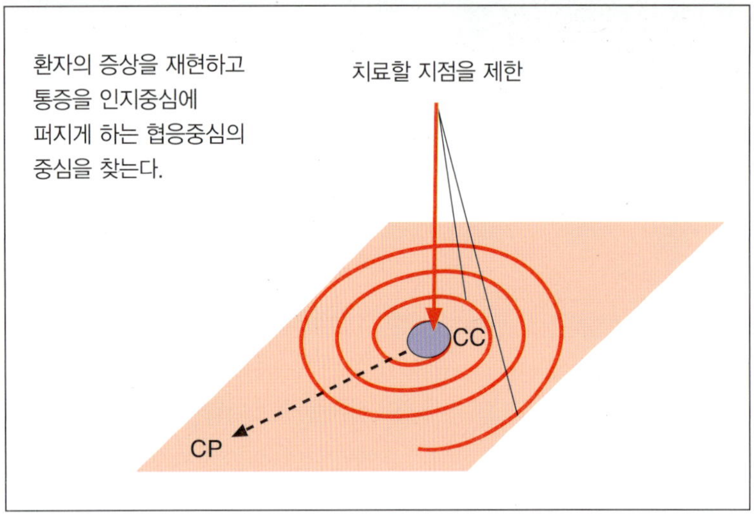

치료
Treatment

그림 2.80. 연관통을 나타내는 부위 찾기.

협응중심의 위치는 아주 잘 알려져 있지만 확실히 잘 치료가 되지는 않는다. 일단 통증 부위가 확인되면 압박과 마찰법을 시행하기 전에 치료사는 통증이 있는 부위 주위로 너클이나 팔꿈치를 이동시켜 가장 과밀도화된 부위를 향하도록 해야 한다. 과밀도화된 부위에 치료를 더 많이 할수록 마찰이 발생하고 부위에 녹는 데 필요한 시간이 줄어든다.

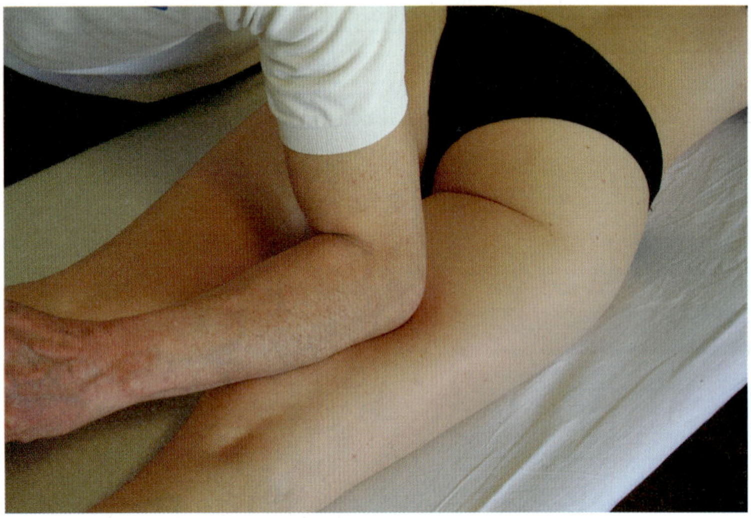

그림 2.81. 치료사의 자세.

체중을 효과적으로 활용하고 한 지점에서 다른 지점으로 자유롭게 이동하기 위해 치료사들은 선 자세에서 치료를 시행해야 한다. 치료사는 오른쪽 팔꿈치와 왼쪽 팔꿈치 또는 너클을 계속 번갈아 사용해야 한다. 이는 때로는 환자를 마주보고 있고 다른 때는 그렇지 않을 때도 있다는 것을 의미하다. 또한 치료사는 자신이 치료하는 부위와 같은 쪽에 설 수도 있고 반대쪽에 서 있을 수 있다.

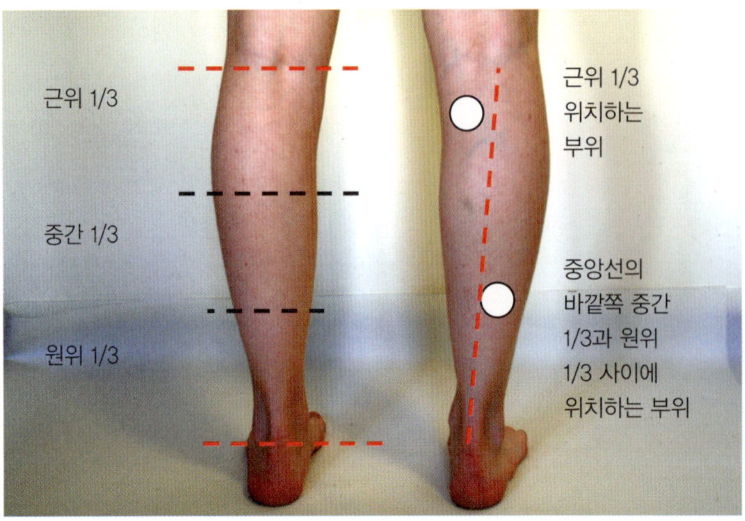

그림 2.82. 협응중심을 찾기 위한 참고 표시.

신체 표면에 그려진 선은 학생들이 협응중심을 찾는 데 도움이 될 수 있다. 예를 들어, 하지는 무릎 뒤쪽에서 발뒤꿈치까지의 선(빨간 점선)으로 반을 나눈 다음 근위, 중간 그리고 원위 1/3로 더 나눌 수 있다. 다양한 협응중심이나 융합중심은 이 섹터 내 또는 한 섹터와 다음 섹터 사이에 위치한다. 이 중심은 중앙선 내부, 외부 또는 중앙선을 따라 위치할 수 있다.

근막 도수치료 평가 차트
FM ASSESSMENT CHART

치료
Treatment

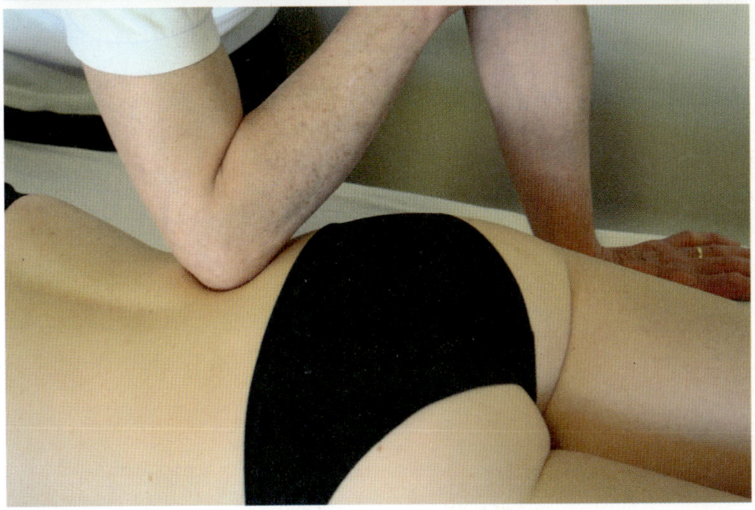

그림 2.83. 환자의 자세.

모든 협응중심을 치료하는 동안 환자에게 가장 좋은 자세에 대한 조언을 해준다. 그러나 환자가 조언을 해 준 자세를 할 수 없는 상황이 있기 때문에 이 자세는 강제력이 없다. 예를 들어, 엎드린 자세는 re-lu를 치료하기 위한 추천 자세이지만, 임신 7개월 된 여성의 경우 옆으로 누운 자세를 취할 수 있다. 이런 케이스인 경우에는 치료가 더 힘들다.

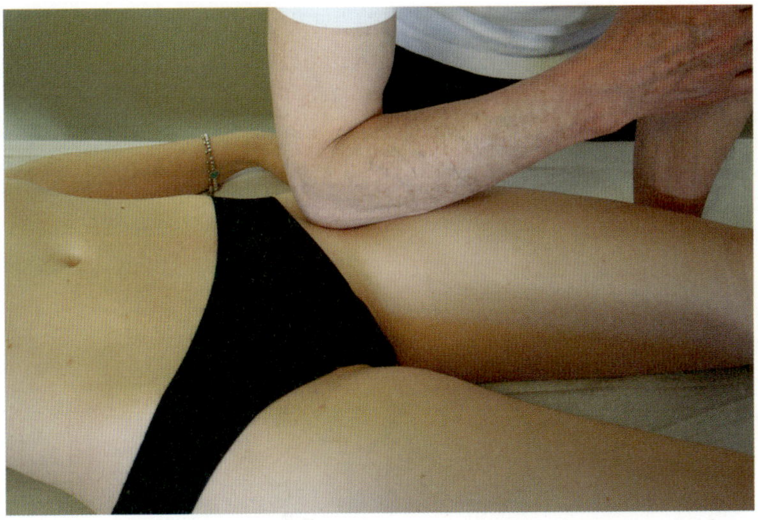

그림 2.84. 치료사의 자세,

사진은 치료사가 각 부위를 치료하기 위해 취해야 할 자세를 보여준다. 하지만 이 자세는 강제력은 없다. 각 치료사는 부위의 압박을 용이하게 하지만 너무 피곤하지 않는 부위를 선택해야 한다. 치료사는 자신의 체중의 일부를 다른 손으로 지탱해야 하며 나머지 체중은 압박을 가하기 위해 치료하는 팔로 옮겨야 한다.

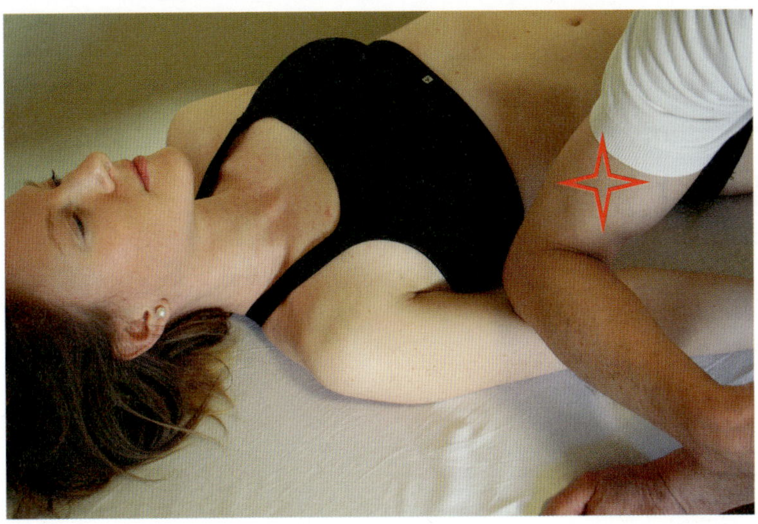

그림 2.85. 치료 방향,

협응중심의 치료는 저항이 가장 큰 방향으로 시행한다. 이는 Cyriax(1998)가 제안한 횡마찰과 다르다.

근막의 섬유화가 환자마다 다르게 발달했다는 점을 감안할 때 치료사는 각 개인에 맞게 치료를 조정해야 하다. 일반적으로 별 모양은 마찰이 세로, 가로 또는 회전 방향으로 만들어질 수 있음을 나타내기 위해 사용한다.

근막 도수치료 평가 차트
FM ASSESSMENT CHART

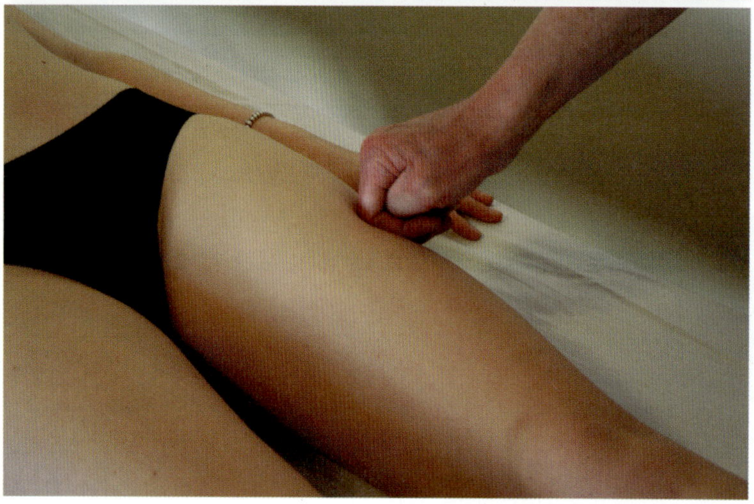

치료
Treatment

그림 2.86. 치료 도구.

일반적으로 처음 세 손가락 끝은 촉진 검증에 사용되는 반면, 팔꿈치나 너클은 치료에 사용한다. 오직 너클이나 팔꿈치만이 지속적으로 과밀도화된 부위를 찾을 수 있고 변형된 조직에 끌처럼 작용할 만큼 충분히 민감하다. 어떤 기계 도구도 손을 대신할 수 없다. 이어지는 피로는 잘못된 도수 기법으로 인해 발생한다.

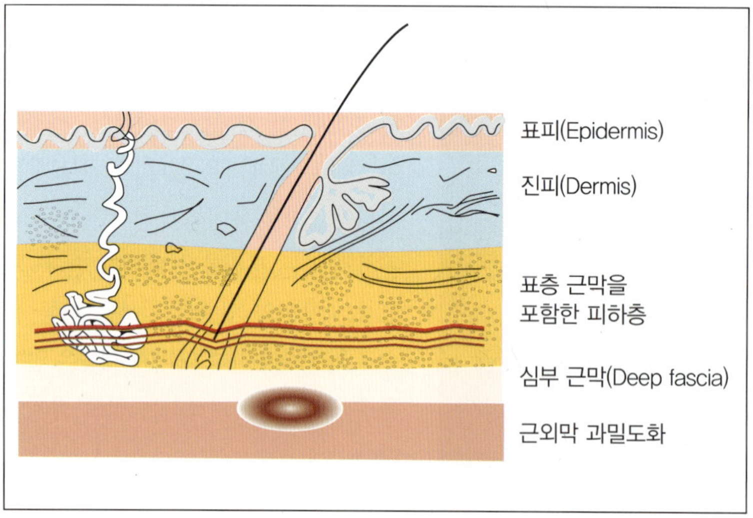

그림 2.87. 과밀도화와 통증.

통증은 조직이 과밀도화되었기 때문이지 압박 때문은 아니다. 따라서 치료사는 환자의 불만에 겁을 먹어서 압박량을 줄여서는 안 된다. 치료사가 압박을 줄이면 심부 근막에 도달하지 못하고, 표층 근막에만 자극이 되어 일시적인 결과만 가져온다.

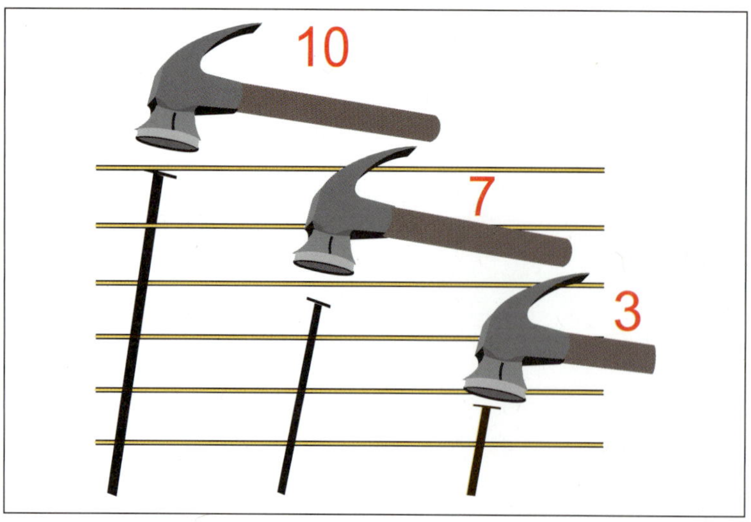

그림 2.88. 환자의 피드백.

치료하는 동안 치료사는 통증 척도의 초기 10에서 통증이 4 또는 3으로 떨어졌을 때 환자에게 말하도록 요청해야 한다. 치료사는 환자에게 국소 통증만 느끼는지 아니면 통증이 다른 부위에도 영향을 미치는지 질문해야 한다. 연관통이 나타난다면 환자에게 일어나는 부위를 가르치도록 요청한다. 연관통은 다음 치료를 이어나갈 때 부위를 화살표로 가르쳐주는 안내자와 같다.

근막 도수치료 평가 차트
FM ASSESSMENT CHART

치료
Treatment

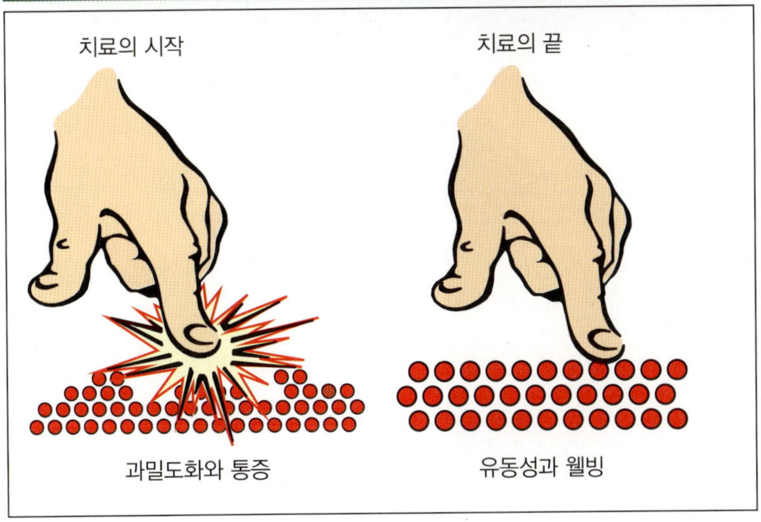

그림 2.89. 치료의 결과.

치료는 근막의 기저 물질을 보다 유동적인 상태로 변형시키는 것을 목표로 한다. 치료가 시작될 때 과밀도화는 치료에 대한 특정 저항을 제공하여 급성 통증을 유발한다. 이러한 징후는 마찰법이 과밀도화를 변화시키기에 충분한 열을 발생시킬 때까지 지속한다. 기저 물질이 고체에서 액체로 변화할 때 저항과 통증이 갑자기 감소된다.

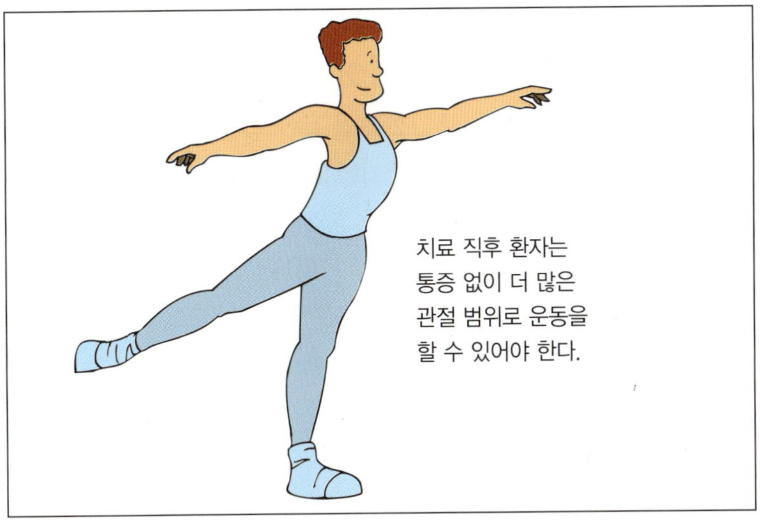
치료 직후 환자는
통증 없이 더 많은
관절 범위로 운동을
할 수 있어야 한다.

그림 2.90. 치료 후 운동검증.

치료가 끝나면 치료사는 환자에게 데이터 수집 중에 호소했던 통증을 유발하는 동작이나 운동검증에서 가장 통증을 유발했던 동작을 시행하도록 요청한다. 환자는 구두 통증 척도(VRS)로 통증 감소를 정량화해야 한다. 치료사는 관절범위의 증가를 관찰하고 힘의 증가를 평가해야 한다.

치료가 끝날 때		
Date	CCs treated	Risults after 1 w
d╲m╲y	ir-lu rt +, er-lu rt, er-cl rt +	*++

표 9. 치료된 협응중심을 기록하는 방법.

안쪽 회전 요추의 치료가 환자의 증상에 즉각적인 개선을 가져온 경우, 오른쪽 ir–lu 협응중심은 + 기호가 뒤따르는 평가 차트에 기록한다. Er–lu의 협응중심도 치료되지만 치료 후에도 증상이 수정되지 않는 경우 이 협응중심은 추가적인 징후없이 평가차트에 적고 두 번째 세션에서 다시 치료되지 않음을 나타낸다. Er–cl의 협응중심은 증상을 개선하므로 이 협응중심 뒤에 + 기호를 추가한다.

근막 도수치료 평가 차트
FM ASSESSMENT CHART

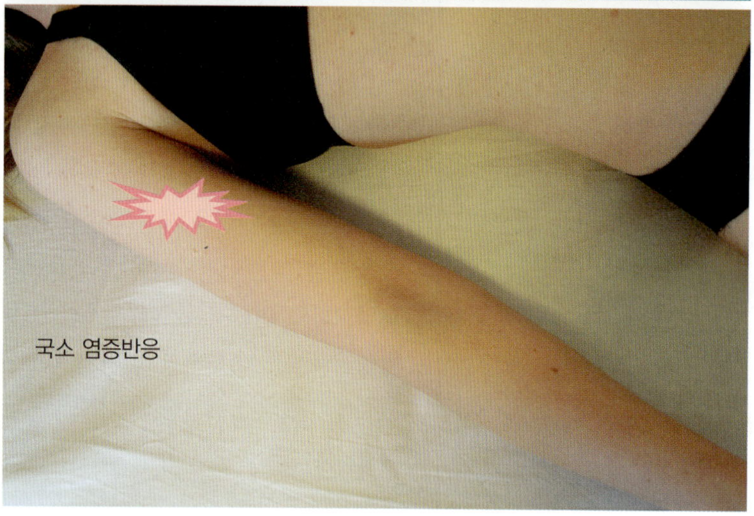

결과
Results

그림 2.91. 염증 반응.

각 세션에서 환자에게 최소한의 통증 완화를 제공하는 것이 적절하다. 도수치료는 과밀도화 부위를 치료할 경우 이 작은 부위에 염증을 일으켜 근막에 유익한 회복 반응을 일으키면서 이 작은 부위를 자극할 수 있다.
과밀화된 부위의 바깥쪽에 치료를 시행한다면 일시적으로 염증을 일으킬 수는 있지만 증상은 여전히 그대로 남아 있게 된다.

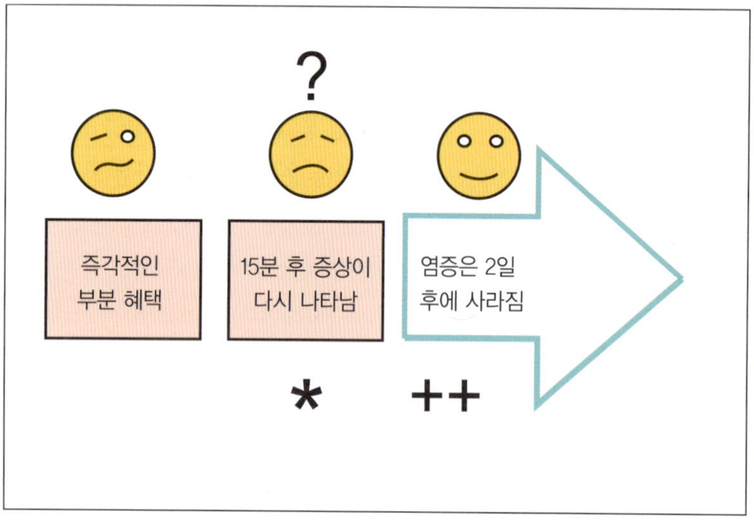

그림 2.92. 증상의 치료 후 진화.

치료가 끝나면 염증 반응으로 인해 처음 2~3일 동안 증상이 악화될 수 있음을 환자에게 알리는 것이 좋다. 치료의 유익한 효과는 다음 8~10일 동안 나타날 수 있다. 위와 같은 이유로 운동 기능장애에 대한 근막 도수치료 2차 세션은 일주일 후에 시행하는 것이 좋다.

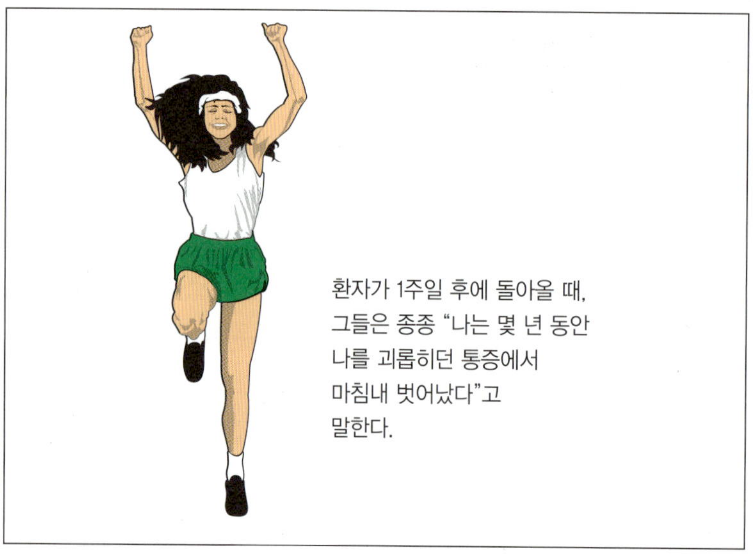
환자가 1주일 후에 돌아올 때,
그들은 종종 "나는 몇 년 동안
나를 괴롭히던 통증에서
마침내 벗어났다"고
말한다.

그림 2.93. 일주일 후 결과를 기록하는 방법.

환자가 일주일 후에 돌아오면 치료 후 첫날 치료된 지점과 자신의 통증 부위 모두에서 통증을 느꼈지만 그 후 통증이 10에서 3으로 감소했다고 말할 수도 있다. 이런 경우에는 다음과 같은 방식으로 평가 차트에 기록한다. *++
환자는 첫날 기분이 나아졌지만 증상이 서서히 이전 상태로 돌아왔다고 보고할 수 있다. 이 결과는 ++**로 기록한다.

Fascial Manipulation assessment chart: locomotor apparatus

FIRST LEVEL

Surname:	Name:	Diagnosis:	Date of birth:
Work:	Sport:	Telephone:	Date:

DATA	Segment.	Locat.	Side	Durat.	T/?	VRS	cont\rec	PaMo
PaMax								
PaConc								
Extrem. cp								Posture
Extrem. di								
Extrem. pe								
PaPrev						Medicine		
Surgery						Examination		
Trauma					X-rays			
Fractures								

Hypothesis

Compensations over time	Spatial compensations	Treatment plan

Movement verification

Seg.	Sagittal plane				Frontal plane				Horizontal plane			
	an lt	an rt	re lt	re rt	me lt	me rt	la lt	la rt	ir lt	ir rt	er lt	er rt
cl												
th												
lu												
...												

Palpation verification

Seg.	Sagittal plane				Frontal plane				Horizontal plane			
	an lt	an rt	re lt	re rt	me lt	me rt	la lt	la rt	ir lt	ir rt	er lt	er rt
cl												
th												
lu												
...												

Treatment

Date	Points treated with immediate results	Result after 1w

앞쪽 움직임의 근막배열

The myofascial sequence of antemotion

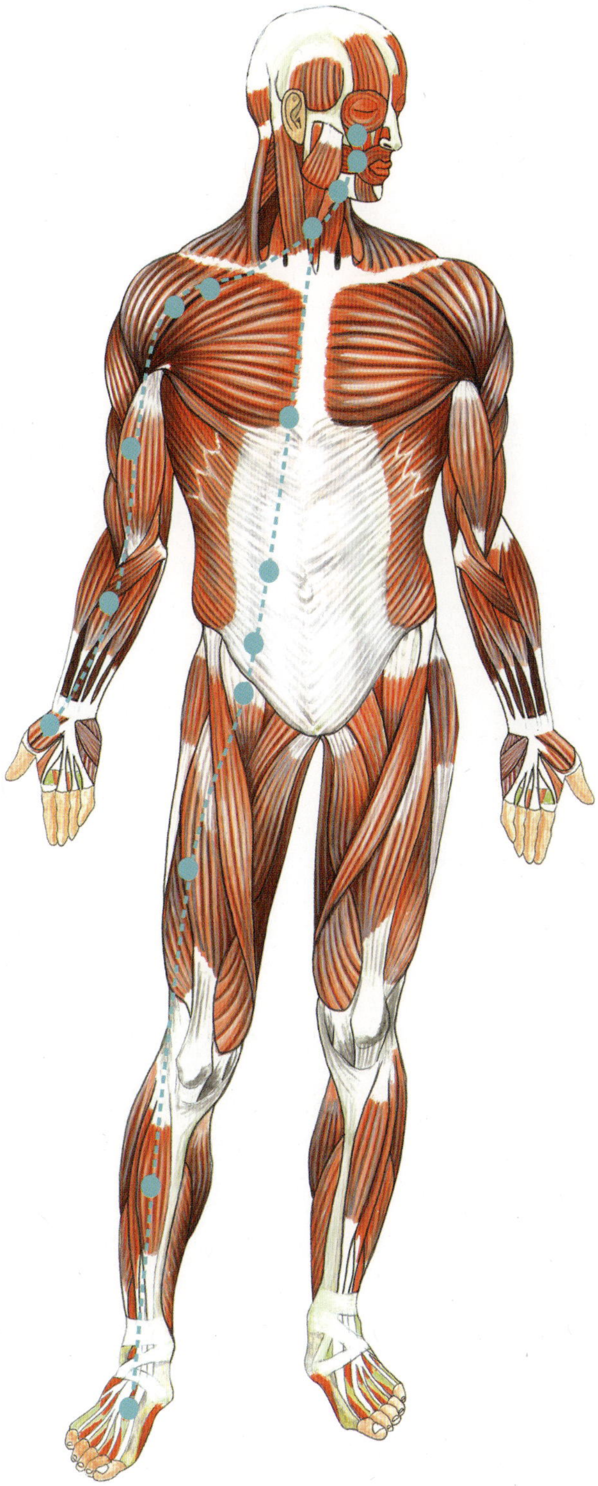

그림 3.1. 앞쪽 움직임의 배열

시상면 SAGITTAL PLANE

이 근막배열은 신체분절 뒤쪽으로 움직이고 아래의 근막단위를 포함한다.

체간

안테–카풋(1,2,3) ante-caput(1, 2, 3)	an-cp 1, 2, 3
안테–콜룸 anter-collum	an-cl
안테–쏘랙스 ante-thorax	an-th
안테–룸비 ante-lumbi	an-lu
안테–펠빅스 ante-pelvis	an-pv

상지

안테–스카풀라 ante-scapula	an-sc
안테–휴머러스 ante-humerus	an-hu
안테–큐비투스 ante-cubitus	an-cu
안테–칼푸스 ante-carpus	an-ca
안테–디지티 ante-digiti	an-di

하지

안테–콕사 ante-coxa	an-cx
안테–제뉴 ante-genu	an-ge
안테–탈루스 ante-talus	an-ta
안테–페스 ante-pes	an-pe

안테-카풋 1의 근막단위
Mf unit of ante-caput 1

머리-앞쪽 1
an-cp 1

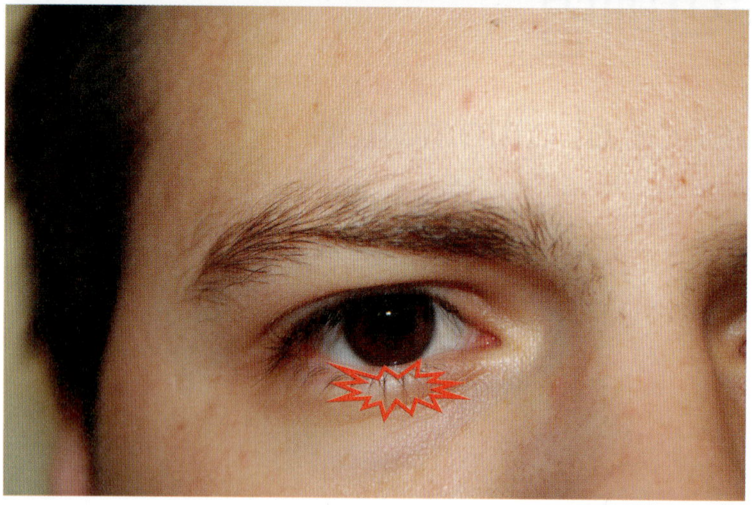

그림 3.2. 통증부위와 인지중심(CP).

아래눈꺼풀의 장애와 안구 근막이 테논낭(Tenon's Capsule)의 과밀도화(densification)로 인한 안륜근(눈둘레근)과 하직근(아래곧은근) 사이에 협응부족

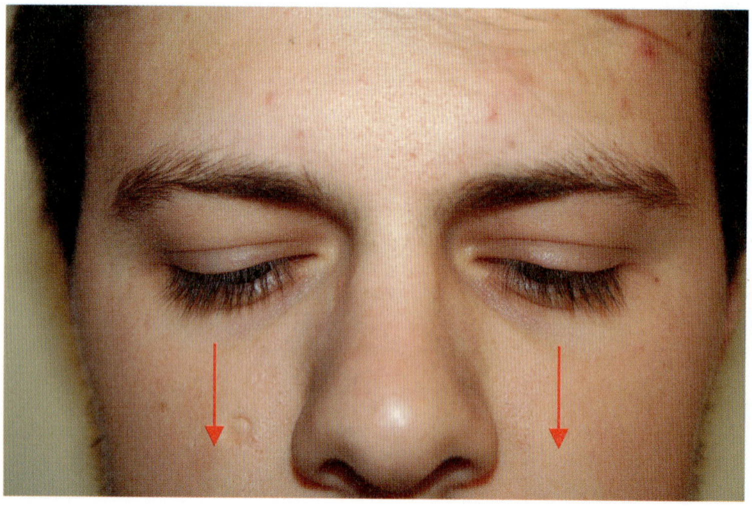

그림 3.3. 운동검증.

환자는 목을 움직이지 않고 시선을 아래로 향할 때 복시나 눈동자가 흔들리는 느낌이 난다. 반대쪽에 비해서 아래 눈꺼풀의 경미한 안검하수가 있을 수 있다.

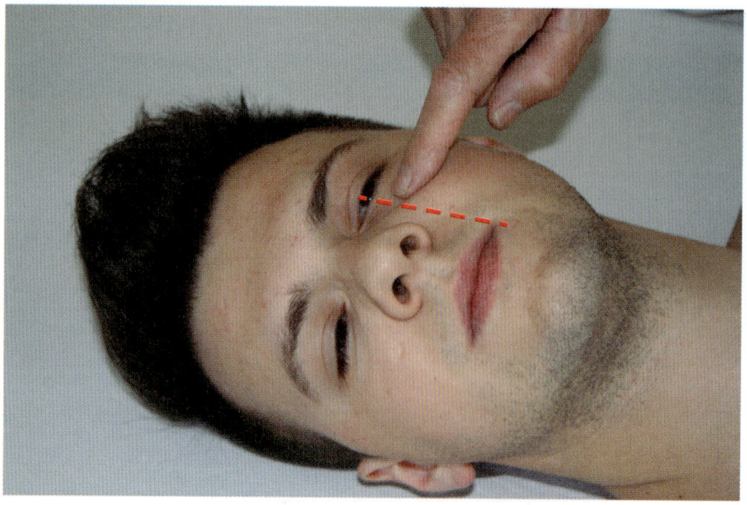

그림 3.4. 협응중심(cc)의 촉진검증.

촉진검증은 검지나 중지의 손가락 끝을 하안와연(아래눈확모서리)에 대고 과밀도화나 연관통을 찾아낸다. 협응중심은 눈동자 선을 따라 위치한다(ST 2).

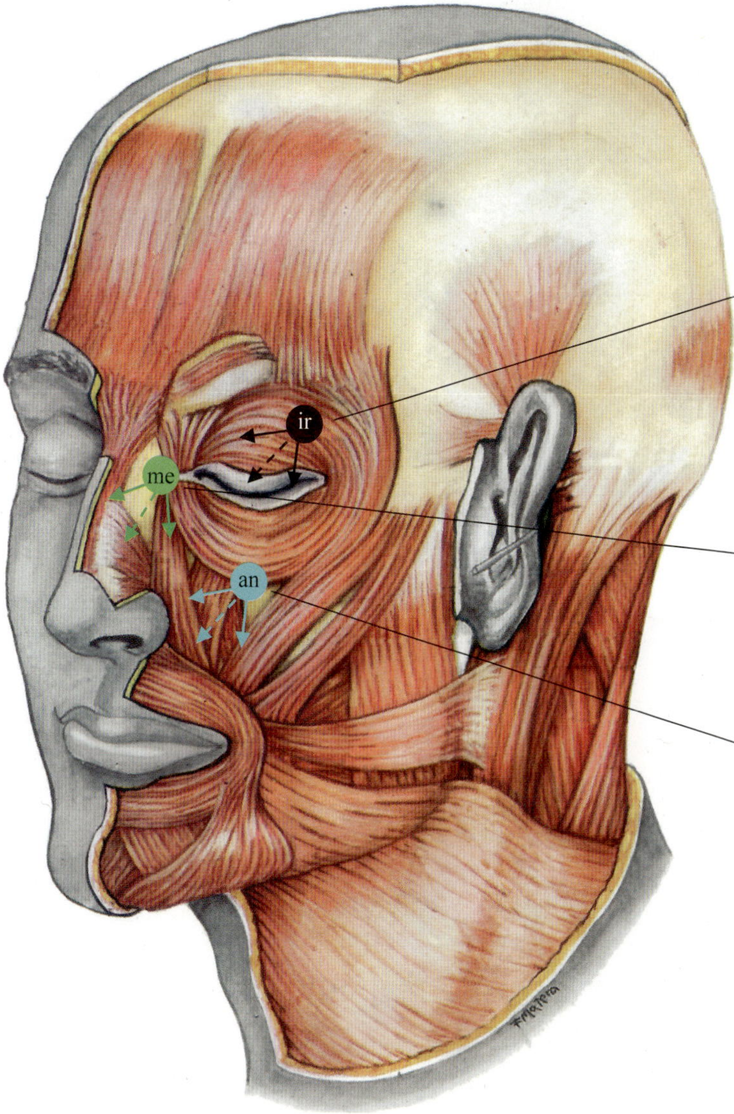

그림 3.5. 안구 부위의 협응중심(cc)에 대한 비교 촉진 검증

ir–cp 1의 협응중심은 안구와 안와능선 사이에 위치함; 단관절(상사근: 위경사근)과 다관절(안륜근: 눈둘레근) 벡터가 모이는 곳이다.

me–cp 1의 협응중심은 내측 인대에 위치하며, 이 인대는 단관절(내직근: 안쪽 곧은근)과 다관절(안륜근: 눈둘레근) 벡터가 모이는 곳이다.

an–cp 1의 협응중심은 동공과 같은 선상으로 아래 위치하며, 단관절(하직근: 아래곧은근)과 다관절(안륜근: 눈둘레근) 벡터가 모이는 곳이다. 테톤 근막이 이 벡터를 연결한다.

(그림 5.5와 그림 7.5 참조)

(Modified from G. Chiarugi & L. Bucciante, Istituzioni di anatomia dell'uomo. Piccin)

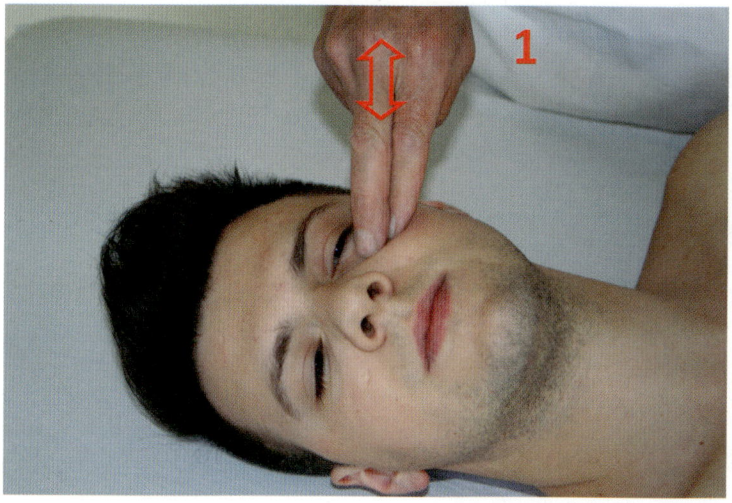

그림 3.6. 치료.

환자는 바로 누운 자세를 취한다. 치료사는 하안와연(아래눈확모서리)에 검지의 끝을 대주고 중지로 보강해 주고 가벼운 마찰법(1)으로 국소통증이나 연관통이 사라질 때까지 시행한다.

안테-카풋 2의 근막단위

Mf unit of ante-caput 2

머리-앞쪽 2

an-cp 2

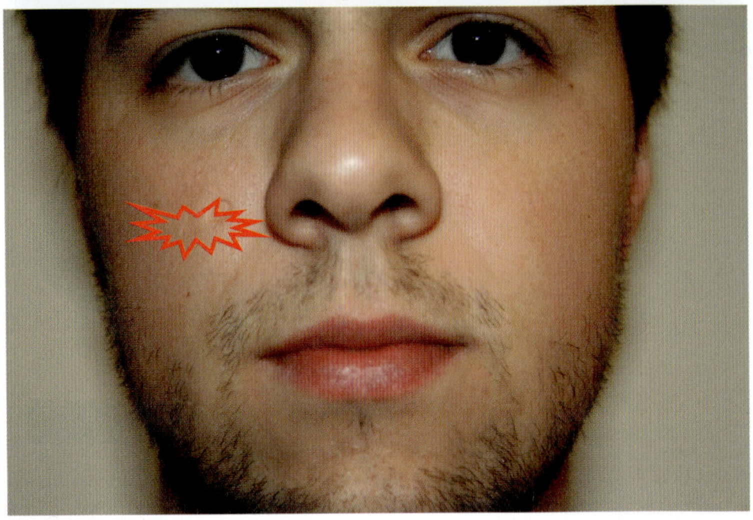

그림 3.7. 통증부위와 인지중심(cp)

윗입술의 마비, 침을 머금을 수 없음(침을 흘림), 구륜근(입둘레근)과 관골근(광대근) 사이의 협응부족으로 축 처진 입술.

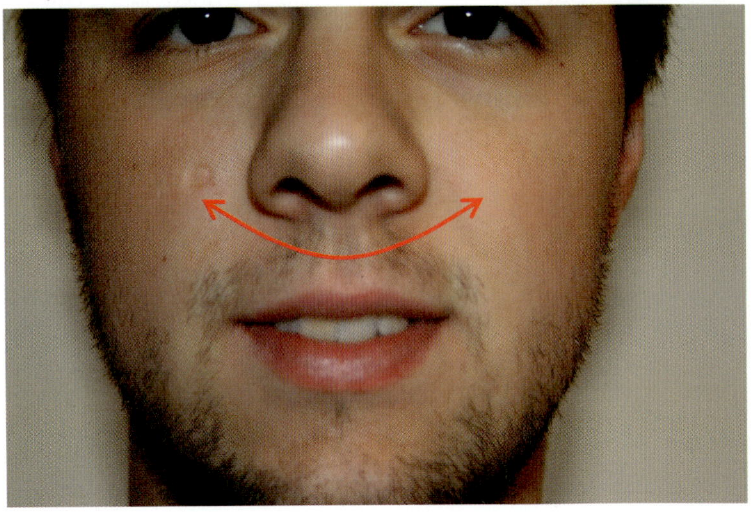

그림 3.8. 운동검증.

환자는 미소를 짓거나 말할 때 마비쪽 입술을 올릴 수 없고, 침을 머금을 수 없어 흘리게 된다. 마비의 직접적인 영향을 받지 않는 사람들에게서는 오래 웃는 것은 안면 경련을 일으킬 수 있다.

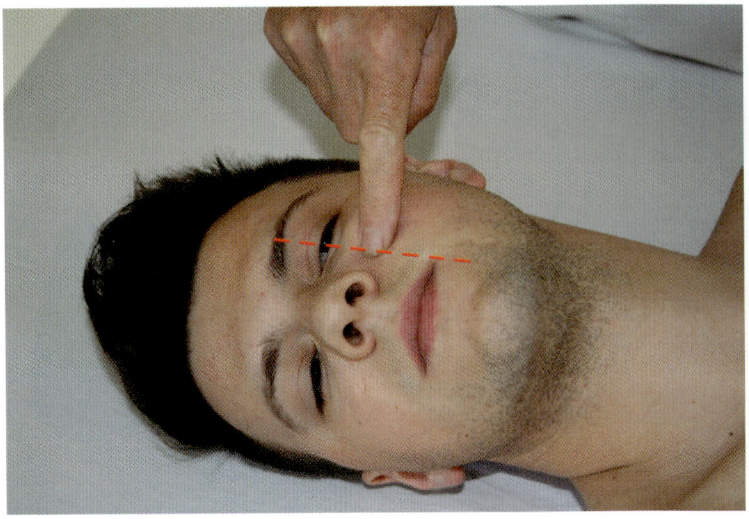

그림 3.9. 협응중심(cc)의 촉진검증.

치료사는 검지나 중지 끝부분으로 관골근(광대근)을 따라가면서 연관통을 일으키는 통증점을 찾는다. 이 포인트는 눈동자에서 입 가장자리로 이어지는 선을 따라 위치한다(ST 3).

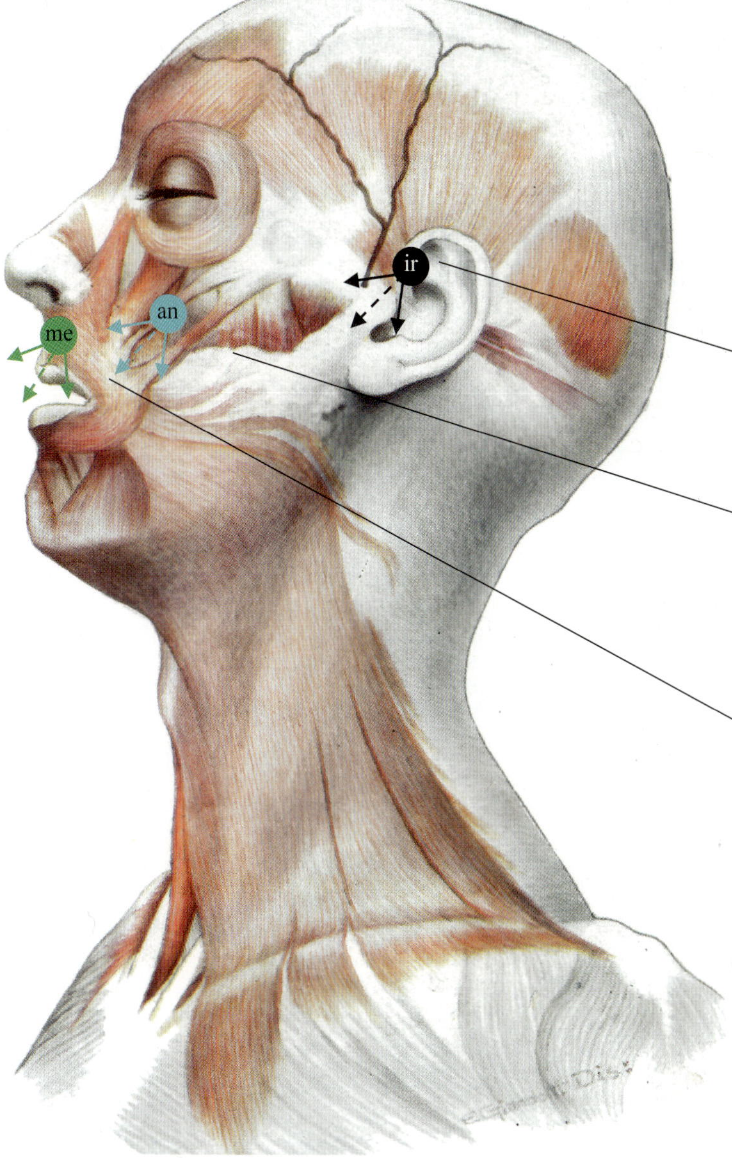

그림 3.10. 상악(위턱) 부위의 협응중심 (cc)에 대한 비교 촉진 검증.

ir–cp 2의 협응중심은 귀 앞쪽에 위치하며, 단관절(전이개근: 앞쪽 귓바퀴근)과 다관절(측두근: 관자근) 벡터가 모이는 곳이다.

an–cp 2의 협응중심은 뺨의 중간 부분에 위치하며, 단관절(상순거근: 위입술올림근과 구각근: 입꼬리근)과 다관절(구륜근: 입둘레근) 벡터가 모이는 곳이다.

me–cp 2의 협응중심은 비순구(코입술고랑) 중앙에 위치하며, 단관절(상순비익거근: 위입술콧방울올림근)과 다관절(익상두의 관골근) 벡터가 모이는 곳이다.

(그림 5.7과 그림 7.10 참조)

(Modified from G. Chiarugi & L. Bucciante, Istituzioni di anatomia dell'uomo. Piccin)

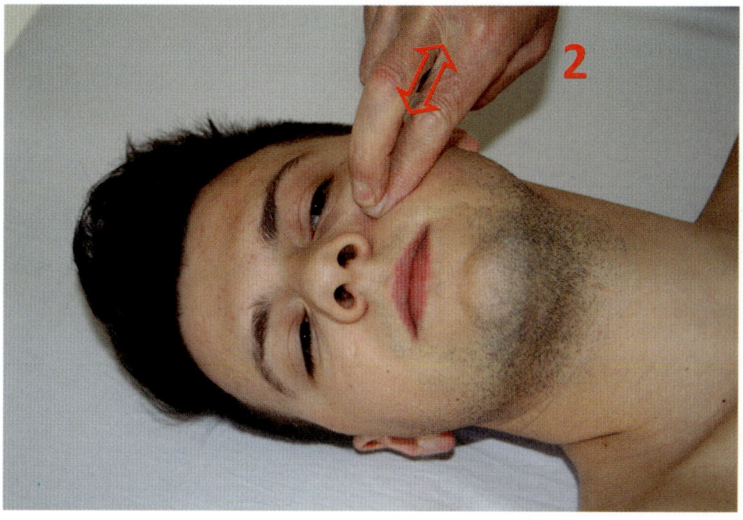

그림 3.11. 치료.

환자는 바로 누운 자세를 취한다. 치료사는 한 손으로 환자의 머리를 잡고 다른 손의 검지와 중지 끝부분을 사용해서 통증이 사라질 때까지 가벼운 마찰법(2)을 시행한다. 치료하는 동안 치료사는 환자의 옆쪽이나 머리 위쪽에 선다.

안테-카풋 3의 근막단위
Mf unit of ante-caput 3

머리-앞쪽 3
an-cp 3

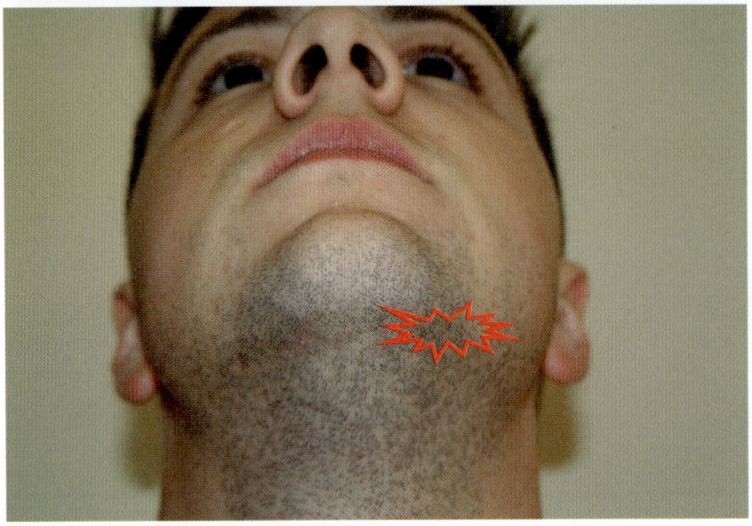

그림 3.12. 통증부위와 인지중심(cp).

턱관절의 장애나 하악골의 통증. 혀 근육의 협응이 부족.

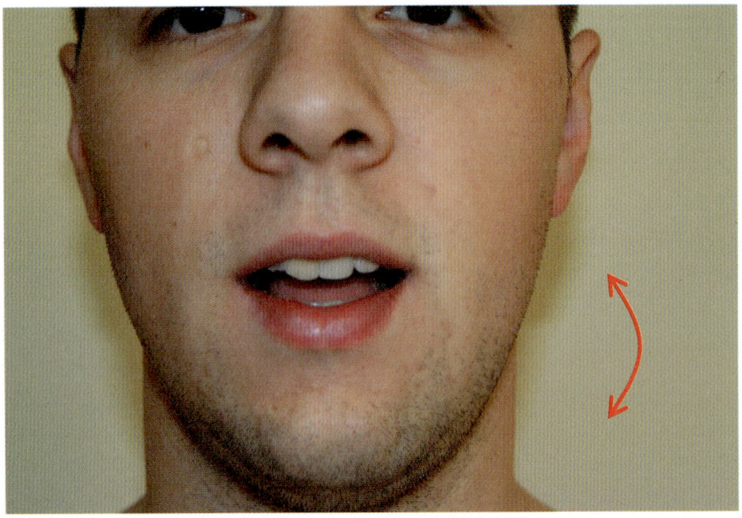

그림 3.13. 운동검증.

환자가 입을 벌릴 때 턱관절이 한쪽으로 치우치거나 소리가 난다. 다른 때에는 입 벌리는 것이 제한되거나 혀의 움직임이 원활하지 않은 경우도 있다.

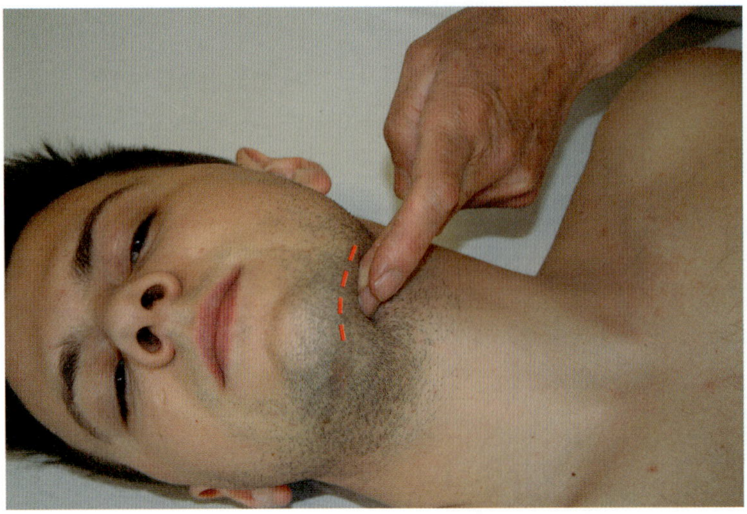

그림 3.14. 협응중심(cc)의 촉진검증.

검지와 중지 끝으로 하악골(아래턱)의 하악각과 턱 사이의 중간 부분에 해당하는 하악골(아래턱)의 아래모서리 밑쪽에 위치한다. 가장 민감한 부위를 촉진한다. 반대쪽에 있는 동일한 협응중심을 비교 촉진하는 것을 권장한다.

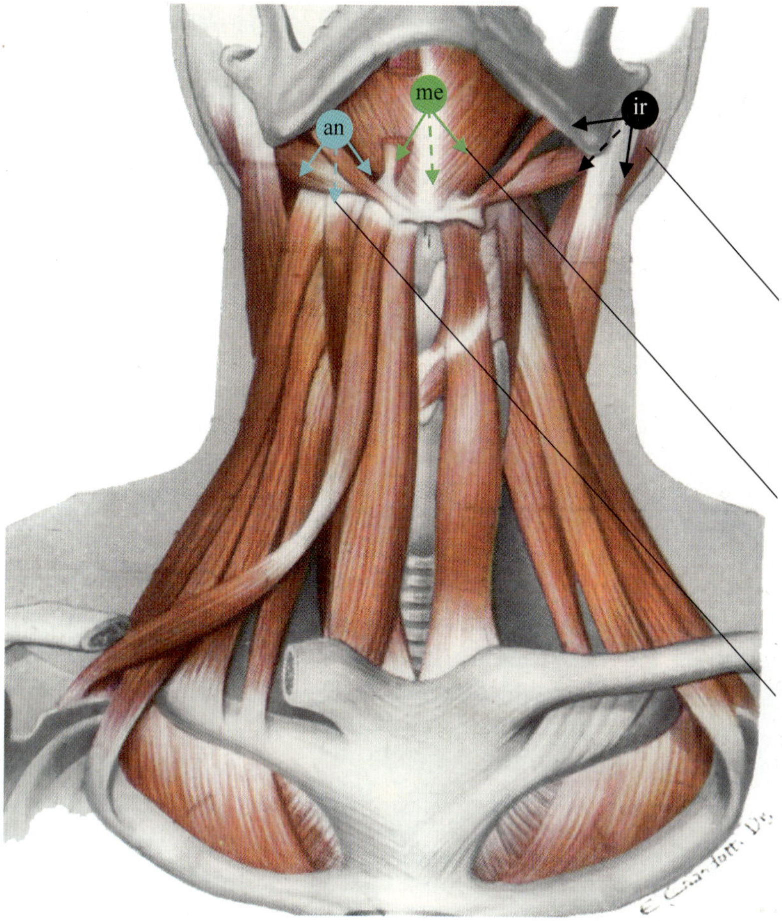

그림 3.15. 하악(아래턱) 부위의 협응중심(cc)에 대한 비교 촉진 검증.

ir–cp 3의 협응중심은 하악골(아래턱뼈)의 측면에 위치하며, 단관절(익상근: 날개근)과 다관절(경돌설골근: 붓목뿔근) 벡터가 모이는 곳이다.

me–cp 3의 협응중심은 중앙봉선(central raphe) 위에 위치하며, 단관절(악설골근: 턱목뿔근)과 다관절(이복근: 두힘살근) 벡터가 모이는 곳이다.

an–cp 3의 협응중심은 하악골 아래에 위치하며, 단관절(악설골근: 턱목뿔근)과 다관절(이복근: 두힘살근) 벡터가 모이는 곳이다.

(그림 5.11과 그림 7.15 참조)

(Modified from G. Chiarugi & L. Bucciante, Istituzioni di anatomia dell'uomo. Piccin)

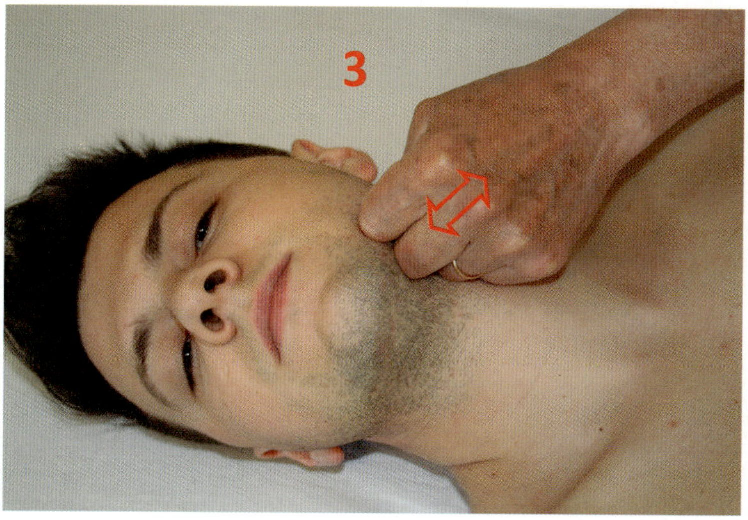

그림 3.16. 치료.

환자는 고개를 반대쪽으로 약간 돌린 채로 바로 누운 자세를 취한다. 치료사는 하악골 가장자리 아래쪽에 악설골근(턱목뿔근)의 근막에 너클을 사용해서 중등도 압력(3)으로 치료한다. 필요하다면 치료사는 다른 손을 사용하여 환자의 머리를 고정시켜 준다.

안테-콜룸의 근막단위
Mf unit of ante-collum

목-앞쪽
an-cl

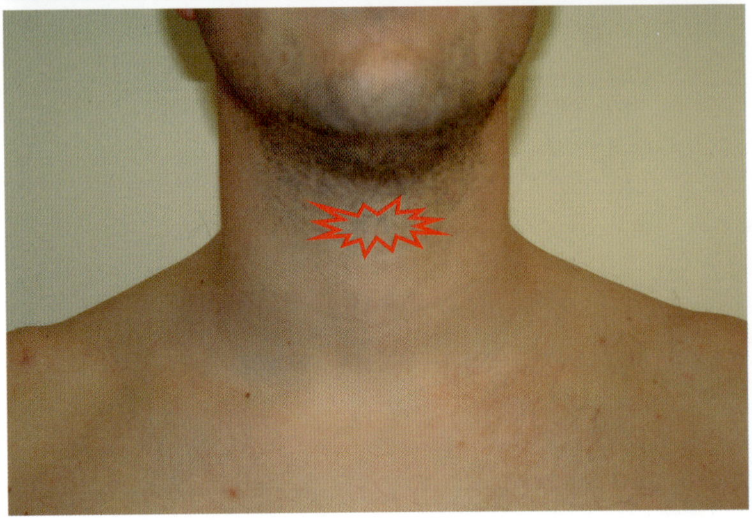

그림 3.17. 통증부위와 인지중심(cp).

전방부(주동근)나 목뒤쪽(길항근 근막단위)에 통증이 있다. 목 통증은 흔하게 두통을 유발한다.

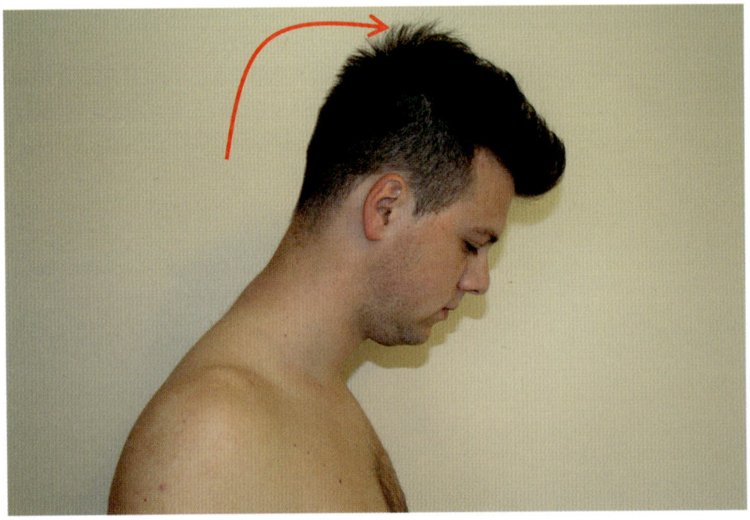

그림 3.18. 운동검증.

환자는 다음과 같을 때 통증이 두드러진다:

- 선 자세에서 바닥을 향해 아래를 본다.
- 바로 누운 자세에서 머리를 들어올린다.
- 턱을 흉골(복장뼈)에 닿게 하거나 흉골 쪽으로 오게 한다.

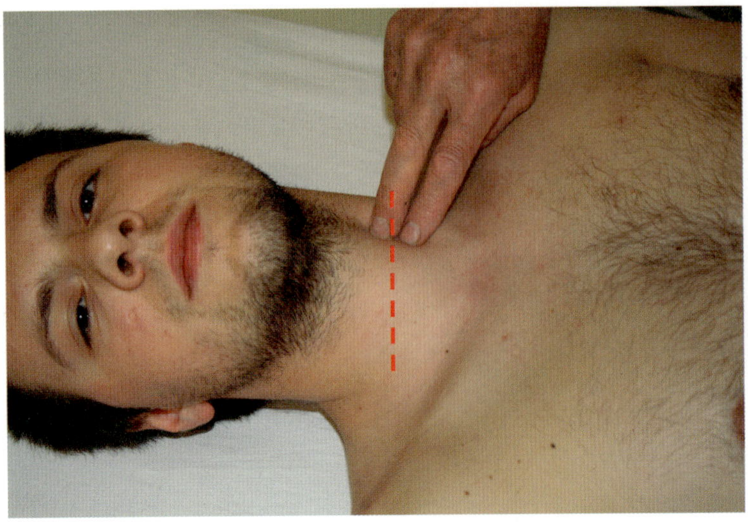

그림 3.19. 협응중심(cc)의 촉진검증.

치료사는 검지나 중지의 끝부분을 갑상 연골(빨간색 점선) 높이에 흉쇄유돌근(목빗근)의 앞쪽 경계부에 놓고 과밀도화나 수축된 근육 섬유들을 찾아낸다(ST 9).

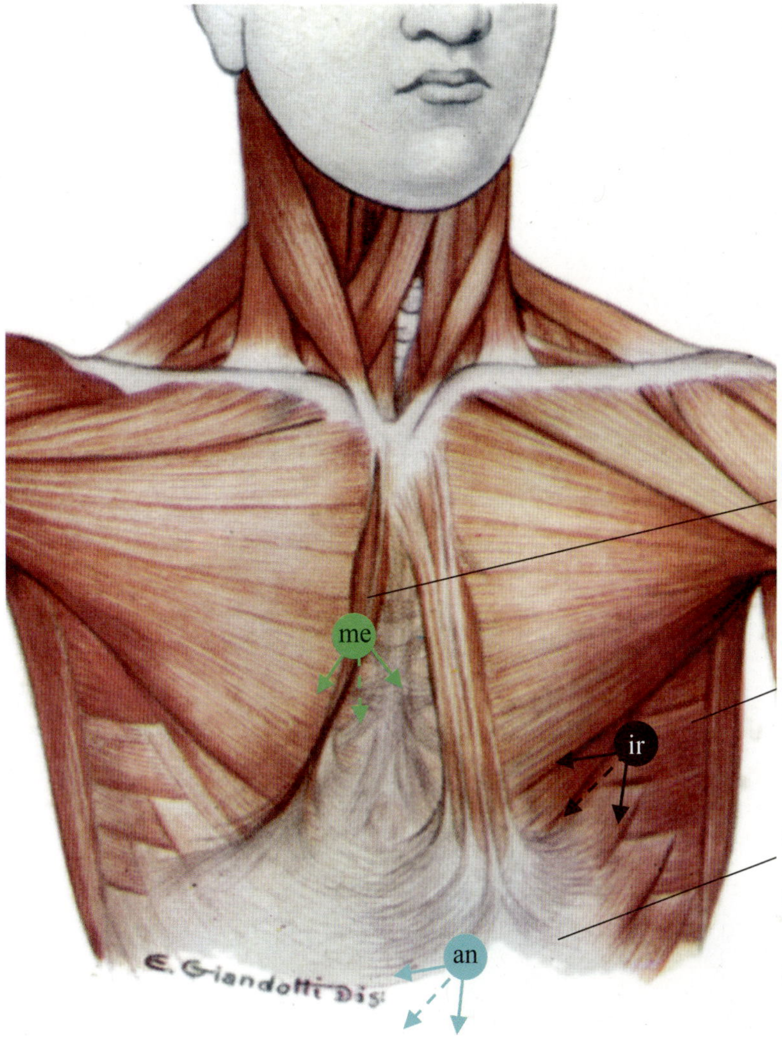

그림 3.25. 흉곽 앞쪽 부
(cc)에 대한 비교 촉진 검증

me–th의 협응중심은 흉골(복장
위치하며, 양쪽의 대흉근(큰가슴
형성된 벡터가 모이는 곳이다.

ir–th의 협응중심은 가슴 밑에
단관절(늑간근: 갈비뼈사이근)과
(대흉근의 하부) 벡터가 모이는

an–th의 협응중심은 검상돌기
하며, 단관절(흉근: 복장근)과 다
배곧은근)의 벡터가 모이는 곳

(그림 5.19와 그림 7.25 참조)

(Modified from G. Chiarugi & L.
Istituzioni di anatomia dell'uomo

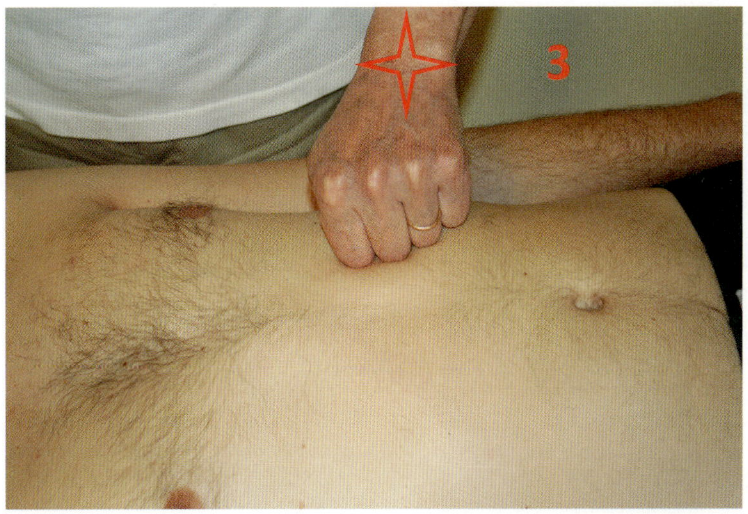

그림 3.26. 치료.

환자는 바로 누운 자세를 취
팔꿈치를 사용할 수도 있고
환자의 경우에는 너클을 사
치료사는 국소 통증과 연관
때까지 복직근(배곧은근) 근
을 적용한다.

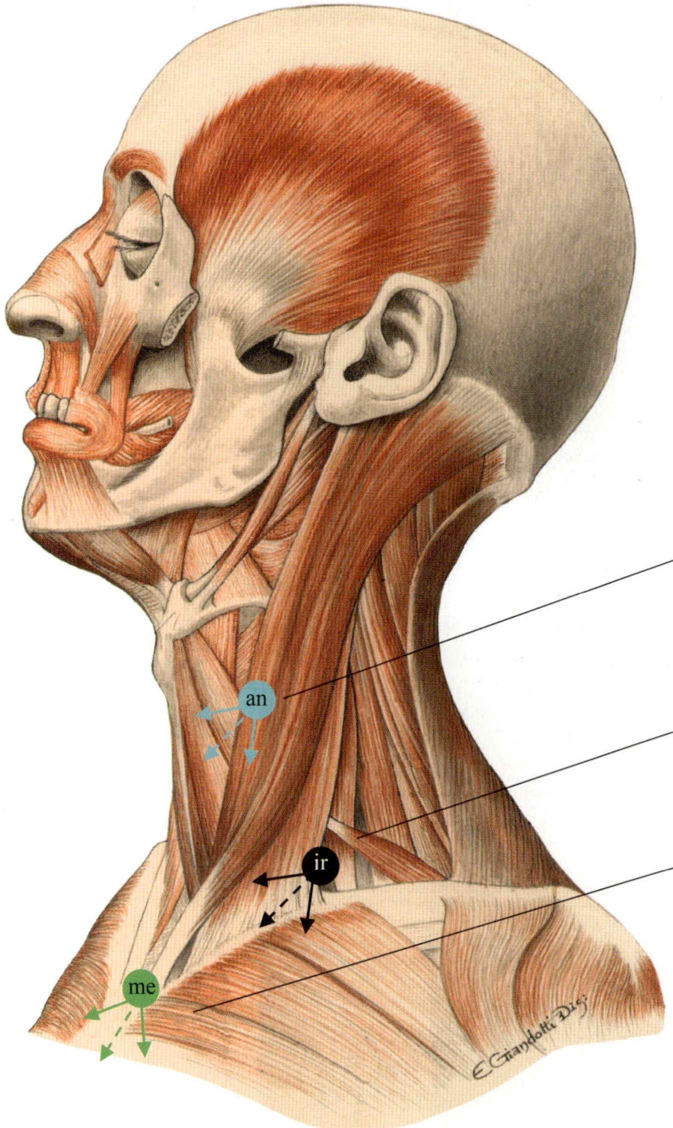

그림 3.20. 목 앞쪽 부위의 협응중심 (cc)에 대한 비교 촉진 검증.

an–cl의 협응중심은 갑상연골의 측면에 위치하며, 단관절(설골하근: 목뿔아래근)과 다관절(흉쇄유돌근: 목빗근) 벡터가 모이는 곳이다.

ir–cl의 협응중심은 쇄골(빗장뼈) 위에 위치하며, 단관절(견갑설골근: 어깨목뿔근)과 다관절(흉쇄유돌근의 쇄골지) 벡터가 모이는 곳이다.

me–cl의 협응중심은 흉골절흔(복장뼈패임)에 위치하며, 흉쇄유돌근의 흉골지의 벡터가 모이는 곳이다.

(그림 5.15와 그림 7.20 참조)

(Modified from G. Chiarugi & L. Bucciante, Istituzioni di anatomia dell'uomo. Piccin)

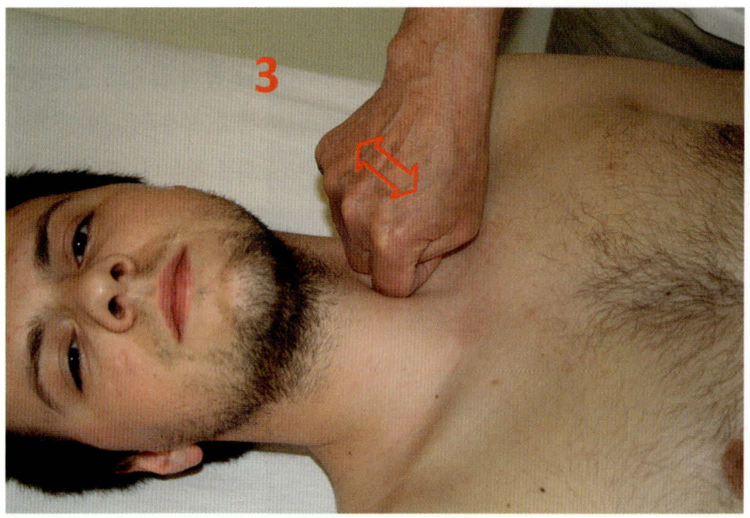

그림 3.21. 치료.

환자는 바로 누운 자세를 취한다.

치료사는 흉쇄유돌근(목빗근) 위로 뻗어 있는 근막을 촉진한다. 환자가 바늘로 찌르는 것 같은 통증을 호소하며, 치료사는 중등도의 압력(3)을 사용하여 너클로 포인트를 치료한다.

안테-쏘랙스의 근막단위
Mf unit of ante-thorax

흉곽-앞
an-th

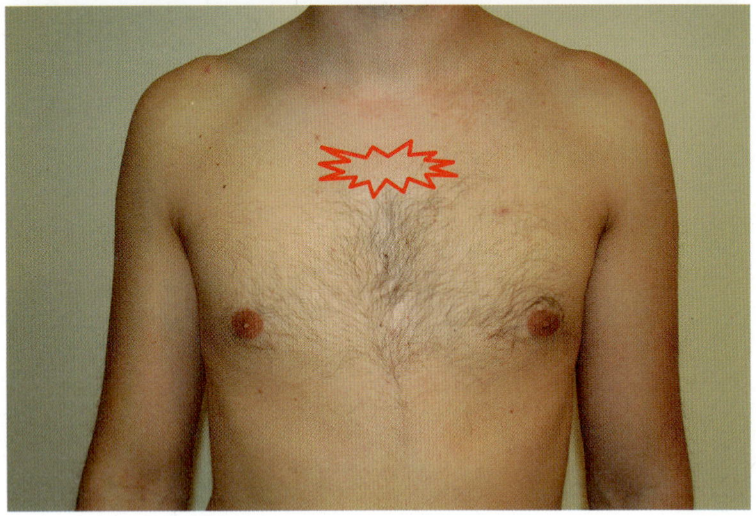

그림 3.22. 흉

흉골(복장뼈)의
가슴 앞쪽의
자에게 심장
생각하게 만

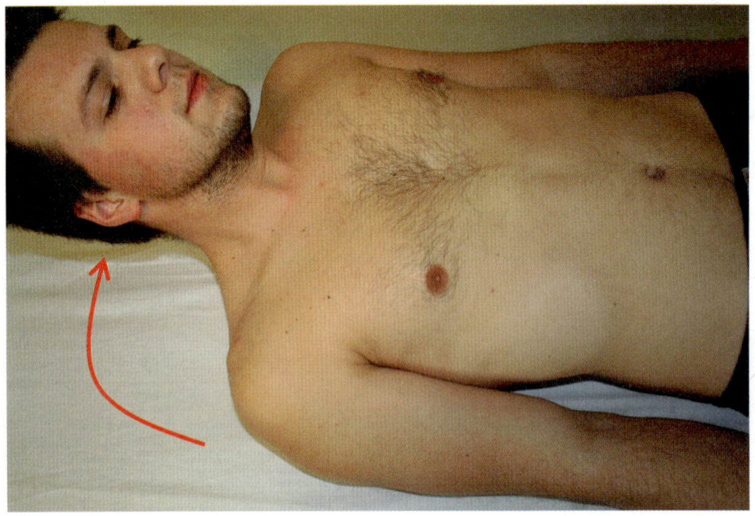

그림 3.23. 운

환자는 바로
들어올릴 때
이 동작 검사
로 하거나 옆

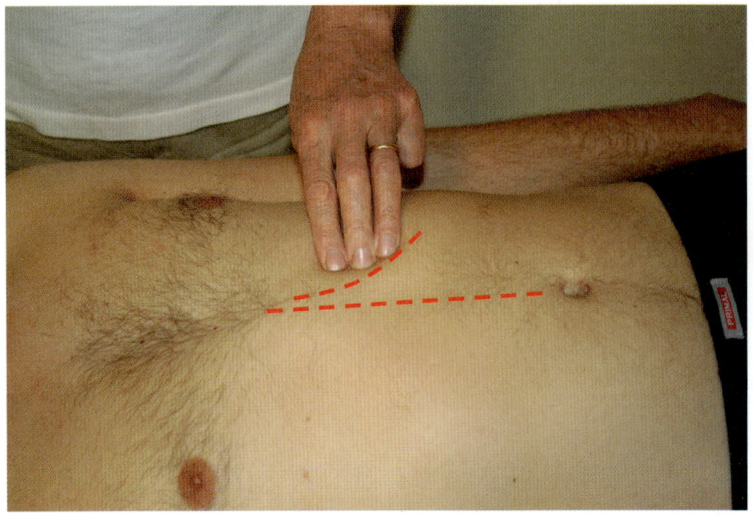

그림 3.24. 흉

치료사는 검지
서 기시하는
근막의 과밀도
부 흉곽(가슴
바로 위쪽에
ST 19).

안테-룸비의 근막단위
Mf unit of ante-lumbi

허리-앞쪽
an-lu

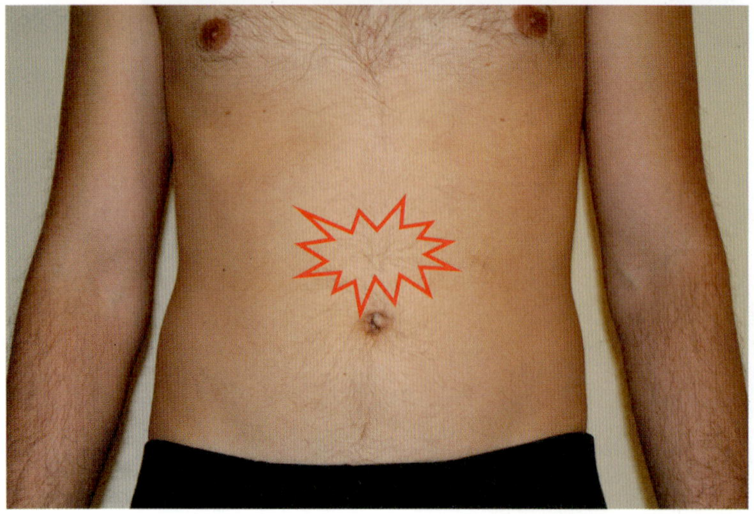

그림 3.27. 통증부위와 인지중심(cp).

복벽의 장애나 통증(특히 복직근 전체): 과도한 근력 운동으로 인한 복부 경련이 나타난다. 때로는 앞쪽을 보상하기 위해 요추(허리뼈)에서 통증이 유발되기도 한다.

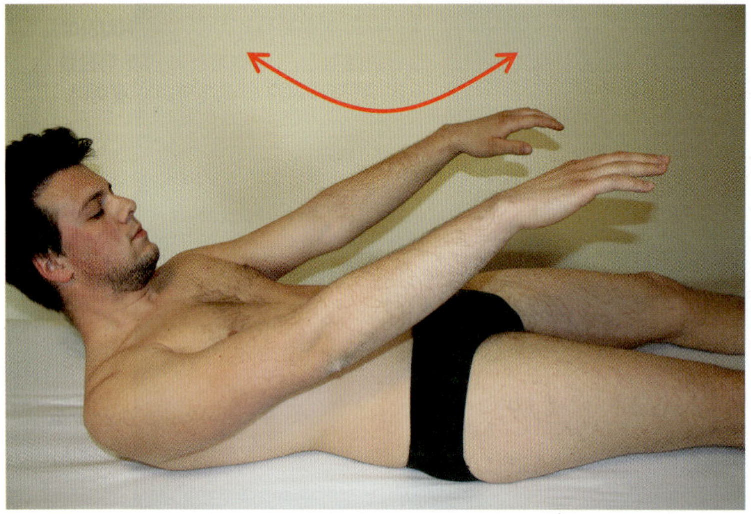

그림 3.28. 운동검증.

환자가 바로 누운 자세에서 팔과 가슴을 동시에 들어올리려고 할 때 복부나 등에 통증이 두드러진다.

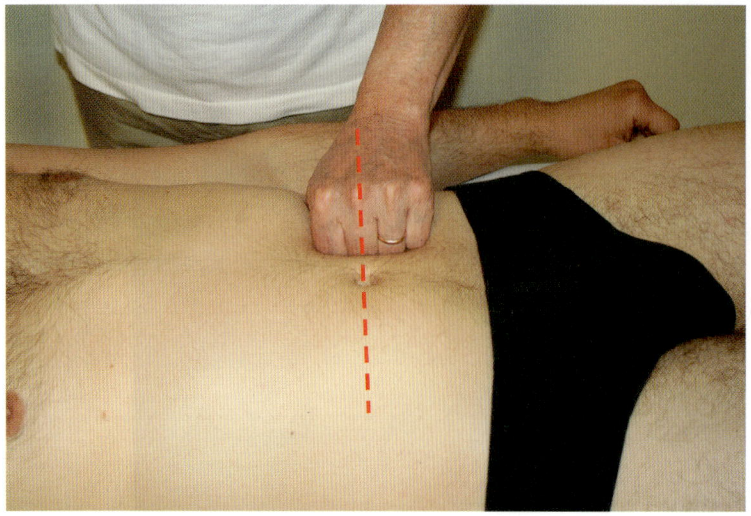

그림 3.29. 협응중심(cc)의 촉진검증.

치료사는 손가락 끝부분이나 너클을 사용해서 배꼽 위치(빨간 점선)에 있는 복직근초를 눌러 가장 많이 뭉친 지점을 찾아낸다. 복부에서는 과밀도화된 부위를 찾기는 상당히 어렵지만, 뭉친 근육 띠를 찾기는 쉽다(ST 23 p, ST 24, ST 25 원위)

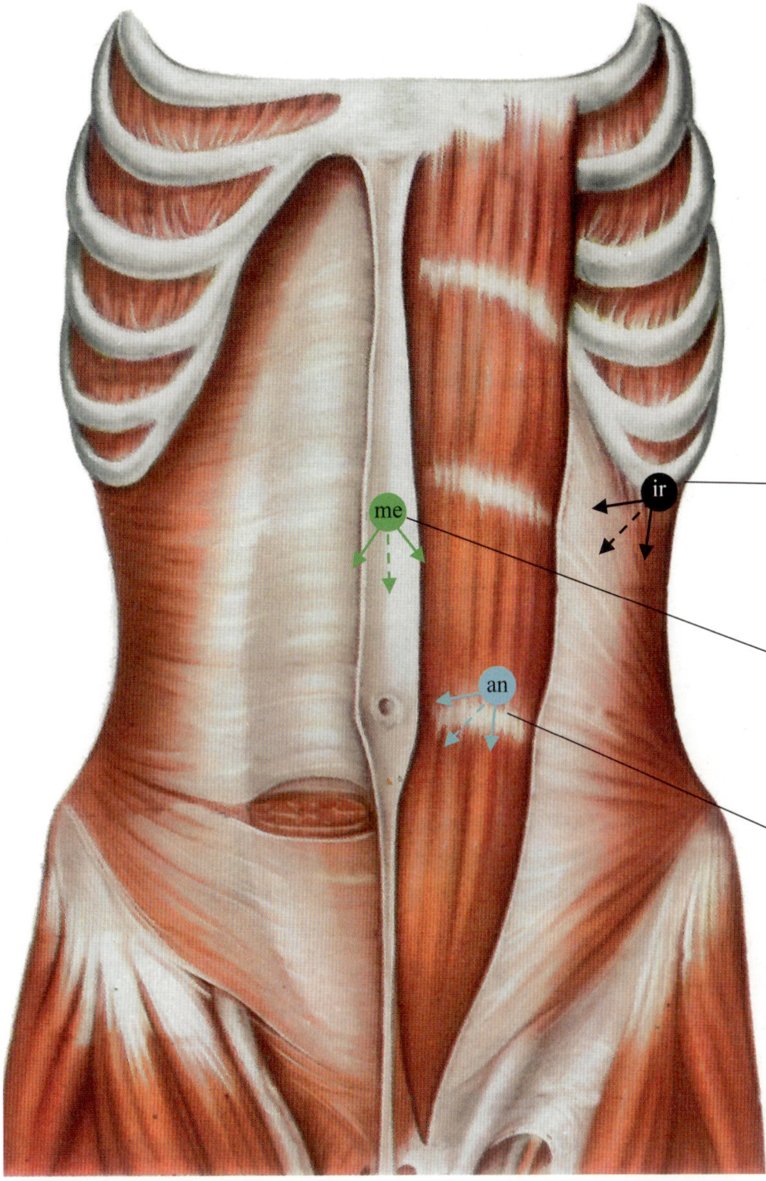

그림 3.30. 허리 앞쪽 부위의 협응중심(cc)에 대한 비교 촉진 검증.

ir–lu의 협응중심은 11번 갈비뼈 밑에 위치하며, 단관절(복횡근: 배가로근)과 다관절(복사근: 배빗근) 벡터가 모이는 곳이다.

me–lu의 협응중심은 배꼽 윗부분의 백선에 위치하며, 인지하는 역할을 하는 곳이다.

an–lu의 협응중심은 배꼽 옆쪽에 위치하며, 단관절(복직근)과 다관절(복사근) 벡터가 모이는 곳이다.

(그림 5.23과 그림 7.30 참조)

(Modified from G. Chiarugi & L. Bucciante, Istituzioni di anatomia dell'uomo. Piccin)

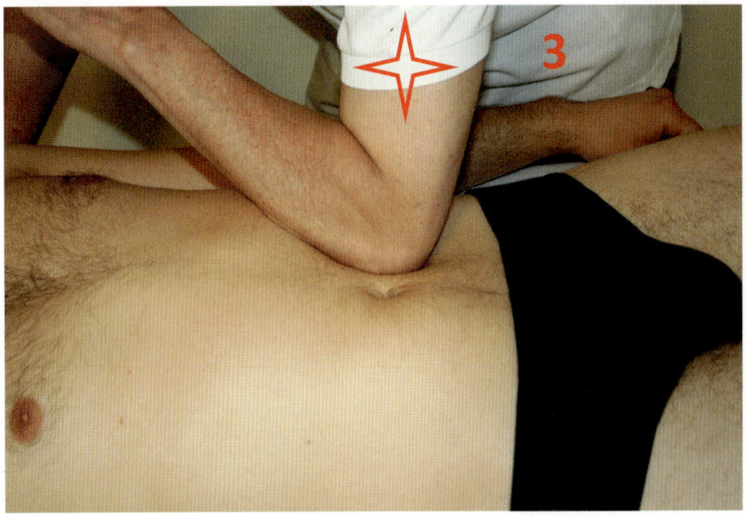

그림 3.31. 치료.

환자는 바로 누운 자세를 취한다. 치료사는 팔꿈치로 배꼽 정도 위치에 복직근초나 근막 위에 마찰법을 적용한다. 때로는 연관통이 치골(두덩뼈)이나 검상돌기(칼돌기) 쪽으로 확산될 수도 있다.

안테-펠비스의 근막단위
Mf unit of ante-pelvis

골반-앞쪽
an-pv

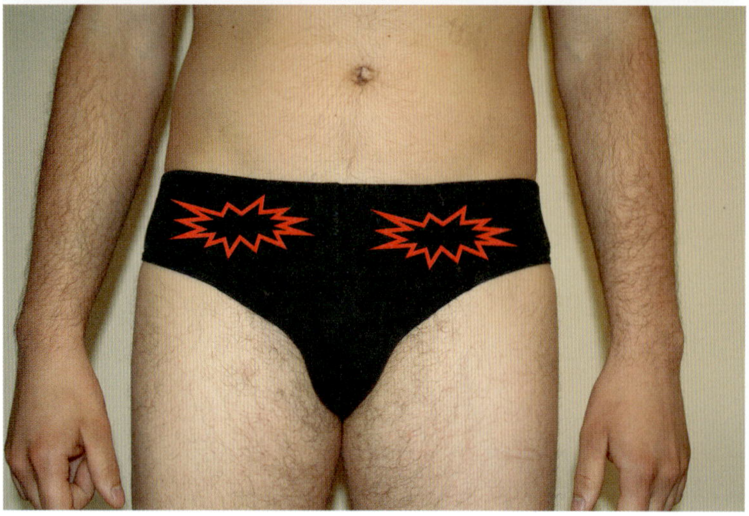

그림 3.32. 통증부위와 인지중심(cp).

양쪽 또는 한쪽의 장골와(엉덩뼈오목)에 묵직한 감각을 느낀다. 허벅지 앞쪽, 치골(두덩뼈) 부위 또는 천골(엉치뼈)에 통증이 있다.

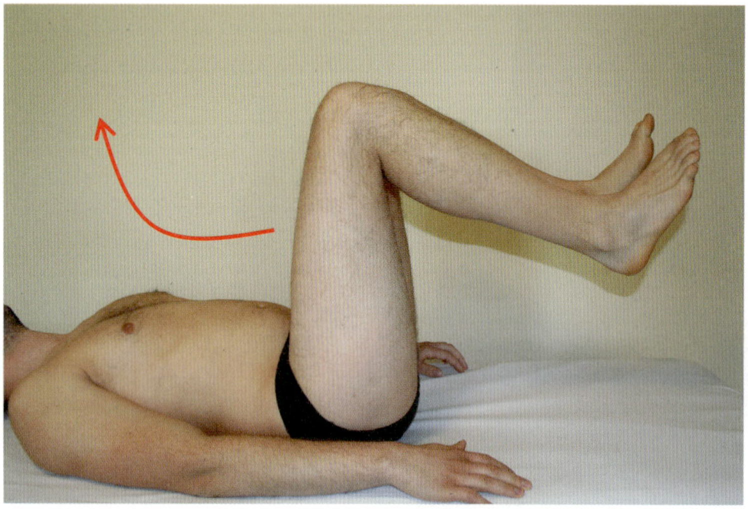

그림 3.33. 운동검증.

환자가 아래와 같이 하려고 할 때 서혜부(샅고랑)의 통증을 호소한다:

- 골반과 동시에 손상측 허벅지를 능동적으로 펼 때.
- (그림에서 보듯이) 바로 누운 자세에서 양 다리를 들어올린다.

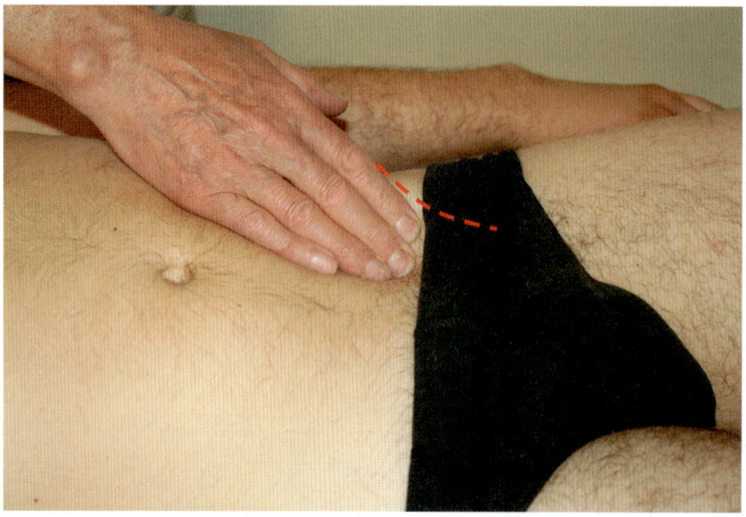

그림 3.34. 협응중심(cc)의 촉진검증.

치료사는 가장 민감하고 과밀도화된 포인트를 찾기 위해 ASIS의 안쪽과 밑쪽으로 복사근과 장골근(엉덩근) 근막에 검지 끝부분이나 너클로 대어준다(SP 13).

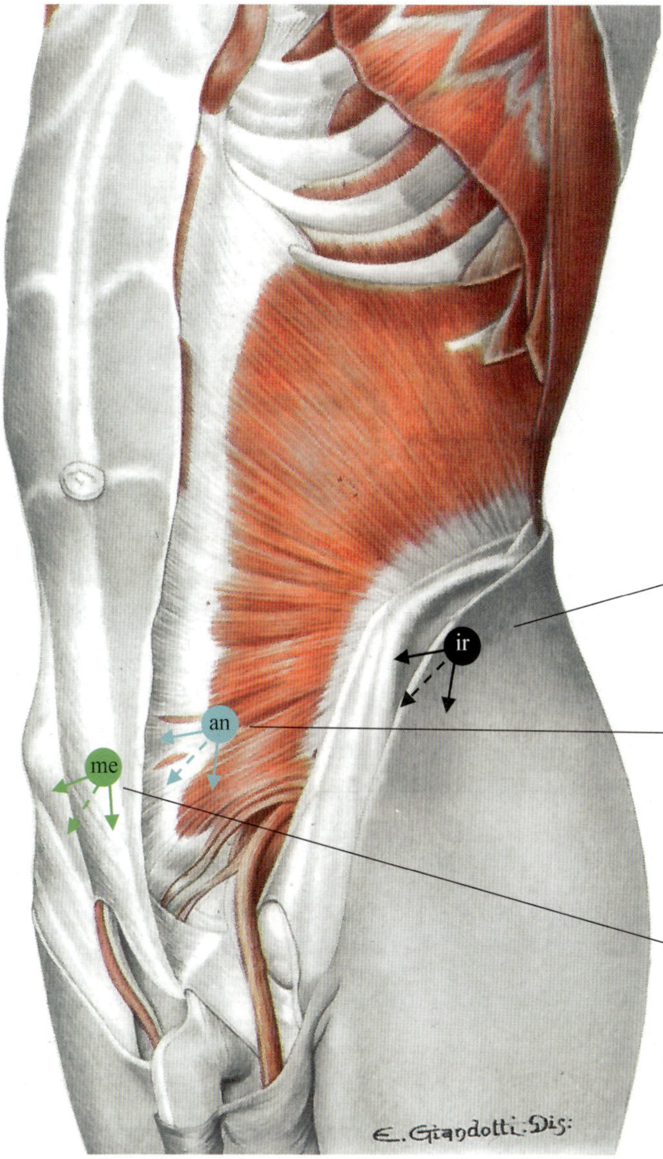

그림 3.35. 골반 앞쪽의 협응중심(cc)에 대한 비교 촉진 검증.

ir-pv의 협응중심은 장골근의 원위부에 위치하며, 단관절(소둔근: 작은볼기근)과 다관절(복사근과 대퇴근막장근) 벡터가 모이는 곳이다.

an-pv의 협응중심은 ASIS의 내측에 위치하며, 단관절(장골근)과 다관절(복사근과 복직근) 벡터가 모이는 곳이다.

me-pv의 협응중심은 배꼽 아래쪽의 백선에 위치하며, 단관절(추체근: 배세모근)과 다관절(복직근) 벡터가 모이는 곳이다.

(그림 5.27과 그림 7.35 참조)

(Modified from G. Chiarugi & L. Bucciante, Istituzioni di anatomia dell'uomo. Piccin)

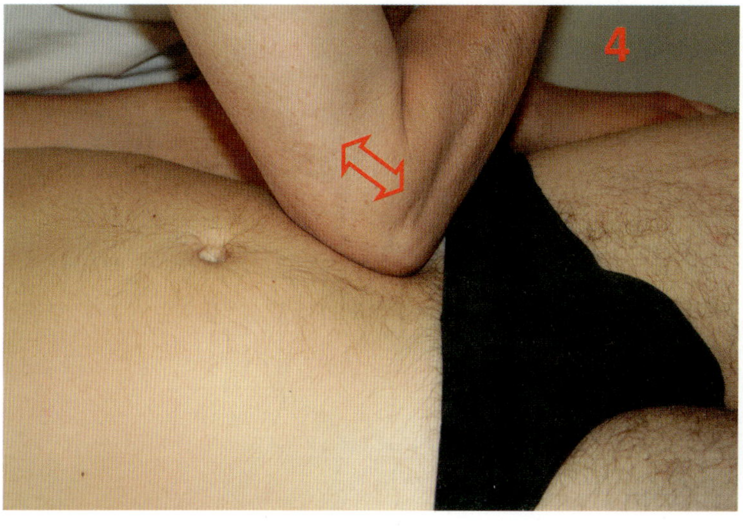

그림 3.36. 치료.

환자는 바로 누운 자세를 취한다. 치료사는 팔꿈치나 너클로 복직근에 외측 부위에 놓고 도수치료를 시작하기 전에 복벽의 긴장이 감소할 때까지 기다렸다가 장골근을 향해 압력을 가한다. 치료사는 협응중심을 풀어줄 때 동측이나 반대측에서도 시행할 수 있다.

안테-콕사의 근막단위
Mf unit of ante-coxa

고관절-앞쪽
an-cx

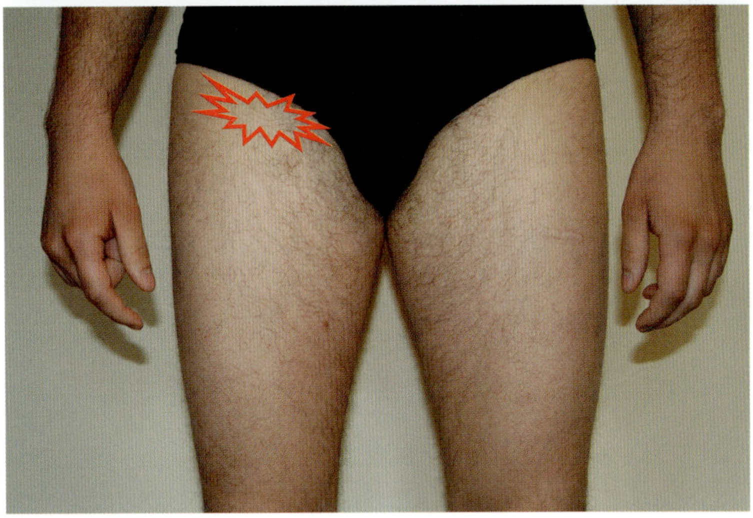

그림 3.37. 통증부위와 인지중심(cp).

허벅지 앞부분의 장애와 통증. 서혜부(샅고랑)의 날카로운 통증으로 다리를 절뚝거리거나 대퇴직근(넙다리곧은근)을 따라 퍼지는 통증이 발생한다.

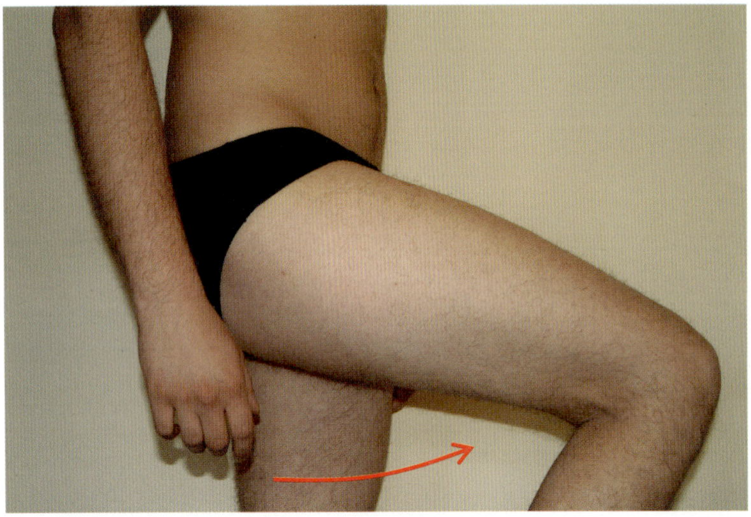

그림 3.38 운동검증.

통증은 허벅지를 앞으로 가져갈 때(고관절 굴곡) 근섬유가 짧아지거나 허벅지를 뒤로 가져가서(고관절 신전) 늘어날 때 통증이 심해진다.

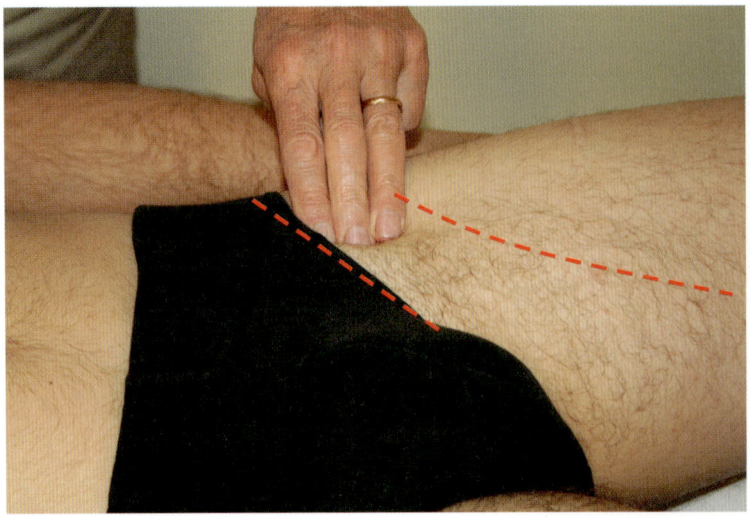

그림 3.39. 협응중심(cc)의 촉진검증.

치료사는 과밀도화와 점프 사인(압박에 대한 환자의 반응)을 찾기 위해 대퇴부의 맥박이 뛰는 곳의 외측과 서혜부 인대의 아래쪽에 있는 봉공근(넙다리빗근) 초(sheath)의 안쪽 부위에 손끝을 대어 준다(SP 12).

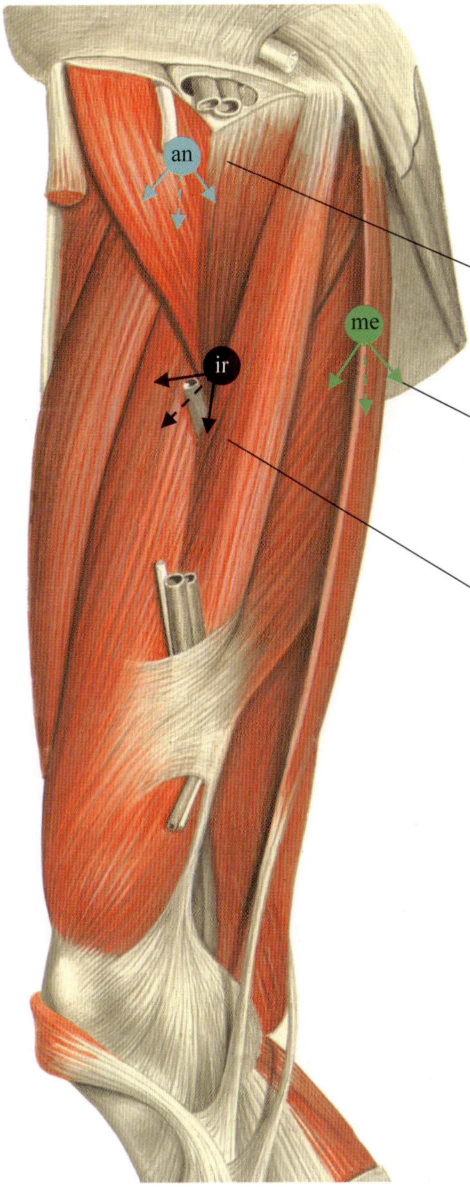

그림 3.40. 고관절 부위의 협응중심(cc)에 대한 비교 촉진 검증.

an-cx의 협응중심은 서혜부 인대의 원위부에 위치하며, 단관절(장내전근: 긴모음근)과 다관절(장요근: 엉덩허리근) 벡터가 모이는 곳이다.

me-cx의 협응중심은 박근/내전근(두덩정강근/모음근)에 위치하며, 단관절(장내전근)과 다관절(박근: 두덩정강근) 벡터가 모이는 곳이다.

ir-cx의 협응중심은 스카르파 삼각(대퇴삼각)에 위치하며, 단관절(치골근: 두덩근)과 다관절(대내전근: 큰모음근) 벡터가 모이는 곳이다.

(그림 5.34와 그림 7.40 참조)

(Modified from G. Chiarugi & L. Bucciante, Istituzioni di anatomia dell'uomo. Piccin)

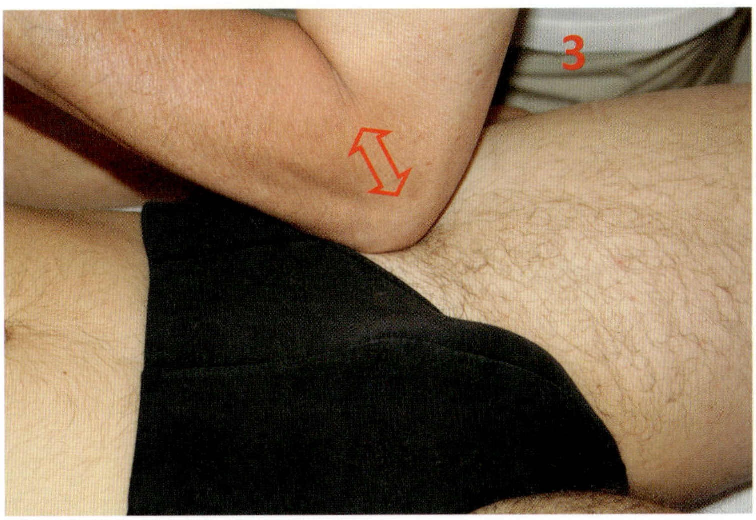

그림 3.41. 치료.

환자는 바로 누운 자세를 취한다. 치료사는 팔꿈치를 봉공근(넙다리빗근) 안쪽에 놓고 국소통과 연관통이 사라질 때까지 대퇴직근(넙다리곧은근)과 장요근(엉덩허리근)의 근막에 마찰법을 적용한다.

안테-제뉴의 근막단위
Mf unit of ante-genu

무릎-앞쪽
an-ge

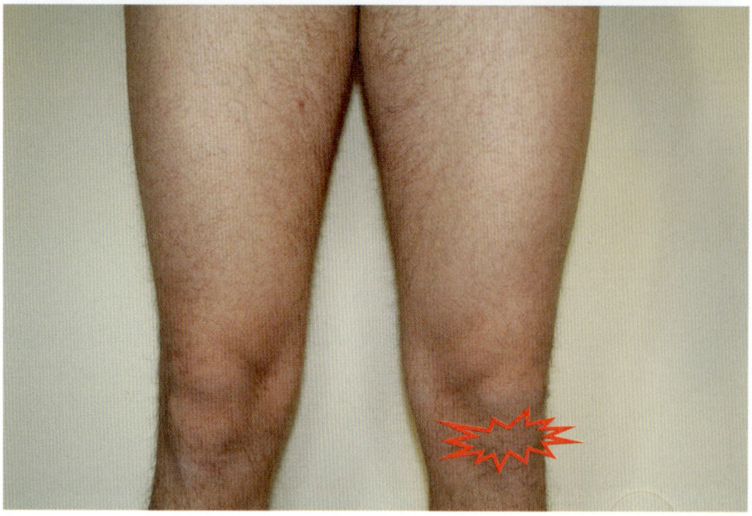

그림 3.42. 통증부위와 인지중심(cp).

무릎 앞부분의 장애: 건병증, 활액낭염(주머니염), 슬개골(무릎뼈) 연골연화증. 골절 후나 관절 수술 후에 통증이나 관절 제한이 생길 수 있다.

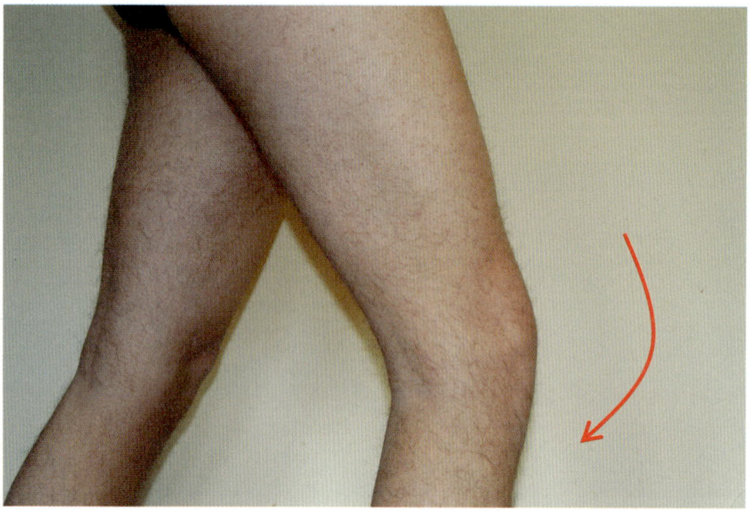

그림 3.43. 운동검증.

환자는 계단이나 산을 내려올 때 즉, 체중이 가해진 상태에서 무릎을 굽힐 때 통증이 두드러진다. 통증은 건(cp)이나 무릎 관절 안쪽에서 명백해진다.

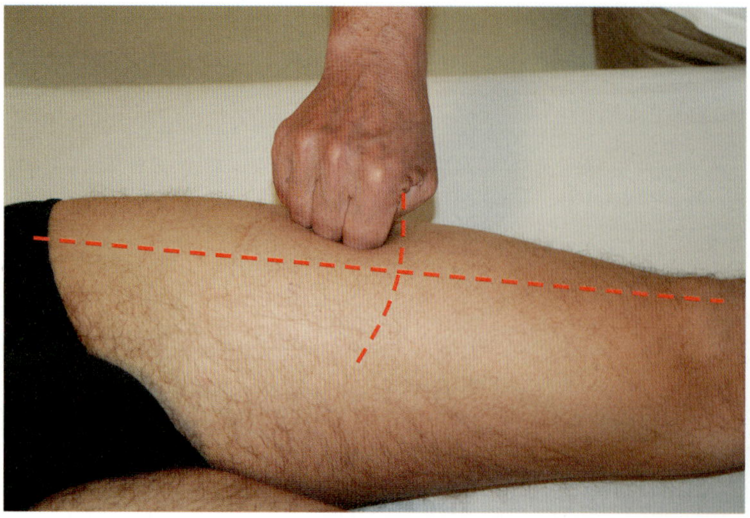

그림 3.44. 협응중심(cc)의 촉진검증.

치료사는 너클을 슬개골(무릎뼈)과 서혜부 인대 사이의 중간쯤에서 대퇴직근(빨간 점선)의 외측부에 대고 과밀도화된 근막이나 연관통을 일으키는 부위를 찾는다(ST 32).

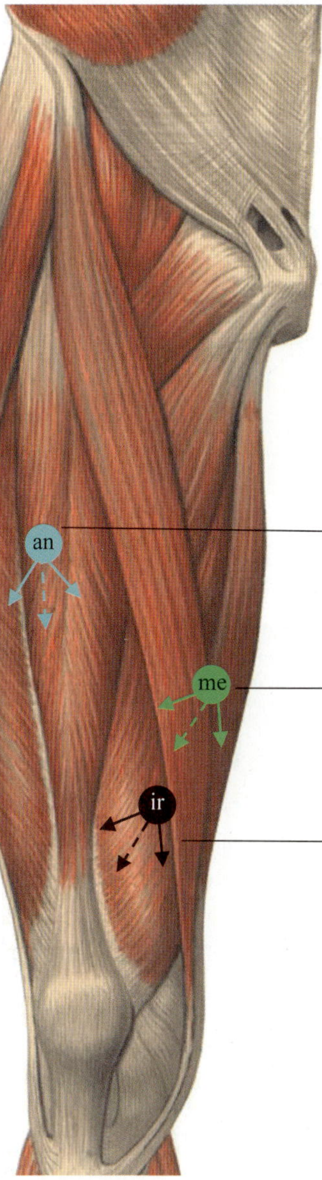

그림 3.45. 무릎 앞쪽의 협응중심(cc)에 대한 비교 촉진 검증.

an-ge의 협응중심은 대퇴부에 중간에 위치하며, 단관절(대퇴사두근의 광근)과 다관절(대퇴직근: 넙다리곧은근) 벡터가 모이는 곳이다.

me-ge의 협응중심은 내전근(모음근)이나 봉공근하관(vastoadductor)을 싸고 있는 근막에 위치하며, 단관절(반건양근: 반힘줄모양근)과 다관절(박근: 두덩정강근의 원위부) 벡터가 모이는 곳이다.

ir-ge의 협응중심은 중간광근(중간넓은근)의 근복에 위치하며, 단관절(중간광근)과 다관절(봉공근: 넙다리빗근) 벡터가 모이는 곳이다.

(그림 5.39와 그림 7.45 참조)

(Modified from G. Chiarugi & L. Bucciante, Istituzioni di anatomia dell'uomo. Piccin)

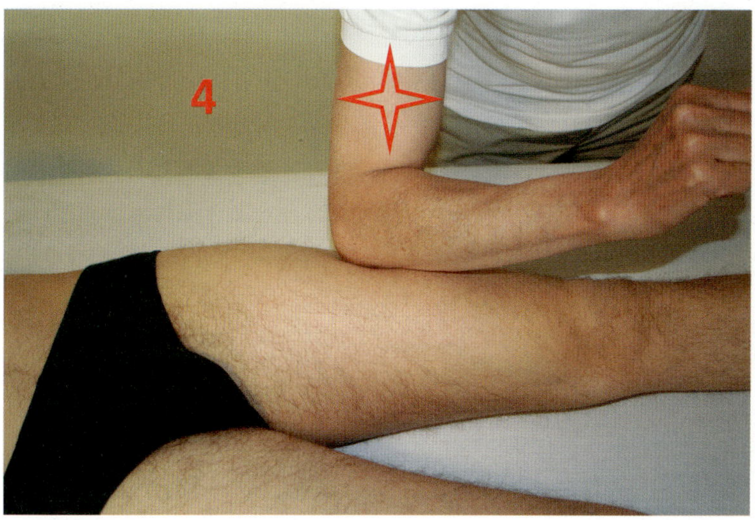

그림 3.46. 치료.

환자는 바로 누운 자세를 취한다. 치료사는 팔꿈치를 끌처럼 사용하여 근막의 과밀도화에 대해 마찰법을 적용한다. 심부 마찰법 방향은 근섬유의 종방향이나 횡방향으로 적용할 수 있다.

안테-탈루스의 근막단위

Mf unit of ante-talus

발목-앞쪽

an-ta

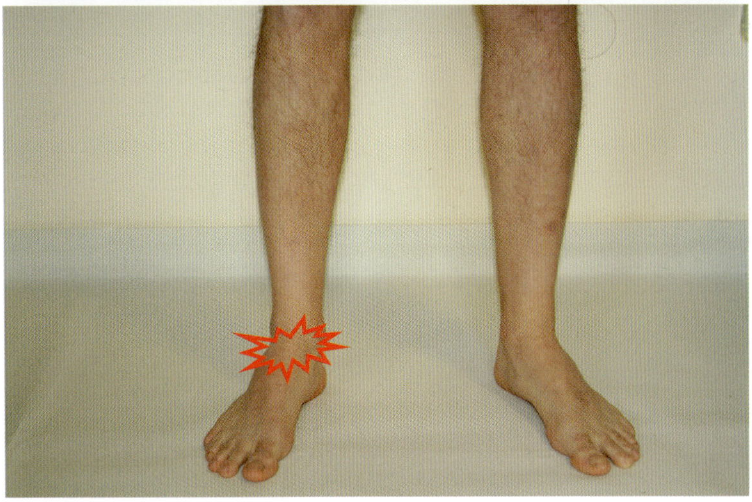

그림 3.47. 통증부위와 인지중심(cp).

발목 앞부분의 장애: 전경골근(앞정강근) 또는 장지신근(긴발가락폄근)의 건병증. 염좌 또는 경거관절(정강발목관절) 골절에 의한 통증.

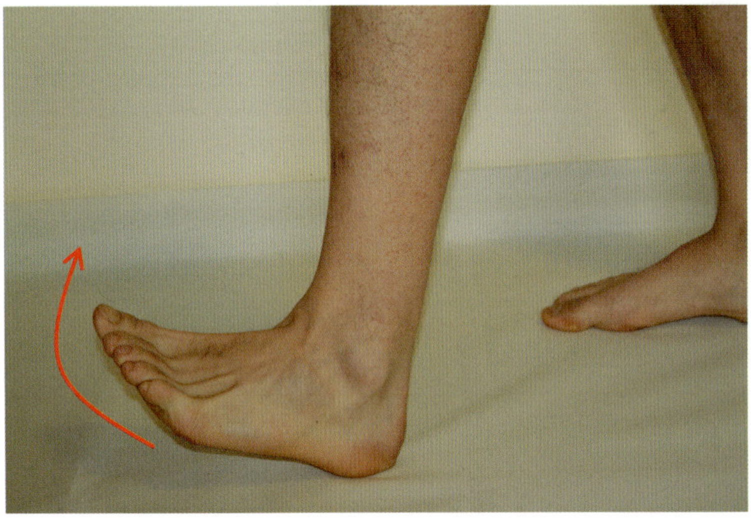

그림 3.48. 운동검증.

환자가 정강이 앞쪽 부분이 보행 중에 짧아지거나(배측굴곡: 발등굽힘) 늘어날 때(저측굴곡: 발바닥굽힘) 발목의 앞부분에 통증을 호소한다.

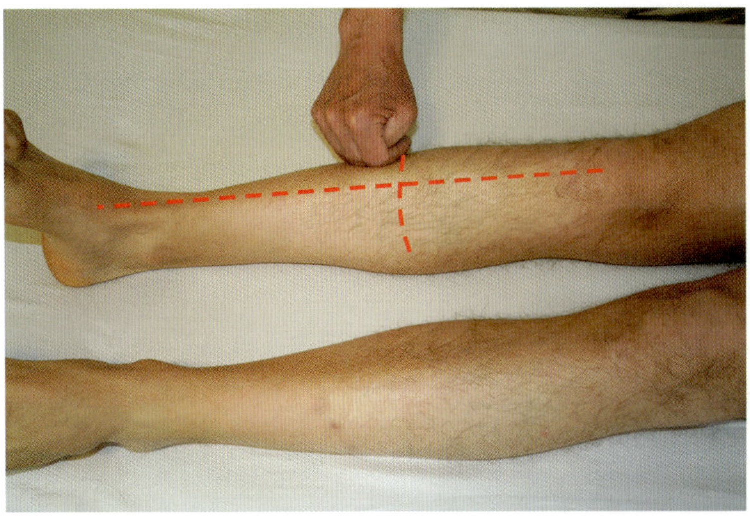

그림 3.49. 협응중심(cc)의 촉진검증.

an-ta의 협응중심은 개개인에 따라 응용을 해주는데 전경골근과 장지신근 사이에 경골의 앞쪽 경계 옆쪽으로 아랫다리의 중간 부위에서 찾을 수 있다(ST 37 p, ST 38, ST 39 d).

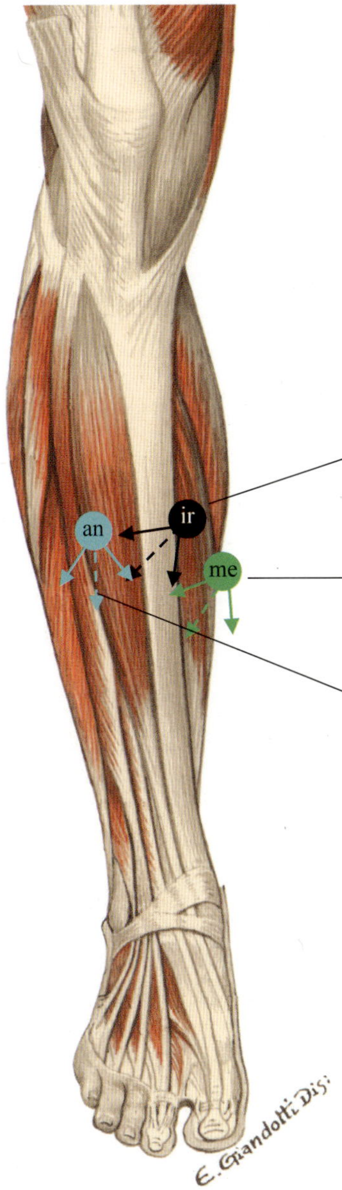

그림 3.50. 앞쪽-안쪽 발목 부위의 협응중심(cc)에 대한 비교 촉진 검증.

ir-ta의 협응중심은 경골의 안쪽 경계의 뒤쪽에 위치하며, 단관절(후경골근: 뒤정강근)과 다관절(지굴근: 발가락굽힘근)의 벡터가 모이는 곳이다.

me-ta의 협응중심은 가자미근(넙치근)의 근복의 안쪽 부위에 위치하며, 단관절(가자미근)과 다관절(지굴근: 발가락굽힘근)의 벡터가 모이는 곳이다.

an-ta의 협응중심은 경골 앞쪽 중앙에 위치하며, 단관절(전경골근: 앞정강근)과 다관절(지신근: 발가락폄근) 벡터가 모이는 곳이다.

(그림 5.44와 그림 7.50 참조)

(Modified from G. Chiarugi & L. Bucciante, Istituzioni di anatomia dell'uomo. Piccin)

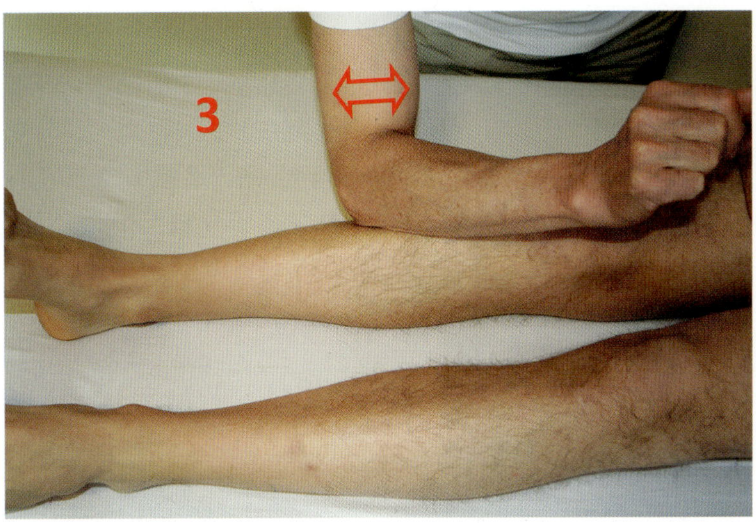

그림 3.51. 치료.

환자는 바로 누운 자세를 취한다. 치료사는 이 협응중심이 만성으로 과밀도화되어 있는 경우가 많아서 3~4분 동안 마찰법을 시행할 필요가 있다.

안테-페스의 근막단위
Mf unit of ante-pes

발가락-앞쪽
an-pe

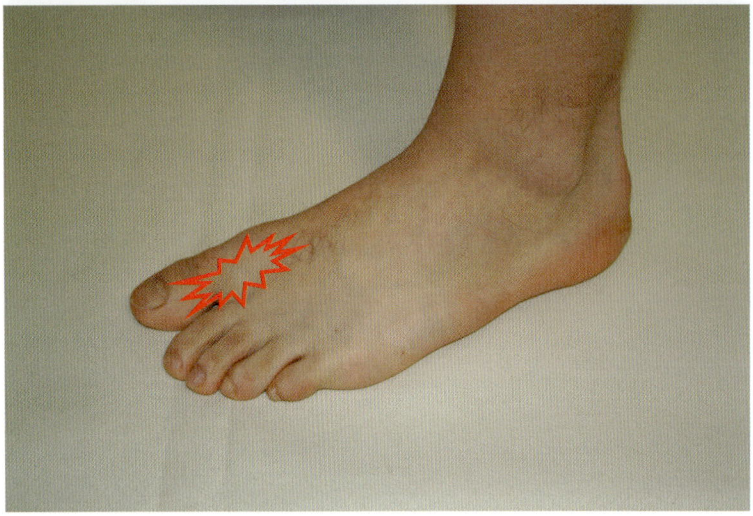

그림 3.52. 통증부위와 인지중심(cp).

엄지발가락의 중족지관절(발허리발가락관절)과 지절간관절(발가락뼈사이관절) 장애. 장단무지신근(긴짧은 엄지발가락 펌근)의 건병증.

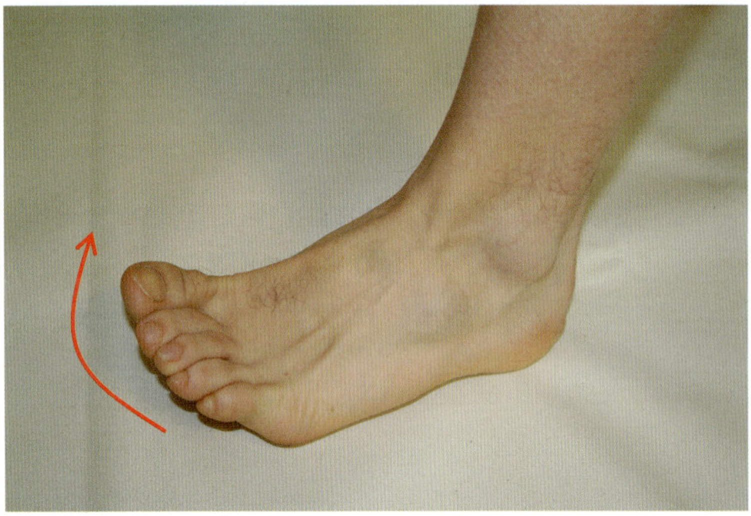

그림 3.53. 운동검증.

환자는 배측굴곡 시 전족과 엄지발가락 힘의 부족(약함)을 호소한다. 다른 때에는 환자가 엄지발가락의 관절 제한과 감각 이상을 나타낸다.

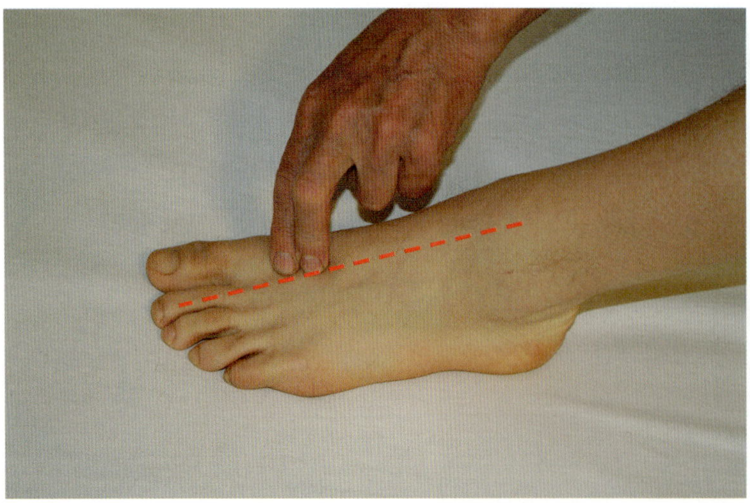

그림 3.54. 협응중심(cc)의 촉진검증.

치료사는 환자의 첫 번째와 두 번째 종족골(발허리뼈) 사이에 검지와 중지 끝을 대고 단무지굴근(짧은엄지굽힘근) 근막의 과밀도화를 찾는다(LV 3).

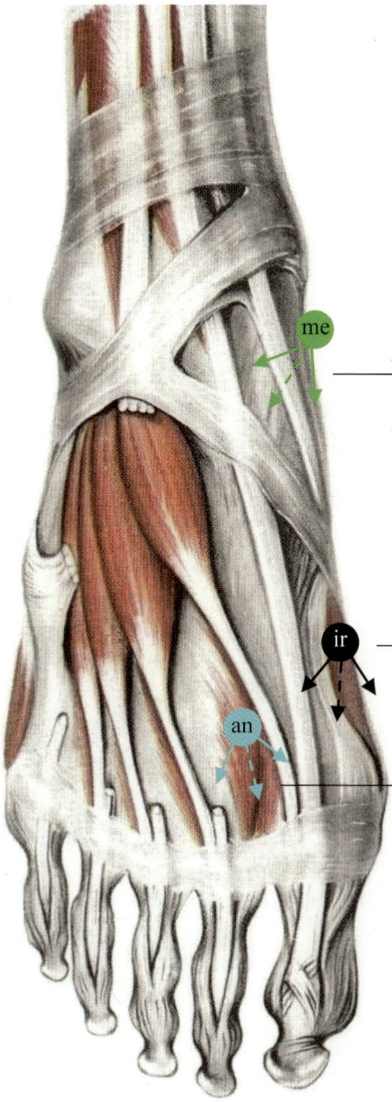

그림 3.55. 앞쪽-안쪽 발의 협응중심(cc)에 대한 비교 촉진 검증.

me-pe의 협응중심은 주상골(발배뼈) 아래에 위치하며, 단관절(내재근)과 다관절(지굴근: 발가락굽힘근) 벡터가 모이는 곳이다.

ir-pe의 협응중심은 단무지외전근(짧은엄지발가락벌림근) 근복의 내측에 위치하며, 단관절(단무지외전근)과 다관절(장무지굴곡근: 긴엄지발가락굽힘근) 벡터가 모이는 곳이다.

an-pe의 협응중심은 첫 번째 중족골(발허리뼈) 바닥에 위치하며, 단관절(단무지신근: 짧은엄지발가락폄근)과 다관절(장무지신근: 긴엄지발가락폄근) 벡터가 모이는 곳이다.

(그림 5.49와 그림 7.55 참조)

(Modified from G. Chiarugi & L. Bucciante, Istituzioni di anatomia dell'uomo. Piccin)

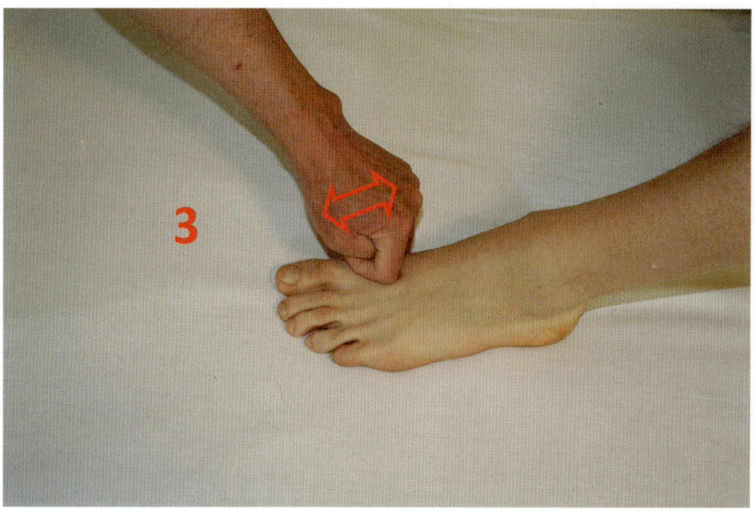

그림 3.56. 치료.

환자는 발을 바닥에 붙이고, 치료사는 국소통증과 연관통이 사라질 때까지 단무지신근 위에 발등 근막에 마찰법을 적용한다.

안테-스카풀라의 근막단위
Mf unit of ante-scapula

어깨뼈-앞쪽
an-sc

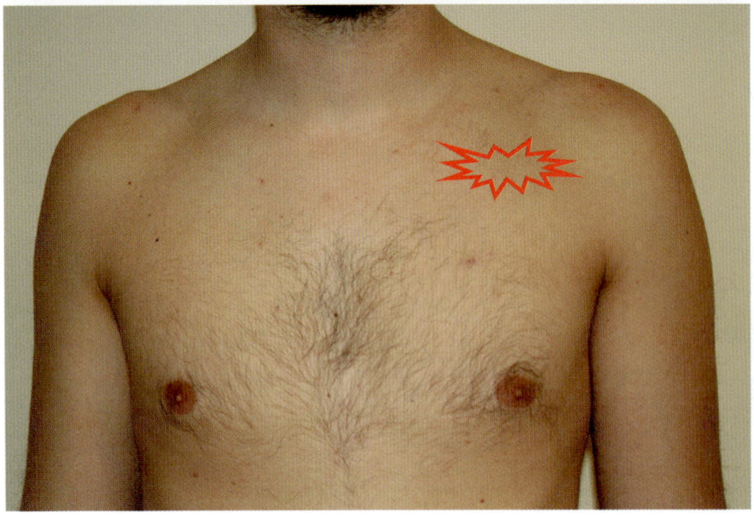

그림 3.57. 통증부위와 인지중심(cp).

견쇄관절(봉우리빗장관절)의 외상 또는 염좌로 인한 소흉근(작은가슴근) 증후군

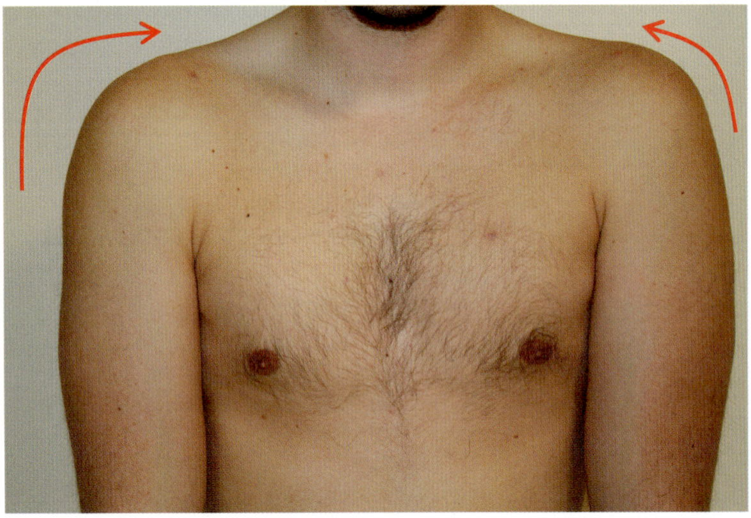

그림 3.58. 운동검증.

환자가 양어깨를 앞쪽으로 가져올 때, 비대칭적인 움직임이 일어나는지 본다. 어떤 때는 흉쇄관절(복장빗장관절)이나 견쇄관절(봉우리빗장관절)에 통증이 나타난다.

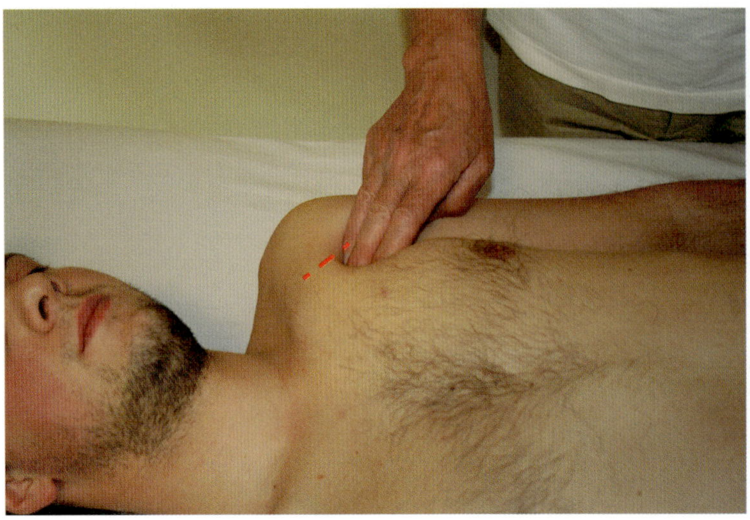

그림 3.59. 협응중심(cc)의 촉진검증.

치료사는 검지 또는 중지 끝을 오훼돌기(부리돌기) 밑에 대고, 삼각근-흉근 고랑(빨간 점선) 안쪽으로 소흉근(작은가슴근) 근막의 긴장도를 확인한다(LU 1).

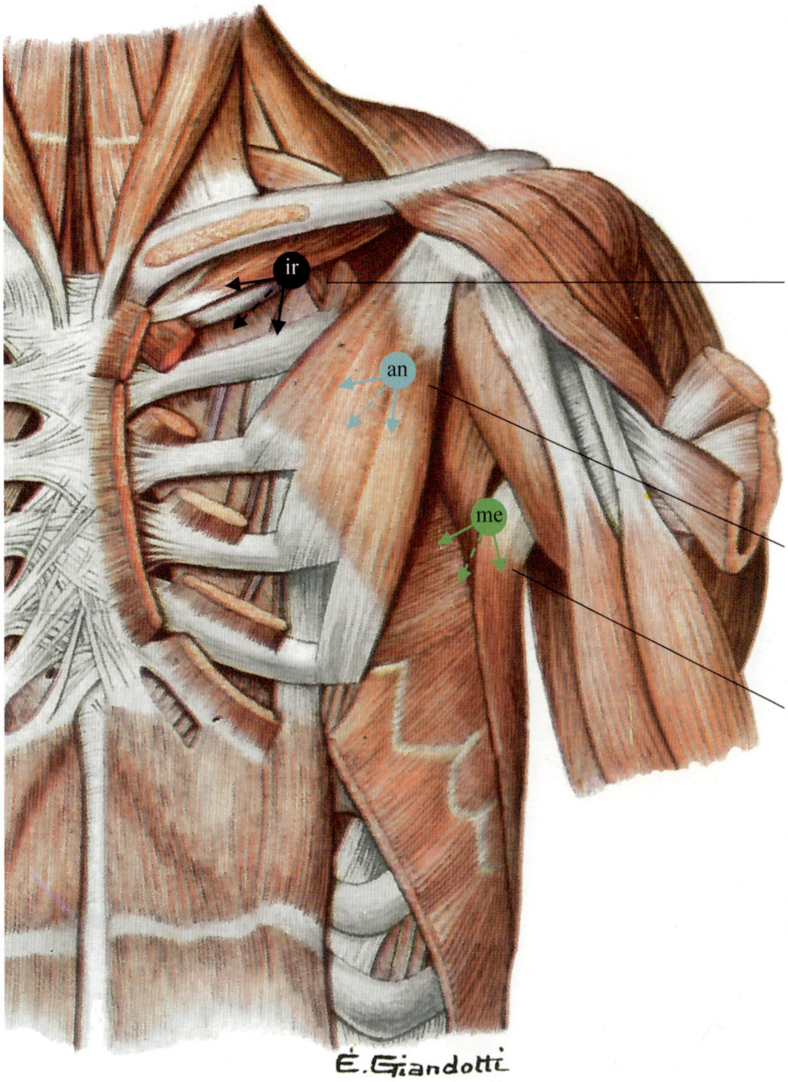

그림 3.60. 견갑골(어깨뼈) 앞쪽 부위의 협응중심(cc)에 대한 비교 촉진검증.

ir–sc의 협응중심은 쇄골의 안쪽 부위 밑에 위치하며, 단관절(쇄골하근)과 다관절(대흉근: 큰가슴근)에 의해 형성된 벡터가 모이는 곳이다.

an–sc의 협응중심은 소흉근의 근복 위에 위치하며, 단관절(소흉근)과 다관절(대흉근) 벡터가 모이는 곳이다.

me–sc의 협응중심은 액와선의 앞쪽에 위치하며, 단관절(전거근: 앞톱니근)과 다관절(대흉근과 광배근) 벡터가 모이는 곳이다.

(그림 5.54와 그림 7.60 참조)

(Modified from G. Chiarugi & L. Bucciante, Istituzioni di anatomia dell'uomo. Piccin)

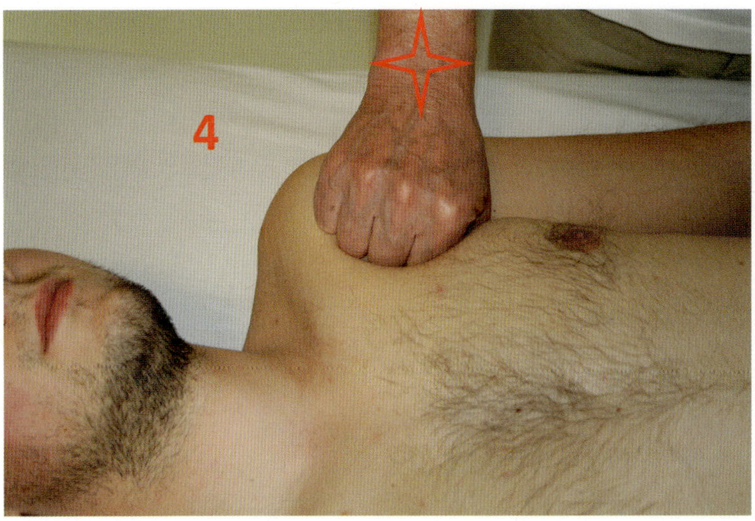

그림 3.61. 치료.

환자는 바로 누운 자세를 취한다.

치료사는 너클을 이용해서 오훼돌기 아래쪽 고랑을 찾고, 연관통을 일으키면서 가장 과밀도화된 심부근막 부위를 찾는다.

안테-휴머러스의 근막단위

Mf unit of ante-humerus

위팔-앞쪽

an-hu

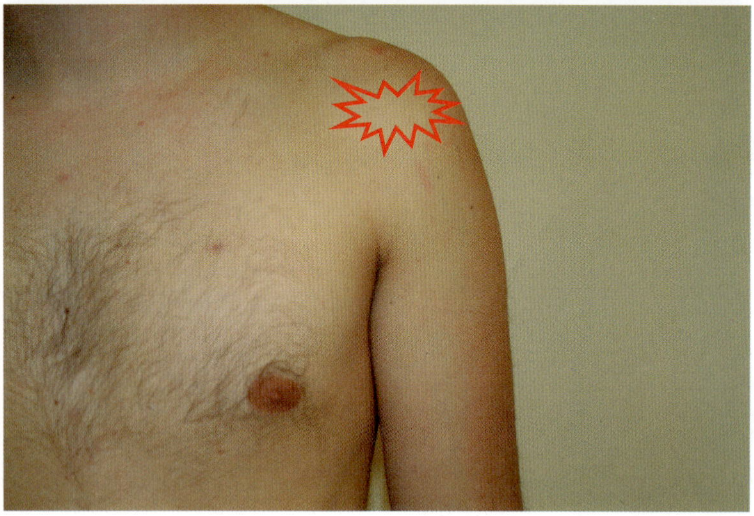

그림 3.62. 통증부위와 인지중심(cp).

특히 움직일 때 어깨 앞쪽 부분의 불편함. 야간통과 함께 팔이 옆구리에 매달려 있는 것처럼 느낀다.

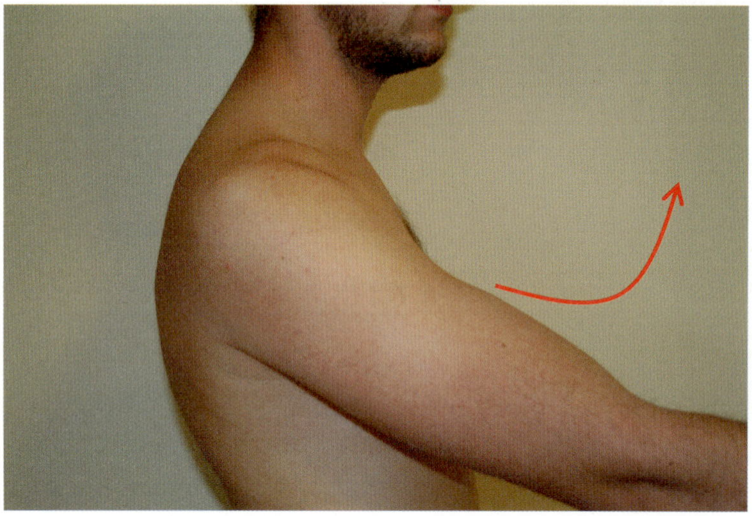

그림 3.63. 운동검증.

환자는 누군가와 악수를 하거나 물건을 들고 가야 할 때, 팔을 앞쪽으로 움직이면 통증을 호소한다.

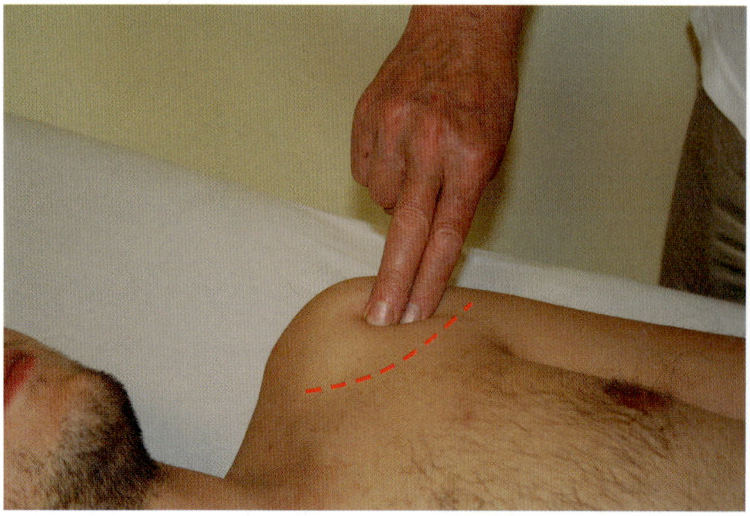

그림 3.64. 협응중심(cc)의 촉진검증.

치료사는 검지나 중지 끝으로 상완골두(위팔뼈머리) 위치에 놓고, 상완이두근(위팔두갈래근)의 단두와 전삼각근(앞쪽세모근) 아래에 오훼완근(부리위팔근) 근막을 촉진한다(LU 2).

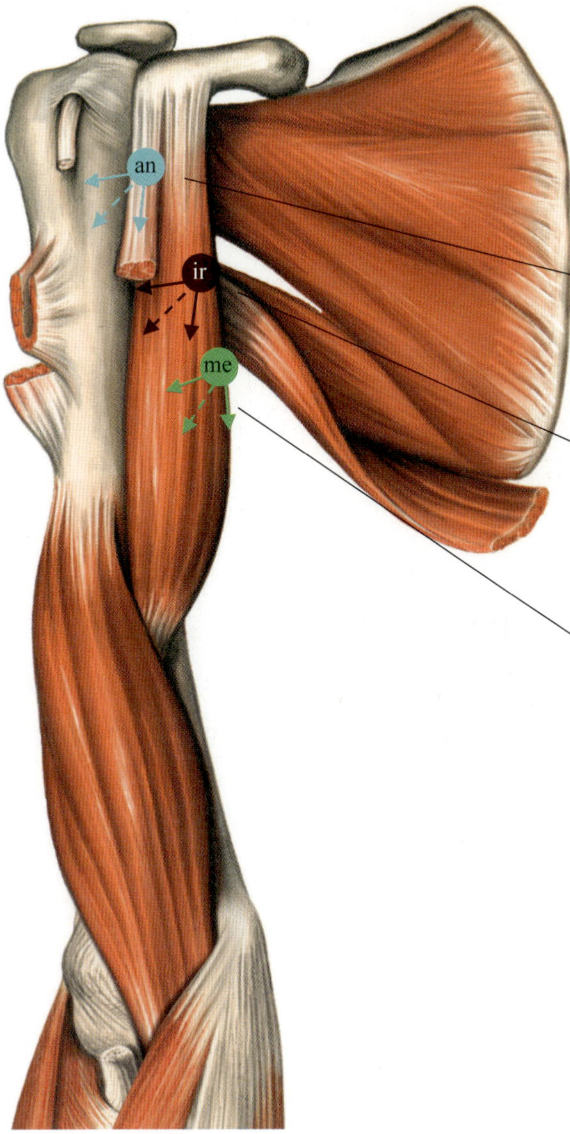

그림 3.65. 상완부(위팔부)의 협응중심(cc)에 대한 비교 촉진 검증.

an–hu의 협응중심은 삼각근–흉근 고랑에 위치하며, 단관절(오훼완근: 부리위팔근)과 다관절(상완이두근: 위팔두갈래근) 벡터가 모이는 곳이다.

ir–hu의 협응중심은 회전근개의 내회전근 위에 위치하고, 단관절(견갑하근: 어깨밑근)과 다관절(상완이두근) 벡터가 모이는 곳이다.

me–hu의 협응중심은 액와의 외측부나 외회전부에 위치하고, 단관절(오훼완근)과 다관절(대흉근: 큰가슴근) 벡터가 모이는 곳이다.

(그림 5.59와 그림 7.65 참조)

(Modified from G. Chiarugi & L. Bucciante, Istituzioni di anatomia dell'uomo. Piccin)

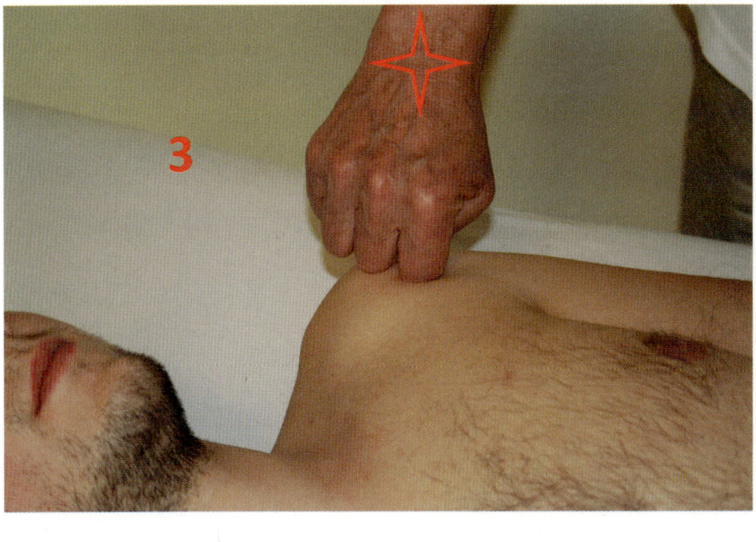

그림 3.66. 치료.
환자는 바로 누운 자세에서 아래팔은 회외(뒤침)를 만든다.
치료사는 삼각근의 안쪽 근막에 도달하기 위해 충분한 마찰법을 적용한다. 연관통을 가진 가장 민감한 포인트를 도수치료하기 위해서 치료사는 환자의 감각에 의존해 찾아야 한다.

안테-큐비투스의 근막단위
Mf unit of ante-cubitus

팔꿈치-앞쪽
an-cu

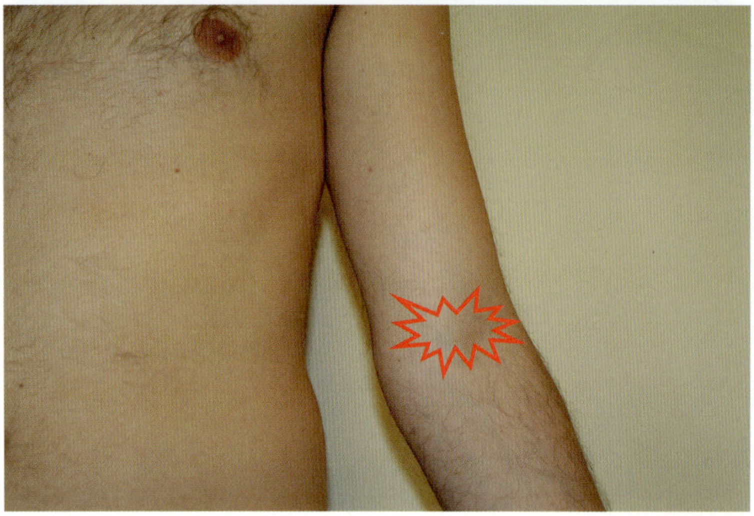

그림 3.67. 통증부위와 인지중심(cp).

팔꿈치 부위의 확산되는 통증. 요골두(노뼈머리)의 골절이나 탈구의 결과로 인한 팔꿈치 움직임의 제한된다.

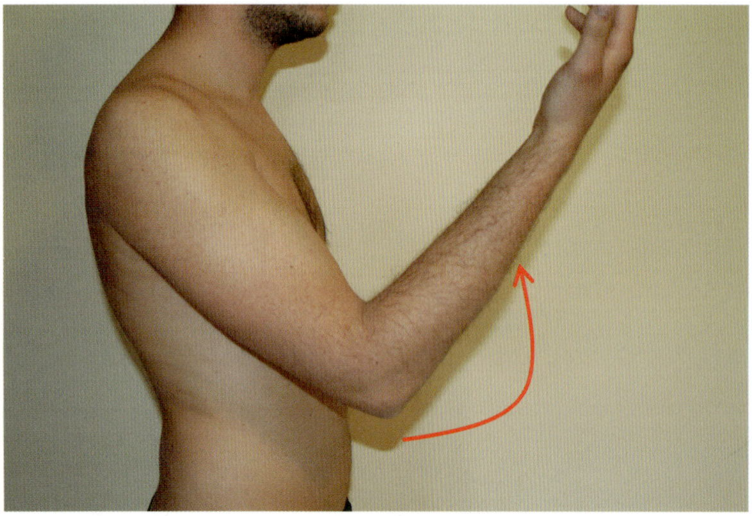

그림 3.68. 운동검증.

환자는 팔꿈치 굴곡력이 약하거나 손으로 어깨를 만질 수 없다고 호소한다. 치료 전후를 비교하기 위해 중지끝과 견봉(어깨봉우리) 사이 거리를 측정하는 것이 유용하다.

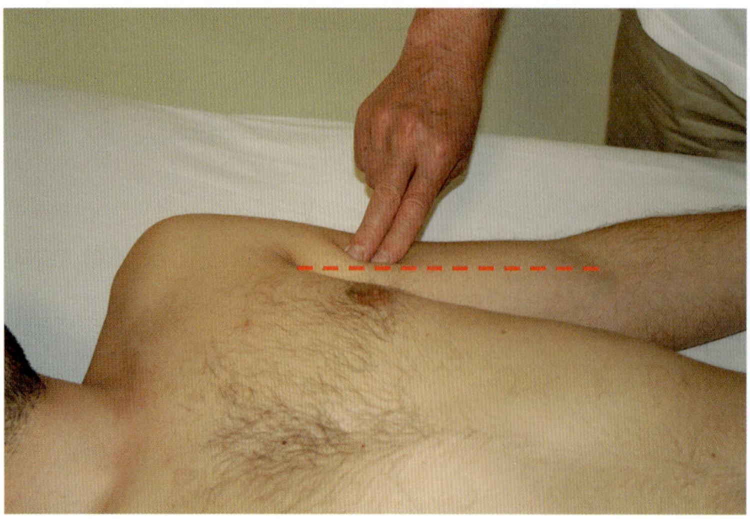

그림 3.69. 협응중심(cc)의 촉진검증.

치료사는 an-cu의 협응중심을 찾기 위해 검지 끝이나 너클을 사용해 팔의 중앙선의 약간 가쪽에 상완이두근 근막을 촉진한다(빨간 점선)(LU 4).

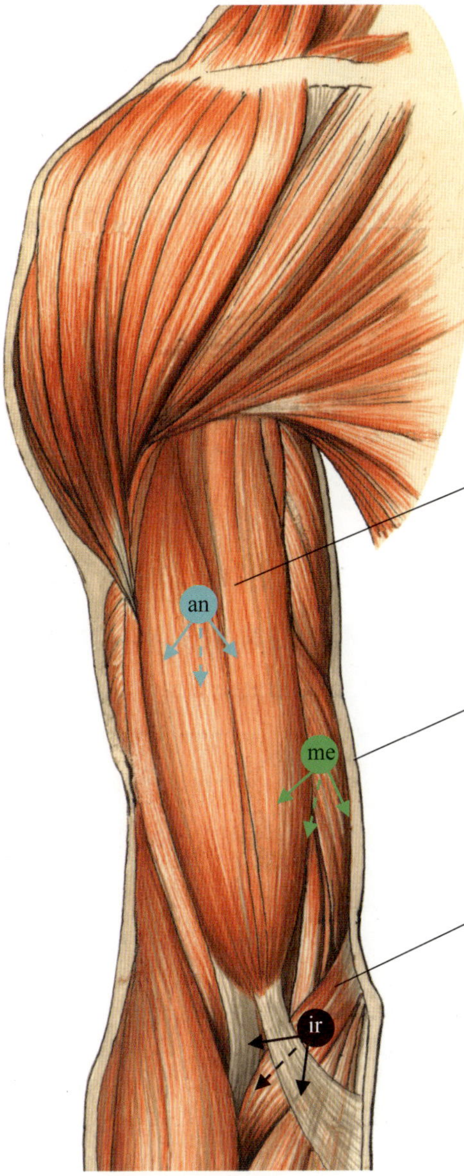

그림 3.70. 팔꿈치 앞쪽의 협응중심(cc)에 대한 비교 촉진 검증.

an-cu의 협응중심은 상완이두근 외측 근복에 위치하며, 단관절(상완근: 위팔근)과 다관절(상완이두근: 위팔두갈래근)의 벡터가 모이는 곳이다.

me-cu의 협응중심은 근간중격(근육사이막)에 위치하며, 단관절(오훼완근: 부리위팔근)과 다관절(척측수근굴근: 자쪽 손목굽힘근의 상완섬유) 벡터가 모이는 곳이다.

ir-cu의 협응중심은 팔꿈치 주름의 중간에 위치하며, 단관절(원회내근: 원엎침근)과 다관절(장수장근: 긴손바닥근) 벡터가 모이는 곳이다.

(그림 5.64와 그림 7.70 참조)

(Modified from G. Chiarugi & L. Bucciante, Istituzioni di anatomia dell'uomo. Piccin)

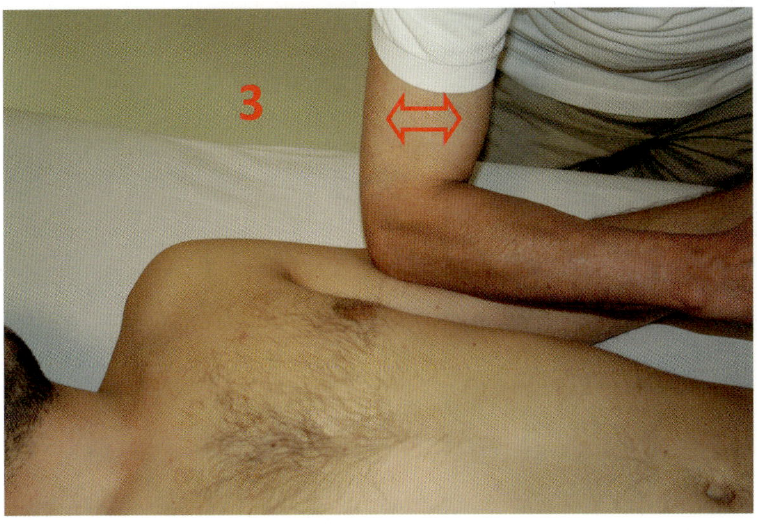

그림 3.71. 치료.

환자는 바로 누운 자세를 취하고, 팔은 회외를 한다. 치료사는 너클이나 팔꿈치를 사용하여 상완이두근 위에 상완근막의 과밀도화된 협응중심을 찾는다.
환자는 팔꿈치로 퍼지는 통증을 느낄 때 그들은 치료사가 왜 증상을 느끼는 곳에서 멀리 떨어진 곳에 치료를 하는지를 깨닫게 된다.

안테-칼푸스의 근막단위
Mf unit of ante-carpus

손목-앞쪽
an-ca

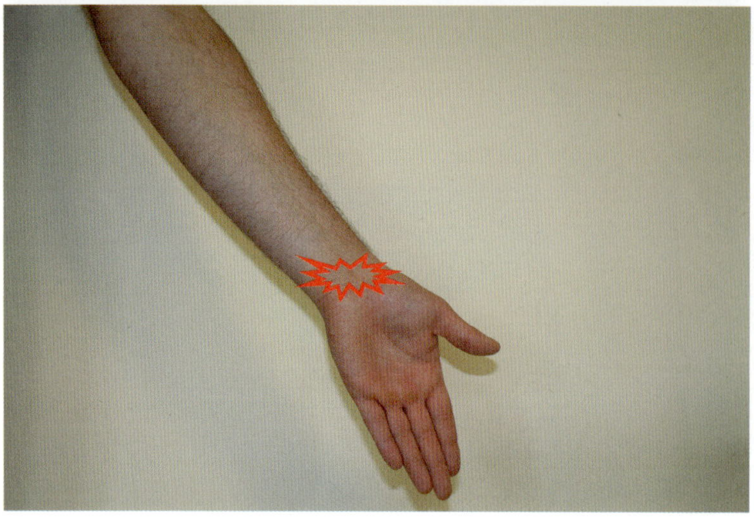

그림 3.72. 통증부위와 인지중심(cp).

요측수근굴근(노쪽 손목굽힘근)의 건병증.

근육의 비정상적인 장력을 보상하고 교정하기 위해 건에 낭종이 형성된다.

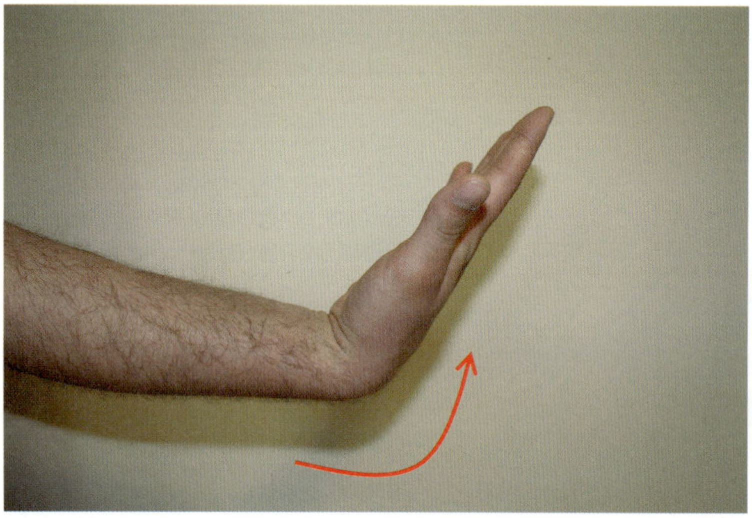

그림 3.73. 운동검증.

환자는 손목의 요측굴곡(노쪽 굽힘)을 할 때 날카로운 통증을 호소한다. 시간이 흐르면서 손목의 움직임 범위가 제한되면서 통증이 줄어든다.

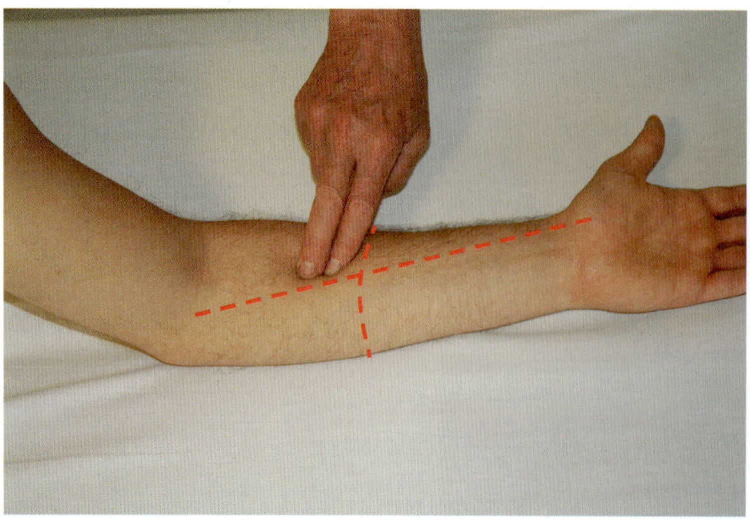

그림 3.74. 협응중심(cc)의 촉진검증.

치료사는 검지 끝이나 너클로 요측수근굴근 근복의 외측 부위에 있는 앞쪽 상완 근막의 중간 위쪽에 놓는다(종방향의 점선)(LU 6).

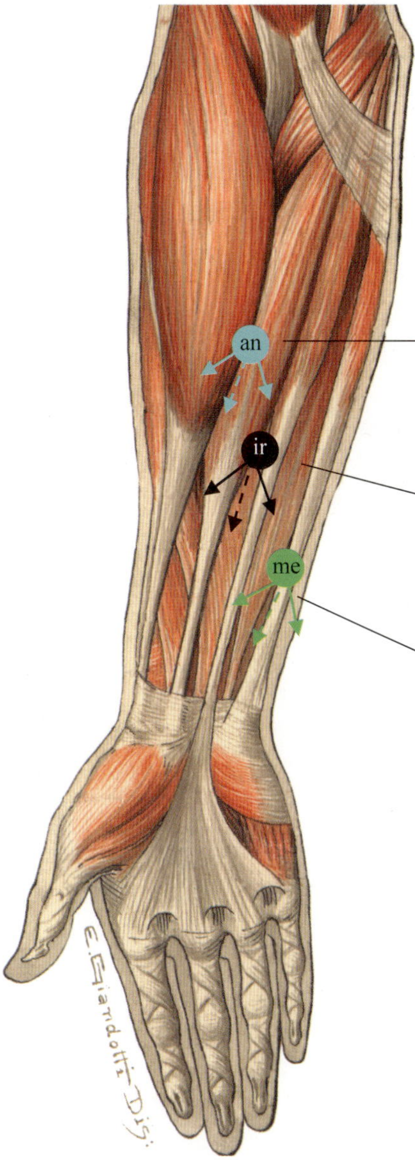

그림 3.75. 손목 앞쪽의 협응중심(cc)에 대한 비교 촉진 검증.

an–ca의 협응중심은 요측수근굴근 외측에 위치하며, 단관절(요측수근굴근: 요골쪽손목굽힘근)과 다관절(수지굴근: 손가락굽힘근) 벡터가 모이는 곳이다.

ir–ca의 협응중심은 장수장근(긴손바닥근)의 건 위쪽에 위치하며, 단관절(방형회내근: 네모엎침근)과 다관절(장수장근) 벡터가 모이는 곳이다.

me–ca의 협응중심은 척측수근굴근(자쪽손목굽힘근)의 건 위에 위치하며, 단관절(척측수근굴근)과 다관절(소지굴근: 새끼굽힘근) 벡터가 모이는 곳이다.

(그림 5.69와 그림 7.75 참조)

(Modified from G. Chiarugi & L. Bucciante, Istituzioni di anatomia dell'uomo. Piccin)

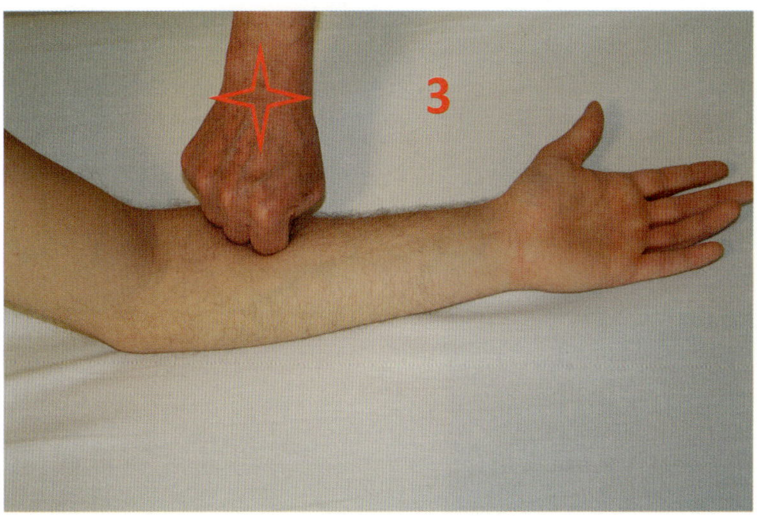

그림 3.76. 치료.

환자는 바로 누운 자세를 취한다. 치료사는 세로와 가로 방향으로 심부 마찰법을 적용한다.
과밀도화가 만성인 경우에는 근막을 유동적으로 만들기 위해서는 더 오랜 시간이 필요하기 때문에 팔꿈치를 사용한다.

안테-디지티의 근막단위
Mf unit of ante-digiti

손가락-앞쪽
an-di

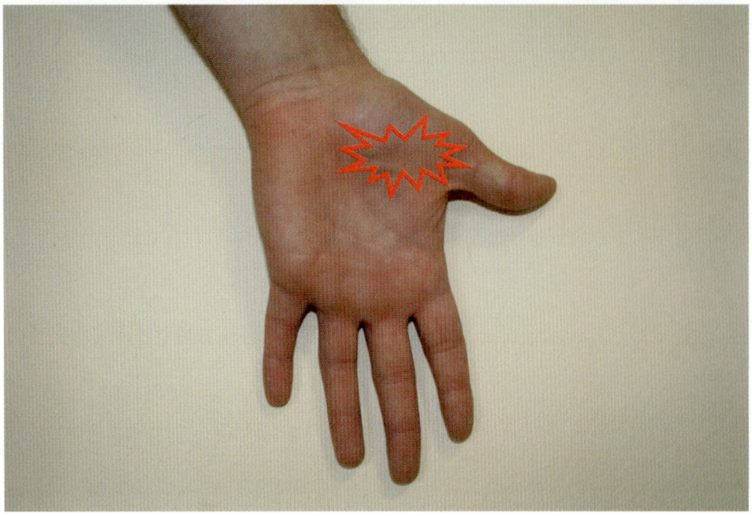

그림 3.77. 통증부위와 인지중심(cp).

서경(역자 주: 글씨 쓸 때 손이 떨리거나 굳어져서 잘 쓰지 못하는 상태)과 유사하게 엄지 손가락에 통증을 느낀다. 무지구근의 기능, 무엇보다도 첫 번째 중수지관절(손허리손가락관절)에 있는 무지구근의 기능 장애가 나타난다.

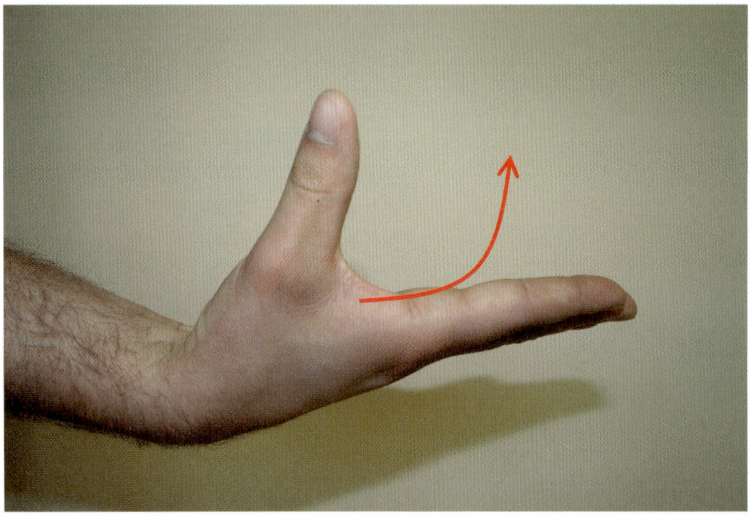

그림 3.78. 운동검증.

환자는 엄지 맞섬이나 어떤 것을 잡으려 할 때 엄지 손가락에 통증을 호소한다.

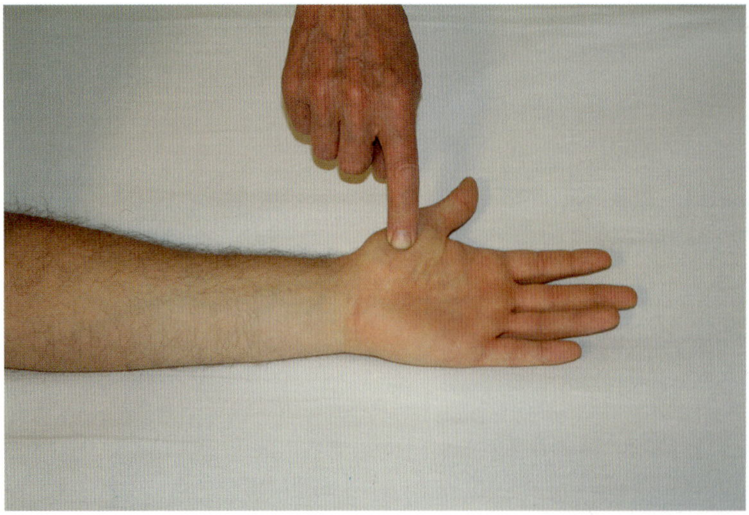

그림 3.79. 협응중심(cc)의 촉진검증.

치료사는 무지구의 작은 근육 사이에 근막 구조의 탄력성을 검사하기 위해 무지구에 제일 볼록한 부분을 너클이나 손끝을 사용해 촉진한다 (LU 10).

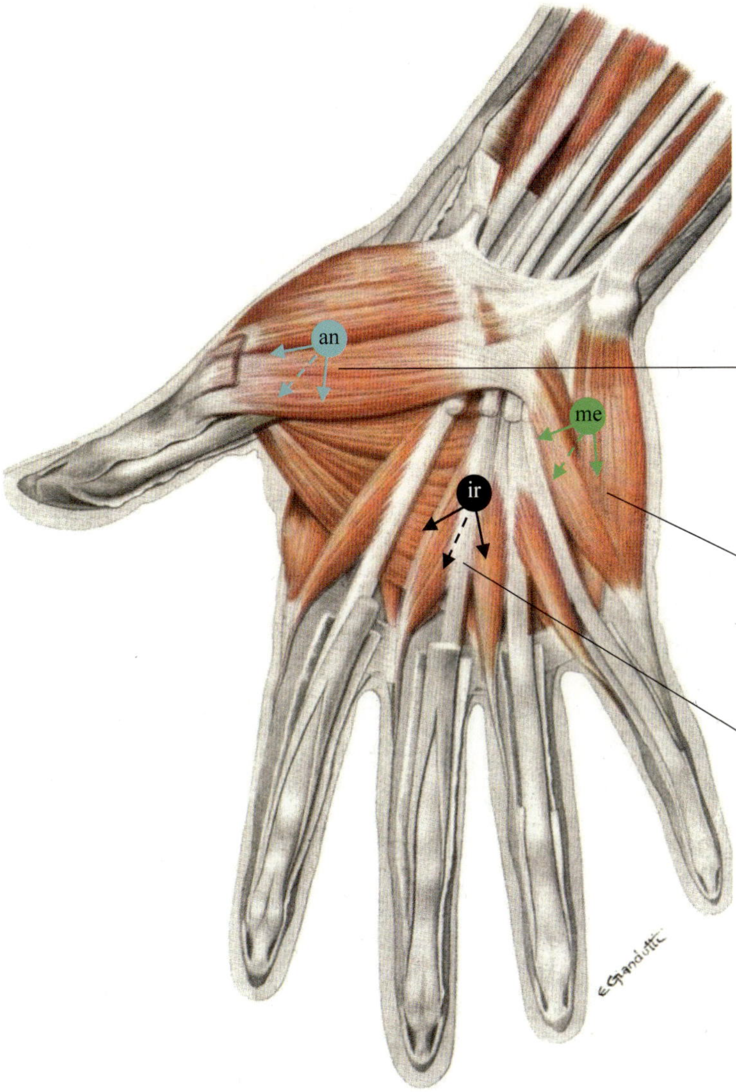

그림 3.80. 손바닥 협응중심(cc)에 대한 비교 촉진 검증.

an–di의 협응중심은 무지구의 중앙에 위치하며, 단관절(단무지굴근: 짧은엄지굽힘근)과 다관절(장무지굴근: 긴엄지굽힘근) 벡터가 모이는 곳이다.

me–di의 협응중심은 소지구에 위치하며, 단관절(장측골간근: 바닥쪽 뼈사이근)과 다관절(소지굴근: 새끼굽힘근) 벡터가 모이는 곳이다.

ir–di의 협응중심은 손바닥 중심에 위치하며, 단관절(충양근: 벌레근)과 다관절(지굴근: 손가락굽힘근) 벡터가 모이는 곳이다.

(그림 5.74와 7.80 참조)

(Modified from G. Chiarugi & L. Bucciante, Istituzioni di anatomia dell'uomo. Piccin)

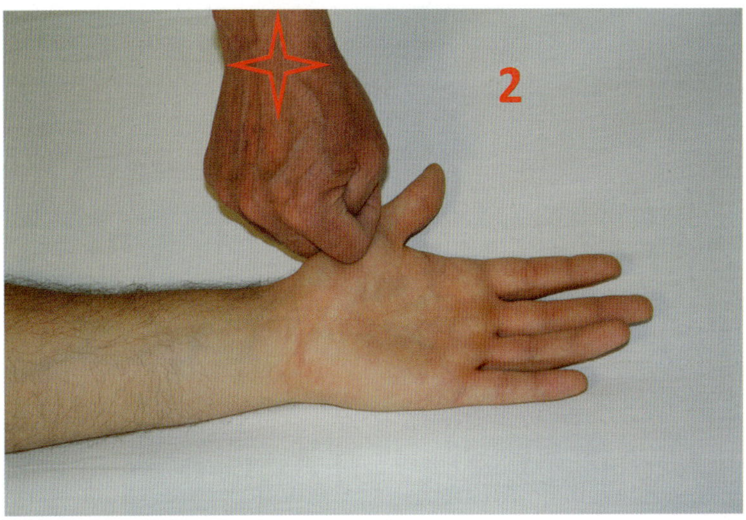

그림 3.81. 치료.
환자는 바로 누운 자세를 취한다. 치료사는 한 손으로 환자의 엄지손가락을 단단히 잡고 다른 손의 너클을 사용하여 치료한다.

앞쪽 움직임 배열에 대한 치료적 전략

Treatment Strategies for the Antemotion Sequence

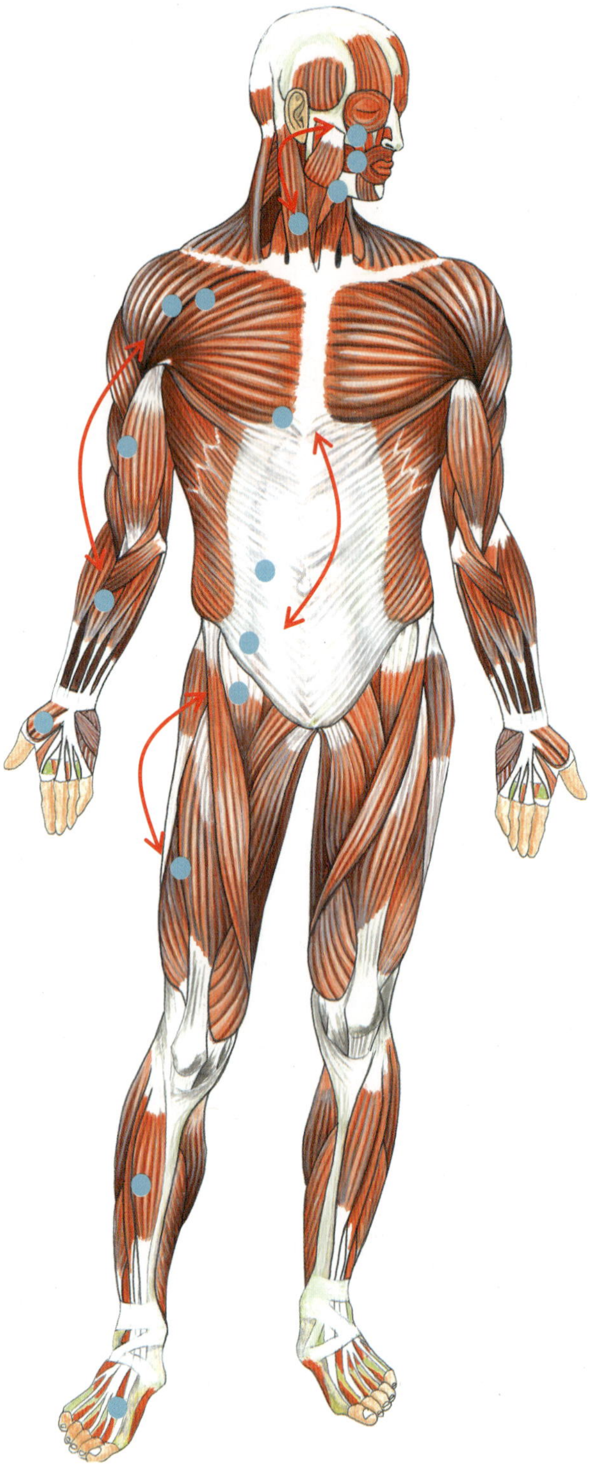

그림 3.82. 앞쪽 움직임의 배열.

적응증 INDICATIONS

앞쪽 움직임의 근막 배열은 근막과 건 연장으로 앞쪽 움직임 근막단위로 연결된다.

앞쪽 움직임의 근막 단위의 가장 빈번한 기능장애는 다음과 같다:

- 목과 머리: 때때로 눈의 장애와 함께 목 통증(경부통)이 있다. 따라서 an-cl과 an-cp 1을 동시에 치료한다.
- 등과 허리: 복직근초의 과밀도화는 치골 및/또는 흉골에 통증을 유발할 수 있으며, 이는 an-th와 ca-pv의 치료로 개선된다.
- 팔과 전완: 앞쪽 근육은 연속적인 근막초에 의해 연결된다; 그래서 ca-hu와 ca-ca를 동시에 치료하면 어깨의 통증을 조절할 수 있다.
- 무릎과 엉덩이: 대퇴근막장근의 과밀도화를 동반한 무릎의 통증은 an-ge와 an-cx를 치료함으로써 감소시킬 수 있다.

이러한 적응증은 팔다리, 체간 그리고 목의 근막 단위가 단일 배열 내에서 어떻게 상호작용하는지를 강조하기 위해서 여기에 제시했다.
그러나 때로는 an-pv를 치료함으로써 서혜부(an-cx)의 통증이 호전되거나, an-cl, an-sc와 an-ca를 치료함으로써 목에서 팔로 내려가는 통증이 호전될 수 있으며, 이는 체간과 상지의 배열에 협응중심의 관여했음을 나타낸다.

뒤쪽 움직임의 근막배열

Myofascial sequence of retromotion

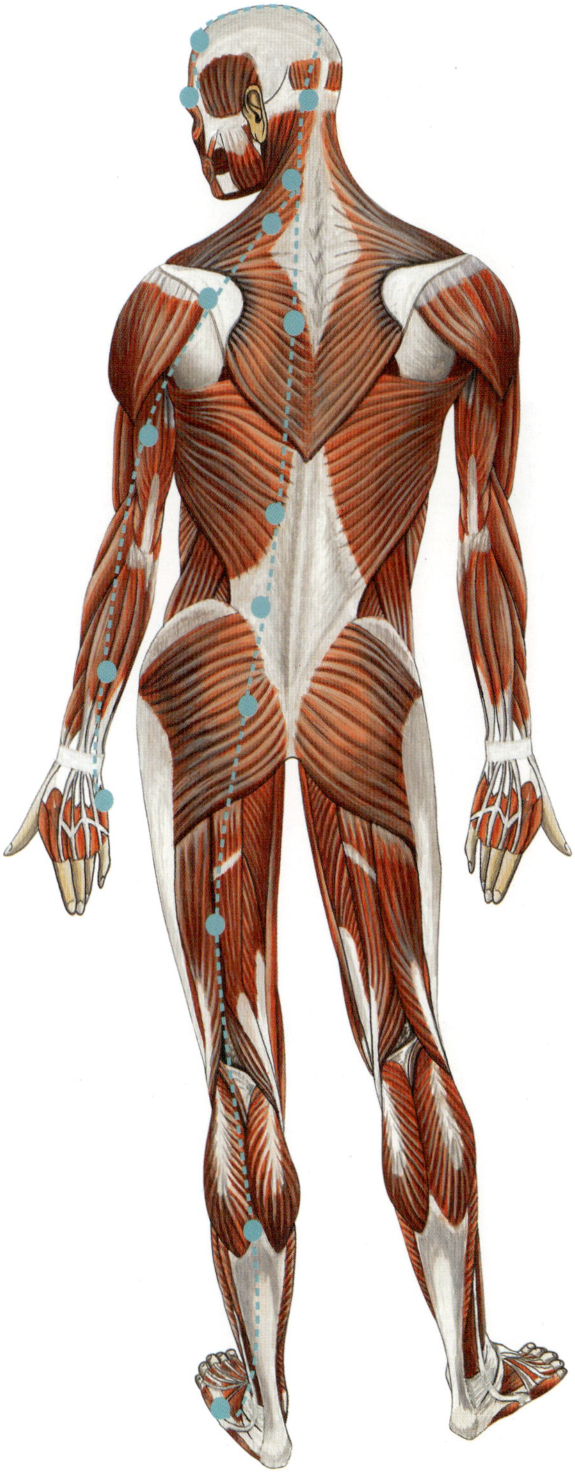

그림 4.1. 뒤쪽 움직임의 배열

시상면 SAGITTAL PLANE

이 근막배열은 신체분절 뒤쪽으로 움직이고 아래의 근막단위를 포함한다.

체간

레트로-카풋(1,2,3) retro-caput 1, 2, 3	re-cp 1, 2, 3
레트로-콜룸 retro-collum	re-cl
레트로-쏘랙스 retro-thorax	re-th
레트로-룸비 retro-lumbi	re-lu
레트로-펠비스 retro-pelvis	re-pv

상지

레트로-스카풀라 retro-scapula	re-sc
레트로-휴머러스 retro-humerus	re-hu
레트로-큐비투스 retro-cubitus	re-cu
레트로-칼푸스 retro-carpus	re-ca
레트로-디지티 retro-digiti	re-di

하지

레트로-콕사 retro-coxa	re-cx
레트로-제뉴 retro-genu	re-ge
레트로-탈루스 retro-talus	re-ta
레트로-페스 retro-pes	re-pe

레트로-카풋 1의 근막단위

Mf unit of retro-caput 1

머리-뒤쪽 1

re-cp 1

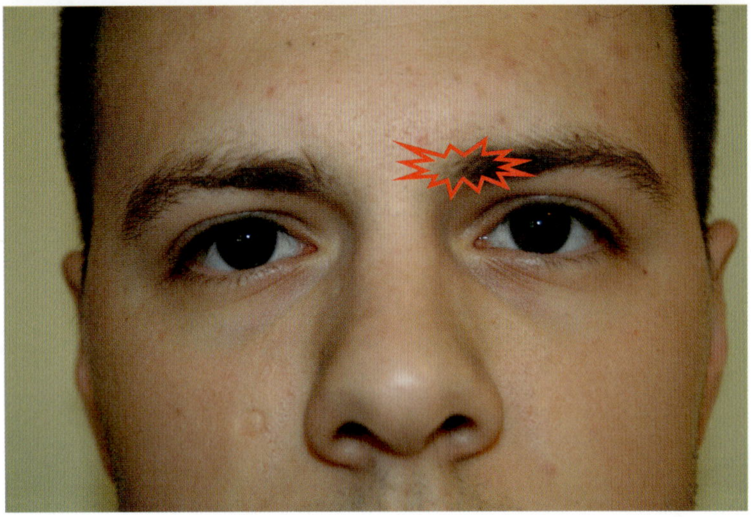

그림 4.2. 통증부위와 인지중심(cp).

눈의 상직근(위곧은근) 기능장애. 처진 윗눈꺼풀. 근시, 야맹증, 눈의 충혈

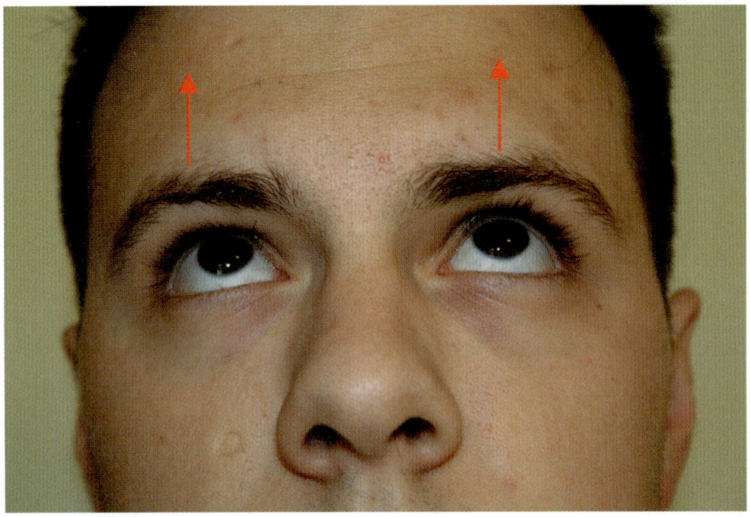

그림 4.3. 운동검증.

환자는 위를 쳐다볼 때 복시나 사시를 나타낸다. 이 문제는 종종 뇌신경 기능장애와 관련되지만, 때때로 테논 근막의 협응력 부족으로 인해 두 눈에서 비대칭성이 나타난다.

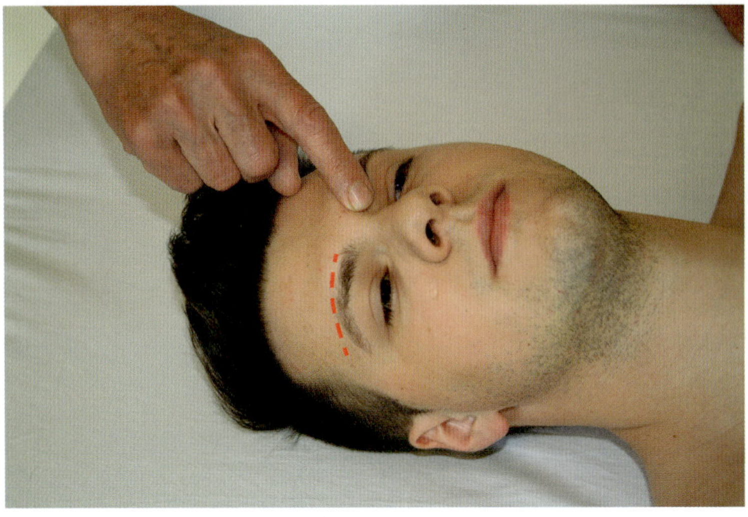

그림 4.4. 협응중심(cc)의 촉진검증.

눈썹의 안쪽 끝 바로 위, 내안각 바로 위쪽 함몰부에 위치한다(BL 2).

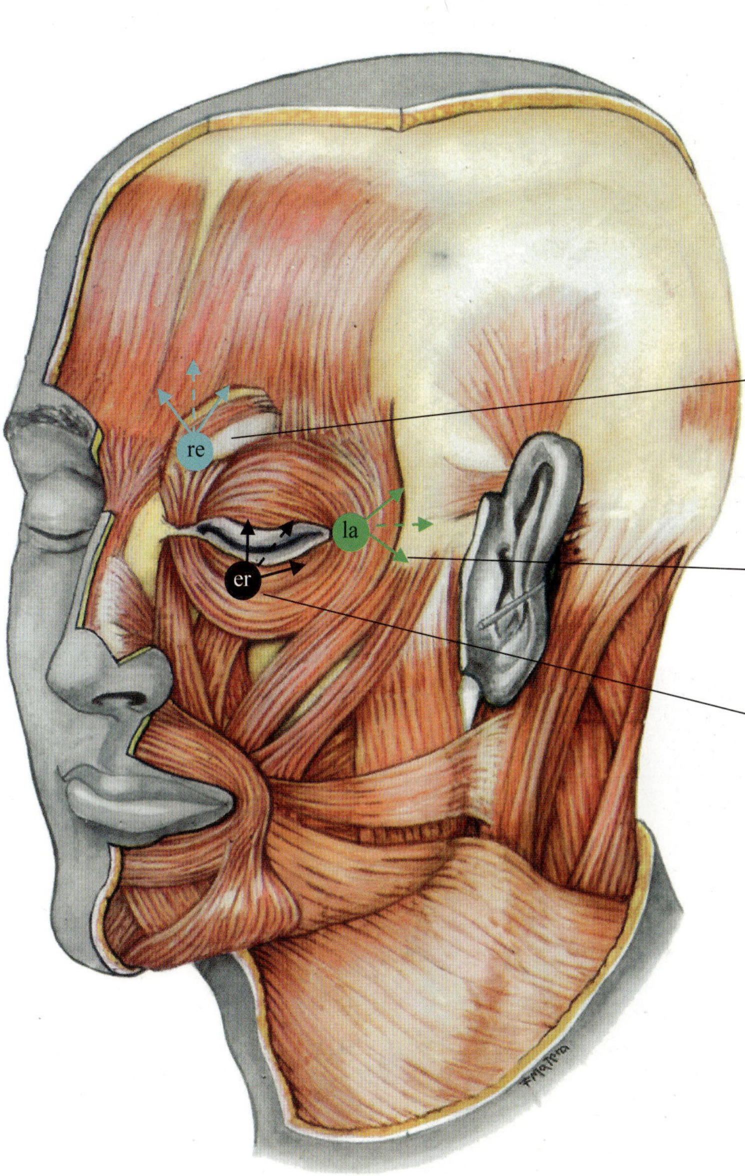

그림 4.5. 안구위의 협응중심(cc)에 대한 비교 촉진 검증.

re–cp 1의 협응중심은 눈썹의 내측 연에 위치하며, 단관절(상직근: 위곧은근)과 다관절(안륜근: 눈둘레근) 벡터가 모는 곳이다.

la–cp 1의 협응중심은 외안각에 위치하며, 단관절(외직근: 가쪽곧은근)과 다관절(안륜근)의 벡터가 모이는 곳이다.

er–cp 1의 협응중심은 안구와 안와아래연 사이에 위치하며 단관절(하사근: 아래빗근)과 다관절(안륜근) 벡터가 모이는 곳이다.

(그림 6.5와 그림 8.5 참조)

(Modified from G. Chiarugi & L. Bucciante, Istituzioni di anatomia dell'uomo. Piccin)

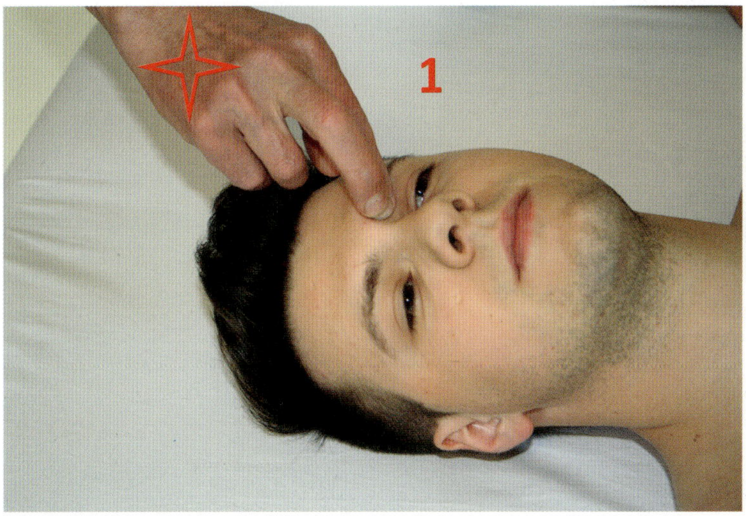

그림 4.6. 치료.

환자는 바로 누운 자세를 취한다. 치료사는 엄지나 중지를 보강한 검지 끝을 놓는다. 사용하는 손끝에 따라 치료사는 테이블 옆이나 앞쪽에 서 있을 수 있다.

레트로-카풋 2의 근막단위

Mf unit of retro-caput 2

머리-뒤쪽 2

re-cp 2

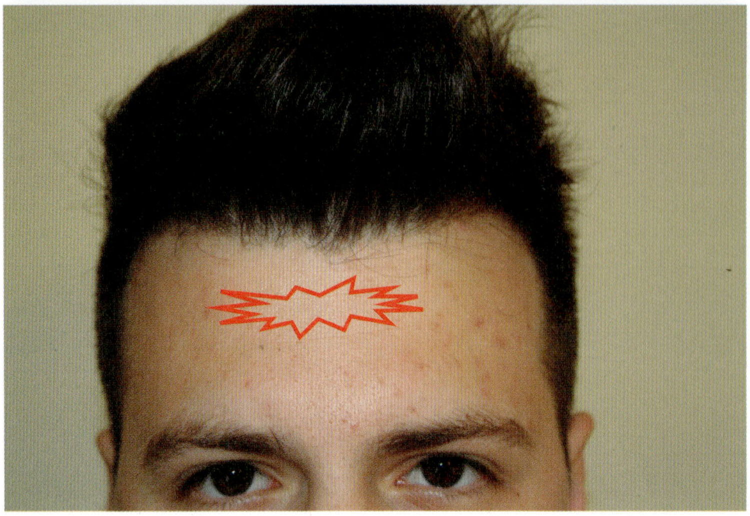

그림 4.7. 통증부위와 인지중심(cp).

이마의 통증이나 무거움. 후두전두근(뒤통수이마근)에 의한 모상건막의 비정상적인 긴장감으로 불안정성 또는 균형 결함을 호소함.

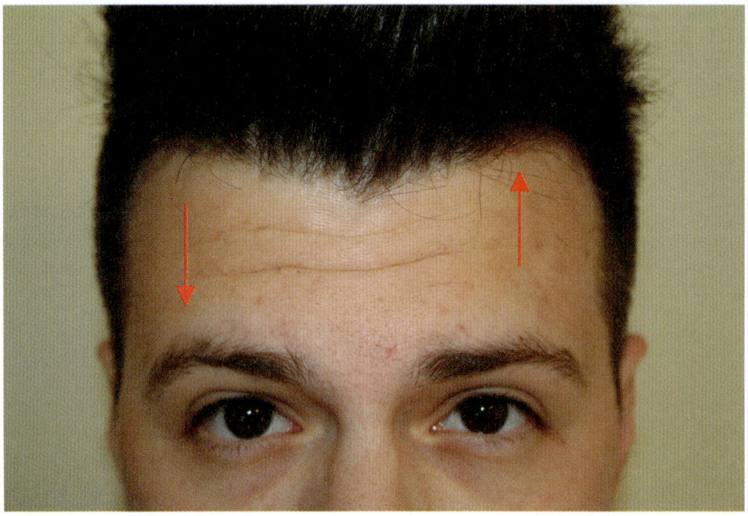

그림 4.8. 운동검증.

전두근의 비대칭적인 약화로 인해 이마에 비대칭적인 주름이 생기게 된다.

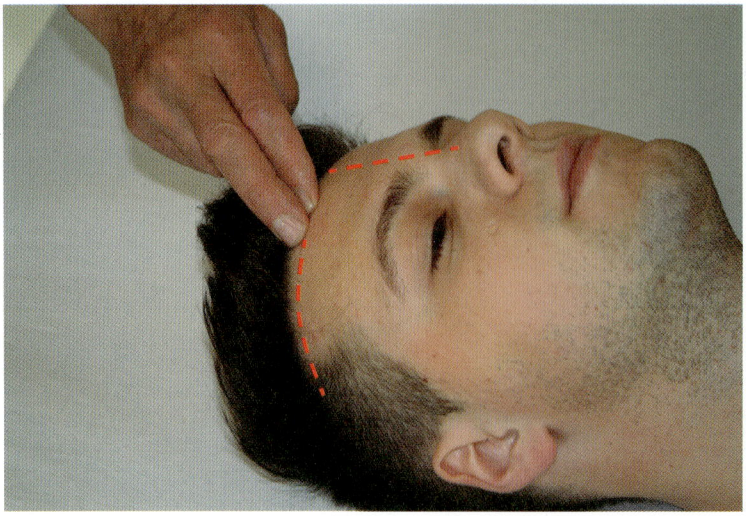

그림 4.9. 협응중심(cc)의 촉진검증.

촉진검증은 re-cp 1 협응중심을 통과하는 수직선에서 헤어라인 가까이에서 시행한다. 때로는 근막의 과밀도화로 약간 외측에서 발견되기도 한다(BL 4).

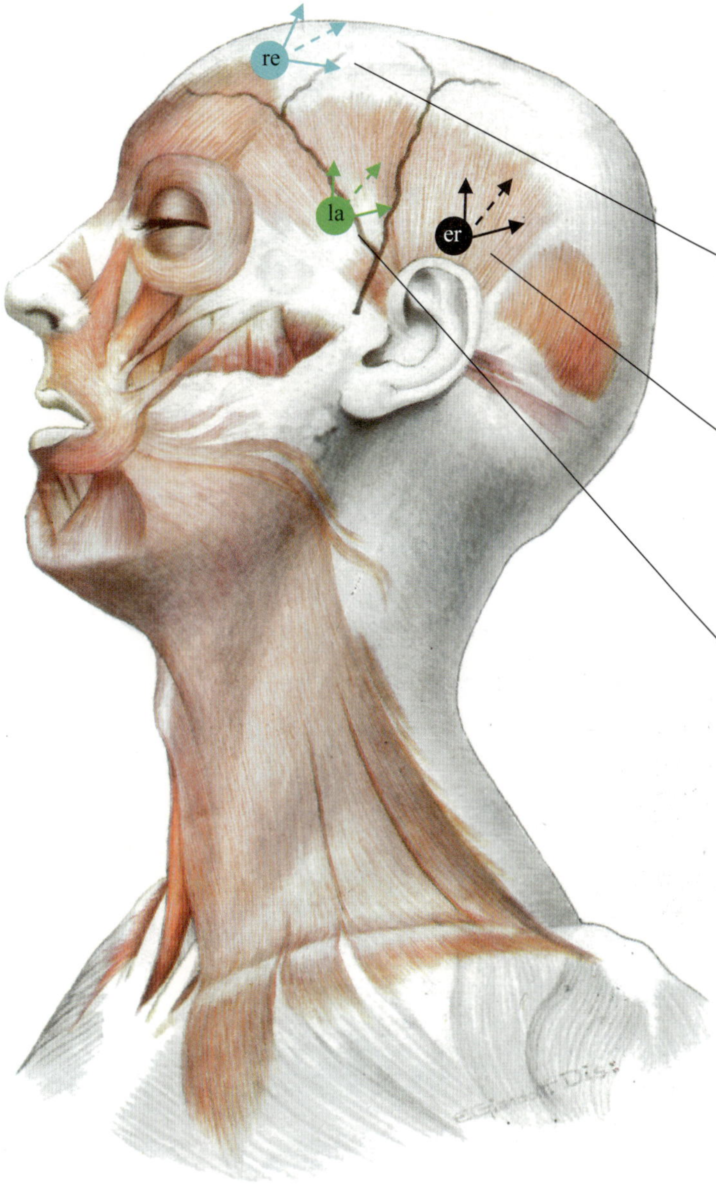

그림 4.10. 머리 부위의 협응중심(cc)에 대한 비교 촉진검증.

re–cp 2의 협응중심은 이마 위쪽에 위치하며, 단관절(전두근)과 다관절(모상건막) 벡터가 모이는 곳이다.

er–cp 2의 협응중심은 귓바퀴 위에 위치하며, 단관절(상이개근: 위귓바퀴근)과 다관절(모상건막) 벡터가 모이는 곳이다.

la–cp 2의 협응중심은 측두 근막에 위치하며, 단관절(측두근)과 다관절(모상건막)의 벡터가 모이는 곳이다.

(그림 6.10과 그림 8.10 참조)

(Modified from G. Chiarugi & L. Bucciante, Istituzioni di anatomia dell'uomo. Piccin)

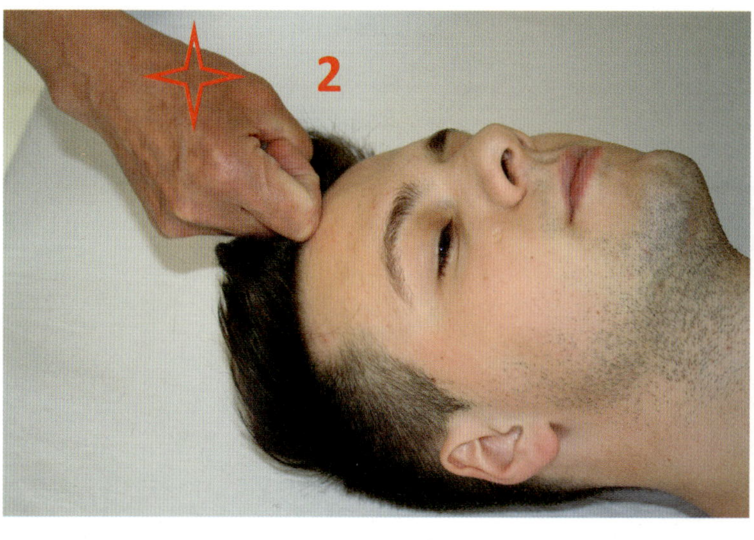

그림 4.11. 치료.

환자는 바로 누운 자세를 취한다.

치료사는 너클을 사용해 협응중심에 마찰법을 적용한다. 이 마찰법은 근막의 기질을 변화시키기 위해 열을 발생시킨다.

레트로-카풋 3의 근막단위

Mf unit of retro-caput 3

머리-뒤쪽 3

re-cp 3

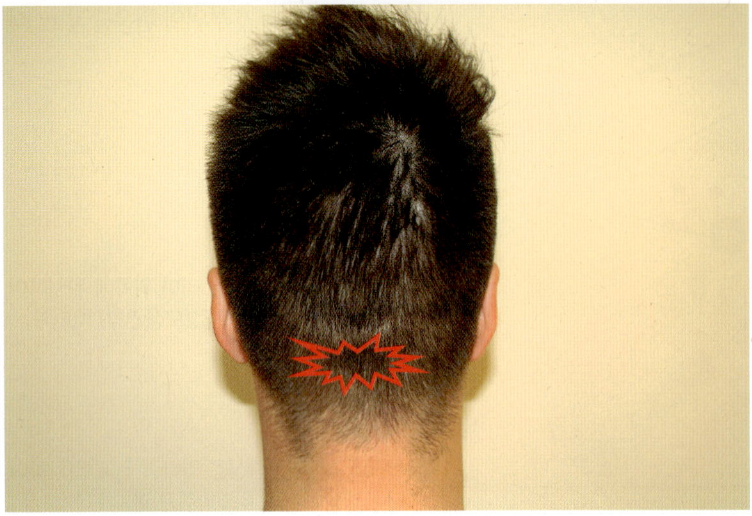

그림 4.12. 통증부위와 인지중심(cp).

두피의 과자극을 동반하는 정수리 통증; 머리가 묵직하고 목의 뻣뻣함을 호소한다.

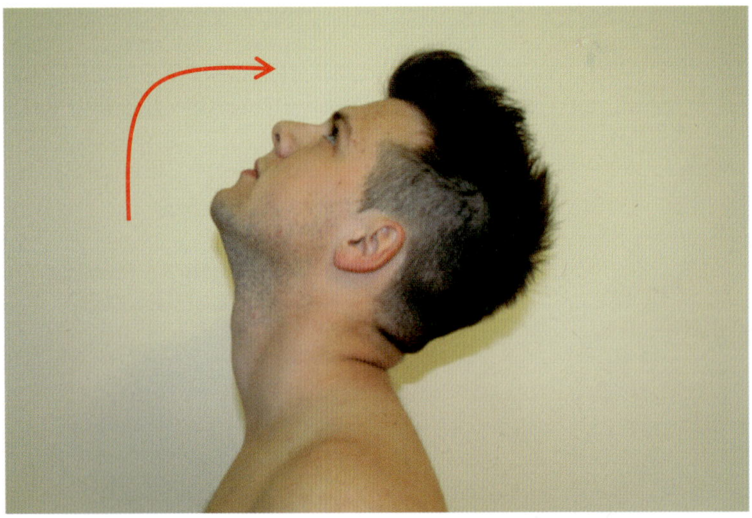

그림 4.13. 운동검증.

환자가 위쪽을 응시할 때 후두근에서 통증과 긴장을 느끼게 된다. 때로는 이런 동작이 현기증이나 방향 감각 상실이 일어난다.

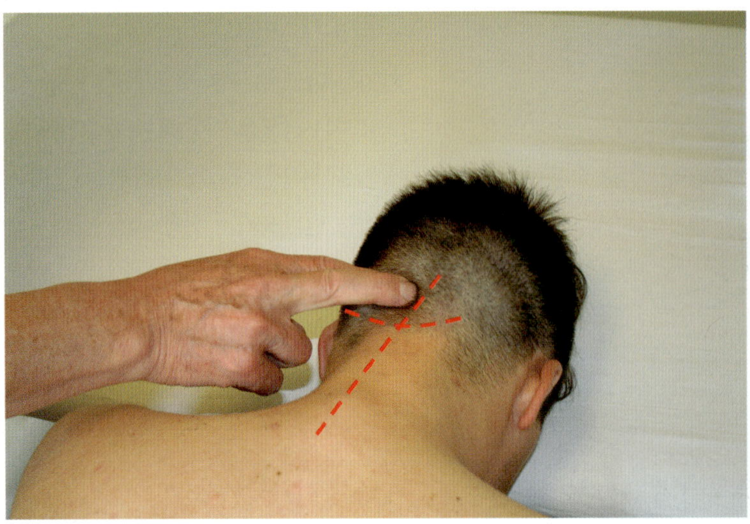

그림 4.14. 협응중심(cc)의 촉진검증.

치료사는 후두골에 있는 척주기립근에 손가락 끝을 대고 포인트를 찾는다. 과밀도화가 되었을 때는 협응중심을 촉진하면 이마쪽으로 연관통이 일어나기도 한다(BL 10).

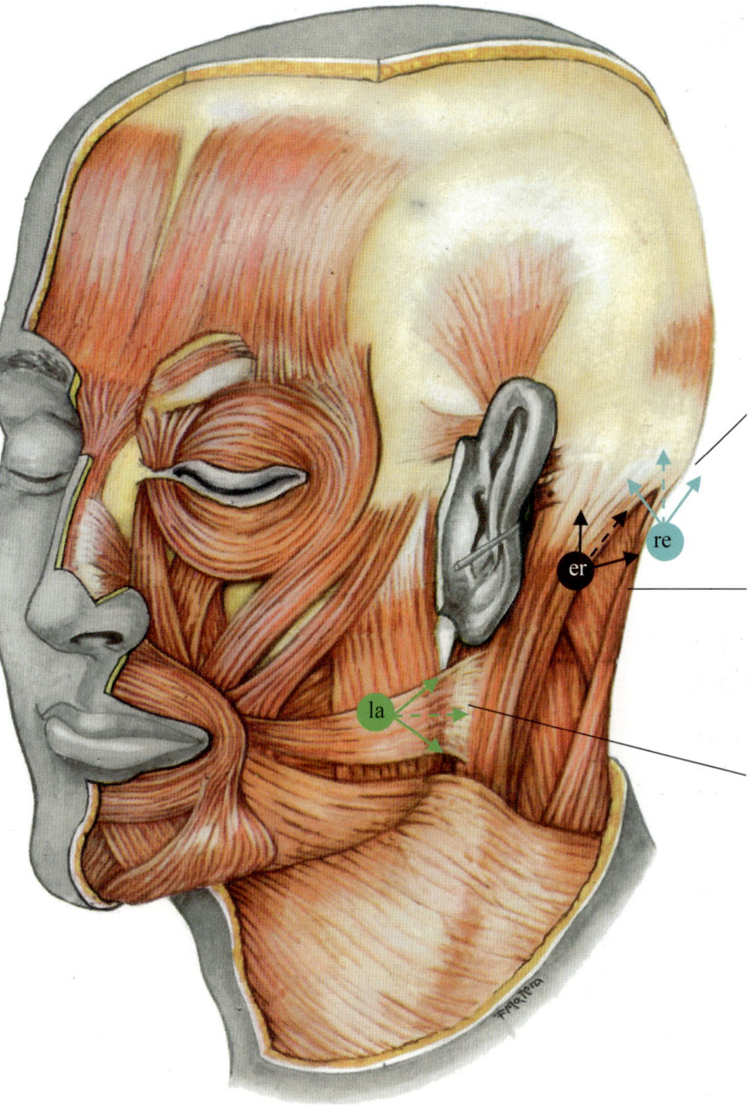

그림 4.15. 뒤쪽 하악의 협응중심(cc)에 대한 비교 촉진검증.

re–cp 3의 협응중심은 후두융기 밑에 위치하며, 단관절(후두근)과 다관절(척주기립근) 벡터가 모이는 곳이다.

er–cp 3의 협응중심은 유양돌기에 위치하며, 단관절(후이개근: 귓바퀴뒤근)과 다관절(흉쇄유돌근: 목빗근) 벡터가 모이는 곳이다.

la–cp 3의 협응중심은 저작근막에 위치하며, 단관절(저작근)과 다관절(소근: 입꼬리당김근) 벡터가 모이는 곳이다.

(그림 6.15와 그림 8.15 참조)

(Modified from G. Chiarugi & L. Bucciante, Istituzioni di anatomia dell'uomo. Piccin)

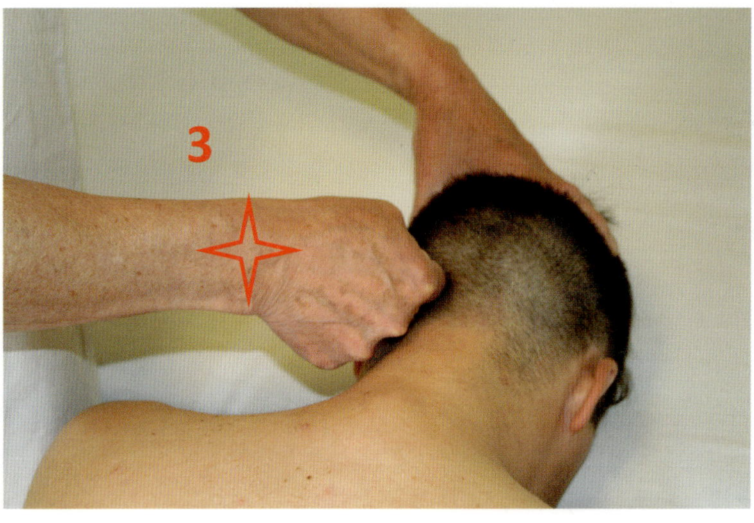

그림 4.16. 치료.

환자는 양손 위에 머리를 받치고 앉는다. 치료사는 후두융기의 외측과 아래쪽에 너클을 사용해서 머리덮개 근막을 풀어주는데 오른쪽과 왼쪽을 번갈아 가면서 시행한다.

레트로-콜룸의 근막단위
Mf unit of retro-collum

목-뒤쪽
re-cl

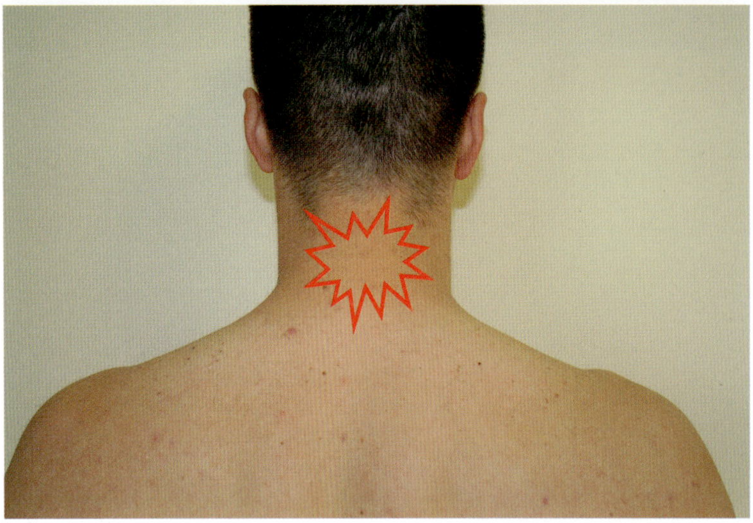

그림 4.17. 통증부위와 인지중심(cp).

경추를 따라 뻗는 통증; 목덜미의 감각 이상; 긴장성 경반사; 눈의 통증.

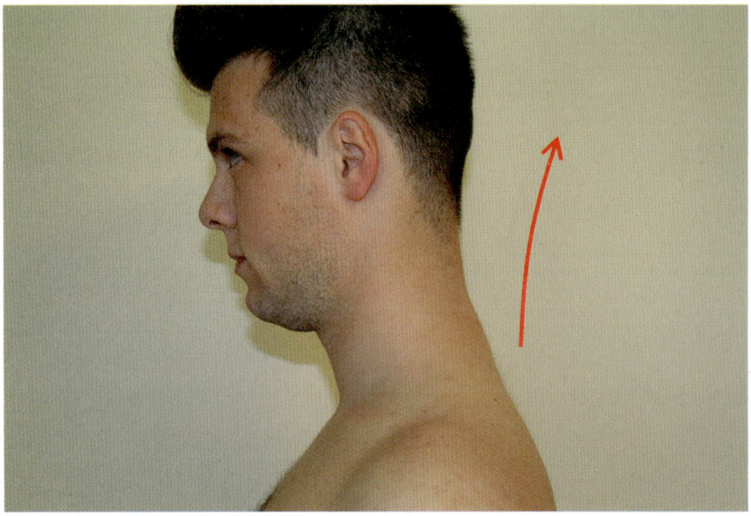

그림 4.18. 운동검증.

환자는 목이 뻣뻣하다고 호소한다. 위를 올려보라고 하면 신전 동작이 제한되거나 통증이 심해진다. 이런 사람들은 경추 전만(목뼈 앞굽음)이 일자가 되어 있는 경우가 있다.

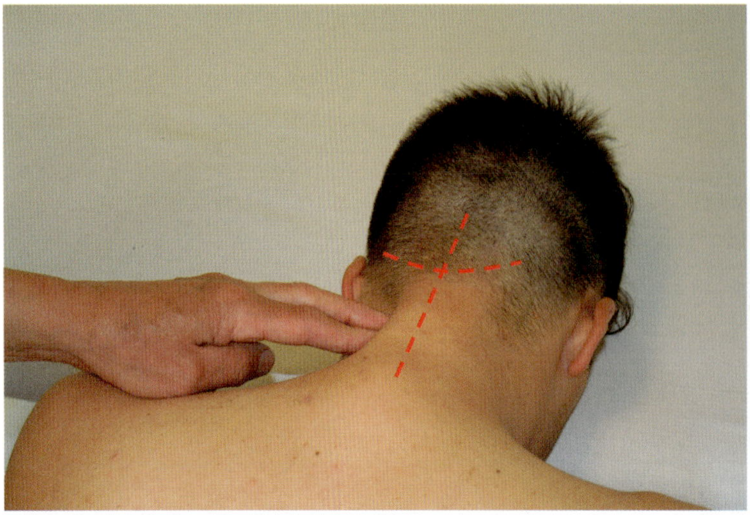

그림 4.19. 협응중심(cc)의 촉진검증.

치료사는 손가락을 사용해 척주기립근에 닿기 위해 상승모근(위등세모근) 외측연에서 안쪽으로 넣는데, 위치는 여섯 번째 경추 정도에서 목덜미 근막을 검사한다(SI 16).

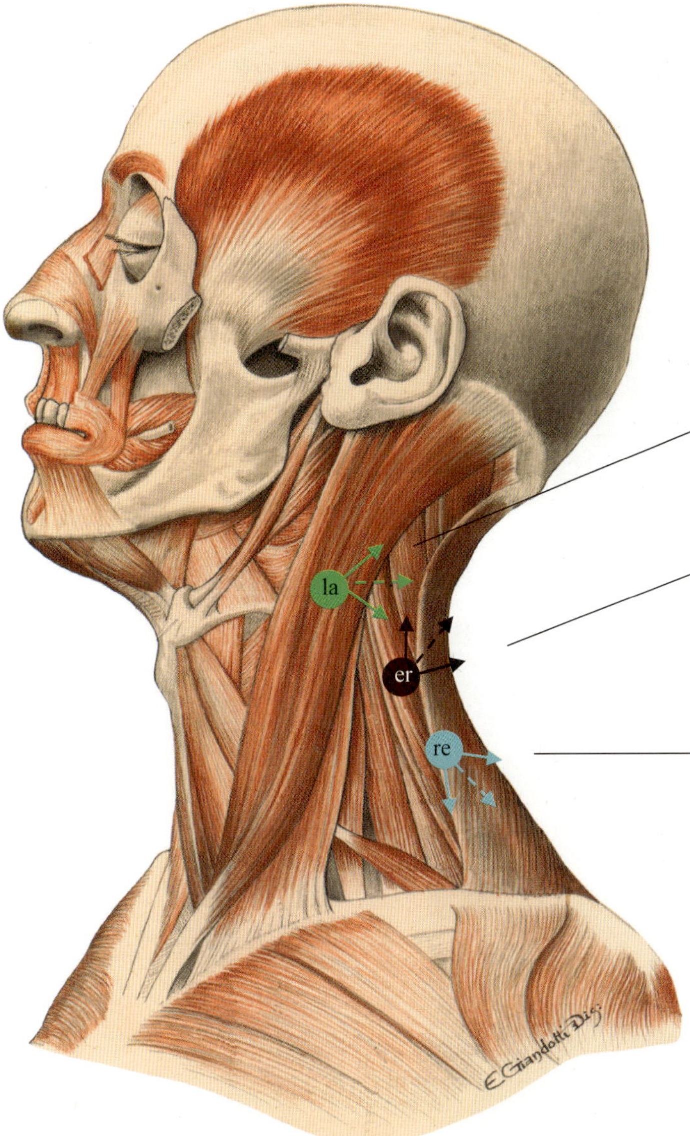

그림 4.20. 목 뒤쪽의 협응중심(cc)에 대한 비교 촉진검증.

la-cl의 협응중심은 흉쇄유돌근 근막에 위치하며, 단관절(중사각근: 중간목갈비근)과 다관절(흉쇄유돌근) 벡터가 모이는 곳이다.

er-cl의 협응중심은 3번 경추의 횡돌기에 위치하며, 단관절(경판상근: 목널판근)과 다관절(견갑거근: 어깨올림근) 벡터가 모이는 곳이다.

re-cl의 협응중심은 6번 경추에 위치하며, 단관절(다열근: 뭇갈래근)과 다관절(최장근: 가장긴근) 벡터가 모이는 곳이다.

(그림 6.20과 그림 8.20 참조)

(Modified from G. Chiarugi & L. Bucciante, Istituzioni di anatomia dell'uomo. Piccin)

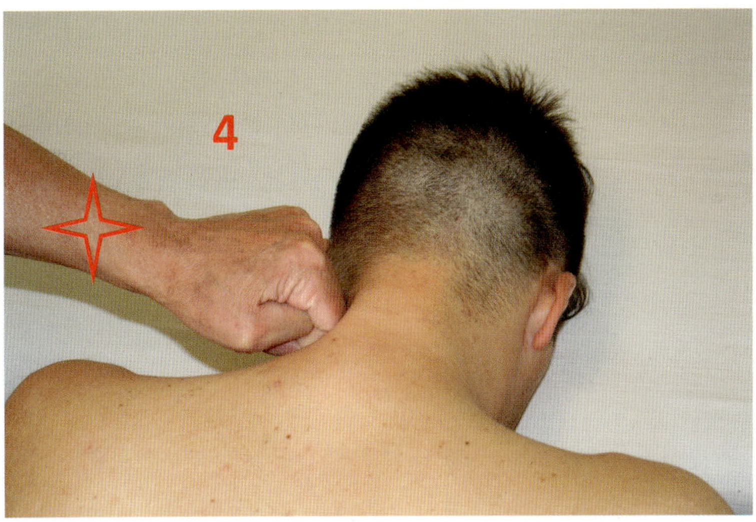

그림 4.21. 치료.

환자는 이마를 치료대에 대고 앉는다. 치료사가 촉진검증에서 확인된 포인트에 도달했을 때 세로와 가로 방향으로 도수치료를 시행한다.

레트로-쏘랙스의 근막단위
Mf unit of retro-thorax

흉곽 -뒤쪽
re-th

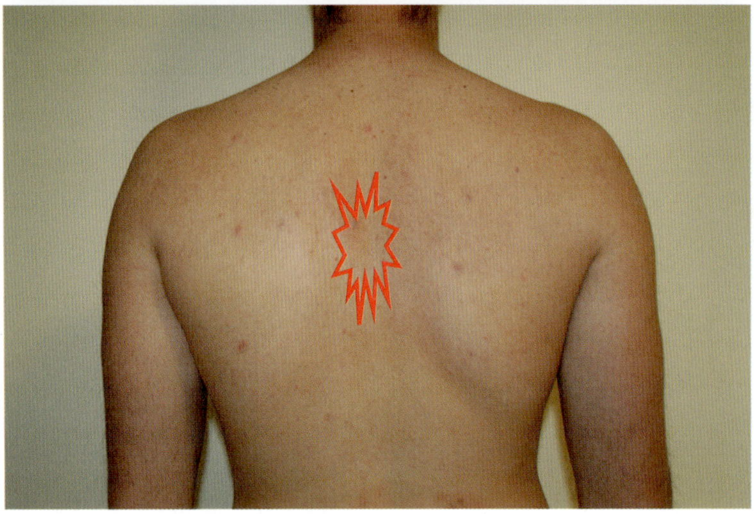

그림 4.22 통증부위와 인지중심(cp).

흉추의 경직으로 감춰진 등 통증. 척추의 변형. 흉부에 느껴지는 압박감.

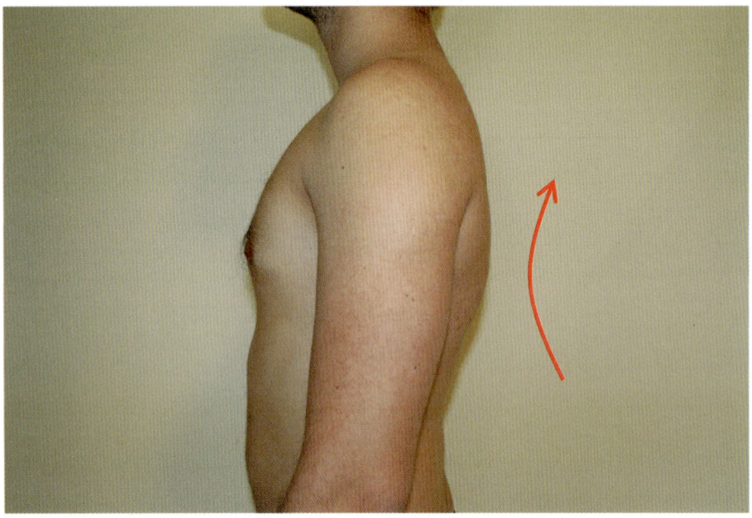

그림 4.23. 운동검증.

환자는 어깨를 당길 때 견갑골 사이에 통증을 호소하는데 이는 척추주위근의 근막이 이런 움직임에 익숙하지 않기 때문이다.

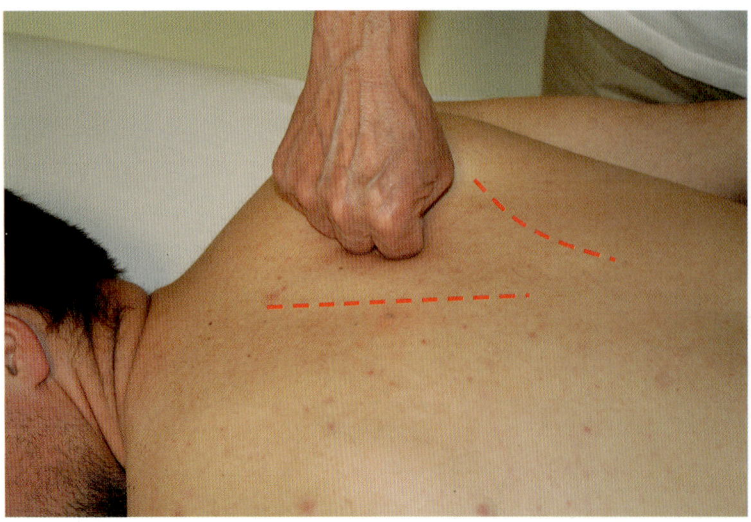

그림 4.24. 협응중심(cc)의 촉진검증.

치료사는 등쪽에 제일 튀어나온 부위(대략 4~5번 흉추 측면)에 척주기립근 근복에 너클을 대고 가장 과밀도화된 포인트를 찾기 위해 천천히 이동한다(BL 14, BL 15 d).

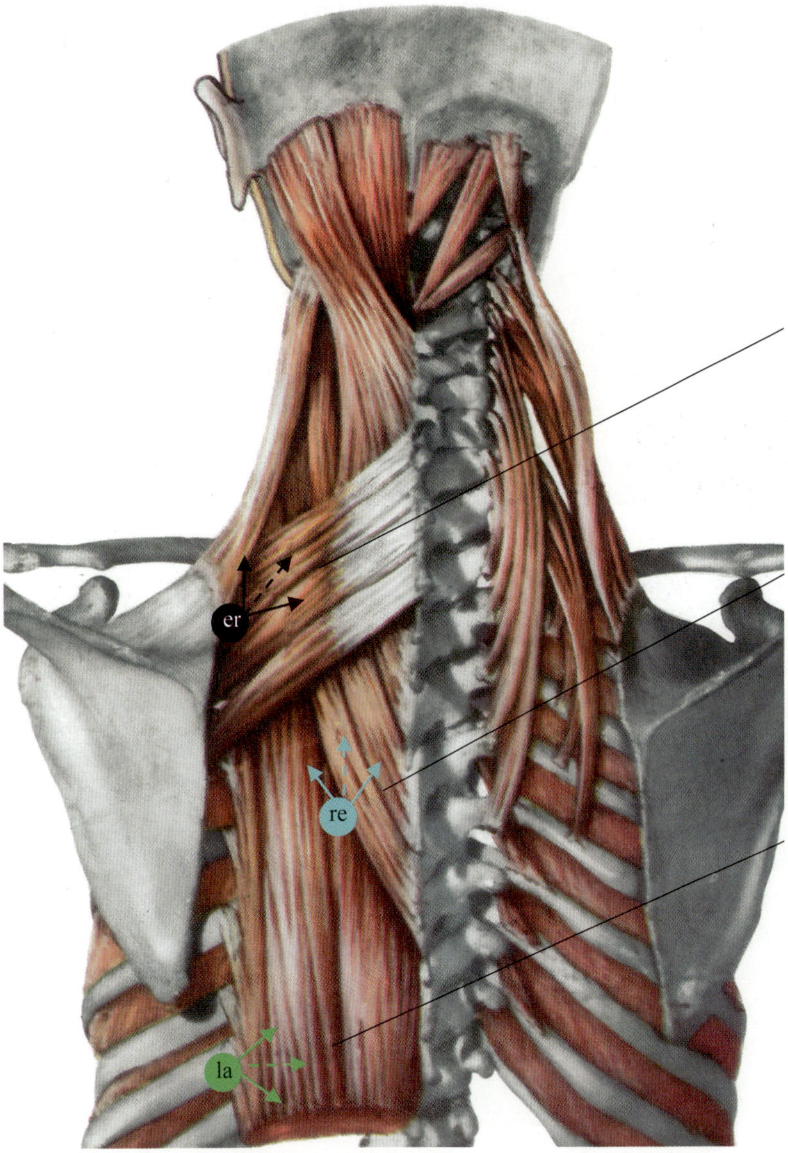

그림 4.25. 흉추 부위의 협응중심(cc)에 대한 비교 촉진 검증.

er-th의 협응중심은 견갑극(어깨뼈가시) 부위에 위치하며, 단관절(상후거근)과 다관절(장늑근: 엉덩갈비근) 벡터가 모이는 곳이다.

re-th의 협응중심은 흉추 4번 부위에 위치하며, 단관절(흉추다열근)과 다관절(흉최장근: 등가장긴근) 벡터가 모이는 곳이다.

la-th의 협응중심은 8~10번째 갈비뼈 사이에 위치하며, 단관절(추간근: 척추사이근)과 다관절(흉장늑근) 벡터가 모이는 곳이다.

(그림 6.25와 그림 8.25 참조)

(Modified from G. Chiarugi & L. Bucciante, Istituzioni di anatomia dell'uomo. Piccin)

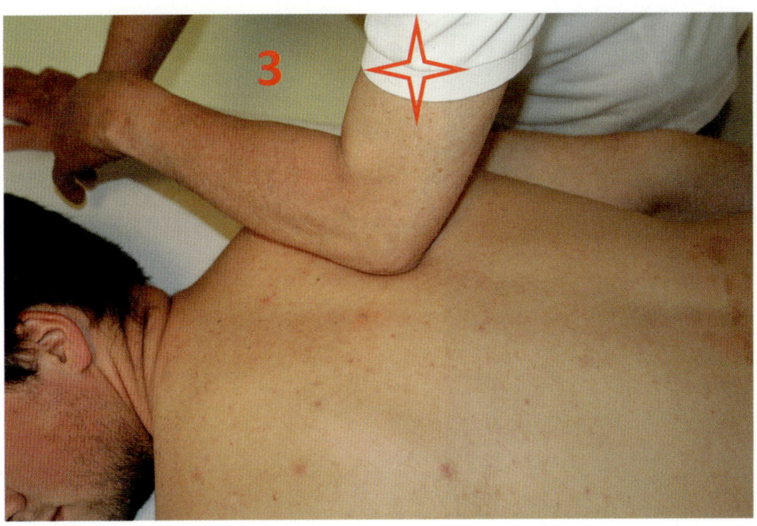

그림 4.26. 치료.

환자는 엎드려 누운 자세에서 양팔을 편 상태에서 몸통 옆에 둔다.

치료사는 촉진 검증을 통해 이전에 파악해 놓은 포인트에 팔꿈치로 도수치료를 적용한다.

레트로-룸비의 근막단위
Mf unit of retro-lumbi

허리-뒤쪽
re-lu

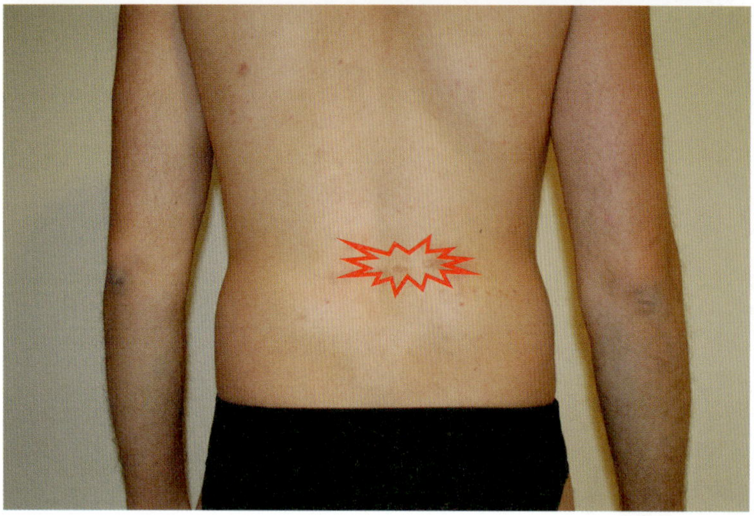

그림 4.27 통증부위와 인지중심(cp).

급성이나 만성 허리 통증은 주로 근막 불균형으로 인하여 허리엉치뼈(요천추) 영역에 나타난다.

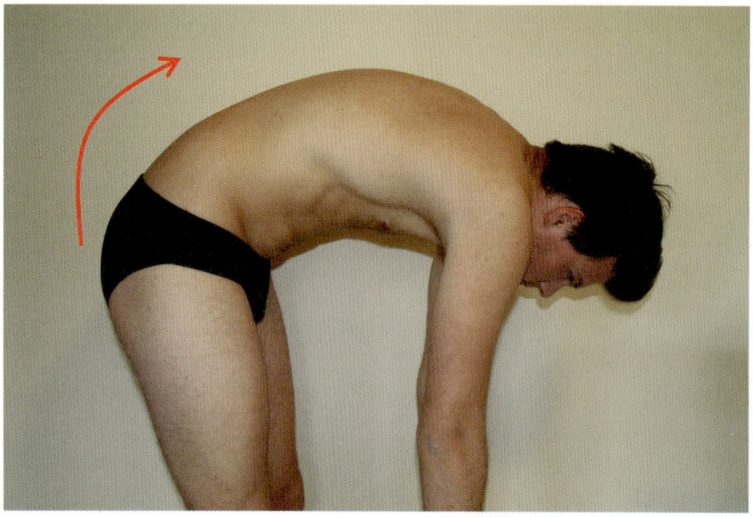

그림 4.28. 운동검증.

통증은 앞으로 숙일 때 가장 심해진다(척추 주위근의 원심성 수축). 다른 때는, 통증 회피성 근수축이 이완되는 밤에 더욱 심해진다.

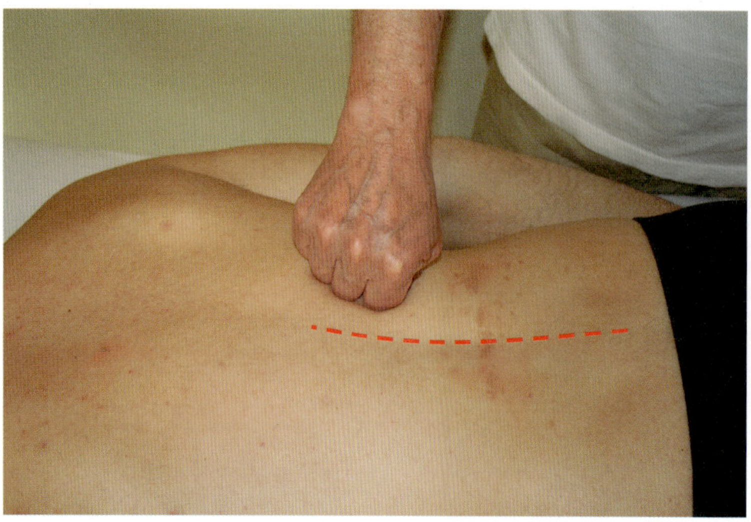

그림 4.29. 협응중심(cc)의 촉진검증.

치료사는 너클을 사용해 첫 번째 요추 부위에 척주기립근의 근복에서 엉치뼈(천추)에 연관통을 제일 많이 일으키는 포인트를 찾는다. 반대쪽에도 종종 잠재성 협응중심이 있을 수 있으므로 양쪽을 비교 촉진한다(BL 21, BL 22 d).

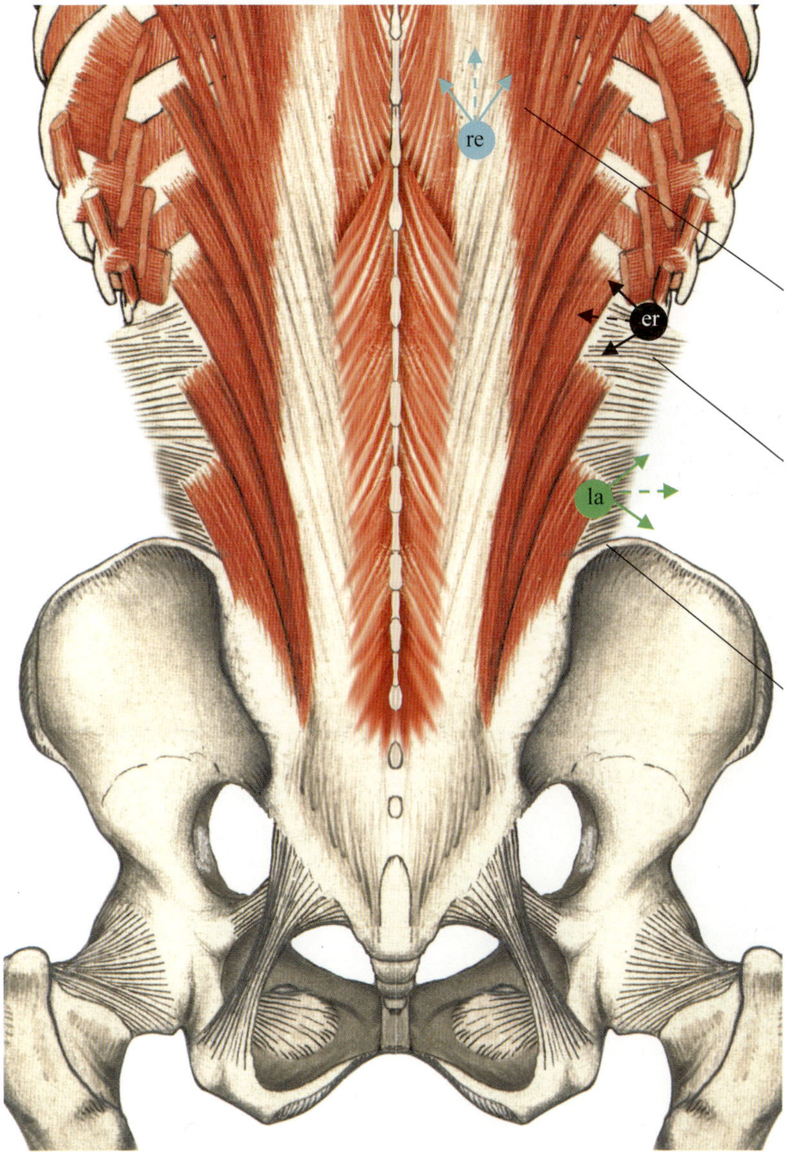

그림 4.30. 허리 뒤쪽 부위의 협응
□중심(cc)에 대한 비교 촉진검증.

re–lu의 협응중심은 1번 요추에 위치하며, 단관절(다열근: 뭇갈래근)과 다관절(최장근: 가장긴근) 벡터가 모이는 곳이다.

er–lu의 협동중심은 12번 갈비뼈 아래에 위치하며, 단관절(하후거근)과 다관절(내복사근: 배속빗근) 벡터가 모이는 곳이다.

la–lu의 협동중심은 척주기립근초 옆에 위치하며, 단관절(요방형근: 허리네모근)과 다관절(장늑근: 엉덩갈비근) 벡터가 모이는 곳이다.

(그림 6.30과 그림 8.30 참조)

(Modified from G. Chiarugi & L. Bucciante, Istituzioni di anatomia dell'uomo. Piccin)

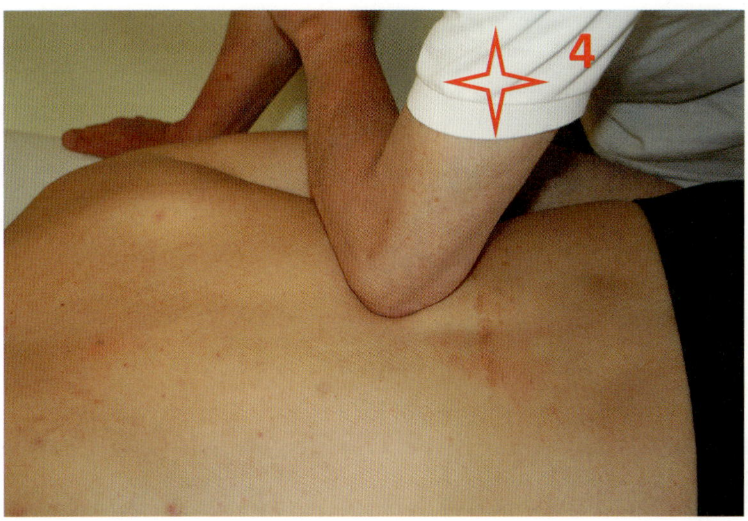

그림 4.31 치료.

환자는 엎드려 누운 자세에서 양팔을 편 상태에서 몸통 옆에 둔다.
치료사는 팔꿈치를 사용해 첫 번째와 두 번째 요추의 옆쪽인 흉요근막을 치료한다.

레트로-펠비스의 근막단위

Mf unit of retro-pelvis

골반-뒤쪽

re-pv

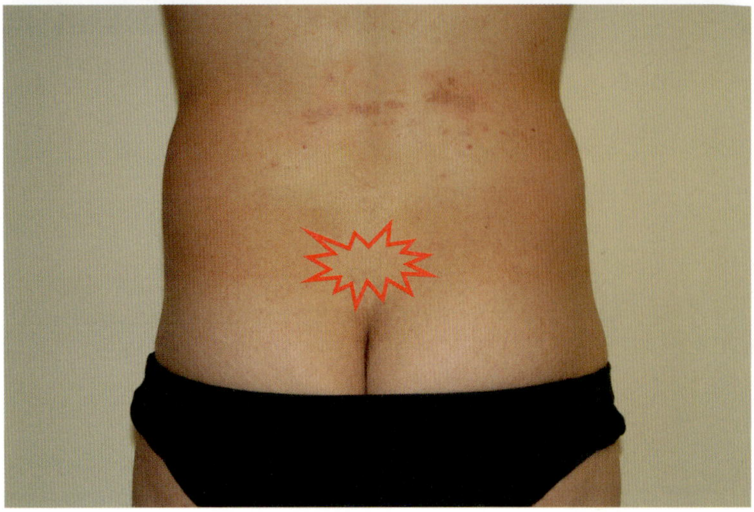

그림 4.32 통증부위와 인지중심(cp).

천장관절(엉치엉덩관절) 통증이 양쪽이나 한쪽으로 국소통증과 연관통을 가짐. 척추 밑부분의 피로감. 하지의 통증.

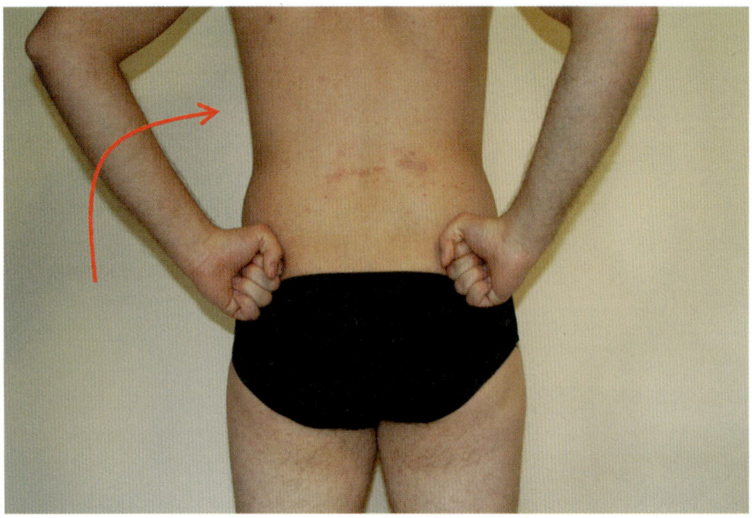

그림 4.33. 운동검증.

환자는 몸을 앞으로 숙일 때, 경직된 근막이 스트레칭될 때나 구심성 동작을 시행하면서 허리가 말릴 때 요천골(허리엉치)과 천장관절 부위에 통증을 느낀다.

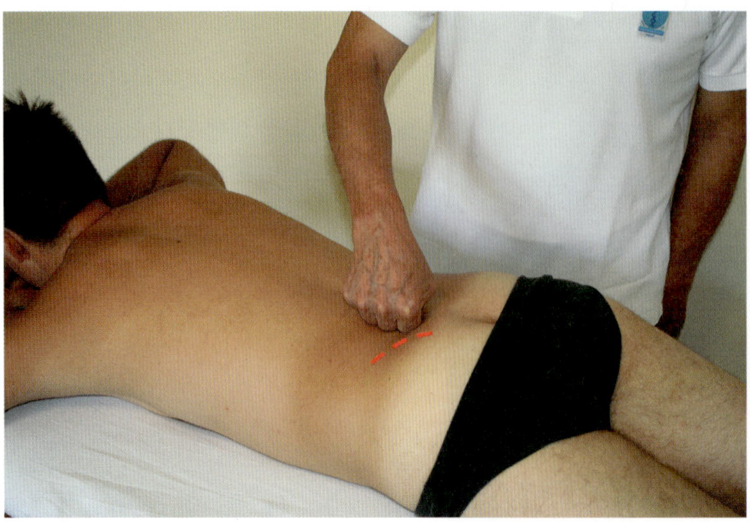

그림 4.34. 협응중심(cc)의 촉진검증.

요천추 부위에 있는 근막을 촉진하기 위해 너클을 이용해 5번 요추와 PSIS 사이에서 찾는다(BL 26).

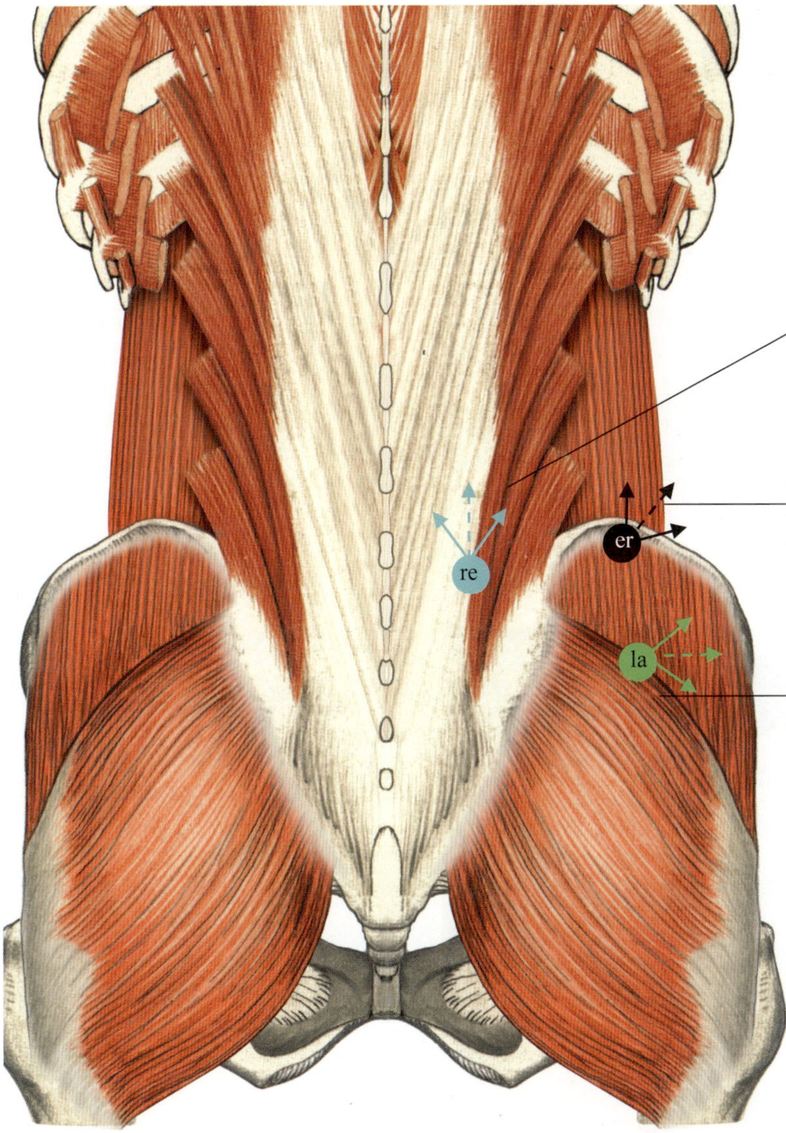

그림 4.35. 골반 뒤쪽의 협응중심(cc)에 대한 비교 촉진검증.

re-pv의 협응중심은 장요인대에 위치하며, 단관절(다열근: 뭇갈래근)과 다관절(최장근) 벡터가 모이는 곳이다.

er-pv의 협응중심은 장골릉의 제일 높은 부위 바로 아래에 위치하며, 단관절(중둔근: 중간볼기근)과 다관절(대둔근: 큰볼기근) 벡터가 모이는 곳이다.

la-pv의 협응중심은 대둔근 상연에 위치하며, 단관절(중둔근)과 다관절(대둔근) 벡터가 모이는 곳이다.

(그림 6.35와 그림 8.35 참조)

(Modified from G. Chiarugi & L. Bucciante, Istituzioni di anatomia dell'uomo. Piccin)

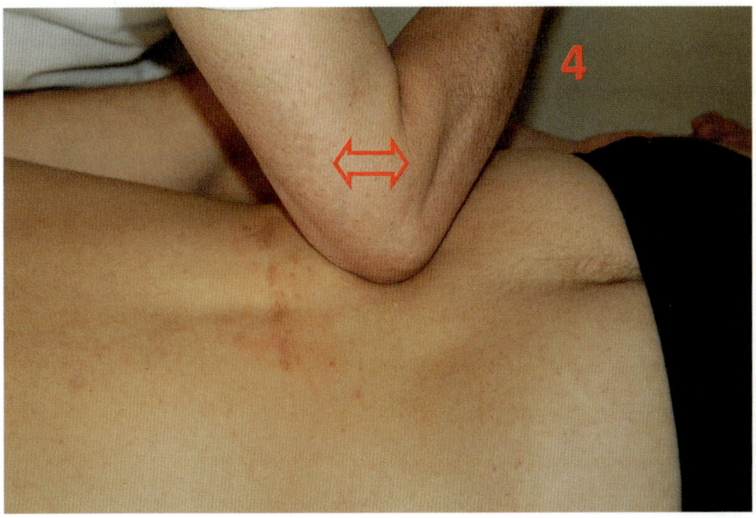

그림 4.36. 치료.

환자는 엎드린 자세나 골반을 치료대에 걸친 자세를 취한다.

치료사는 팔꿈치를 PSIS와 5번 요추 사이의 움푹한 곳에 대고, 종방향으로 근막을 치료하기 전에 환자가 이완할 때까지 기다린다.

레트로-콕사의 근막단위
Mf unit of retro-coxa

고관절-뒤쪽
re-cx

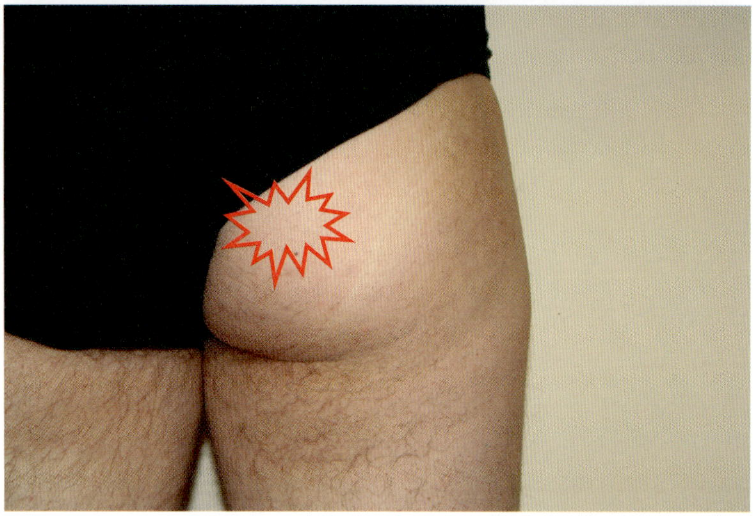

그림 4.37. 통증부위와 인지중심(cp).

통증은 햄스트링을 따라 위치한다.
앉은 자세에서는 대둔근에 통증이 있다.
회음부위에 감각이상.

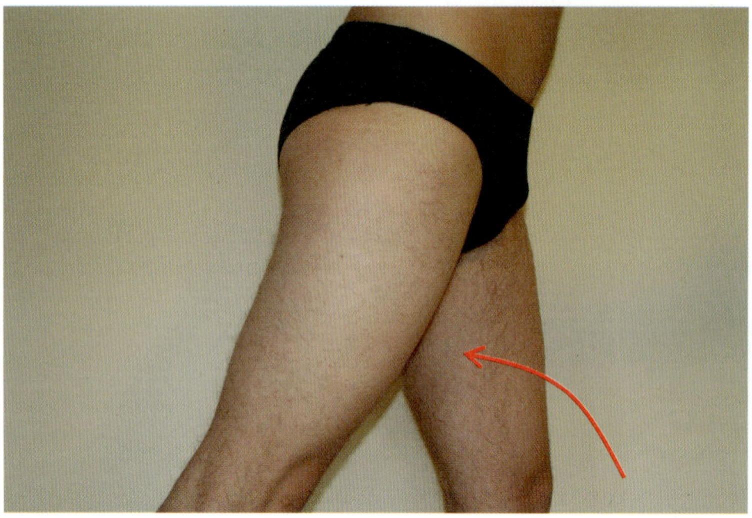

그림 4.38. 운동검증.

환자의 통증은 근막의 짧아짐을 동반하는 대퇴의 빠른 후방 움직임이나 근막의 늘어남을 동반하는 대퇴의 빠른 앞쪽 움직임 중에 두드러진다.

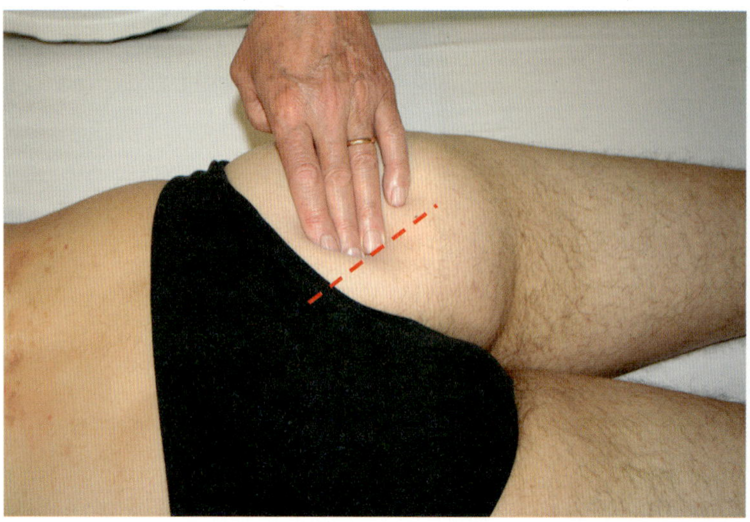

그림 4.39. 협응중심(cc)의 촉진검증.

대둔근의 일관성을 유지하기 위해, 협응중심 촉진검증은 너클로 시행할 수 있다. 천결절인대(빨간 점선)를 따라 촉진을 진행하는 것이 중요하다(BL 30).

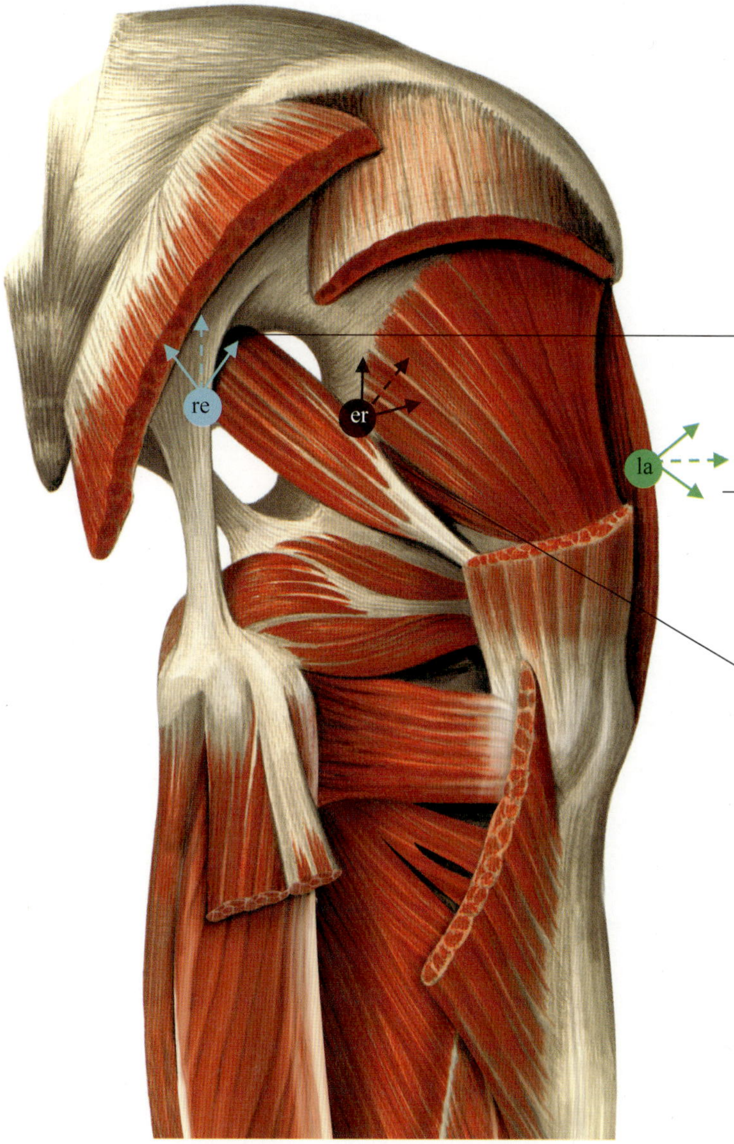

그림 4.40. 고관절 뒤쪽 부위의 협응중심(cc)에 대한 비교 촉진검증.

re-cx의 협응중심은 천결절인대에 위치하며, 단관절(대둔근)과 다관절(대퇴이두근: 넙다리두갈래근) 벡터가 모이는 곳이다.

la-cx의 협응중심은 대퇴근막장근에 위치하며, 단관절(소둔근: 작은볼기근)과 다관절(대퇴근막장근) 벡터가 모이는 곳이다.

er-cx의 협응중심은 외회전근 근막에 위치하며, 단관절(이상근: 궁둥구멍근)과 다관절(대둔근) 벡터가 모이는 곳이다.

(그림. 6.40과 그림 8.40 참조)

(Modified from G. Chiarugi & L. Bucciante, Istituzioni di anatomia dell'uomo. Piccin)

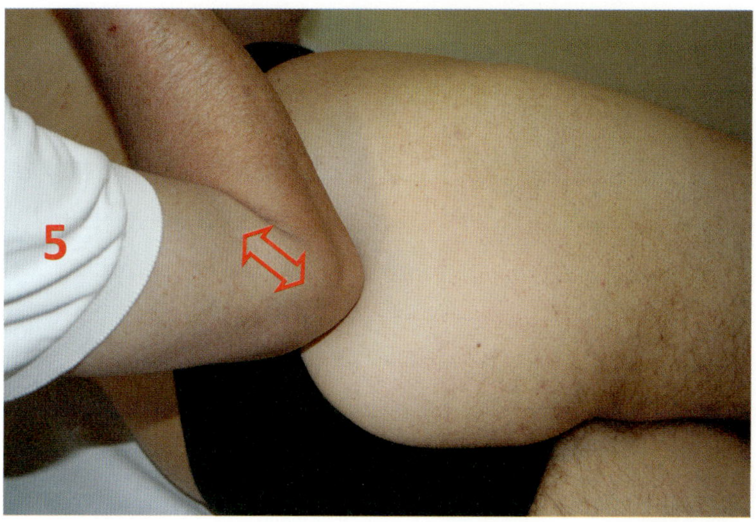

그림 4.41. 치료.

환자는 옆으로 누워서 치료 부위를 위쪽으로 하고 고관절을 반굽힘 자세를 취하도록 한다.

치료사는 천결절인대의 근위부에 팔꿈치를 위치시키고, 더 많은 탄성 조직을 만드는 국소 염증을 유발하기 위해 치료한다.

레트로-제뉴의 근막단위
Mf unit of retro-genu

무릎-뒤쪽
re-ge

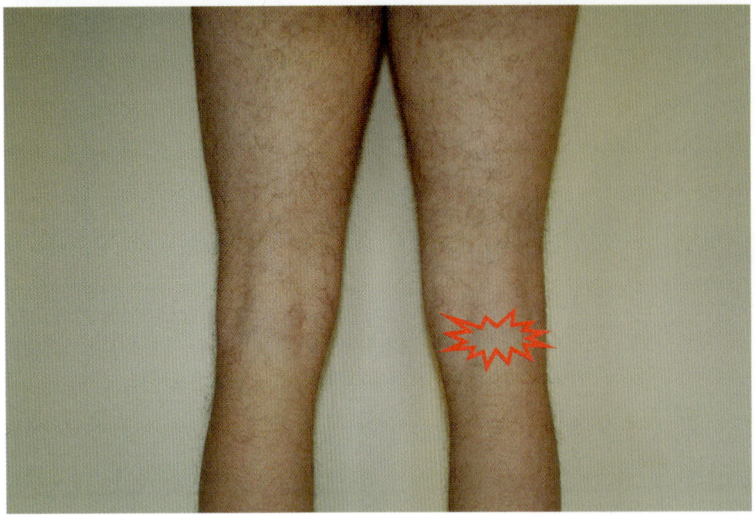

그림 4.42. 통증부위와 인지중심(cp).

슬와나 그 주변 힘줄의 통증; 때때로 베이커 낭종이 있다.

뒷다리에 야행성 경련이 생긴다.

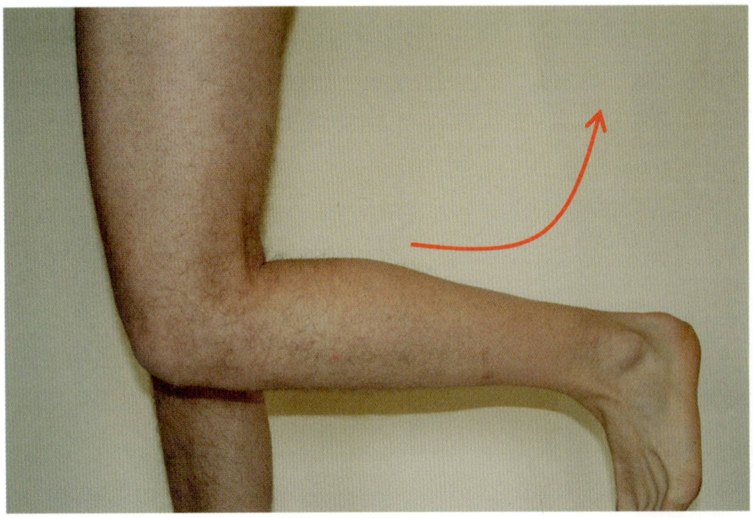

그림 4.43. 운동검증.

환자는 무릎을 구부릴 때(능동적 움직임), 스쿼트(수동적 압박) 중이나 무릎이 과도한 신전이 일어나는 경우 슬와부에 통증을 느낄 수 있다(스트레치).

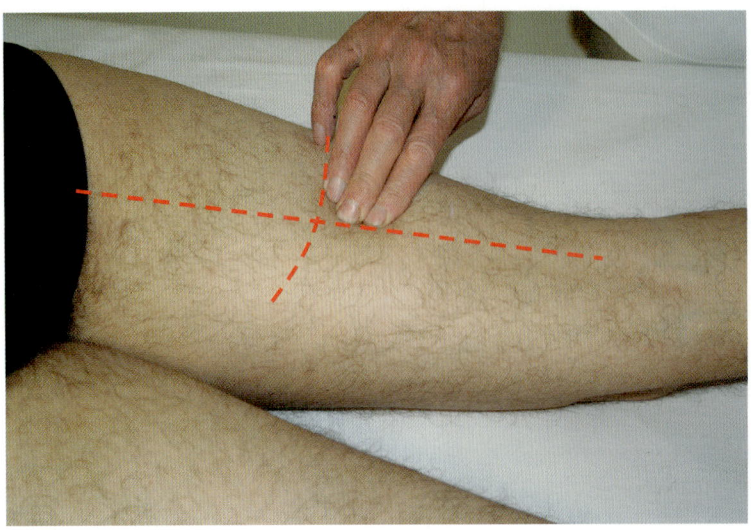

그림 4.44. 협응중심(cc)의 촉진검증

협응중심의 촉진검증은 대퇴이두근과 반건양근 사이의 고랑 부위에서 허벅지 뒤쪽 중간 지점에서 시행한다. 포인트의 국소화를 돕기 위해 근육을 참고하지만 촉진은 이 근육들을 감싸는 근막에 초점을 둔다(BL 37).

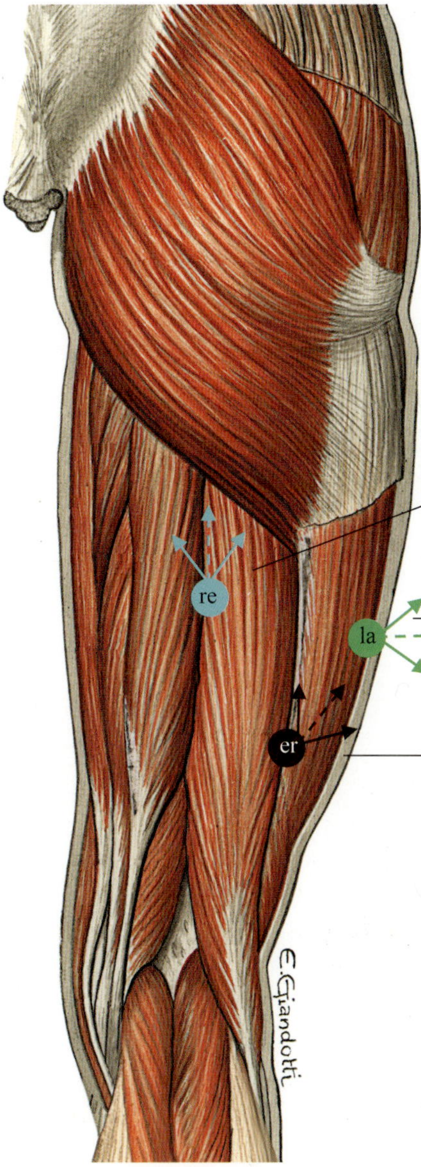

그림 4.45. 무릎 뒤쪽의 협응중심(cc)에 대한 비교 촉진검증.

re-ge의 협응중심은 햄스트링 사이 고랑에 위치하며, 단관절(대퇴이두근의 단두)과 다관절(반건양근) 벡터가 모이는 곳이다.

la-ge의 협응중심은 대퇴근막장근의 중간에 위치하며, 단관절(외측광근: 가쪽 넓은근)과 다관절(대퇴근막장근) 벡터가 모이는 곳이다.

er-ge의 협응중심은 외측근 사이 중격에 위치하며, 단관절(대퇴이두근의 단두)과 다관절(대퇴이두근의 장두) 벡터가 모이는 곳이다.

(그림 6.45와 그림 8.45 참조)

(Modified from G. Chiarugi & L. Bucciante, Istituzioni di anatomia dell'uomo. Piccin)

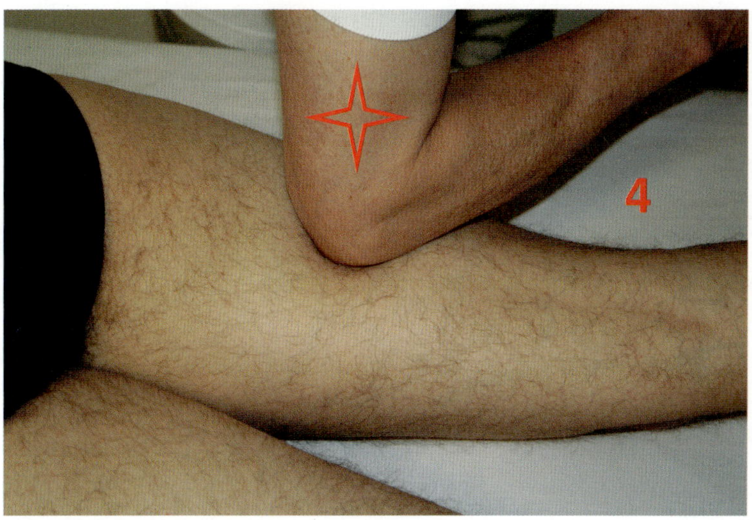

그림 4.46. 치료.

환자는 엎드린다.

치료사는 엉덩이 주름과 슬와주름 사이의 중간에 팔꿈치를 위치시키고, 특히 대퇴이두근의 근막에 마찰법을 시행한다.

레트로-탈루스의 근막단위
Mf unit of retro-talus

발목-뒤쪽
re-ta

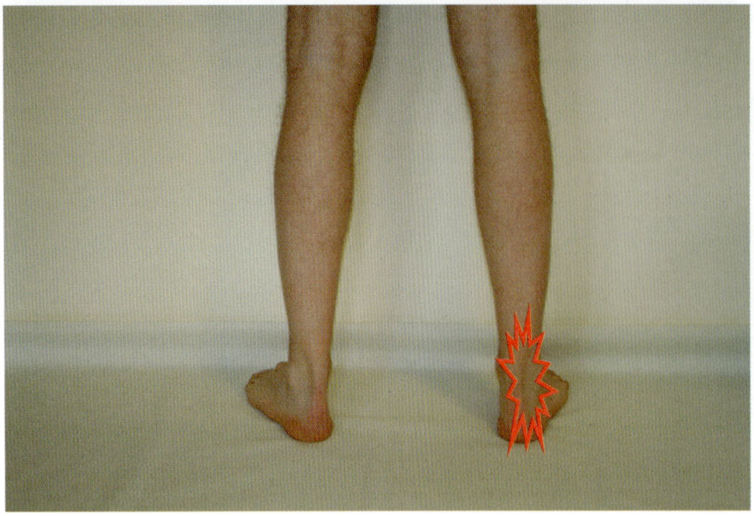

그림 4.47. 통증부위와 인지중심(cp).

아킬레스 건병증, 뒷꿈치 주변에 염증, 족저근막염, 발꿈치 골극과 골근부착부 질병, 종아리와 발에 통증.

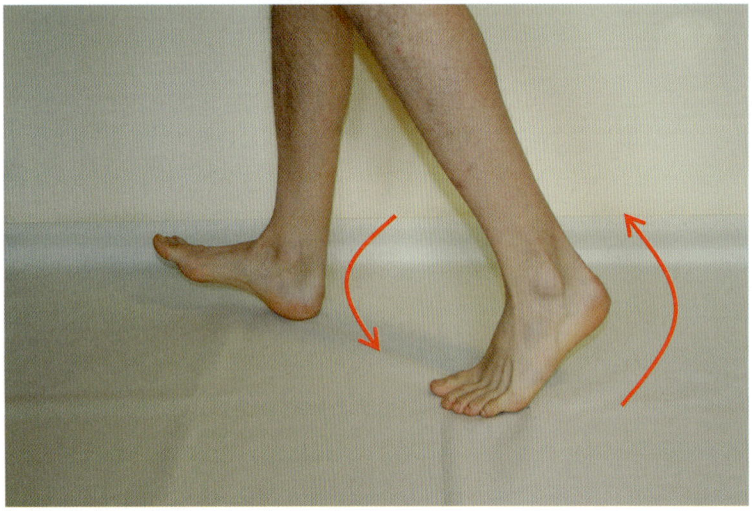

그림 4.48. 운동검증.

아킬레스건 장애의 경우 발가락 끝으로 걸을 수 없다. 골근부착부 질병이나 종골골막의 염증의 경우, 환자는 발뒤꿈치에 체중을 견딜 수 없다.

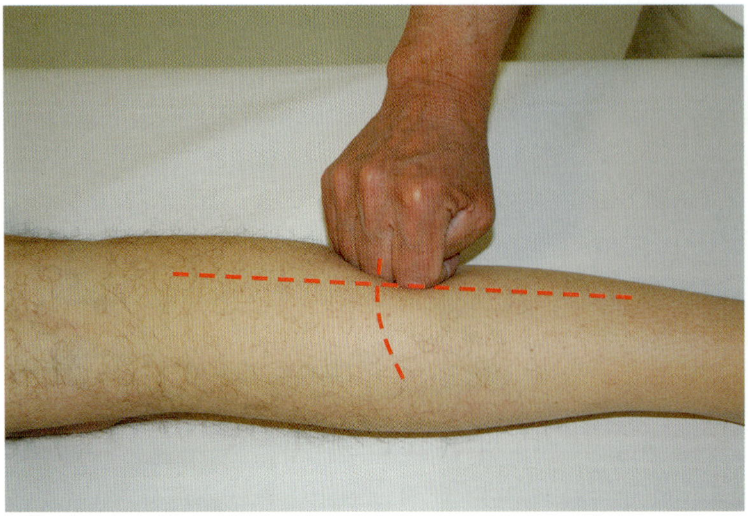

그림 4.49. 협응중심(cc)의 촉진검증.

협응중심 촉진검증은 비복근(장딴지근)의 근건접합부를 지나 외측 비복근 아래쪽이나 외내측 두의 근복 사이에 시행한다(BL 56 p, BL 57, BL 58 d).

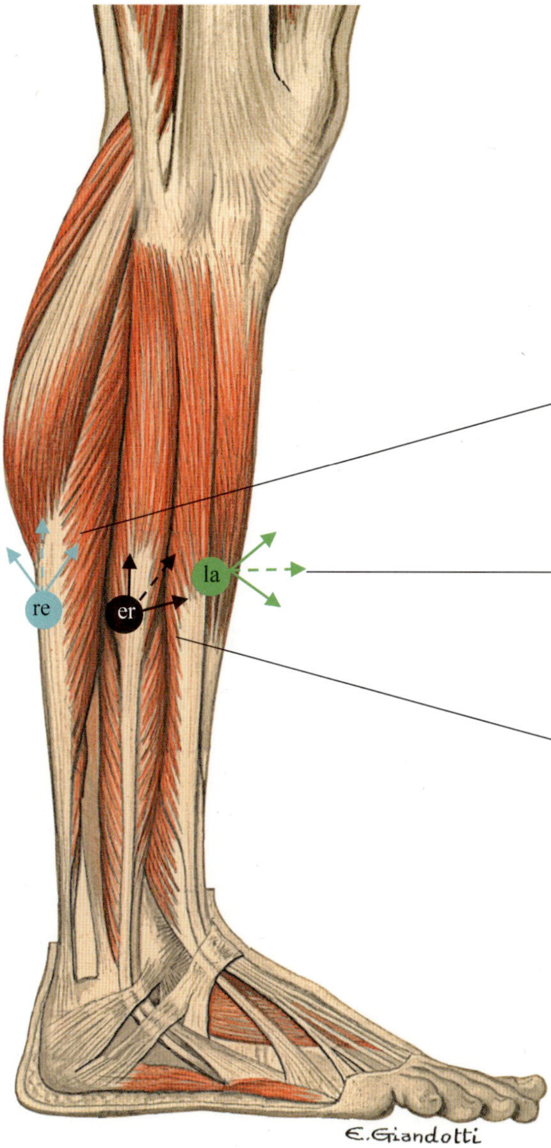

그림 4.50. 뒤쪽 발목 부위의 협응중심(cc)에 대한 비교 촉진검증.

re–ta의 협응중심은 아래다리 뒤쪽 중앙에 위치하며, 단관절(가자미근)과 다관절(비복근: 장딴지근) 벡터가 모이는 곳이다.

la–ta의 협응중심은 앞쪽 부위의 외측 연에 위치하며, 단관절(제3비골근)과 다관절(장지신근: 긴발가락폄근) 벡터가 모이는 곳이다.

er–ta의 협응중심은 비골근의 부위에 위치하며, 단관절(단비골근: 짧은종아리근)과 다관절(장비골근) 벡터가 모이는 곳이다.

(그림 6.50과 그림 8.50 참조)

(Modified from G. Chiarugi & L. Bucciante, Istituzioni di anatomia dell'uomo. Piccin)

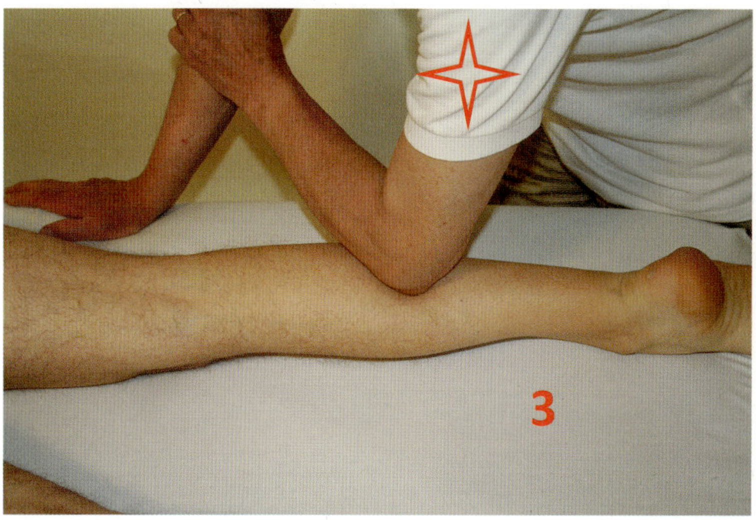

그림 4.51. 치료.

환자는 엎드린다.

치료사는 팔꿈치를 사용하여 약 2~3kg의 압력을 주면서 약 3cm의 범위로 초당 2회 진동 빈도로 양방향으로 움직인다. 이 포인트는 잠깐 휴식을 주면서 5분 동안 치료할 수 있다.

레트로-페스의 근막단위
Mf unit of retro-pes

발가락-뒤쪽
re-pe

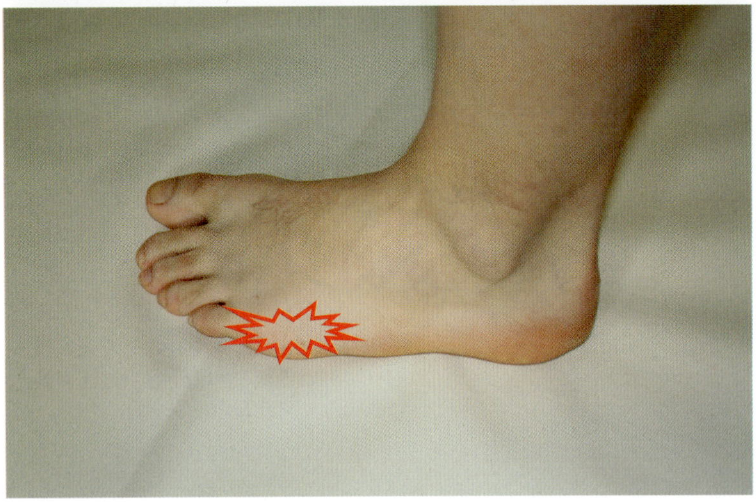

그림 4.52. 통증부위와 인지중심(cp).

통증의 발의 외측부에 나타난다.
만성일 때는 다섯 번째 발가락의 굳은살이나 변형이 있다.

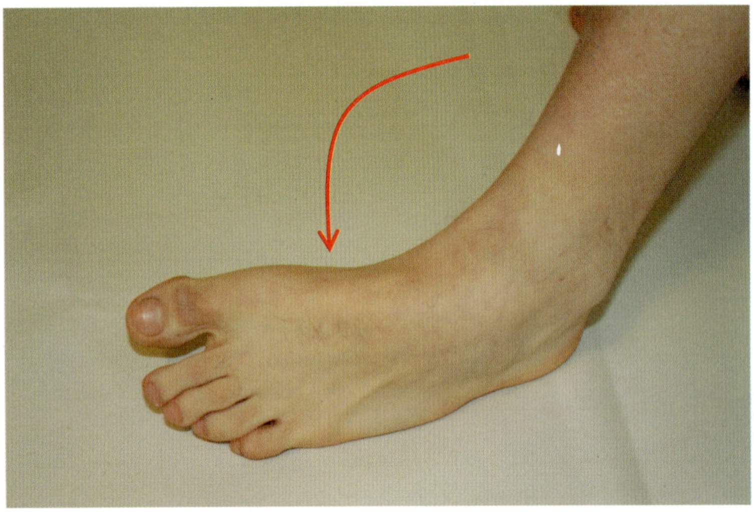

그림 4.53. 운동검증.

환자는 발 바깥쪽에 체중이 실리면 극심한 통증을 호소한다. 5번째 중족골(발허리뼈) 골절 후에 소지외전근(새끼발가락 벌림근)의 잔존 진통성 수축이 일어난다.

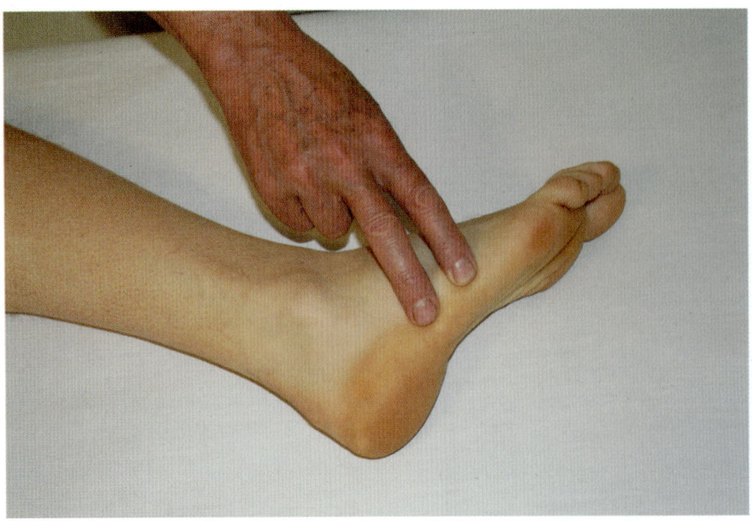

그림 4.54. 협응중심(cc)의 촉진검증.

협응중심의 촉진검증은 소지외전근의 근막 부위 위에 5번째 중족골 기저부에서 근위와 원위부쪽으로 시행한다(BL 64 p, BL 65, BL 66 d).

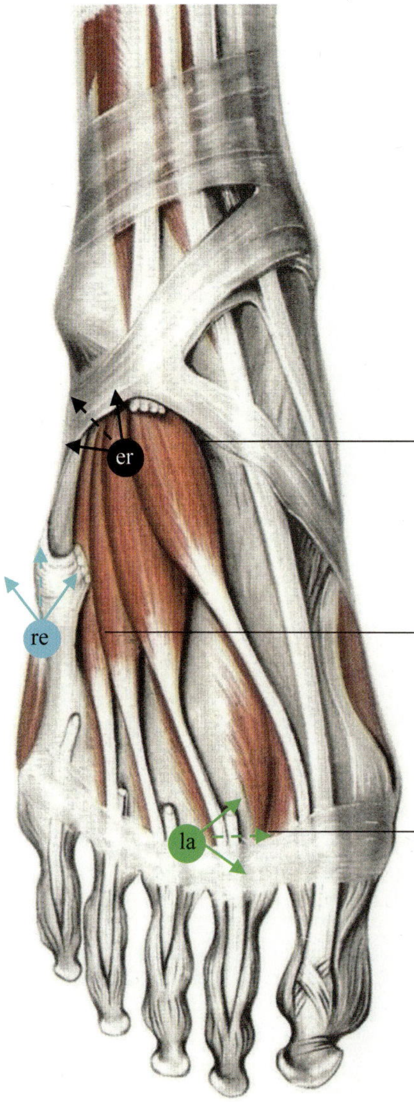

그림 4.55. 외측발의 협응중심(cc)에 대한 비교 촉진검증.

er–pe의 협응중심은 십자형신근지대(폄근지지띠)에 위치하며, 단관절(단지신근: 짧은발가락폄근)과 다관절(장지신근: 긴발가락폄근) 벡터가 모이는 곳이다.

re–pe의 협응중심은 발의 외측면에 위치하며, 단관절(소지외전근: 새끼벌림근)과 다관절(단비골근) 벡터가 모이는 곳이다.

la–pe의 협응중심은 2번, 3번, 4번 중족골두(발허리뼈머리) 사이에 위치하며, 단관절(배측골간근)과 다관절(장지신근) 벡터가 모이는 곳이다.

(그림 6.55와 그림 8.55 참조)

(Modified from G. Chiarugi & L. Bucciante, Istituzioni di anatomia dell'uomo. Piccin)

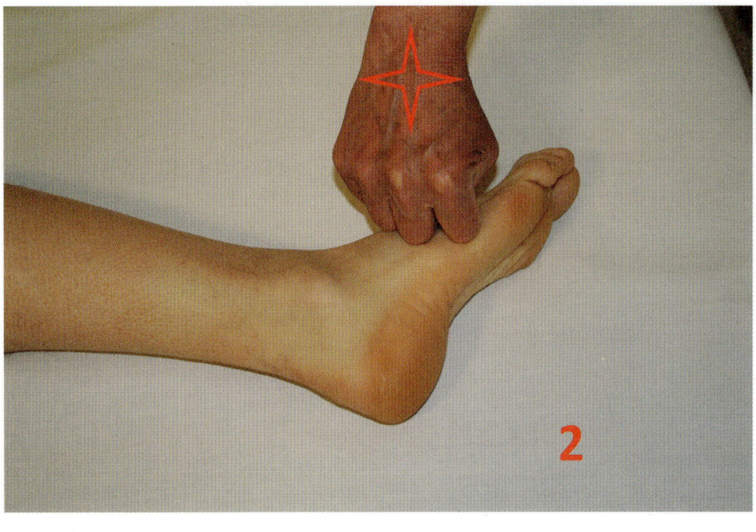

그림 4.56. 치료.

환자는 발 안쪽에 치료대에 놓고 엎드려 눕는다.
치료사는 발의 외측부에 너클을 위치시키고 가장 과밀도화된 근막 부위를 치료한다.

레트로-스카풀라의 근막단위
Mf unit of retro-scapula

어깨뼈-뒤쪽
re-sc

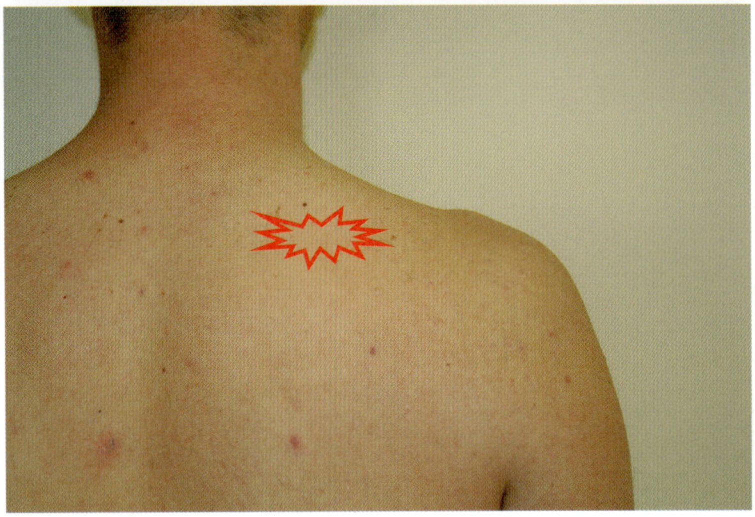

그림 4.57. 통증부위와 인지중심(cp).

통증은 한쪽이나 양쪽 어깨와 목에 나타난다. 때때로, 통증은 상지로 약화와 이상감각의 전위를 일으킨다(바늘로 찌르는 느낌).

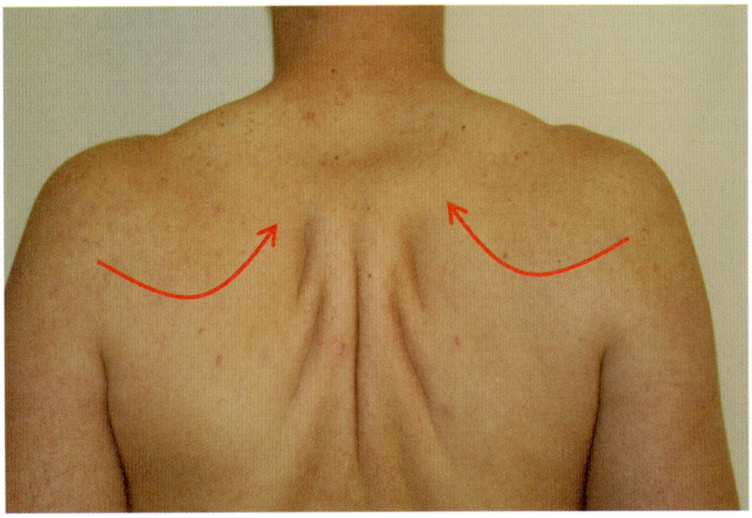

그림 4.58. 운동검증.

환자는 일 때문이든 감정적 긴장 때문이든 간에 만성적인 견갑골 신전근 수축으로 인해 어깨 부위의 통증과 무거움을 호소한다.

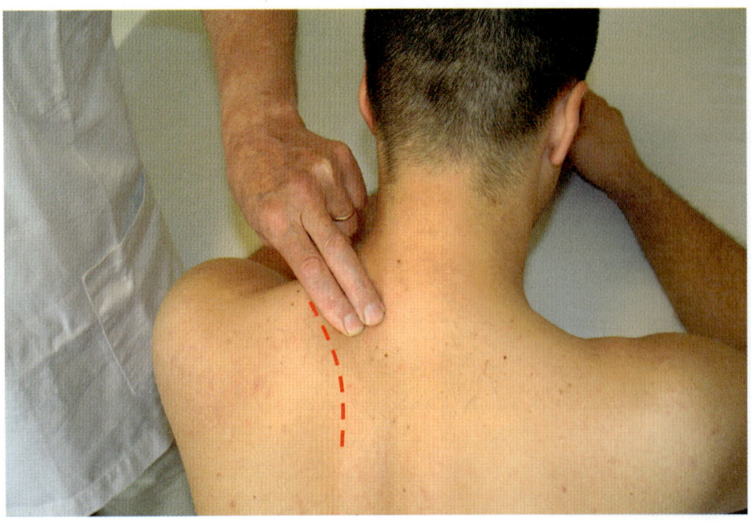

그림 4.59. 협응중심(cc)의 촉진검증.

협응중심의 촉진검증은 견갑극과 7번 경추 사이의 중간 부위에 소능형근을 통해 확인한다(SI 14, SI 15 p).

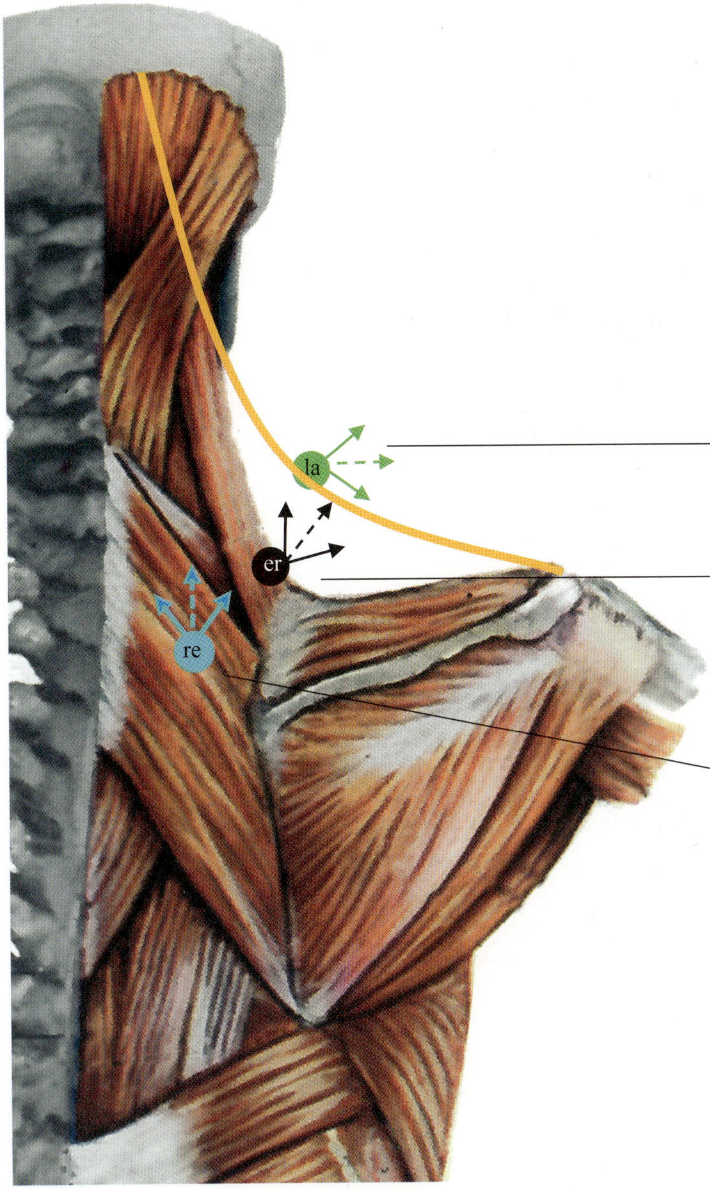

그림 4.60. 견갑골 뒤쪽 부위의 협응중심(cc)에 대한 비교 촉진검증.

la–sc의 협응중심은 승모근의 앞쪽이나 연(border)에 위치하며, 단관절(견갑설골근: 어깨목뿔근)과 다관절(승모근: 등세모근) 벡터가 모이는 곳이다.

er–sc의 협응중심은 견갑골 상각 위에 위치하며, 단관절(견갑거근: 어깨올림근)과 다관절(승모근) 벡터가 모이는 곳이다.

re–sc의 협응중심은 견갑골과 척추 사이 중간에 위치하며, 단관절(능형근: 마름근)과 다관절(중승모근) 벡터가 모이는 곳이다.

(그림 6.60과 그림 8.60 참조)

(Modified from G. Chiarugi & L. Bucciante, Istituzioni di anatomia dell'uomo. Piccin)

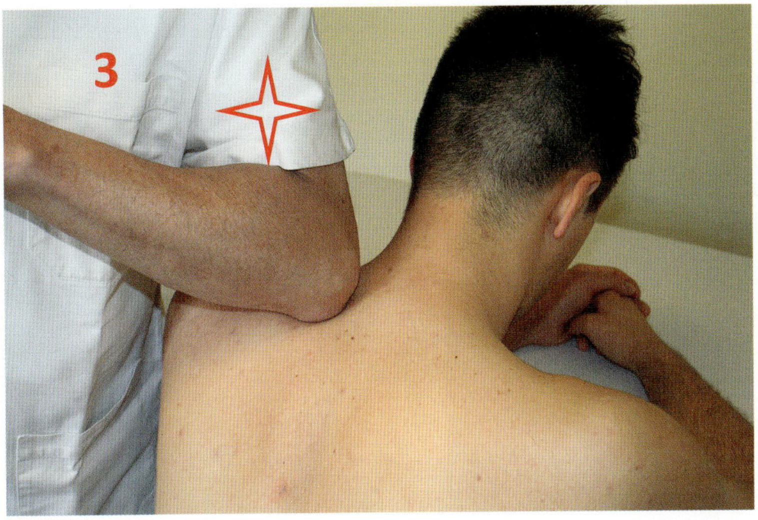

그림 4.61. 치료.

환자는 앉은 자세를 취한다.
근막도수치료를 통해, 치료사는 승모근, 능형근 그리고 척주기립근의 근막 사이의 움직임 회복을 시도한다.

레트로-휴머러스의 근막단위
Mf unit of retro-humerus

위팔-뒤쪽
re-hu

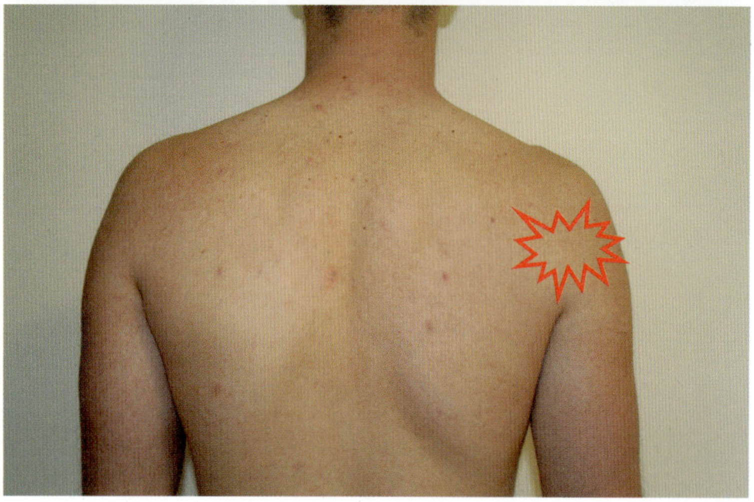

그림 4.62. 통증부위와 인지중심(cp).

어깨 통증, 근육 과긴장, '오십견'.
삼각근과 상지 후면에 감각이상

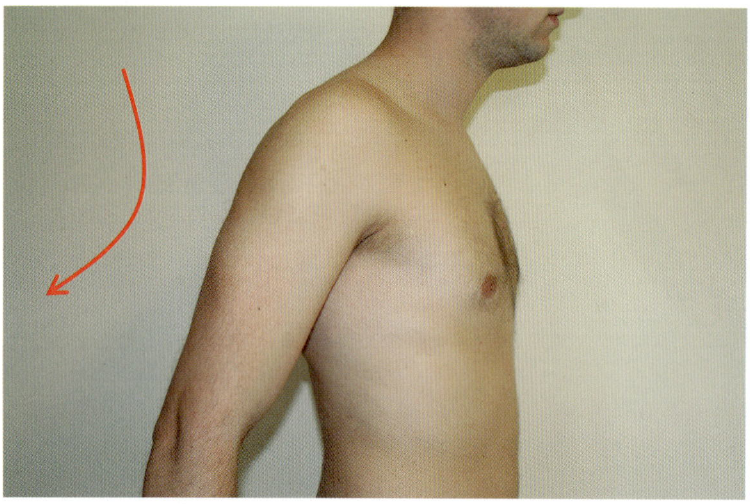

그림 4.63. 운동검증.

환자는 팔을 뒤로 움직일 때 어깨 통증이 두드러진다고 호소한다.

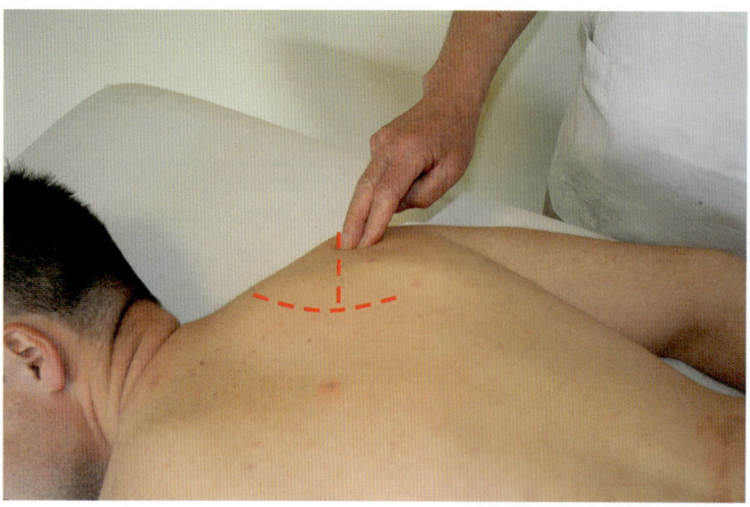

그림 4.64. 협응중심(cc)의 촉진검증.

re-hu 협응중심의 촉진검증은 극하와를 통해 시행하는데, 정확하게 하승모근과 견갑극에 정지하는 후삼각근연 사이이다(빨간 점선)(SI 11).

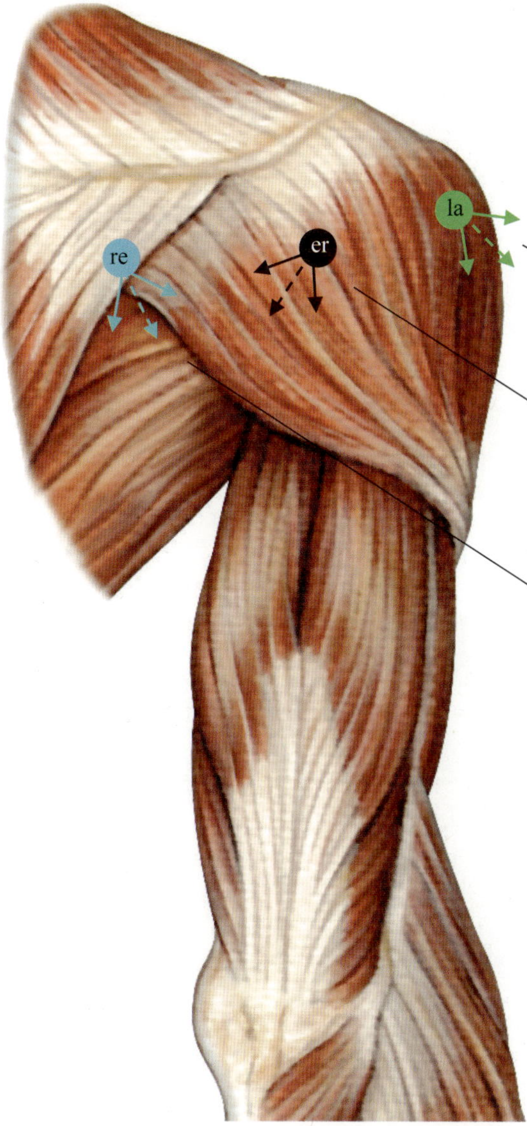

그림 4.65. 뒤쪽 상완부에 협응중심(cc)에 대한 비교 촉진 검증.

la–hu의 협응중심은 상완골 대결절 앞쪽에 위치하며, 단관절(중간삼각근)과 다관절(상완이두근) 벡터가 모이는 곳이다.

er–hu의 협응중심은 회전근개에 위치하며, 단관절(극하근: 가시아래근)과 다관절(삼각근) 벡터가 모이는 곳이다.

re–hu의 협응중심은 견갑극 밑쪽에 위치하며, 단관절(소원근)과 다관절(삼각근과 상완삼두근장두) 벡터가 모이는 곳이다.

(그림 6.65와 그림 8.65 참조)

(Modified from G. Chiarugi & L. Bucciante, Istituzioni di anatomia dell'uomo. Piccin)

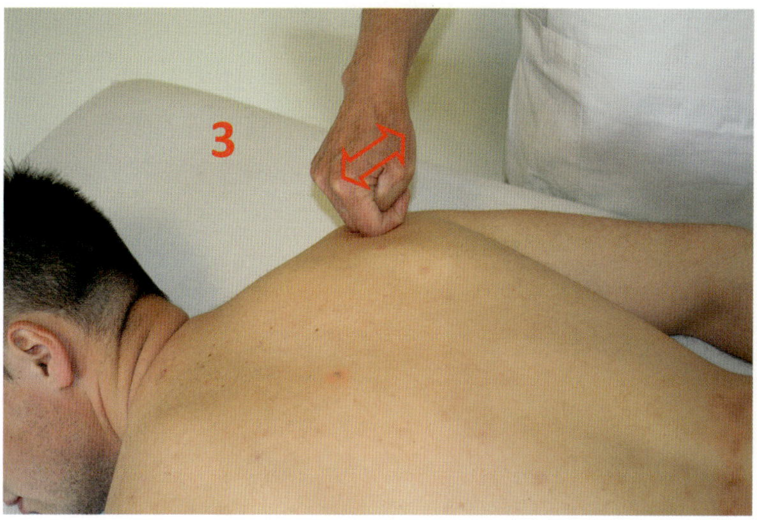

그림 4.66. 치료.

환자는 엎드린다.

치료사는 견갑근에 정지하는 삼각근과 하승모근 사이에 너클이나 팔꿈치를 대고 국소통과 연관통이 사라질 때까지 근막을 치료한다.

레트로-큐비투스의 근막단위
Mf unit of retro-cubitus

팔꿈치-뒤쪽
re-cu

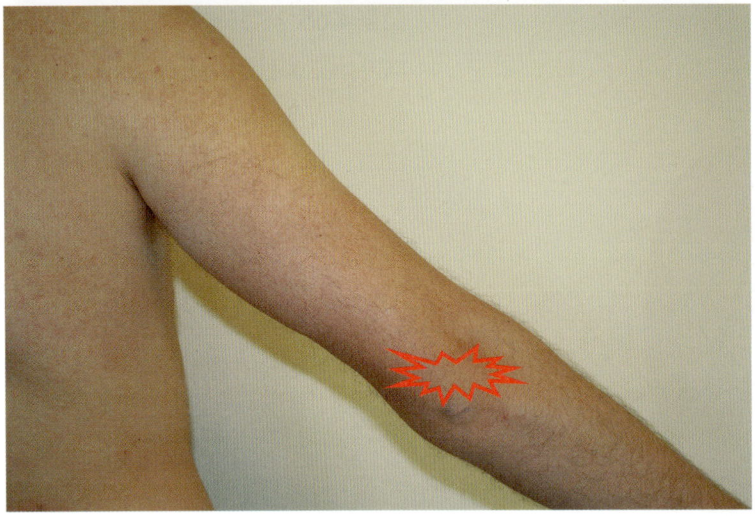

그림 4.67. 통증부위와 인지중심(cp).

통증은 주두에 호소한다; 환자는 팔꿈치를 완전히 펴거나 구부릴 수 없다.

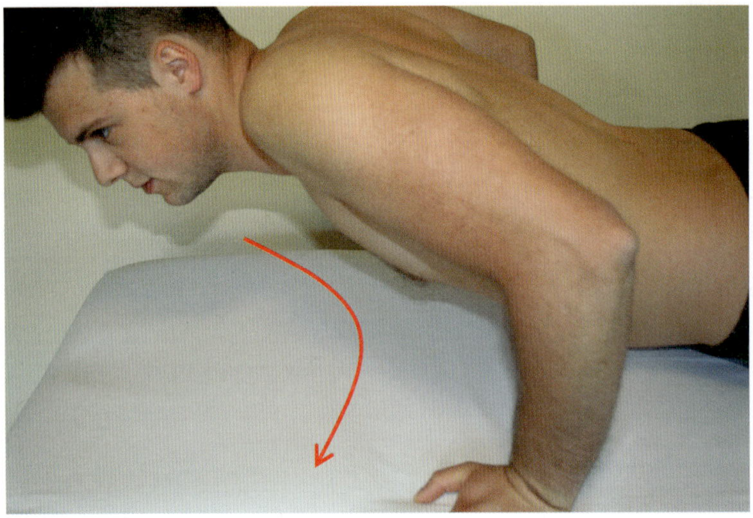

그림 4.68. 운동검증.

팔꿈치를 펴는 동작에서 팔꿈치 뒤쪽 근막단위에서 긴장성 보상작용이 눈에 띄게 나타난다. 환자는 팔 굽혀 펴기를 할 수 없다고 호소한다.

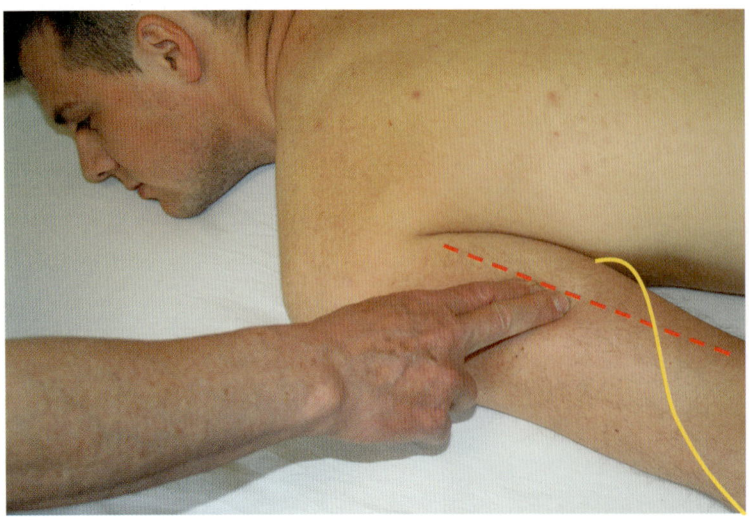

그림 4.69. 협응중심(cc)의 촉진검증.

협응중심의 촉진검증은 삼두근 외측두(빨간색 점선)에 대해 시행하는데 삼각근 조면보다 약간 아래쪽에 위치한다(TE 12). 노란색 선은 요골신경(노신경)의 경로를 나타낸다.

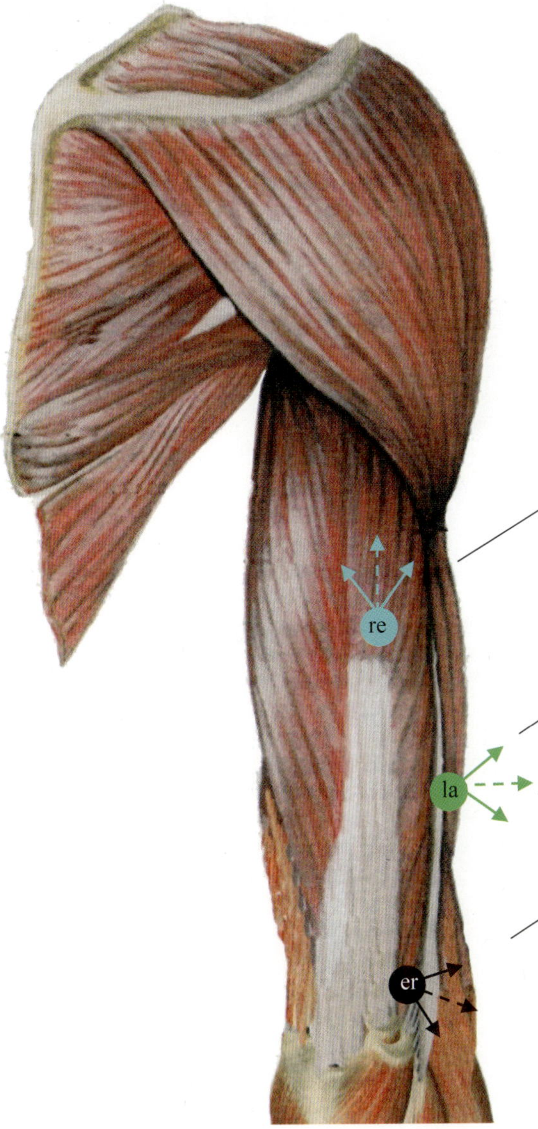

그림 4.70. 팔꿈치에 협응중심(cc)에 대한 비교 촉진검증.

re–cu의 협응중심은 상완삼두근의 외측근막에 위치하며, 단관절(상완삼두근의 외측두)과 다관절(상완삼두근의 장두) 벡터가 모이는 곳이다.

la–cu의 협응중심은 외측 근중격에 위치하며, 단관절(상완요골근: 위팔노근)과 다관절(장요측수근신근: 긴노쪽 손목폄근) 벡터가 모이는 곳이다.

er–cu의 협응중심은 외측 중격(septum)과 주두 사이에 위치하며, 단관절(회외근: 뒤침근)과 다관절(상완요골근) 벡터가 모이는 곳이다.

(그림 6.70과 그림 8.70 참조)

(Modified from G. Chiarugi & L. Bucciante, Istituzioni di anatomia dell'uomo. Piccin)

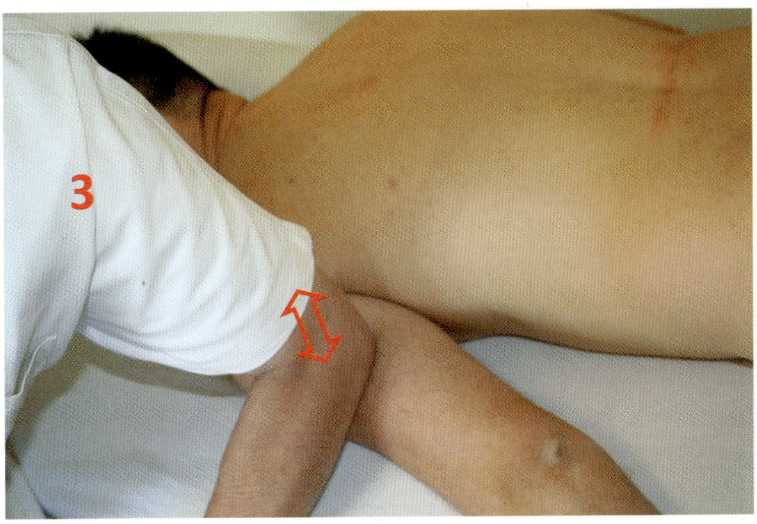

그림 4.71. 치료.

환자는 엎드린 자세에서 치료대 끝에 아래팔을 내려놓는다.

치료사는 요골신경이 압박되지 않도록 주의하면서 상완삼두근 외측두의 근복에 팔꿈치를 위치시킨다.

레트로-칼푸스의 근막단위
Mf unit of retro-carpus

손목-뒤쪽
re-ca

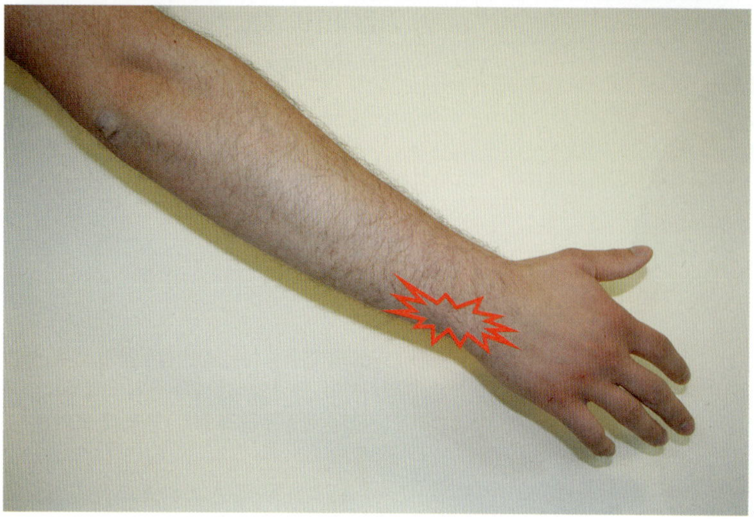

그림 4.72. 통증부위와 인지중심(cp).

통증은 척측수근신근건과 척골 경상돌기에서 느낀다. 골절 발생 후에 손목의 강직과 캐스팅으로 인한 고정

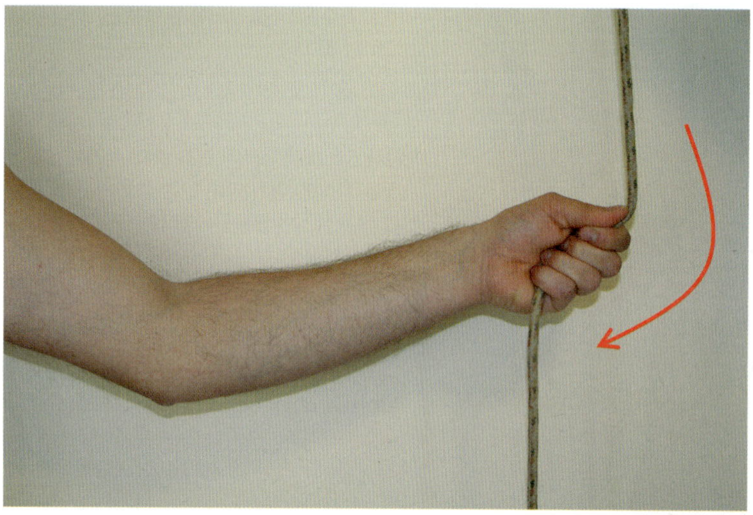

그림 4.73. 운동검증.

환자는 손목을 움직일 때 통증과 뻣뻣함을 호소한다. 손목에 무거운 느낌이 들고 손가락에 힘이 빠진다.

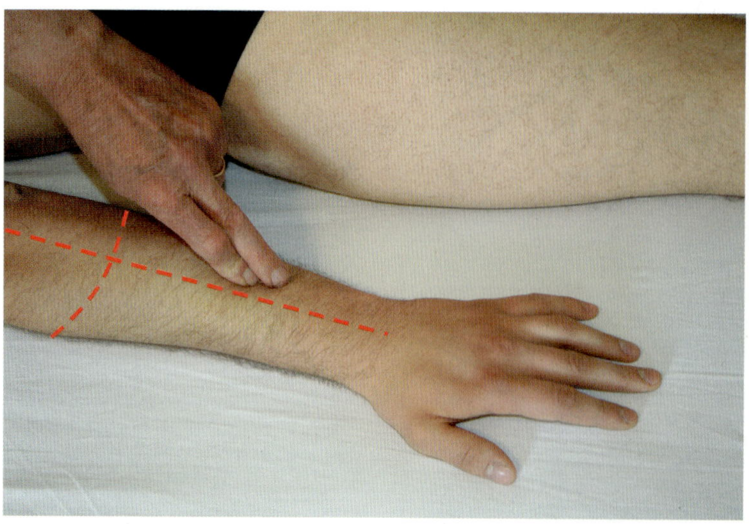

그림 4.74. 협응중심(cc)의 촉진검증.

협응중심의 촉진검증은 주두에서 손목 중앙까지 이어지는 선의 안쪽으로 전완의 중간에서 원위부까지 검사한다.

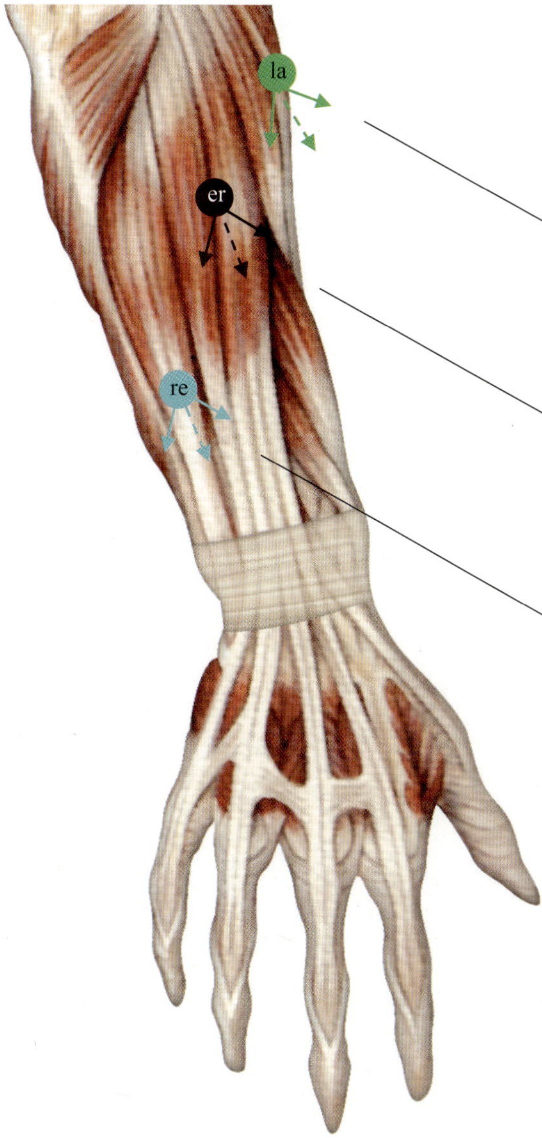

그림 4.75. 손목 뒤쪽 협응중심(cc)에 대한 비교 촉진검증.

la–ca의 협응중심은 요측수근신전근에 위치하며, 단관절(단요측수근신근)과 다관절(장요측수근신근: 긴노쪽손목폄근) 벡터가 모이는 곳이다.

er–ca의 협응중심은 배측근막에 위치하며, 단관절(장무지신전근: 긴엄지폄근)과 다관절(수지신전근: 손가락폄근) 벡터가 모이는 곳이다.

re–ca의 협응중심은 척측수근신근에 위치하며, 단관절(척측수근신근: 자쪽 손목폄근)과 다관절(위팔에 기시하는 같은 섬유) 벡터가 모이는 곳이다.

(그림 6.75와 그림 8.75 참조)

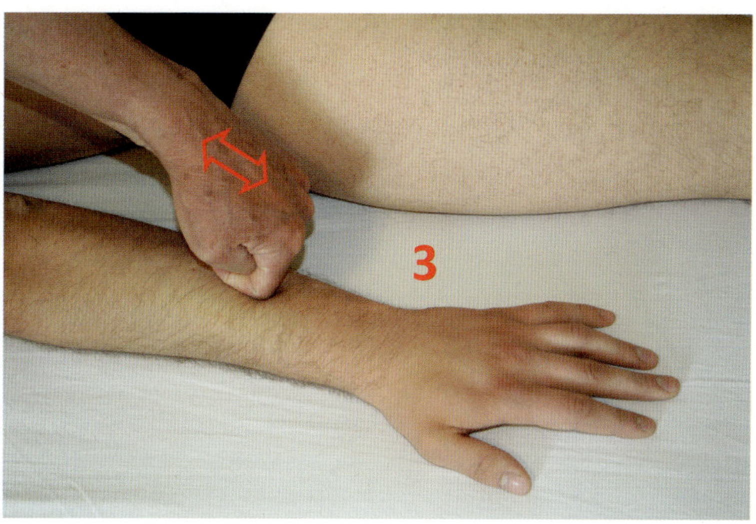

그림 4.76. 치료.

환자는 엎드린 자세를 취한다.
치료사는 작은 근육을 치료할 때, 집게 손가락이나 너클을 사용하는데 근육 내 과밀도화를 더 감소시키거나 침투할 수 있는 효과가 있기 때문이다.

레트로-디지티의 근막단위
Mf unit of retro-digiti

손가락-뒤쪽
re-di

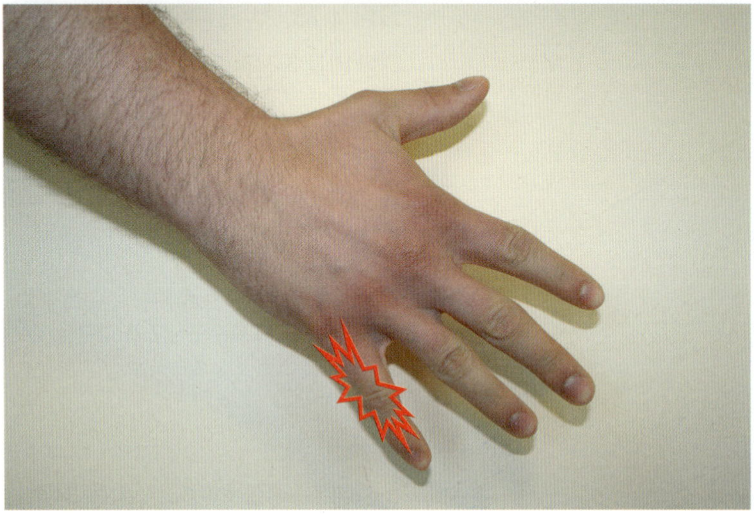

그림 4.77. 통증부위와 인지중심(cp).

전체 손의 움직임이 전반적으로 어색하다. 새끼손가락폄근의 방아쇠수지와 건염

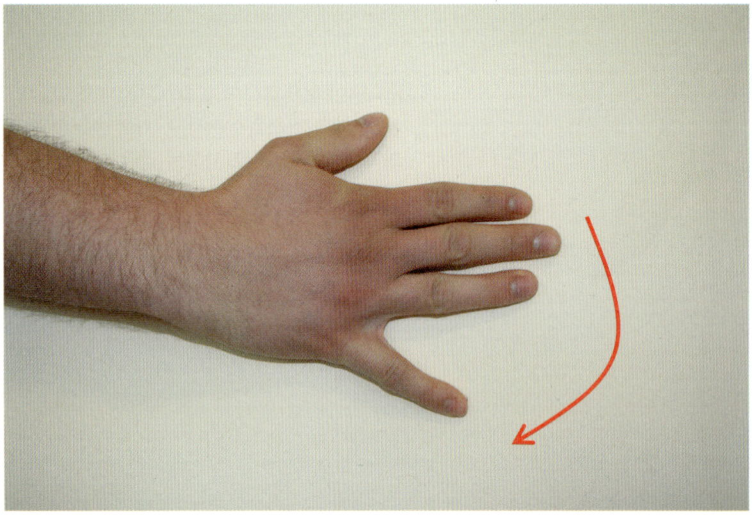

그림 4.78. 운동검증.

환자는 새끼손락을 벌림할 수 없다. 벌림보다는 상지의 뒤쪽 움직임의 일부인 동작을 보인다.

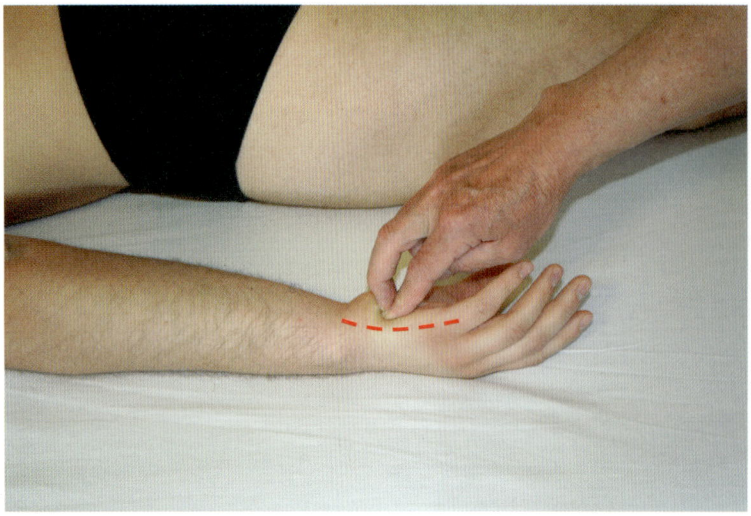

그림 4.79. 협응중심(cc)의 촉진검증.

협응중심의 촉진검증은 새끼손가락벌림근을 따라서 시행하는데 5번째 손허리뼈(SI 14, SI 3 d)와 새끼손가락 첫 번째 마디 기저부 사이 중간에 위치한다.

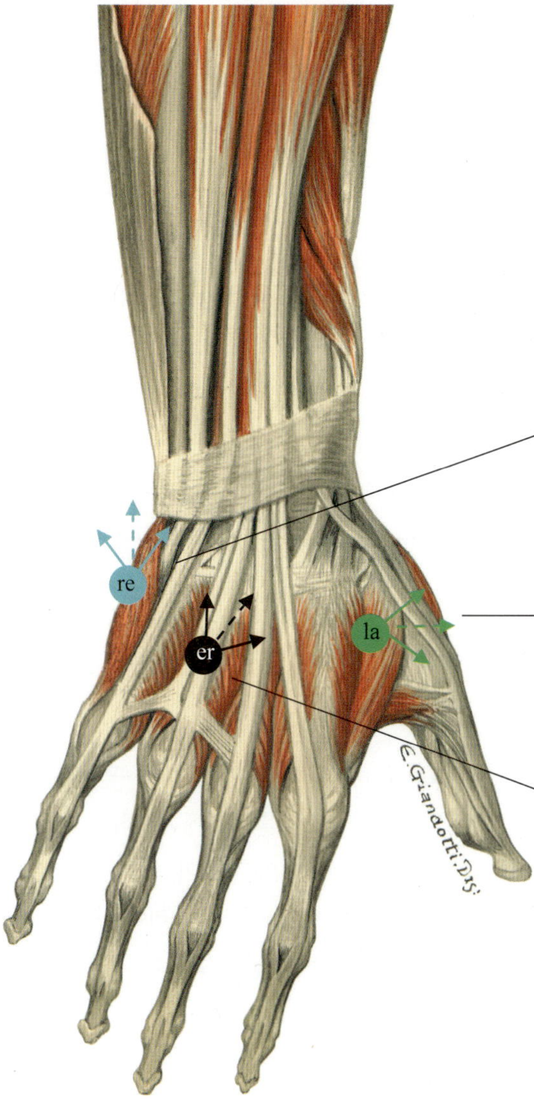

그림 4.80. 손가락 뒤쪽 협응중심(cc)에 대한 비교 촉진 검증.

re-di의 협응중심은 손의 척측 근막에 위치하며, 단관절(소지외전근)과 다관절(소지신전근) 벡터가 모이는 곳이다.

la-di의 협응중심은 골간근막에 위치하며, 단관절(첫 번째 골간근)과 다관절(요측수근신근) 벡터가 모이는 곳이다.

er-di의 협응중심은 새끼손가락 힘줄 가까이에 위치하며, 단관절(충양근)과 다관절(장지신근: 긴손가락폄근) 벡터가 모이는 곳이다.

(그림 6.80과 그림 8.80 참조)

(Detail modified from G. Chiarugi & L. Bucciante, Istituzioni di anatomia dell'uomo. Piccin)

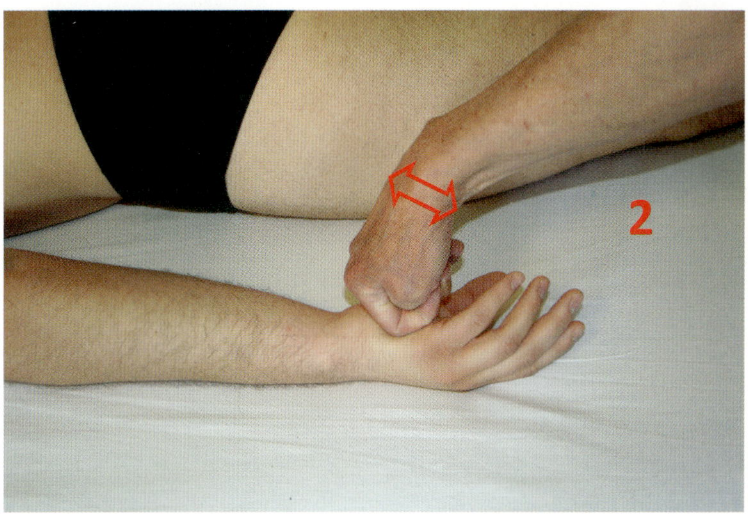

그림 4.81. 치료.

환자는 엎드린 자세를 취한다.
치료사는 환자의 손가락을 꽉 잡고, 너클을 사용해 새끼두덩의 가쪽을 치료한다.

뒤쪽 움직임 배열에 대한 치료적 전략
Treatment Strategies for the Retromotion Sequence

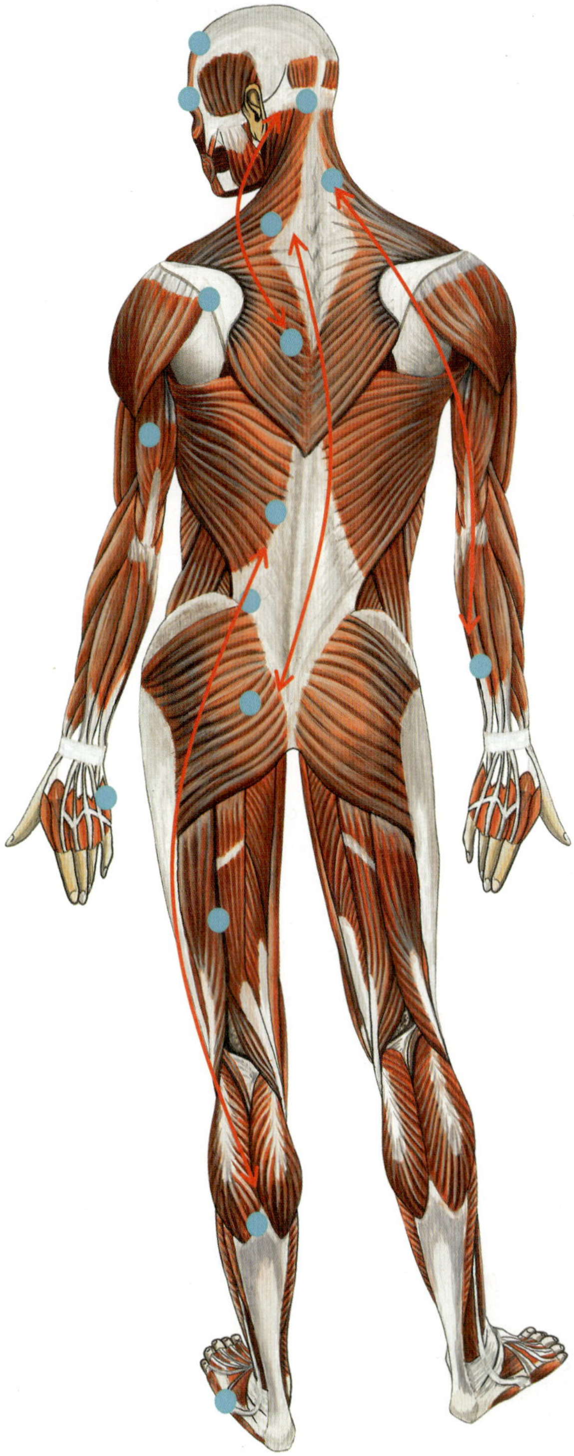

그림 4.82. 뒤쪽 움직임의 배열.

적응증 INDICATIONS

앞쪽 움직임 배열(3장 참조)은 상지와 하지, 체간, 목 그리고 머리 사이의 근막 단위에 상호 작용에 대해 표현해 놓았다.

뒤쪽 움직임 배열의 경우는 머리와 체간 사이, 사지 사이, 목과 상지 사이, 체간과 하지 사이 상호 작용에 대해 아래와 같이 제시한다.

- 머리와 체간: 예를 들어, 두통은 양쪽 re-cp 3과 re-th의 협응중심을 동시에 치료하거나 동측이나 반대측을 치료하므로 좋아질 수 있다.
- 어깨와 골반: 예를 들어 사지로 방사되는 통증은 re-sc와 an-sc 그리고 re-cx와 an-cx의 협응중심을 치료함으로써 개선할 수 있다.
- 목과 상지: 예를 들어, 목-팔 통증은 동측의 re-cl과 re-ca를 동시에 치료하면 좋아질 수 있다.
- 체간과 하지: 예를 들어, 좌골신경통은 re-lu의 양쪽이나 한쪽과 아픈 다리에 있는 re-ta의 협응중심을 치료해 좋아질 수 있다.

이런 적응증은 상당한 변이가 있을 수 있다는 것을 보여준다. 따라서 정확한 적응증은 오직 치료사가 촉진검증을 통해 확인할 것을 추천한다.

안쪽 움직임의 근막배열

Myofascial sequence of mediomotion

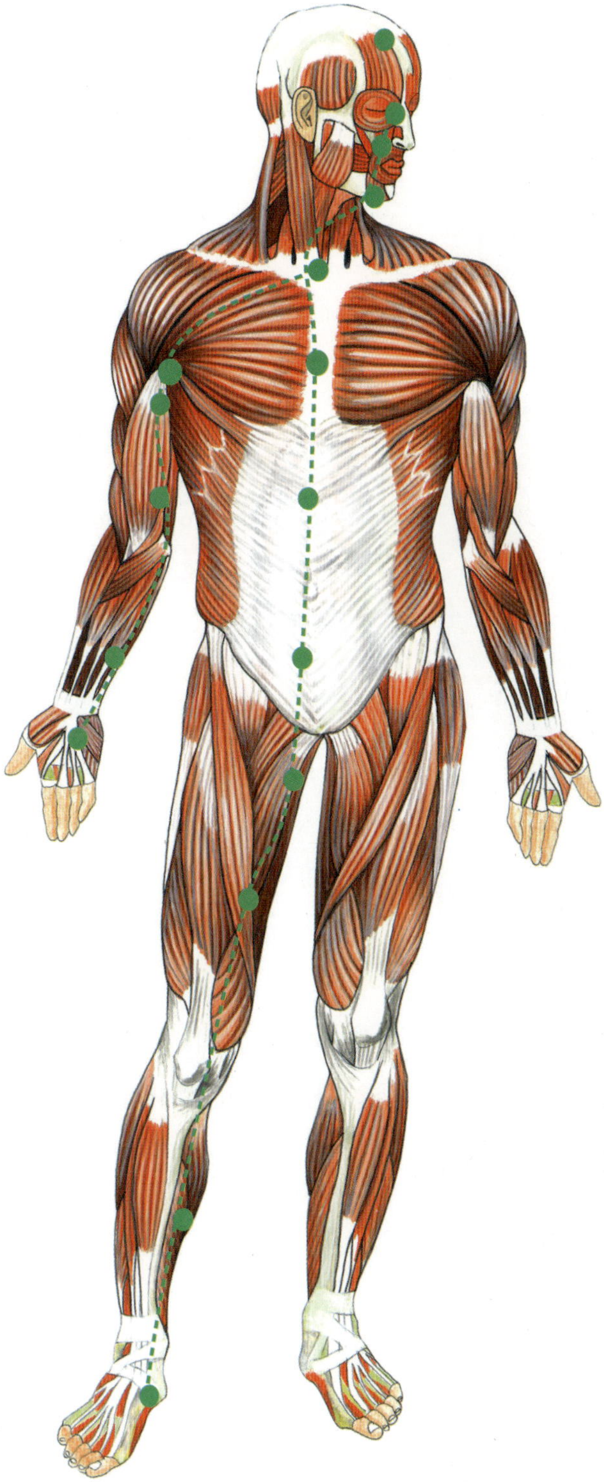

그림 5.1. 안쪽 움직임의 배열

관상면 FRONTAL PLANE

이 근막배열은 정중선을 향해 신체분절이 움직이고 아래의 근막단위를 포함한다.

체간

메디오-카풋(1,2,3) medio-caput 1, 2, 3	me-cp 1, 2, 3
메디오-콜룸 medio-collum	me-cl + r
메디오-쏘랙스 medio-thorax	me-th + r
메디오-룸비 medio-lumbi	me-lu + r
메디오-펠비스 medio-pelvis	me-pv + r

상지

메디오-스카풀라 medio-scapula	me-sc
메디오-휴머러스 medio-humerus	me-hu
메디오-큐비투스 medio-cubitus	me-cu
메디오-칼푸스 medio-carpus	me-ca
메디오-디지티 medio-digiti	me-di

하지

메디오-콕사 medio-coxa	me-cx
메디오-제뉴 medio-genu	me-ge
메디오-탈루스 medio-talus	me-ta
메디오-페스 medio-pes	me-pe

체간에서 안쪽 움직임 배열은 오직 지각(perceptive)하는 역할을 한다. 따라서 머리, 목 그리고 체간(me-cp 1을 제외한)에는 잠재적 치료를 위한 포인트 위치만 표시되고 통증 위치, 통증을 일으키는 움직임, 촉진검증에 대한 부위는 제시되지 않는다.

메디오-카풋 1의 근막단위
Mf unit of medio-caput 1

머리-안쪽 1
me-cp 1

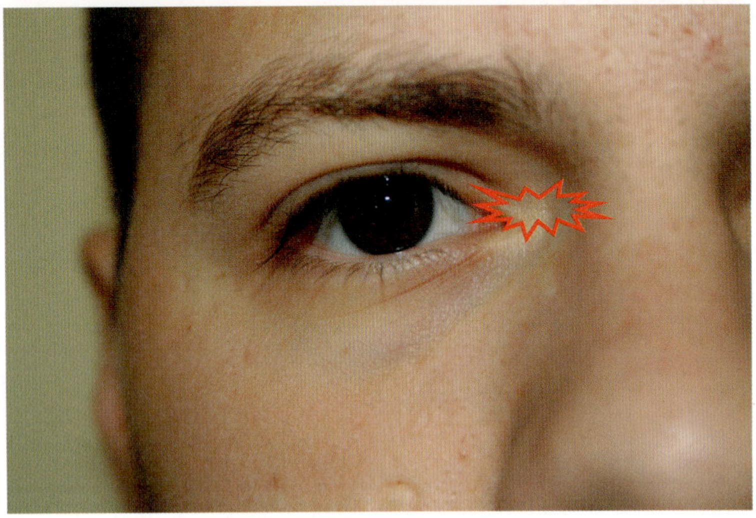

그림 5.2. 통증부위와 인지중심(cp).

통증은 안와의 안쪽연의 근위부인 내안각에 나타난다. 과도한 눈물분비(낙루), 눈의 충혈 및 시력 저하.

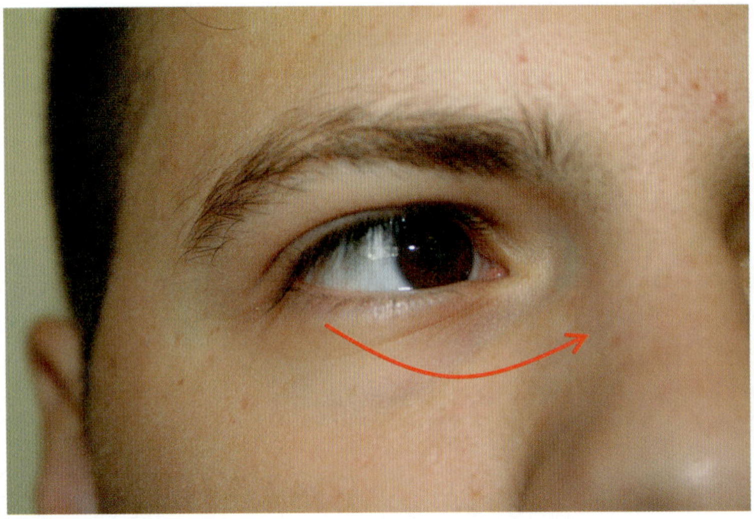

그림 5.3. 운동검증.

환자는 눈의 내측직근(안쪽 곧은근)의 문제로 인해 오른쪽이나 왼쪽을 볼 때 복시가 일어난다고 호소한다.

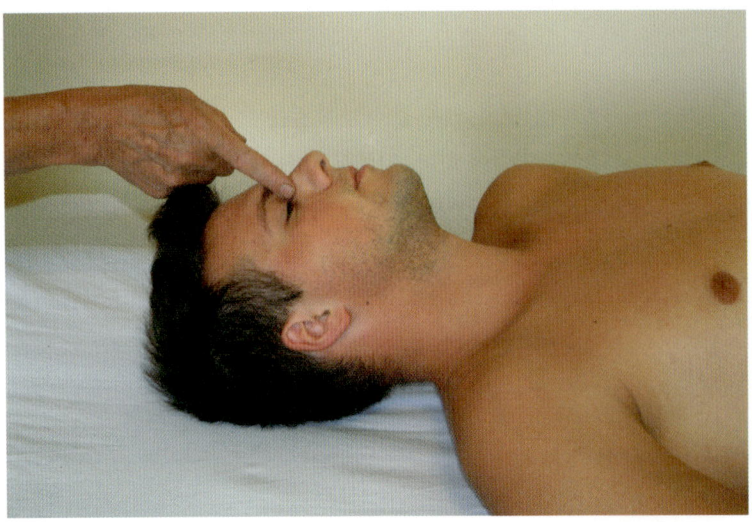

그림 5.4. 협응중심(cc)의 촉진검증.

협응중심의 촉진은 검지 끝으로 진행한다. 이렇게 촉진을 하면 치료사는 내안각 근처의 근막의 미끄러짐을 느낄 수 있게 해준다(BL 1).

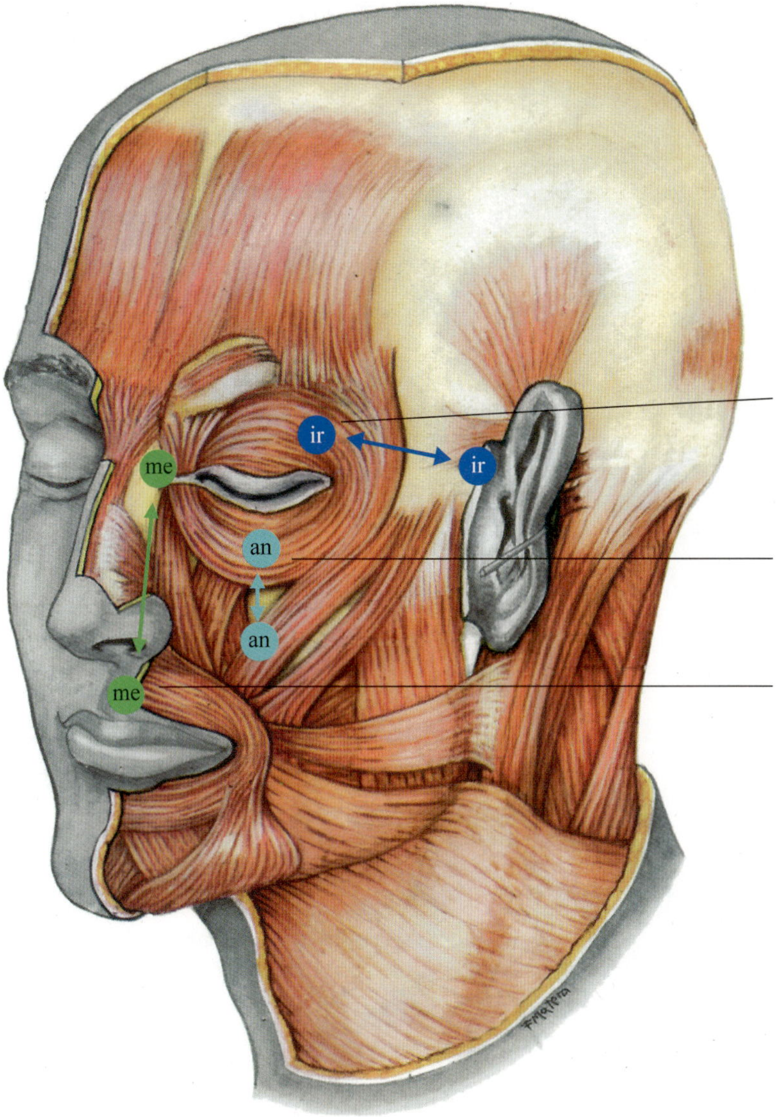

그림 5.5. 근막단위 배열에 따른 협응 중심(cc)에 대한 비교 촉진검증.

안륜근(눈둘레근)의 전이개근의 견인 (ir–cp 1 –2).

안륜근의 상순거근 광대뼈 부위의 견인 (an–cp 1–2).

상순거근(위입술올림근)의 각진 부위는 구륜근(입둘레근,)의 안쪽 눈꺼풀인대와 안쪽 봉선 사이로 뻗어 있다(me–cp 1–2).

(그림 3.5와 그림 7.5 참조)

(Modified from G. Chiarugi & L. Bucciante, Istituzioni di anatomia dell'uomo. Piccin)

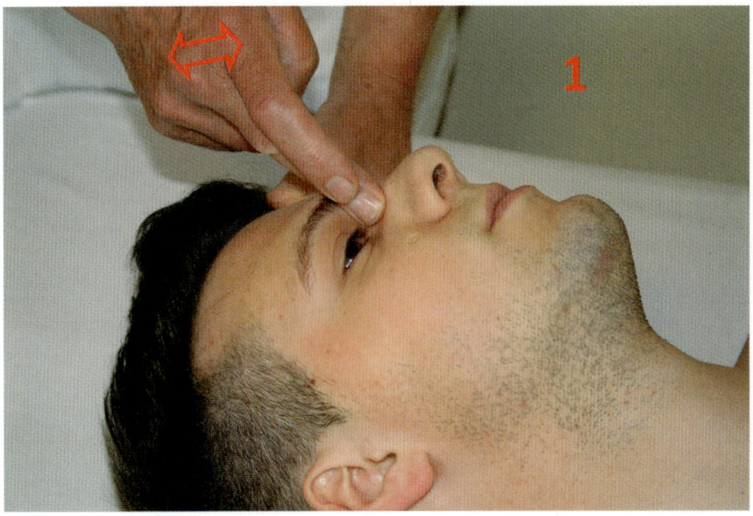

그림 5.6. 치료.

치료사는 한 손으로 환자의 머리를 고정하고 다른 손의 검지 끝을 이용해 코뼈를 향해 마찰법으로 치료를 시행한다.

메디오-카풋 2의 근막단위

Mf unit of medio-caput 2

머리-안쪽 2

me-cp 2

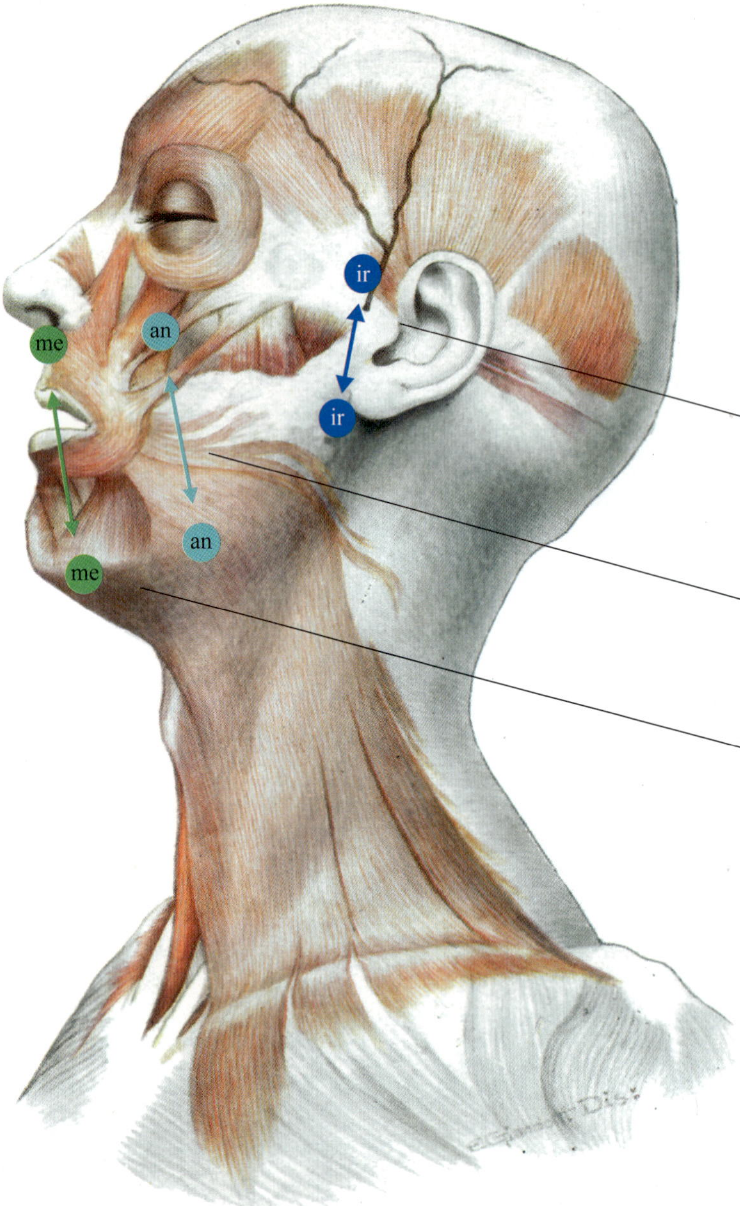

그림 5.7. 근막단위 배열에 따른 협응중심(cc)에 대한 비교 촉진검증.

익상근(날개근)에 의한 머리와 꼬리 양방향에서 전이개근의 견인(ir-cp 2-3).

상순거근에 의한 윗입술의 위쪽 견인과 광경근(넓은 목근)에 의한 아래쪽 견인 (an-cp 2-3).

구륜근(앞귓바퀴근)에 의한 입술 내측 섬유 탄성층의 상방 견인과 광경근의 내측 섬유에 의한 하방 견인(me-cp 2-3).

(그림 3.10과 그림 7.10 참조)

(Modified from G. Chiarugi & L. Bucciante, Istituzioni di anatomia dell'uomo. Piccin)

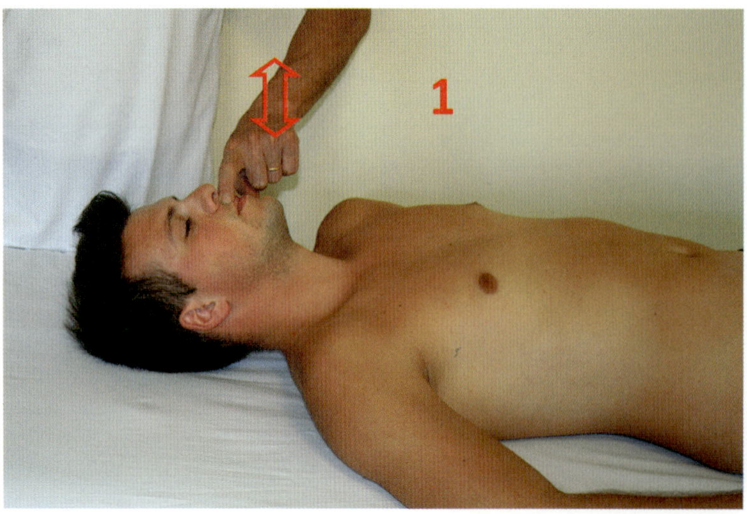

그림 5.8. 협응중심(cc)의 촉진검증.

촉진검증은 내측 구개의 중앙이나 인중에 시행한다(Du or GV 26). 이 포인트에 대한 치료적 적응증은 내과적 또는 심인성 기능장애와 관련이 있다.

메디오-카풋 2의 근막단위 뒤쪽
Mf unit of medio-caput 2 retro

등쪽 머리-안쪽 2
me-cp 2 r

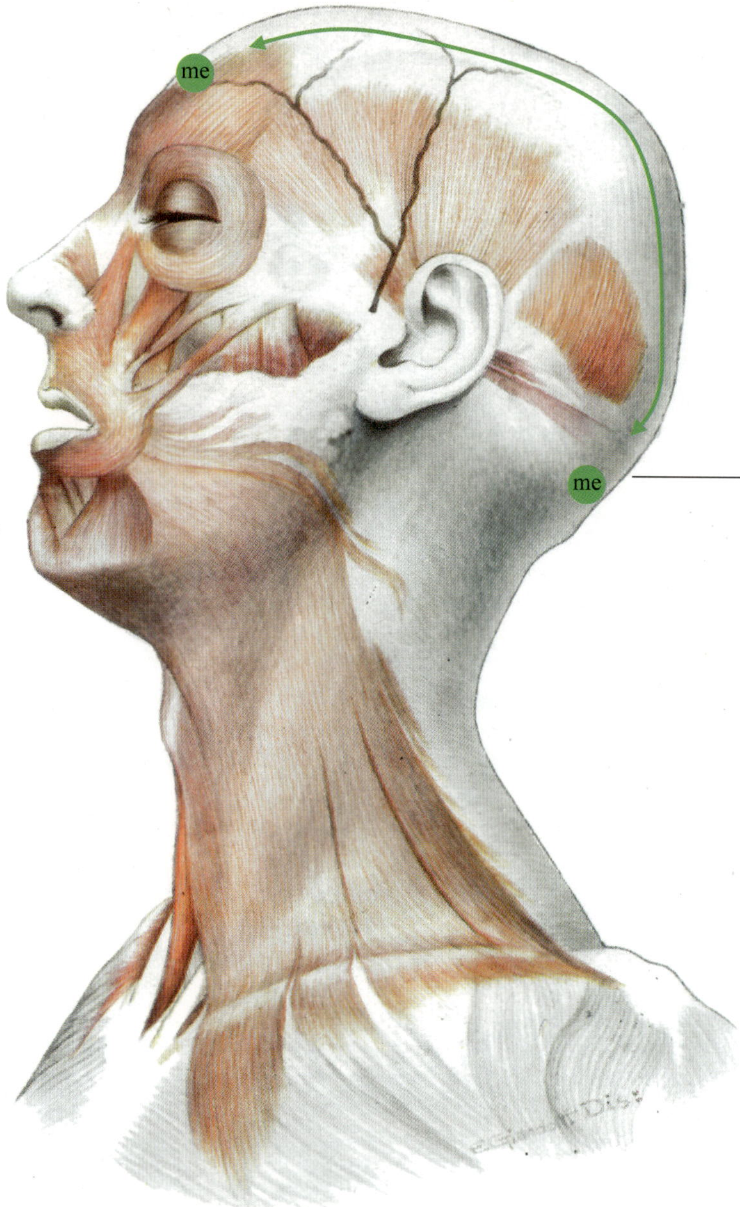

그림 5.9. 근막단위 배열에 따른 협응중심(cc)에 대한 비교 촉진검증.

앞쪽에서는 양쪽 전두근으로 뒤쪽은 후두근과 척주기립근(척주세움근)으로 모상근막의 중앙선을 긴장시킨다(me–cp 2r and me–cp 3r).

(Modified from G. Chiarugi & L. Bucciante, Istituzioni di anatomia dell'uomo. Piccin)

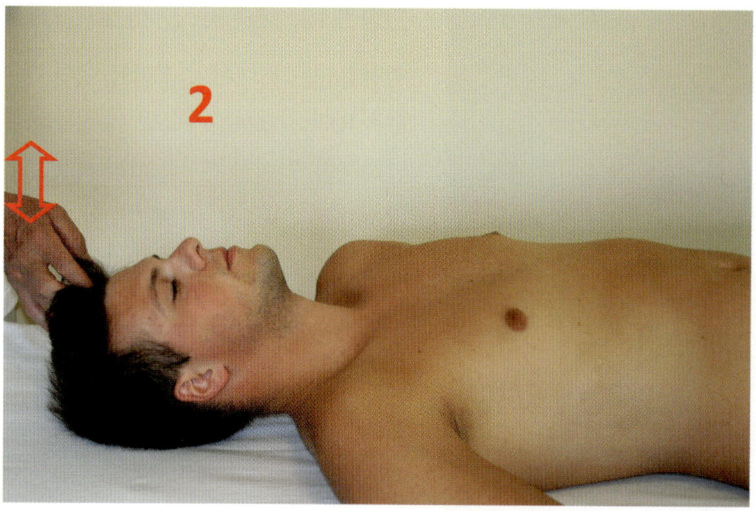

그림 5.10. 협응중심(cc)의 촉진검증.

촉진검증은 두개골의 중앙선과 헤어라인이 교차하는 이마에서 시행한다(GV 24). 이 포인트에 대한 치료적 적응증은 내과적 또는 심인성 기능장애와 관련이 있다.

메디오-카풋 3의 근막단위

Mf unit of medio-caput 3

머리-안쪽 3

me-cp 3

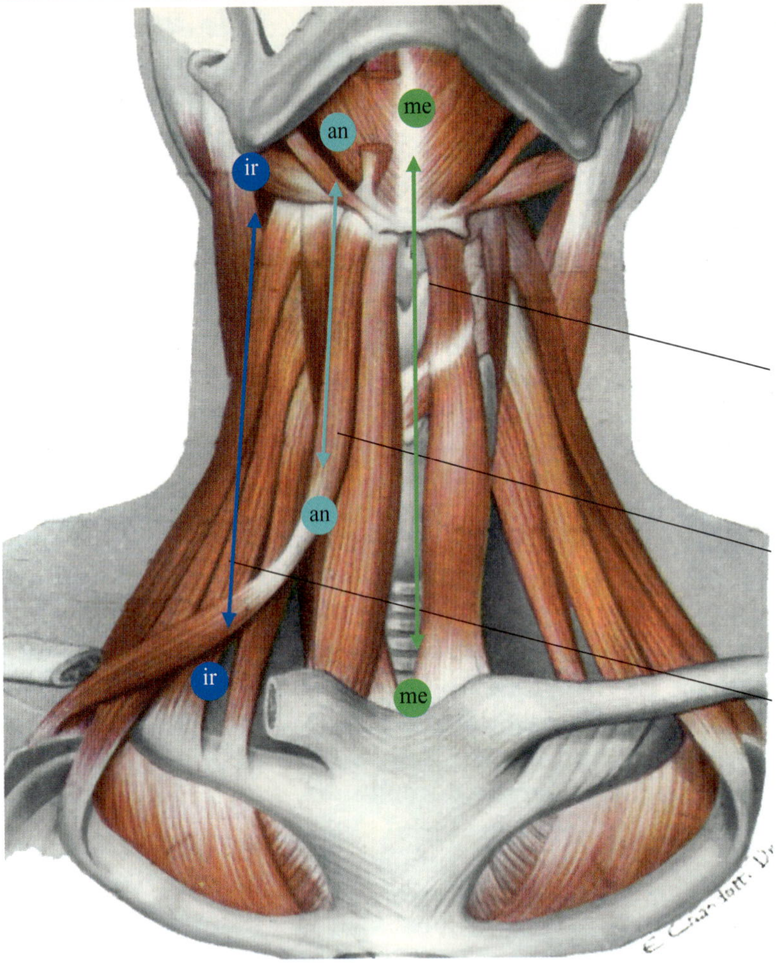

그림 5.11. 근막단위 배열에 따른 협응중심(cc)에 대한 비교 촉진검증.

경부백선은 하악설골근의 중앙 섬유봉선과 흉골상절흔(목아래패임)의 중앙 사이에 뻗어 있다(me-cp 3, me-cl).

흉쇄유돌근에 의해 가해지는 꼬리쪽 견인(그림에는 없음)과 악이복근에 의해 가해지는 머리쪽 견인(an-cl and an-cp 3).

경돌설골근에 의해 가해지는 머리쪽과 견갑설골근(어깨목뿔근)에 의해 가해지는 꼬리쪽으로 견인(ir-cp 3과 ir-cl).

(그림 3.15와 그림 7.15 참조)

(Modified from G. Chiarugi & L. Bucciante, Istituzioni di anatomia dell'uomo. Piccin)

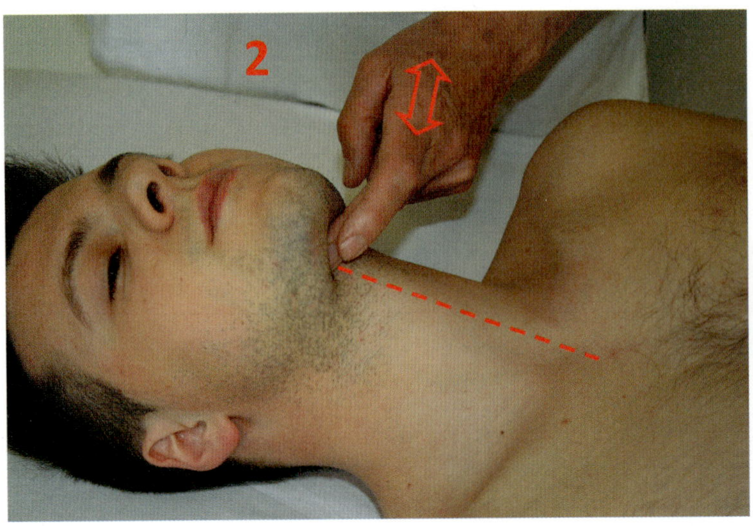

그림 5.12. 협응중심(cc)의 촉진검증.

촉진검증은 턱에서 설골까지 이어지는 선을 따라 시행하는데 조금 더 정확하게 말하자면, 악설골 봉선을 따라 시행한다(Ren이나 CV 23). 이 포인트의 치료는 혀의 강직에 적용된다.

메디오-카풋 3의 근막단위 뒤쪽

Mf unit of medio-caput 3 retro

등쪽 머리-안쪽 3

me-cp 3 r

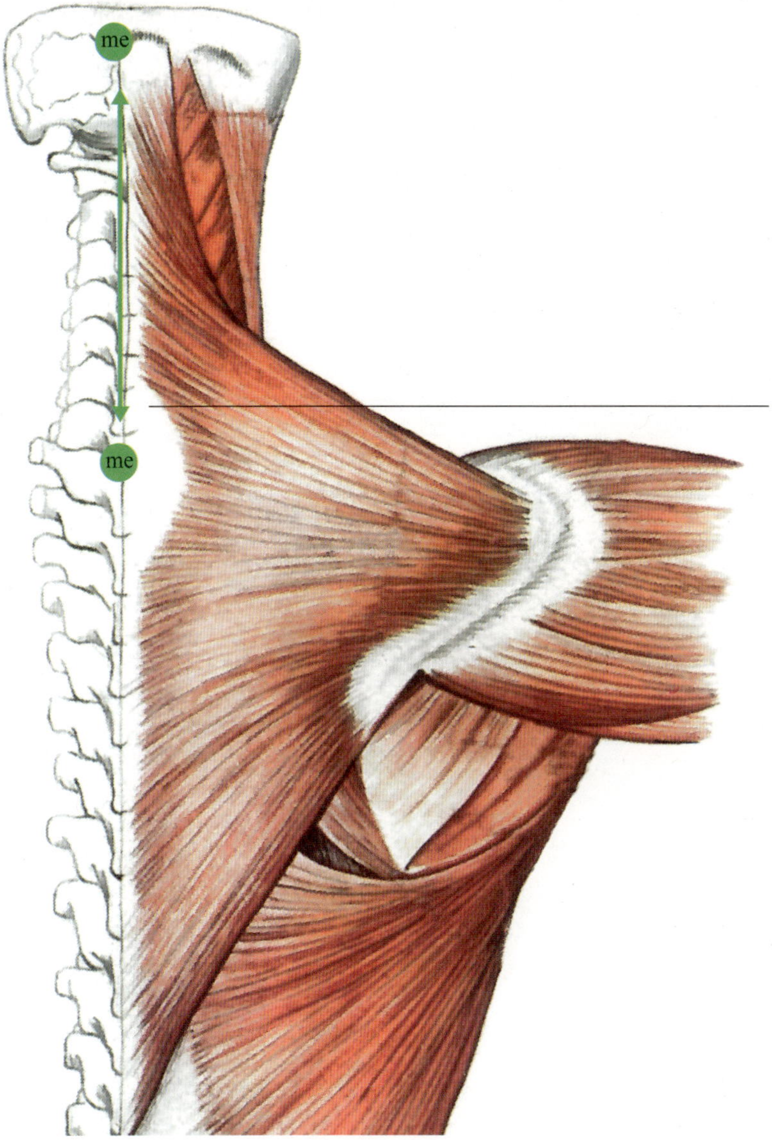

그림 5.13. 근막단위 배열에 따른 협응 중심(cc)에 대한 비교 촉진검증.

항인대(목덜미인대)는 경추의 극돌기 위쪽에 인대로: 목덜미선 위쪽에서 7번 경추극돌기 아래에 붙어 있다(me-cp 3r, me-clr).

(Detail, modified from G. Chiarugi & L. Bucciante, Istituzioni di anatomia dell'uo- mo. Piccin)

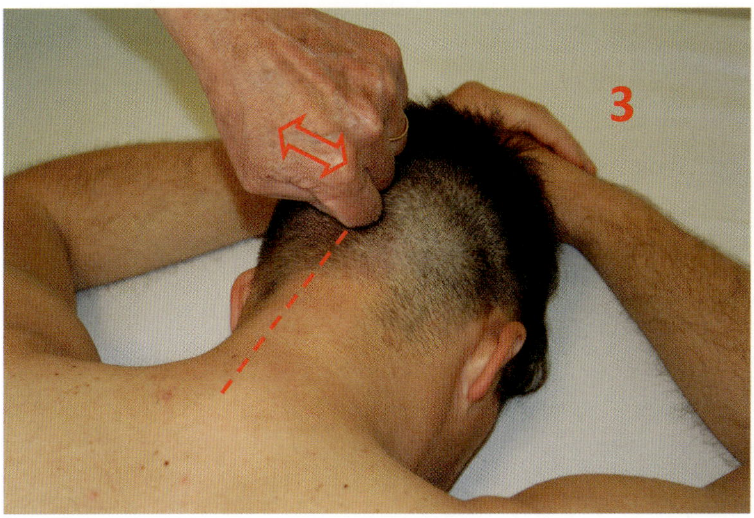

그림 5.14. 협응중심(cc)의 촉진검증.

촉진검증은 후두부 융기 아래로 따라가다가 헤어라인 레벨(GV 16)에서 시행한다. la-cl과 la-sc와 관련된 균형 장애를 치료하는 데 유용하다.

메디오-콜룸의 근막단위

Mf unit of medio-collum

목-안쪽

me-cl

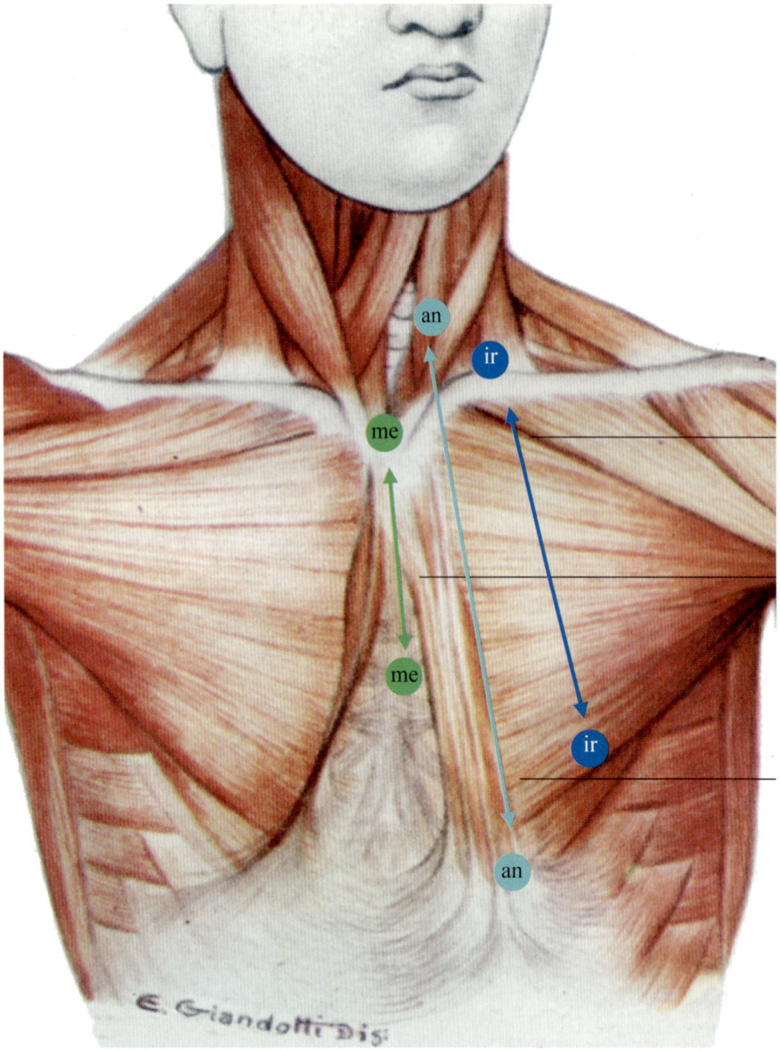

그림 5.15. 근막단위 배열에 따른 협응중심(cc)에 대한 비교 촉진검증.

경추 추궁판의 중앙에 견갑설골근(어깨목뿔근)의 작용에 의해 위쪽으로 견인과 늑간근막에 작용에 의해 아래쪽 견인이 일어남(ir–cl, ir–th).

흉골상 인대에 의해 이어진 경부와 요부의 백선 사이에 긴장(me–cl, me–th)

머리쪽에 흉쇄유돌근에 의해 형성된 흉골 옆의 긴장과 꼬리쪽에 복직근(배곧은근)의 기시부에 의해 형성된 긴장(an–cl, an–th).

(그림 3.20과 그림 7.20 참조)

(Modified from G. Chiarugi & L. Bucciante, Istituzioni di anatomia dell'uomo. Piccin)

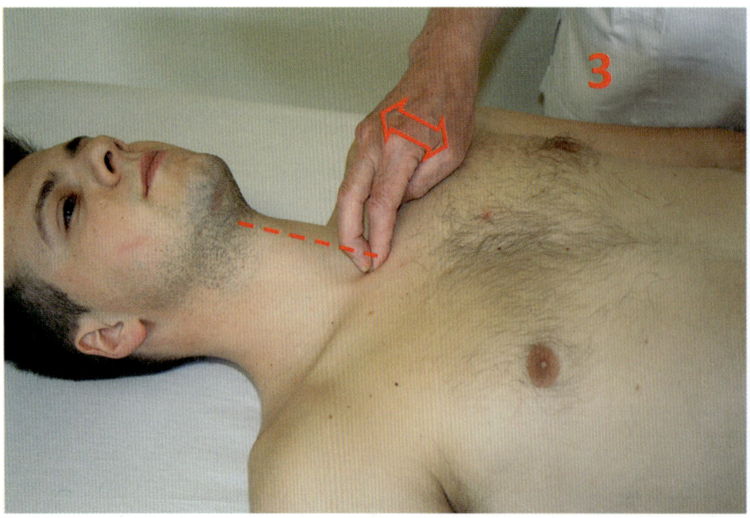

그림 5.16. 협응중심의 촉진검증과 치료.

환자는 바로 누운 자세를 취한다.

협응중심에 대한 촉진검증과 치료는 비슷하다. 이 부위는 매우 작은 인대 구조로 이루어져 있기에 자극을 주기 위해서는 손끝을 사용하는 것이 효율적이다. 이 포인트는 흉골상절흔(목아래패임)에 위치한다(CV 22).

메디오-콜룸의 근막단위 뒤쪽

Mf unit of medio-collum retro

등쪽 목-안쪽

me-cl r

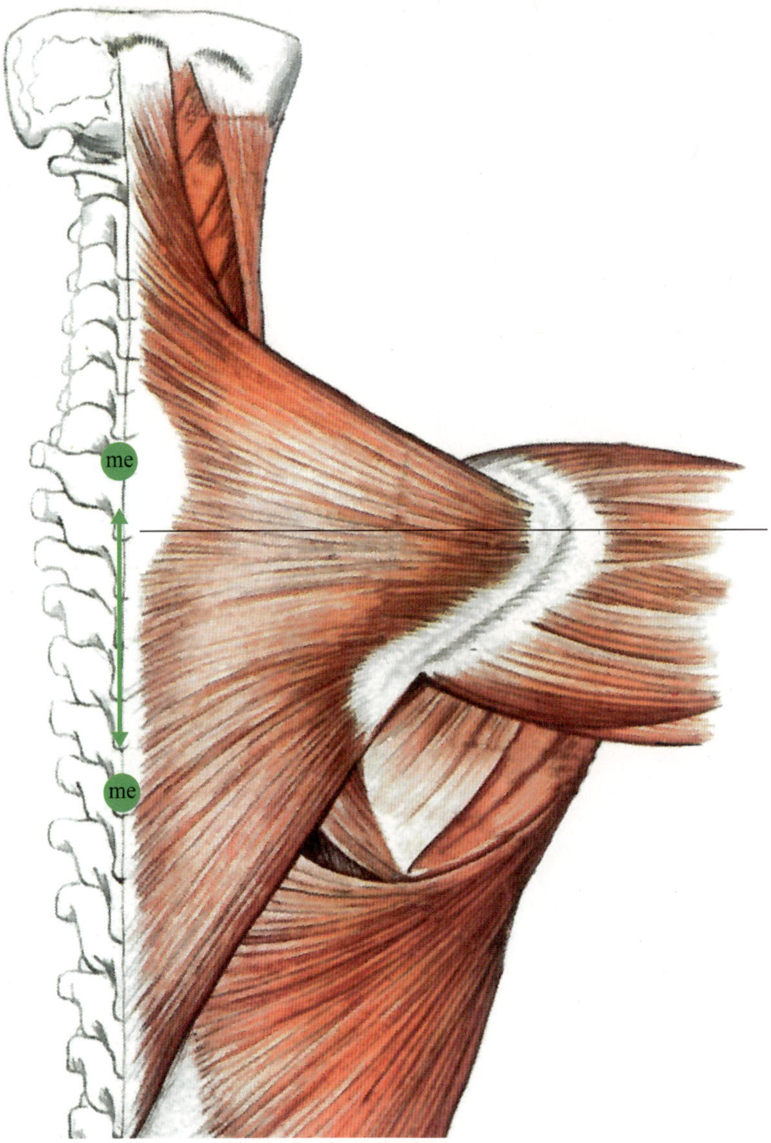

그림 5.17. 근막단위에 배열에 따른 협응중심(cc)에 대한 비교 촉진검증.

흉곽의 극상인대(가시끝인대)는 항인대의 연속체이면서, 가시사이인대와도 연속된 부위로 체간의 위치나 정렬에 대한 인식을 제공한다(me–cl, me–th).

(Detail, modified from G. Chiarugi & L. Bucciante, Istituzioni di anatomia dell'uo- mo. Piccin)

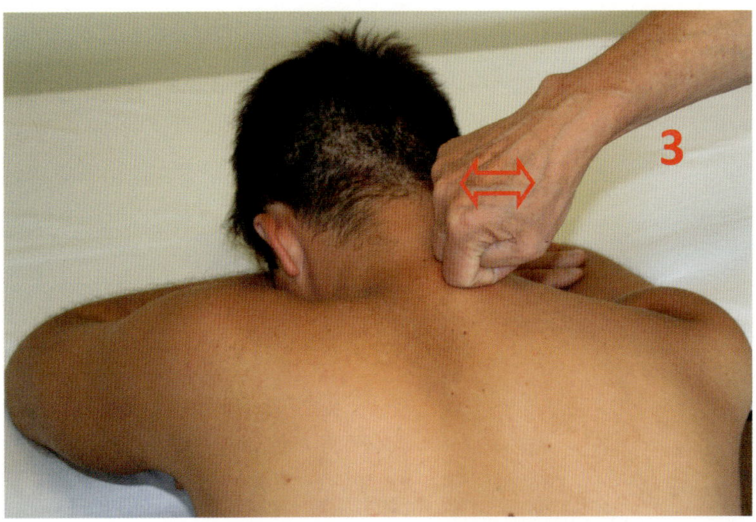

그림 5.18. 협응중심의 촉진검증과 치료.

환자는 두 손을 포갠 상태에서 이마를 대고 앉는다. 치료사는 7번 경추와 1번 흉추 사이인 항인대 부위의 극상인대에 대해서 가로 방향으로 도수치료를 시행한다(GV 14).

메디오-쏘랙스의 근막단위

Mf unit of medio-thorax

흉곽-안쪽

me-th

그림 5.19. 근막단위 배열에 따른 협응중심(cc)에 대한 비교 촉진검증.

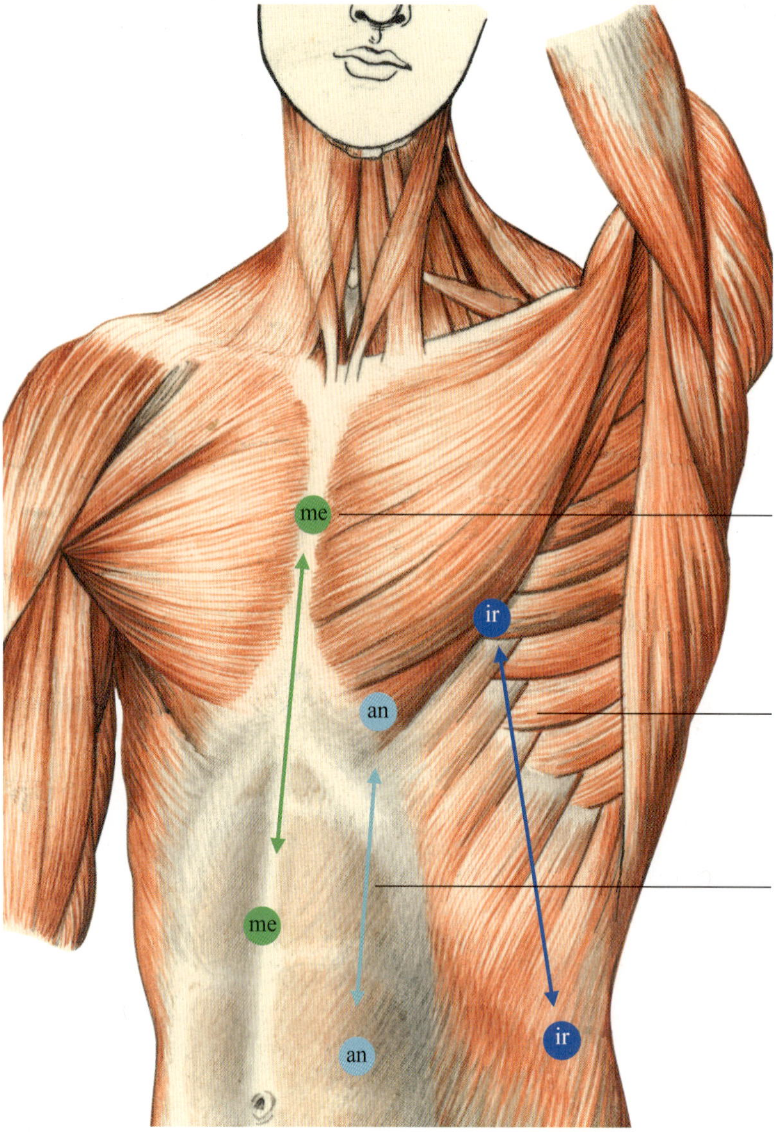

흉골 위와 아래에 복직근초의 힘줄 경계부 밑으로 고정되어 있는 배꼽 위쪽의 백선의 긴장(me–th, me–lu).

머리쪽으로 작용하는 전거근(앞톱니근)은 복사근(배빗근) 근막의 견인을 유도하고, 복사근은 스스로 꼬리쪽으로 견인을 유도한다(ir–th, ir–lu).

머리쪽으로 작용하는 대흉근(큰가슴근)은 복직근초의 견인을 유도하고, 같은 복직근의 건획(나눔힘줄)은 꼬리쪽으로 견인을 유도한다(an–th, an–lu).

(그림 3.25와 그림 7.25 참조)

(Detail, modified from G. Chiarugi & L. Bucciante, Istituzioni di anatomia dell'uo- mo. Piccin

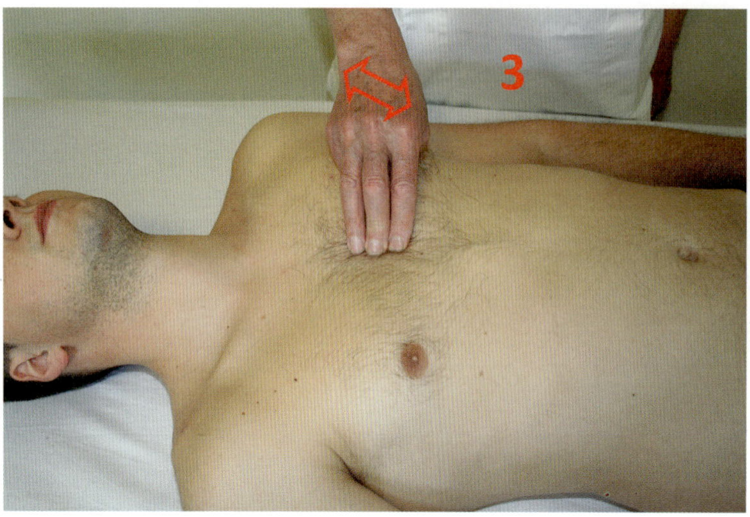

그림 5.20. 협응중심의 촉진검증과 치료.

협응중심의 촉진검증과 치료는 비슷하다. 치료사는 흉골인대 부위를 따라 너클을 사용해 가로 방향으로 마찰을 주어 치료한다(CV 20 근위부, CV 18, CV 16 원위부).

메디오-쏘랙스의 근막단위 뒤쪽

Mf unit of medio-thorax retro

등쪽 흉곽-안쪽

me-th r

그림 5.21. 근막단위 배열에 따른 협응중심(cc)에 대한 비교 촉진검증.

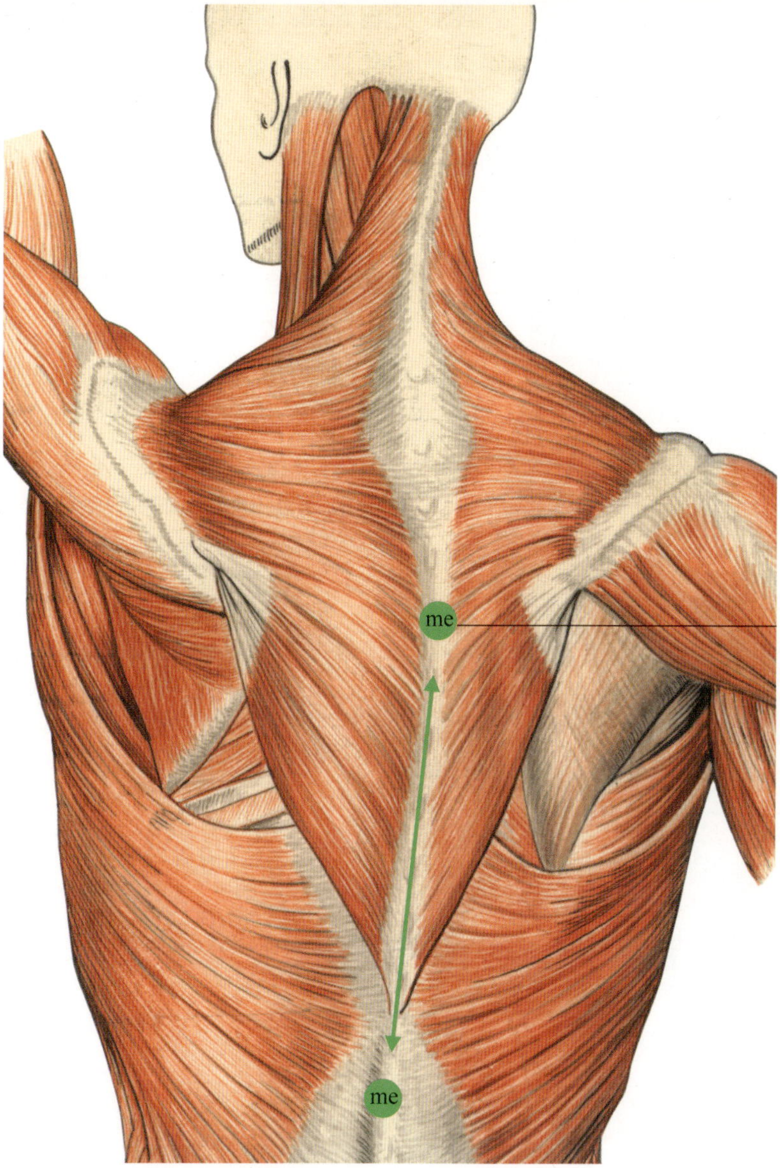

요추의 극상인대는 흉추부까지 연결되어 있다. 모든 극상인대는 부척추근의 근막과 연결선상에 있다. 요추부에서 흉요근막의 콜라겐 섬유의 일부는 한쪽에서 다른 쪽으로 극상인대를 가로지른다.

(Detail, modified from G. Chiarugi & L. Bucciante, Istituzioni di anatomia dell'uo- mo. Piccin

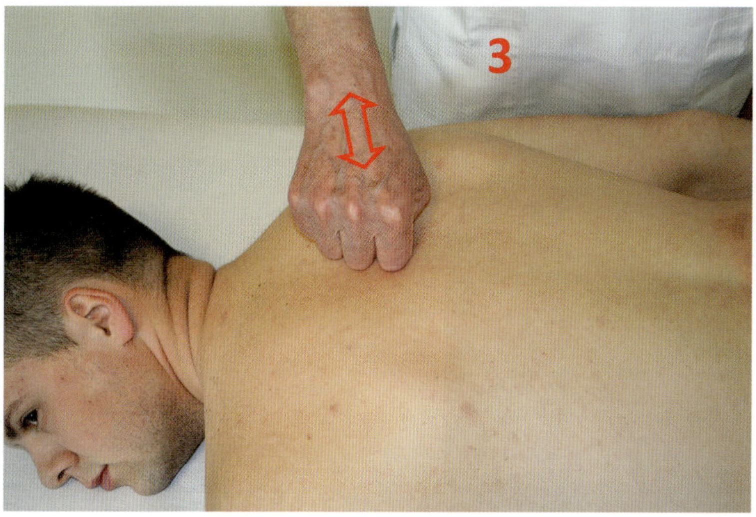

그림 5.22. 협응중심의 촉진검증과 치료

환자는 엎드린 자세를 취한다.

치료사는 너클로 흉추 극돌기 사이로 들어가서, 가장 민감한 인대 부위를 가로 방향으로 도수치료를 시행한다(GV 13 p, GV 11, GV 9 d).

메디오-룸비의 근막단위

Mf unit of medio-lumbi

허리-안쪽

me-lu

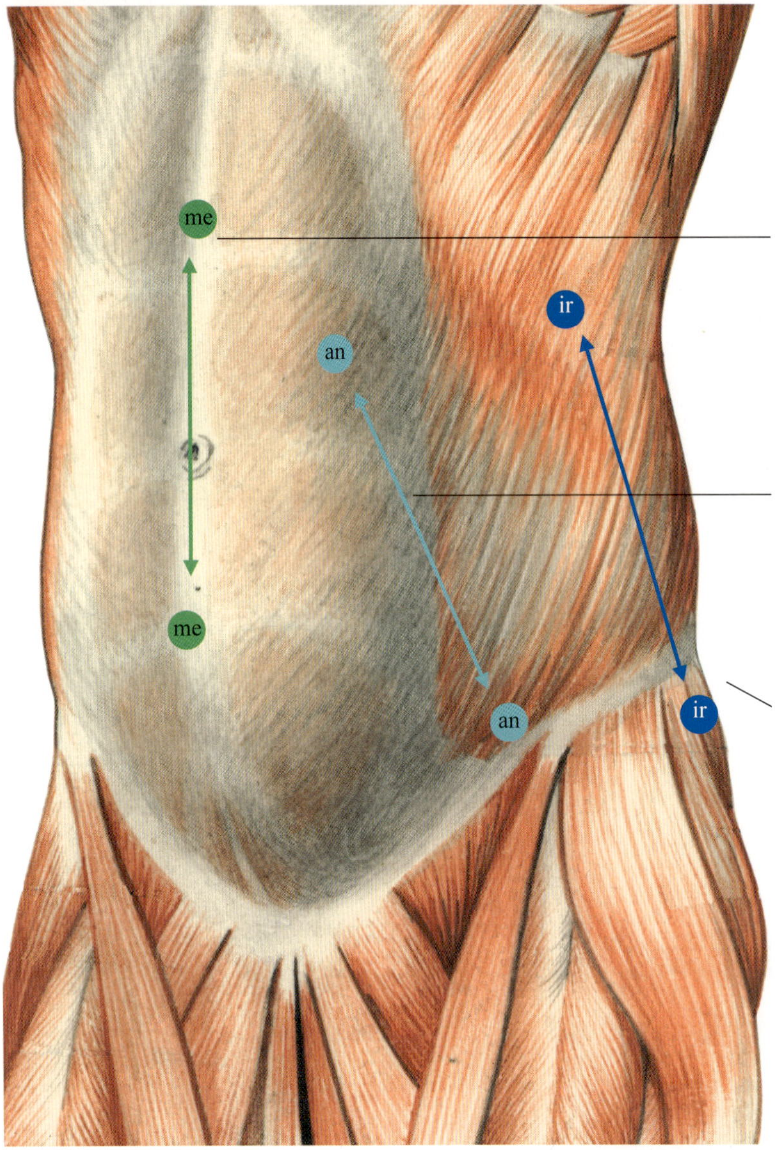

그림 5.23. 근막단위 배열에 따른 협응중심(cc)에 대한 비교 촉진검증.

외복사근에 의해 머리쪽으로 배꼽 위쪽의 백선의 긴장을 만들어 내고, 반면에 배꼽 아래쪽의 백선은 추체근에 의해 긴장을 형성한다(me–lu, me–pv).

복직근초는 건획에 의해 머리쪽으로 당겨지고, 장골근에 의해 꼬리쪽으로 견인을 유도한다(an–lu, an–pv).

외복사근의 근막은 외복사근 스스로에 의해 머리쪽으로 당겨지고, 중둔근과 소둔근에 의해 꼬리쪽으로 견인을 유도한다(ir–lu, ir–pv).

(그림 3.30과 그림 7.30 참조)

(Detail, modified from G. Chiarugi & L. Bucciante, Istituzioni di anatomia dell'uo- mo. Piccin

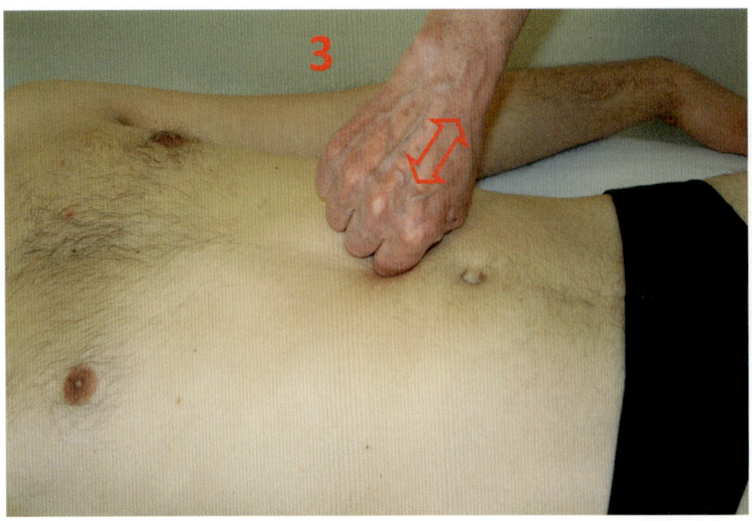

그림 5.24. 협응중심의 촉진검증과 치료.

환자는 바로 누운 자세를 취한다. 협응중심의 촉진검증과 치료는 비슷하다. 치료사는 너클로 배꼽 위쪽의 백선을 따라 가로 방향으로 도수치료를 시행한다 (VC 14 p, VC 12, VC 10 d).

메디오-룸비의 근막단위 뒤쪽
Mf unit of medio-lumbi retro

등쪽 허리-안쪽
me-lu r

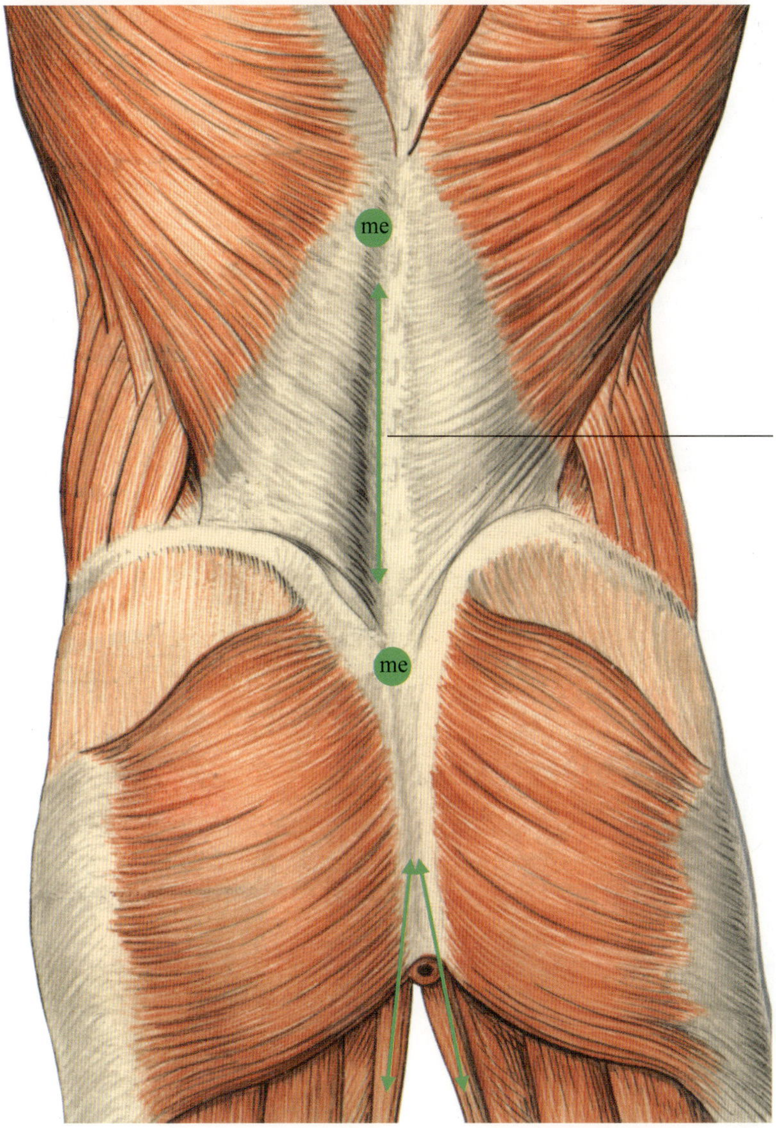

그림 5.25. 근막단위 배열에 따른 협응중심(cc)에 대한 비교 촉진검증.

요추 극상인대는 천골(엉치뼈)을 지나 미골까지 계속이어진다. 이 위치는 중간 섬유대가 오른쪽과 왼쪽 대내전근(큰모음근) 근막을 따라 나뉘는 곳이다(me–pv with me–cx rt and lt).

(Detail, modified from G. Chiarugi & L. Bucciante, Istituzioni di anatomia dell'uo- mo. Piccin)

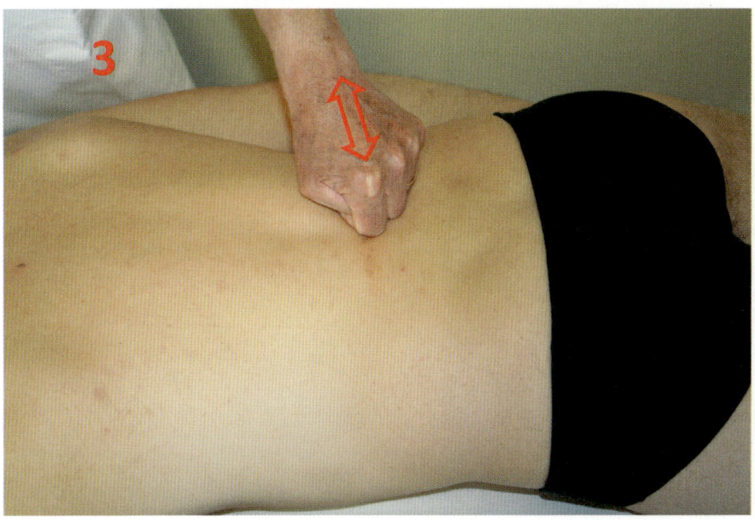

그림 5.26. 협응중심의 촉진검증과 치료.

환자는 엎드린 자세를 취한다.
요추 극상인대 부분이 특히나 통증을 야기한다면 치료사는 먼저 re–lu나 la–lu의 협응중심을 치료해야 하는데, 이는 이 인대의 과민성이 종종 부척추근의 경직에 기인하기 때문이다. 차후에 인대가 계속적으로 민감하다면 치료할 수 있다(VG 8 p, VG 6, VG 5 d).

메디오-펠비스의 근막단위

Mf unit of medio-pelvis

골반-안쪽

me-pv

그림 5.27. 근막단위 배열에 따른 협응중심(cc)에 대한 비교 촉진검증.

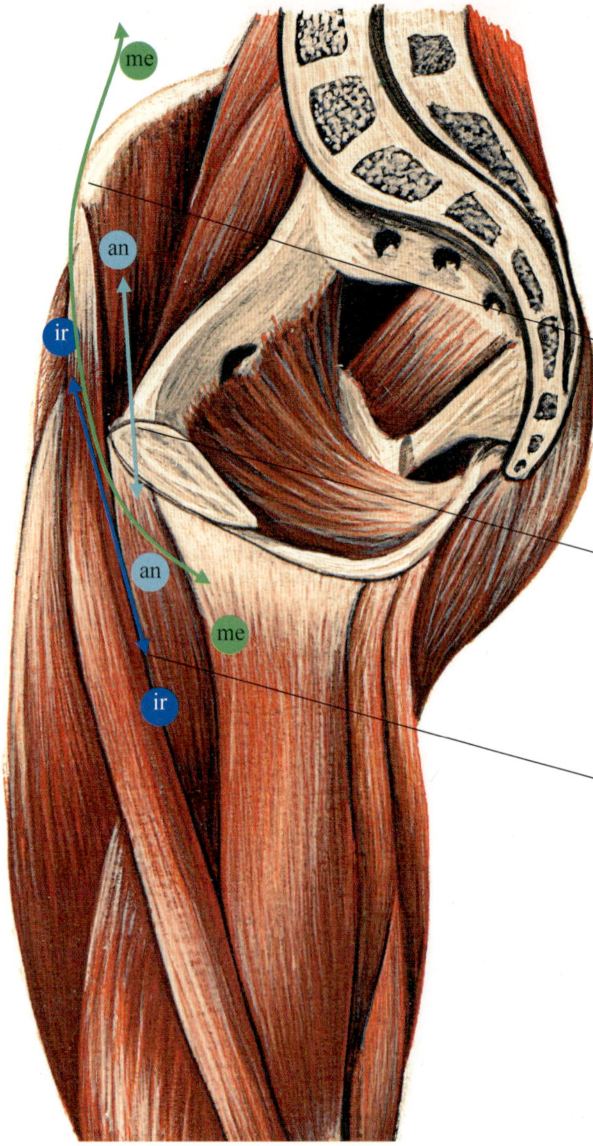

배꼽 아래쪽의 백선, 골반부위; 치골 앞쪽에 있는 박근(두덩정강근) 섬유의 일부가 이 백선에 붙어 있다(me-pv, me-cx).

대퇴부 부위에 장요근(엉덩허리근) 근막은 끊김없이 내측광근(안쪽 넓은근)의 근막과 연결되어 있다(an-pv, an-cx).

소둔근이나 대퇴근막장근의 근막은 서혜인대(샅고랑인대)를 통해 치골근(두덩근)과 대내전근(큰모음근) 근막과 연결된다(ir-pv, ir-cx).

(그림 3.35와 그림 7.35 참조)

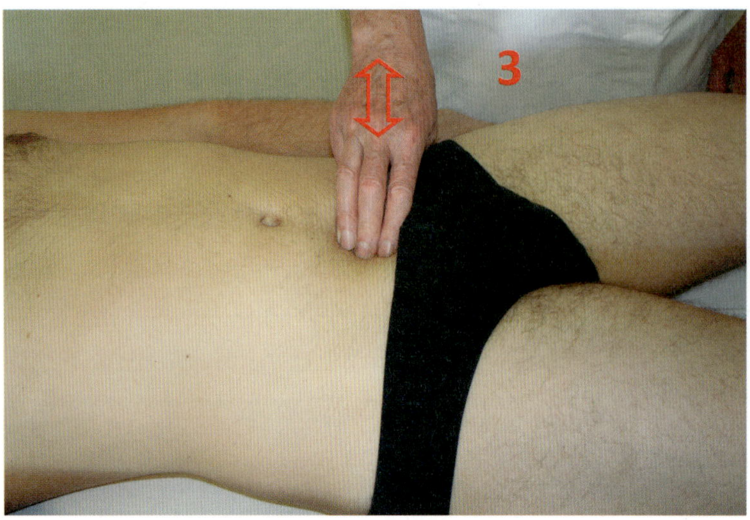

그림 5.28. 협응중심의 촉진검증과 치료.

환자는 바로 누운 자세를 취한다.

이 협응중심의 촉진 검증은 손가락 끝으로 시행하지만, 치료는 표층 근막의 두께로 인해 백선까지 닿기 힘들기 때문에 너클을 사용한다.

메디오-펠비스의 근막단위 뒤쪽
Mf unit of medio-pelvis retro

등쪽 골반-안쪽
me-pv r

그림 5.29. 근막단위 배열에 따른 협응중심(cc)에 대한 비교 촉진검증.

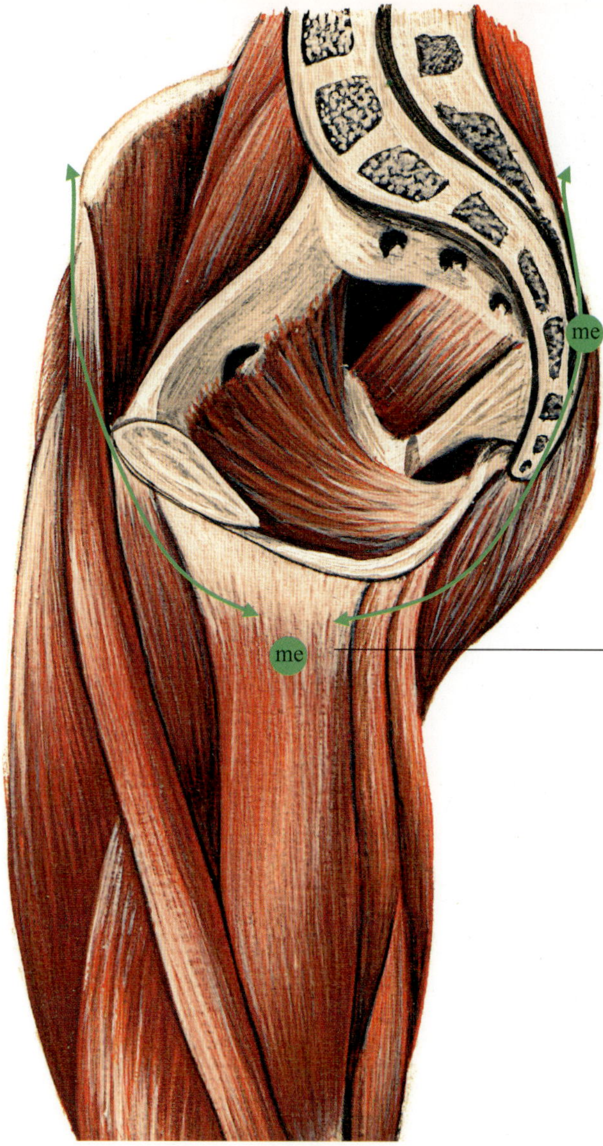

대내전근의 기시부는 치골에서 좌골까지 연장되고; 이런 식으로, 고관절의 안쪽 움직임은 앞쪽에는 백선과 뒤쪽에는 극상인대와 연결된다(me-pv 앞쪽과 뒤쪽은 medio-coxa에서 합쳐진다).

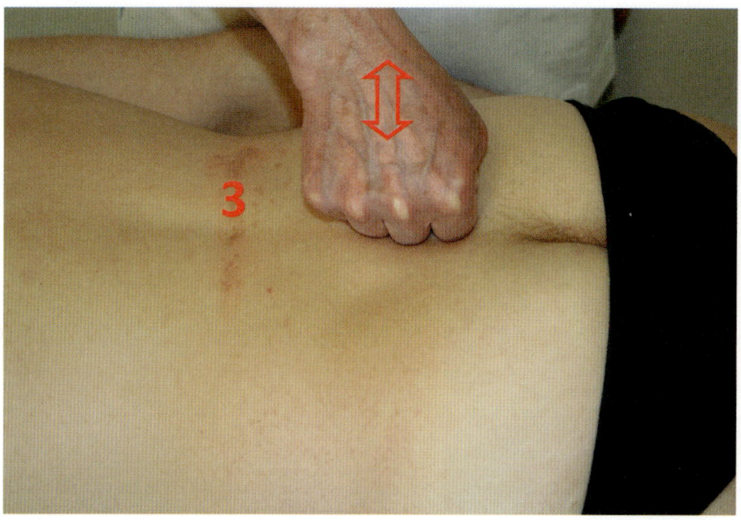

그림 5.30. 협응중심의 촉진검증과 치료.

환자는 엎드린 자세를 취한다.

me-pv r의 협응중심에 대한 촉진검증과 치료는 자율신경계와 상호작용한다. 따라서, 앞쪽 안쪽 움직임에 대한 협응중심과 이러한 협응중심들은 무엇보다 내장기 기능장애 치료에 유용하다(VG 3, VG 2 d).

메디오-콕사의 근막단위

Mf unit of medio-coxa

고관절-안쪽

me-cx

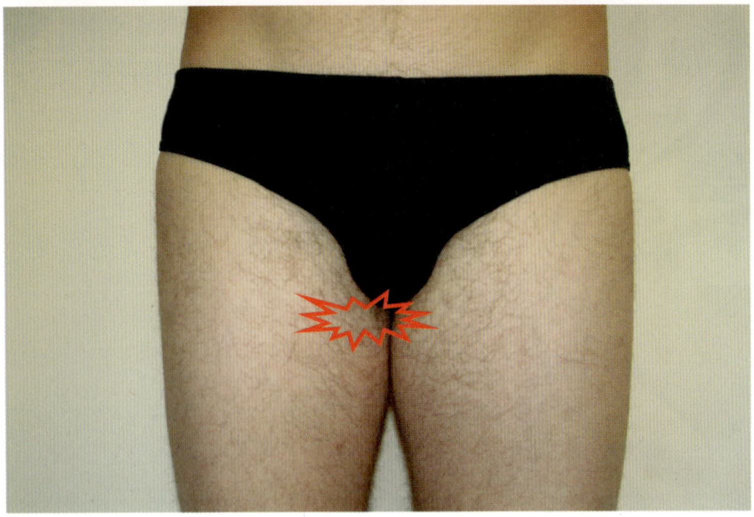

그림 5.31. 통증부위와 인지중심(cp).

통증은 서혜부와 치골쪽에 나타나며 환자가 허벅지를 붙이거나 고관절 외전 시 박근이 늘어나면서 더 심한 통증을 호소한다. 복통과 고관절 통증이 나타난다.

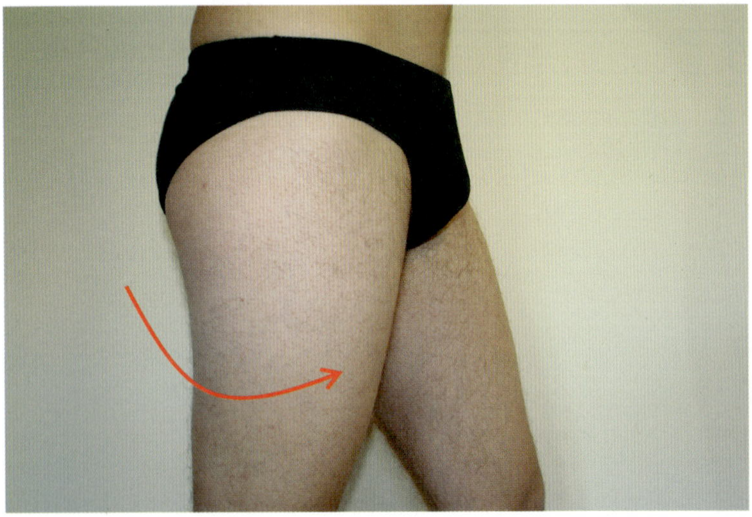

그림 5.32. 운동검증.

환자가 다리를 모으거나 내전근의 갑작스런 신장이 일어날 때 서혜부와 치골부위에 통증이 더 두드러진다.

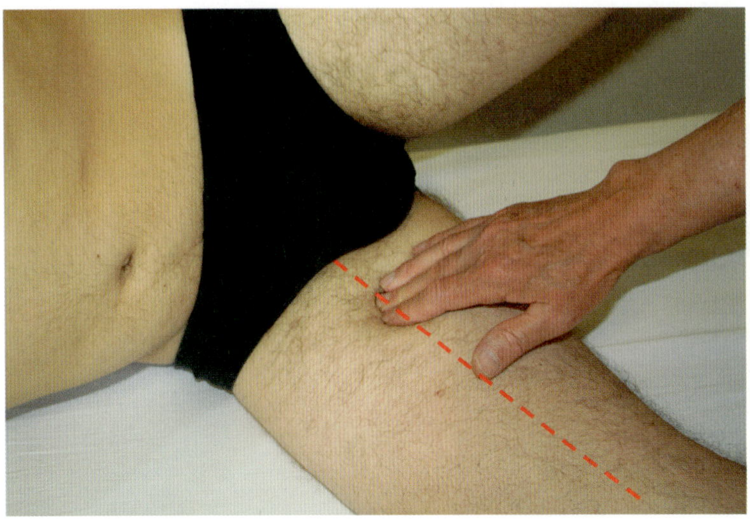

그림 5.33. 협응중심(cc)의 촉진검증.

촉진검증은 박근 근막의 과밀도화된 부분을 찾아내는 것이다. 이 포인트에 대한 촉진과 치료는 환자의 엉덩이쪽으로 접근해서 시행할 수도 있다(LV 10).

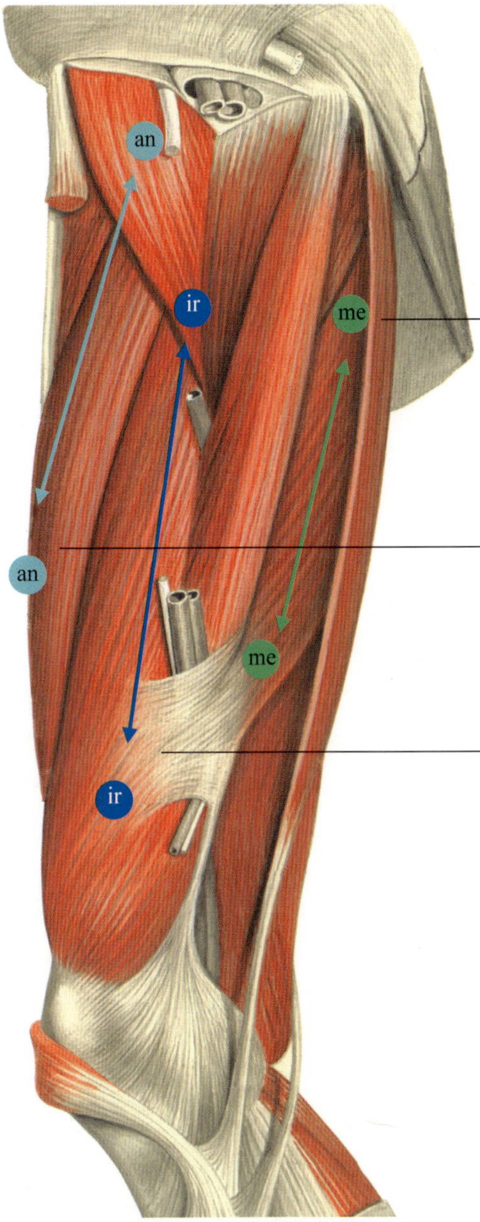

그림 5.34. 근막단위 배열에 따른 협응중심(cc)에 대한 비교 촉진검증.

내전근 근막은 내전근 기시부에 의해 근위쪽으로, 내전근 정지부에 의해 원위쪽으로 견인된다(me-cx, me-ge).

심부 대퇴근막은 장요근(엉덩허리근)에 의해 근위쪽으로, 중간광근(중간넓은근)에 의해 원위쪽으로 견인된다(an-cx, an-ge).

치골근은 내전근관(vastoadductor membrane)과 근간중격(intermuscular septum)에 의해 근위쪽으로, 내측광근에 의해 원위쪽으로 견인된다(ir-cx, ir-ge).

(그림 3.40과 그림 7.40 참조)

(Modified from G. Chiarugi & L. Bucciante, Istituzioni di anatomia dell'uo- mo. Piccin)

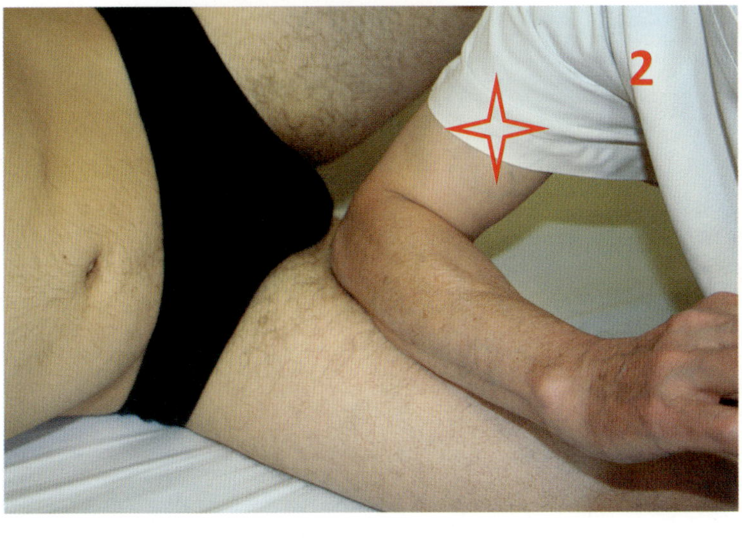

그림 5.35. 치료.

환자는 통증이 있는 다리를 치료대 바로 위에 오게 하고 옆으로 누운 자세를 취한다.

me-cx를 치료하는 동안 치료사는 특히 환자의 감각(예를 들어, 바늘로 찌르는 통증, 연관통)에 대한 피드백을 받아야 하는데, 이 부위는 지방 조직이 많아 과밀도화를 명확하게 인식하기 어렵기 때문이다.

메디오-제뉴의 근막단위

Mf unit of medio-genu

무릎-안쪽

me-ge

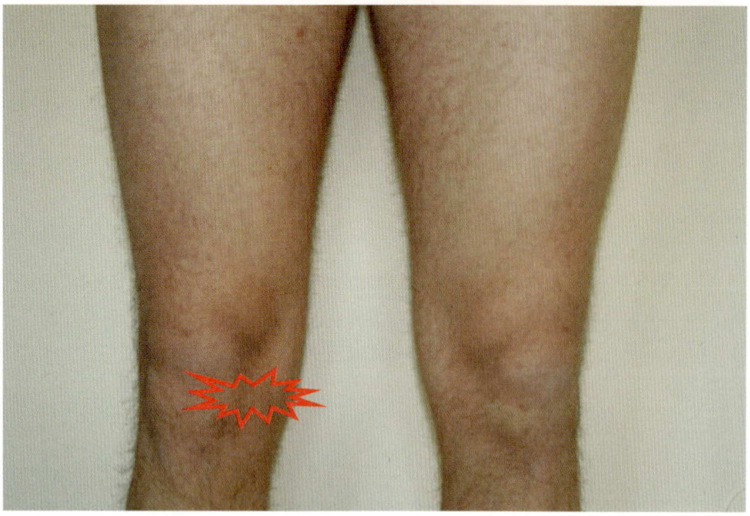

그림 5.36. 통증부위와 인지중심(cp).

통증은 무릎 안쪽에 있다. 내측 인대가 더 이상 무릎의 안정성을 잡아줄 수 없기에 무릎 안쪽에 꺾임(giving way)이 일어난다.

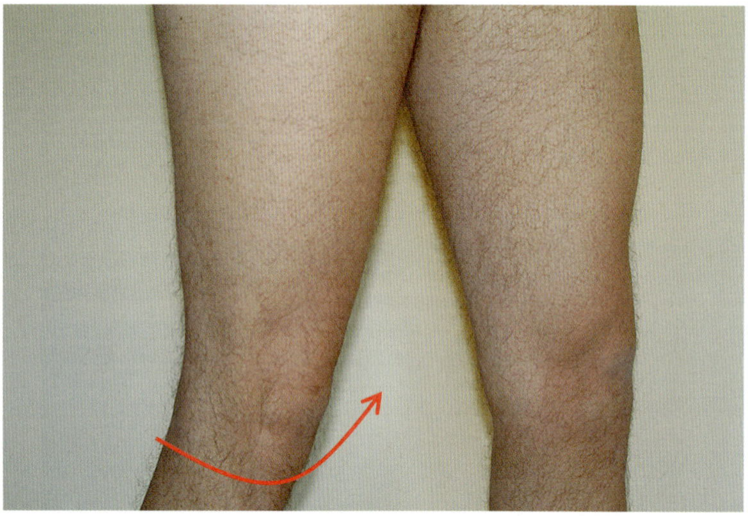

그림 5.37. 운동검증.

무릎 안쪽 부분의 통증은 환자가 하지를 내전하려고 할 때나 근긴장도에 의한 보호 부족으로 인해 무릎의 내측 인대가 갑자기 늘어날 때 두드러진다.

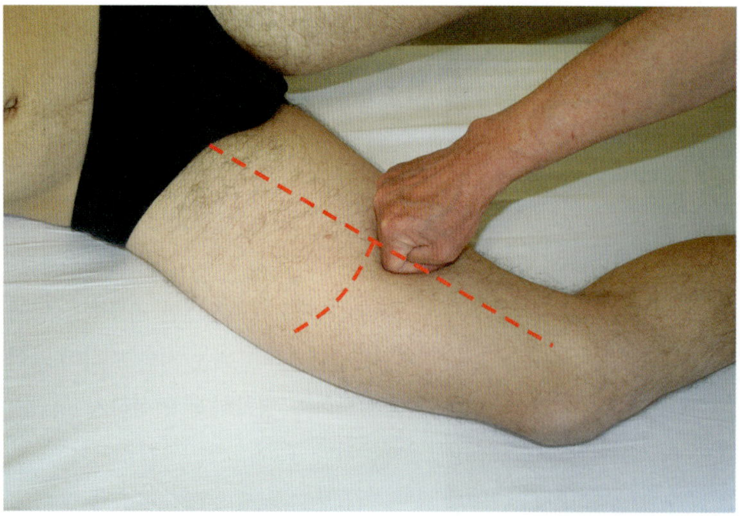

그림 5.38. 협응중심(cc)의 촉진검증.

촉진검증은 박근 근복의 앞쪽에 형성된 고랑 부분에서 시행한다. 치료사는 너클을 이용해서 내전근관에 있는 포인트를 찾는다(SP 11).

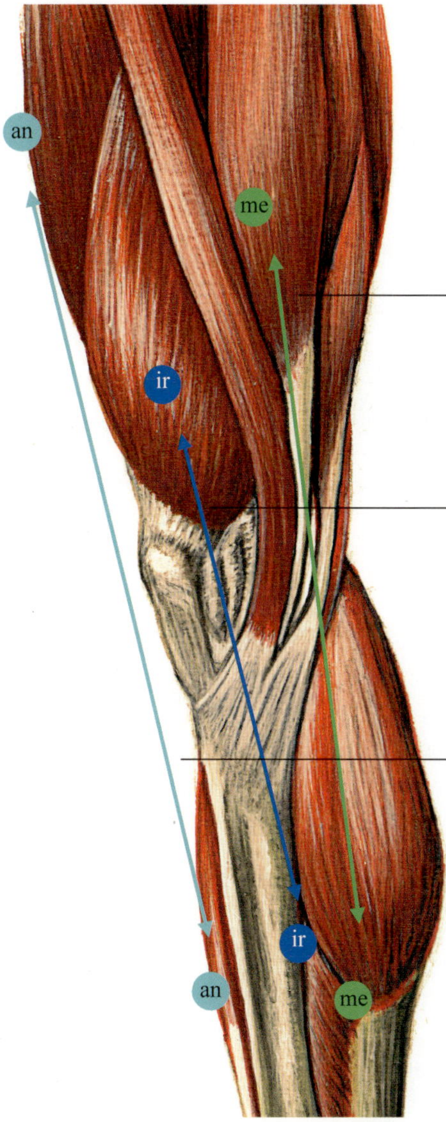

그림 5.39. 근막단위 배열에 따른 협응 중심(cc)에 대한 비교 촉진검증.

안쪽 종아리 근막은 박근(두덩정강근)에 의해 근위쪽으로, 가자미근에 의해 원위쪽으로 견인된다(me- ge, me-ta).

표층 안쪽 종아리 근막은 내측광근과 봉공근(넙다리빗근)에 의해 근위쪽으로, 전경골근과 후경골근에 의해 원위쪽으로 견인된다(ir-ge, ir-ta).

앞쪽 종아리 근막은 대퇴사두근건에 의해 근위쪽으로, 발가락폄근에 의해 원위쪽으로 견인된다(an-ge, an- ta).

(그림 3.45와 그림 7.45 참조)

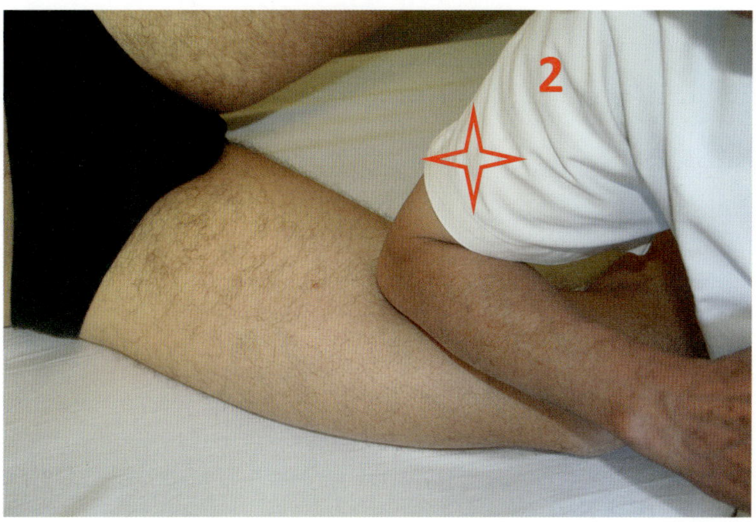

그림 5.40. 치료.

환자는 옆으로 누운 자세에서 통증이 있는 쪽 다리를 치료대 위에 올려놓는다. 치료사는 내전근과 일치하는 대퇴의 원위 1/3 부위에 대해 도수치료를 시행한다. 이 포인트는 다리의 순환 장애가 있을 때도 자주 사용한다.

메디오-탈루스의 근막단위
Mf unit of medio-talus

발목-안쪽
me-ta

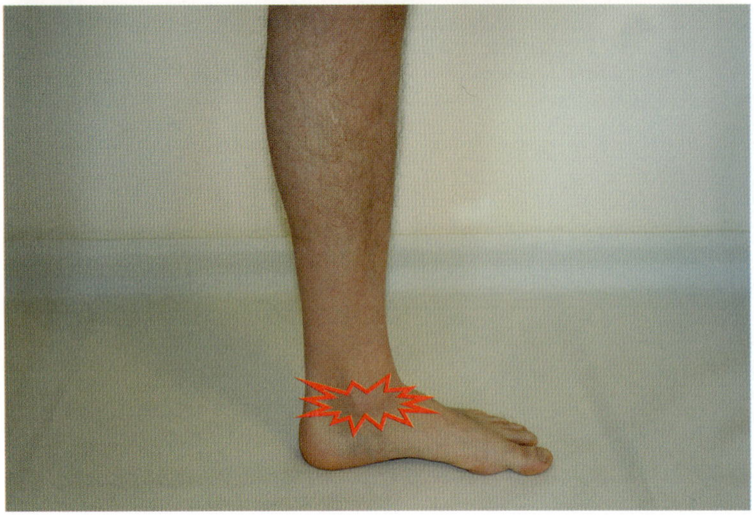

그림 5.41. 통증부위와 인지중심(cp).

통증은 발목의 안쪽 부분에 있다. 하퇴 안쪽에 경련이 일어난다. 장무지굴근과 장지굴근의 건병증.

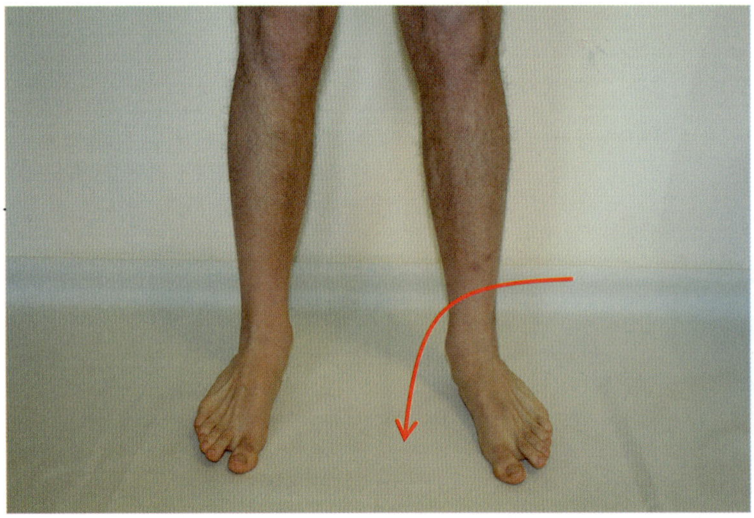

그림 5.42. 운동검증.

이 근막 단위의 비정상적인 긴장은 아킬레스 건의 안쪽 부착부에 병증을 야기할 수 있다. 환자는 발뒷꿈치의 안쪽 부분에 체중이 부하될 때 날카로운 통증을 호소한다.

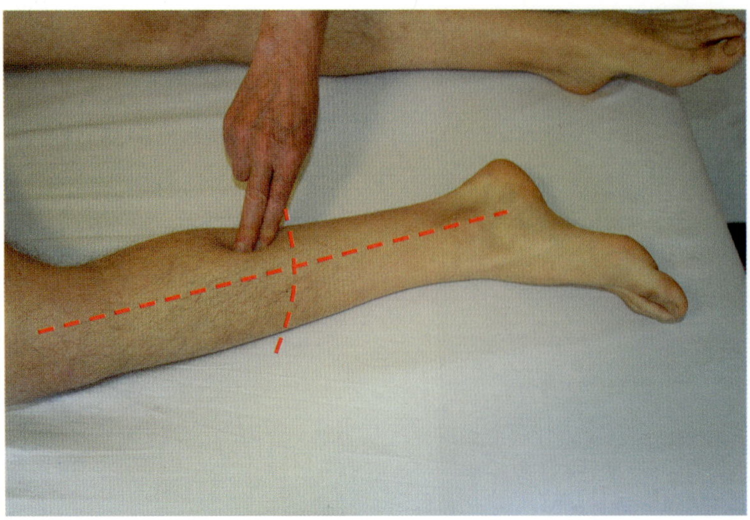

그림 5.43. 협응중심(cc)의 촉진검증.

이 협응중심의 촉진은 내측 비복근과 가자미근이 나눠지는 부위에서 아래쪽 다리의 중간 부분을 집게손가락을 사용해 시행한다(KI 9).

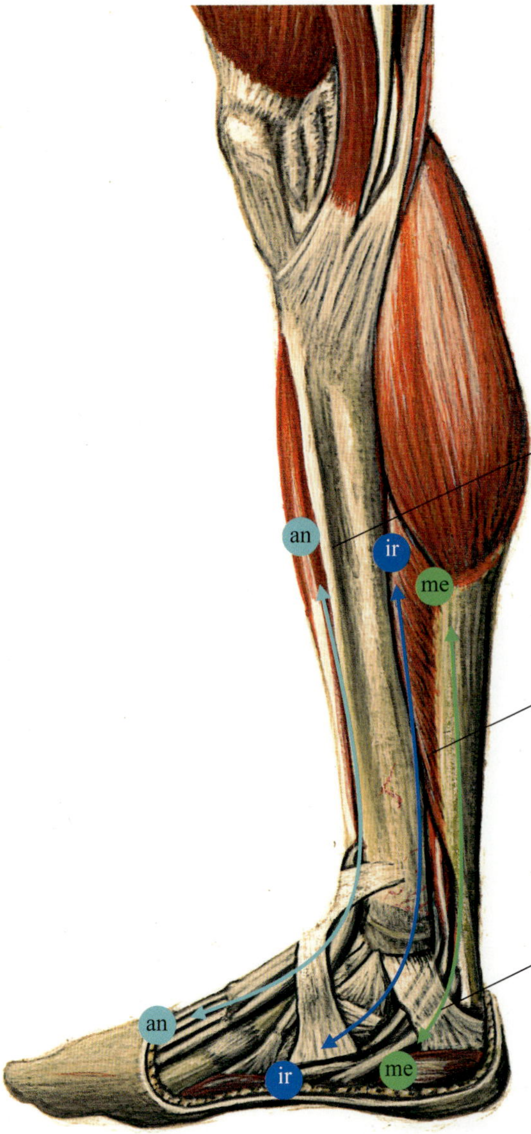

그림 5.44. 근막단위 배열에 따른 협응 중심(cc)에 대한 비교 촉진검증.

발의 배측 근막은 지신근(발가락폄근)에 의해 근위쪽으로, 단무지신근(짧은엄지발가락폄근)에 의해 원위쪽으로 견인된다(an-ta, an-pe).

안쪽 종아리 근막은 두 개의 경골근에 의해 근위쪽으로, 무지외전근(엄지발가락벌림근)에 의해 원위쪽으로 견인된다(ir-ta, ir-pe).

심부 안쪽 종아리 근막은 가자미근에 의해 근위쪽으로, 발바닥 근육에 의해서 원위쪽으로 견인된다(me-ta, me-pe).

(그림 3.50과 그림 7.50 참조)

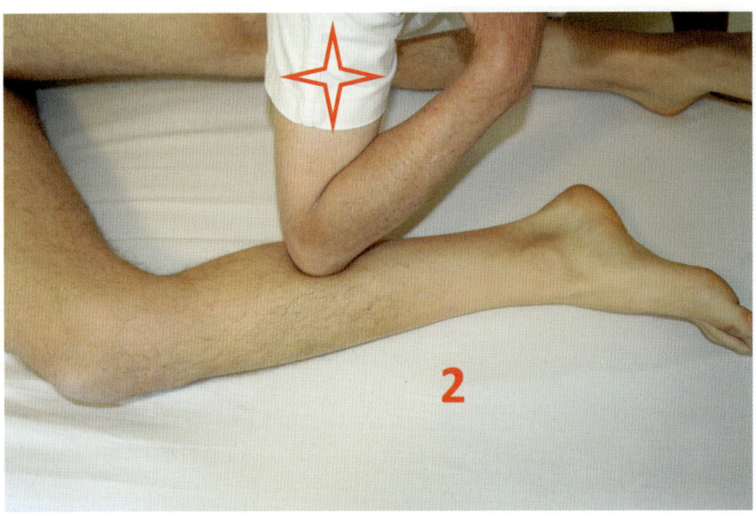

그림 5.45. 치료.

환자는 옆으로 눕는다.

치료사는 팔꿈치를 사용해서 도수치료를 시행하는데 압력을 더 효율적으로 높이기 위해 치료대에 가해지는 체중을 반대쪽 팔로 지탱한다.

메디오-페스의 근막단위
Mf unit of medio-pes

발가락-안쪽
me-pe

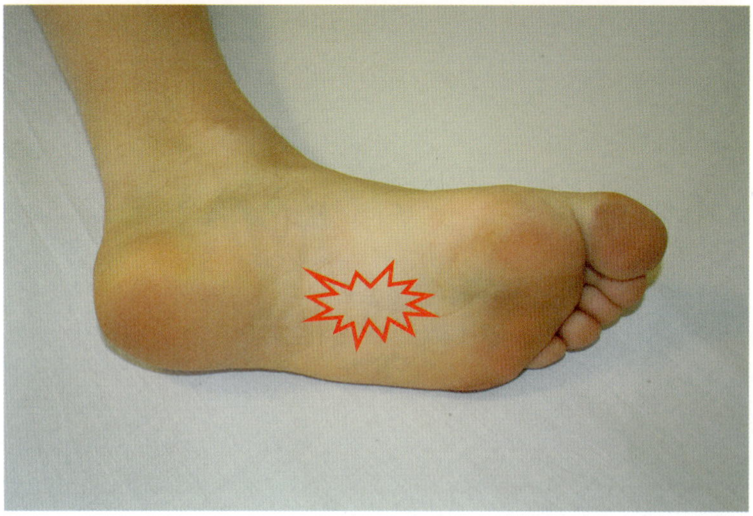

그림 5.46. 통증부위와 인지중심(cp).

통증은 족저근막의 중족골(발허리뼈) 아래에 존재한다. 발의 아치가 너무 높거나 너무 낮아서 체중이 잘못 분산되어 발바닥에 염증과 통증을 유발할 수 있다.

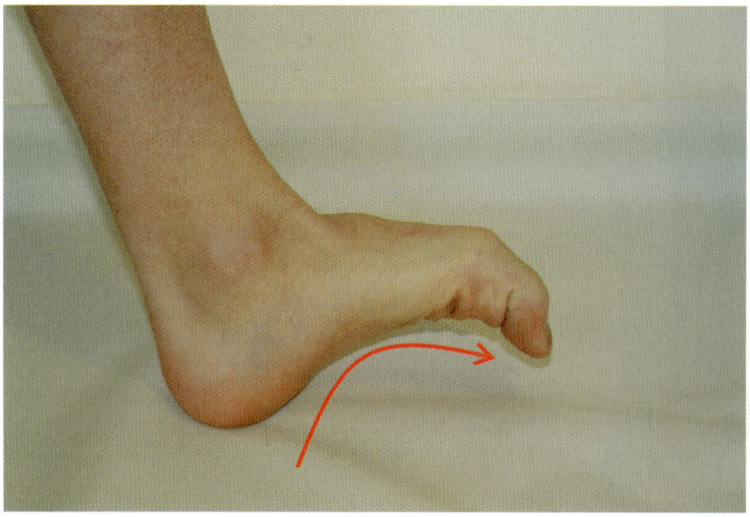

그림 5.47. 운동검증.

발바닥 근육을 연결하는 근막의 탄력성이 감소하면, 활동적인 움직임을 하거나 추위, 과사용이나 고정에 의해 경련을 일으킬 수 있다.

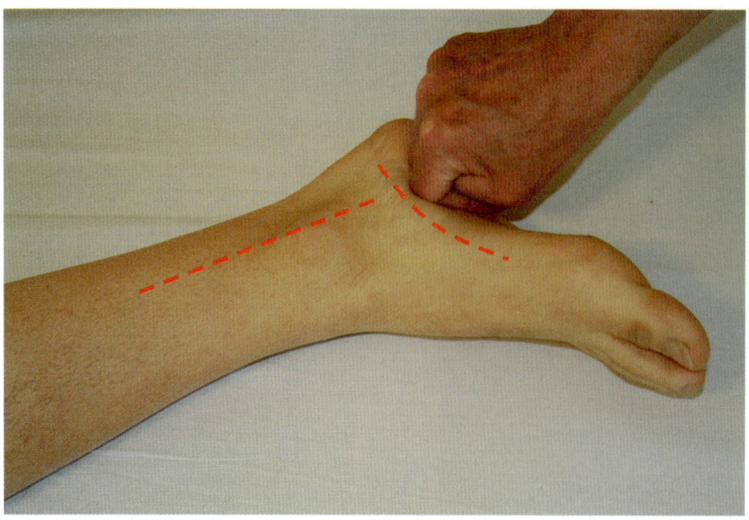

그림 5.48. 협응중심(cc)의 촉진검증.

협응중심의 촉진검증은 내측 복사뼈(수직선) 아래와 발바닥 아치가 시작하는 부위(곡선)에서 찾는다(KI 2).

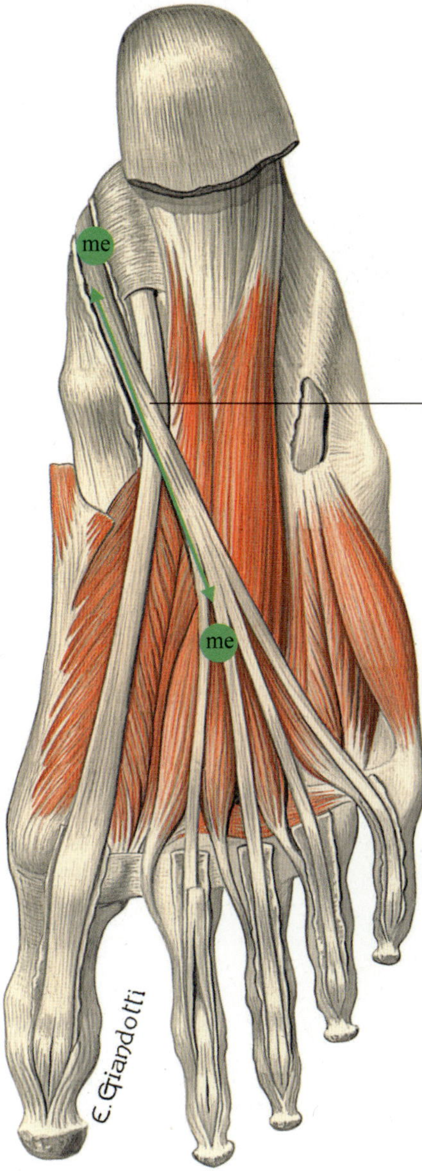

그림 5.49. 근막단위 배열에 따른 협응 중심(cc)에 대한 비교 촉진검증.

박근(두덩정강근)의 건은 거위발 깊숙한 곳에 붙어 있다. 하퇴부의 심부근막의 깊은층은 발에 있는 심부 근육층과 이어져 있다. 발바닥 골간근은 심부근막과 장지굴근건과 연결되어 있다(me-pe).

(그림 3. 55와 그림 7.55 참조)

(Modified from G. Chiarugi & L. Bucciante, Istituzioni di anatomia dell'uomo. Piccin)

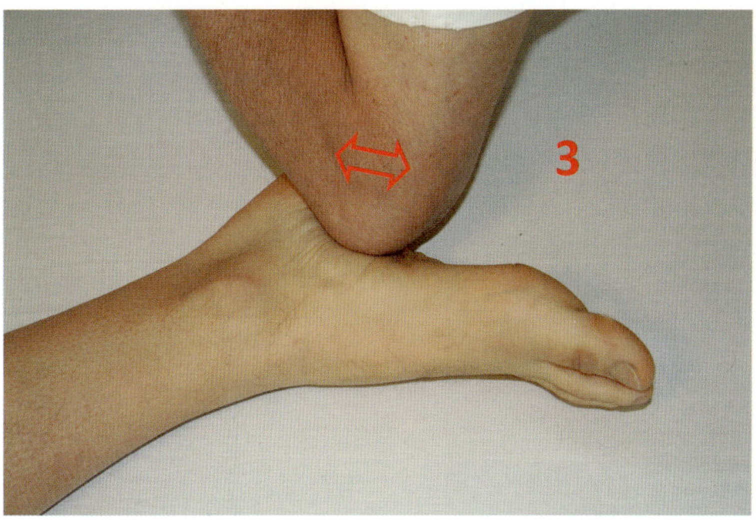

그림 5.50. 치료.

환자는 옆으로 눕는다.

치료사는 주두를 촉진검증에서 찾은 과밀도화된 포인트에 댄 다음, 팔꿈치를 가로 방향으로 움직인다.

메디오-스카풀라의 근막단위
Mf unit of medio-scapula

어깨뼈-안쪽
me-sc

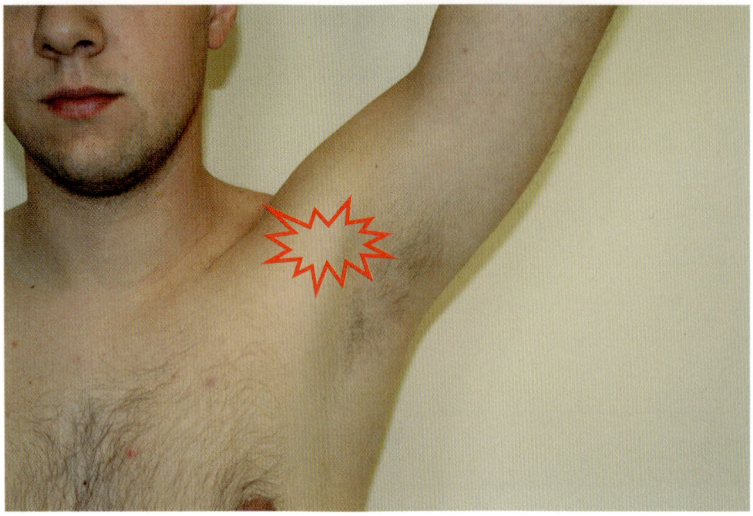

그림 5.51. 통증부위와 인지중심(cp).

통증은 어깨에 있다. 환자는 종종 견갑상완골 관절주위염으로 진단받기도 한다. 견갑골의 내전근 근막에 과밀도화가 있으며, 견갑상완의 조화로운 외전(역자주: 견갑상완리듬에 문제가 생긴다는 의미)에 영향을 미친다.

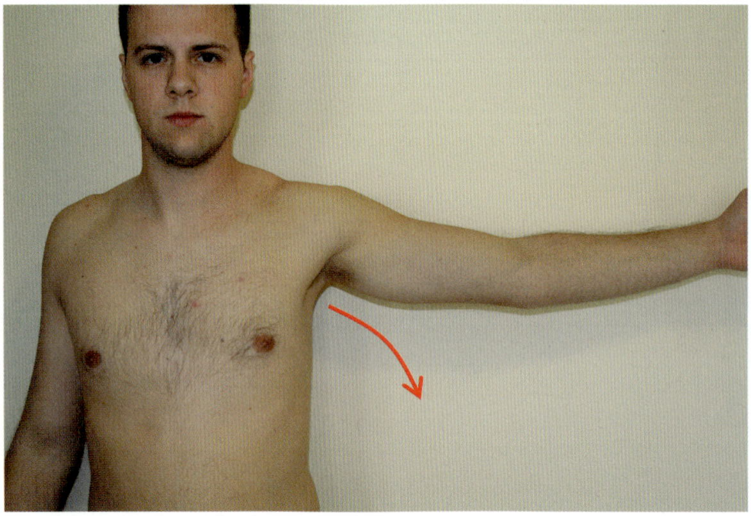

그림 5.52. 운동검증.

me-sc의 협응중심에 과밀도화가 생기면 상완을 내전할 때 증상이 잘 안 나타나지만, 외전할 때 견봉하부에 통증이 발생한다. 이는 견갑골이 동시적이고 협응적인 거상의 부족으로 인한 것이다.

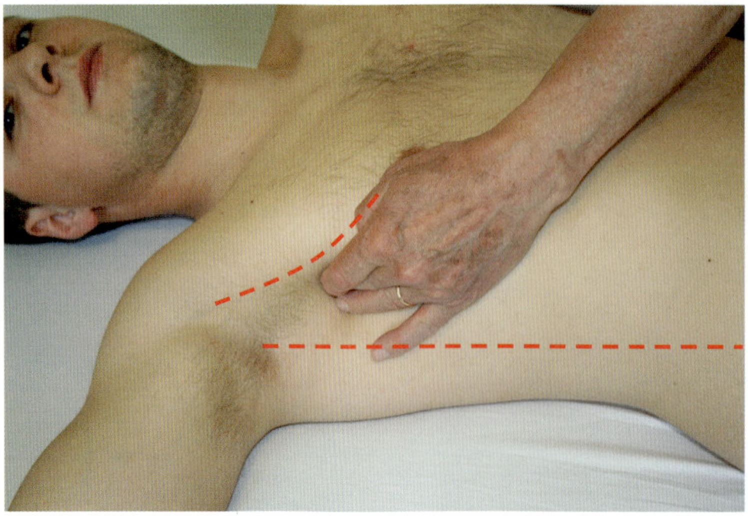

그림 5.53. 협응중심(cc)의 촉진검증.

협응중심에 대한 촉진 검증은 액와의 원위부에서 앞쪽으로는 액와선(수직선)과 대흉근의 외측연의 뒤쪽(곡선)에서 찾는다(GB 22).

그림 5.54. 근막단위 배열에 따른 협응중심(cc)에 대한 비교 촉진검증.

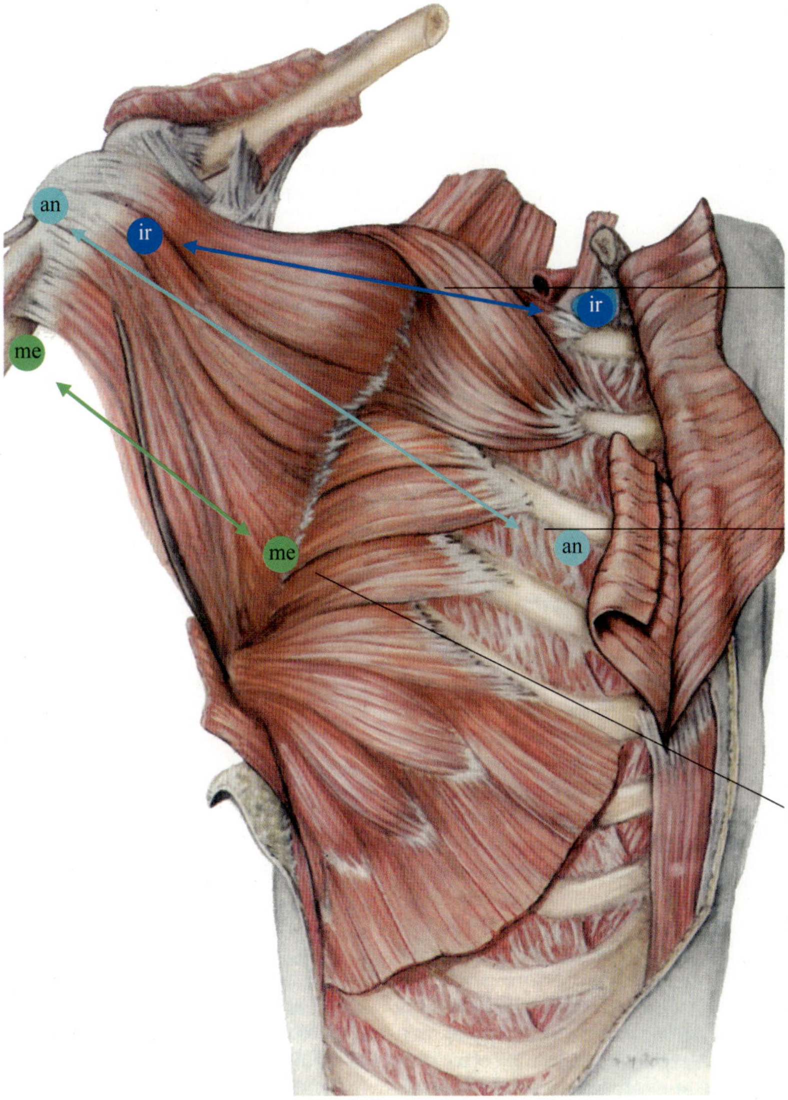

쇄골-오구-액와(clavicoracoaxillary) 근막(ir-sc)은 쇄골하근에 의해 근위쪽으로, 견갑하근에 의해 원위쪽으로 견인된다(ir-hu).

흉근 근막은 소흉근(작은가슴근)에 의해 근위쪽으로(an-sc), 상완이두근의 단두에 의해서 원위쪽으로 견인된다(an-hu).

내측 액와 근막은 광배근(넓은등근)과 전거근(me-sc)에 의해 견인되고, 외측 액와 근막은 위팔 근육들에 의해서 견인된다(me-hu).

(그림 3.60과 그림 7.60 참조)

(Modified from G. Chiarugi & L. Bucciante, Istituzioni di anatomia dell'uomo. Piccin)

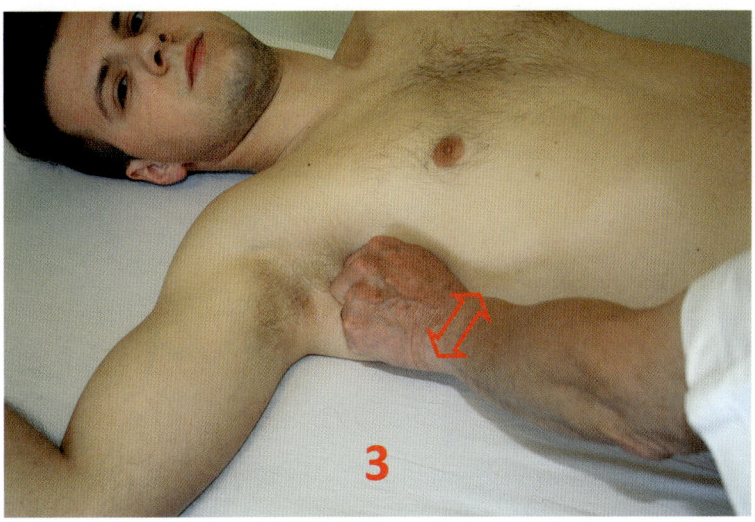

그림 5.55. 치료.

환자는 팔을 벌리고 바로 누운 자세를 취한다.

치료사는 촉진으로 알아낸 포인트에 도수치료를 시행하는데, 자세는 서거나 앉아서 할 수 있고 시행하는 부위에 동측에 치료대 쪽이나 반대측에서도 시행할 수 있다.

메디오-휴머러스의 근막단위

Mf unit of medio-humerus

위팔-안쪽

me-hu

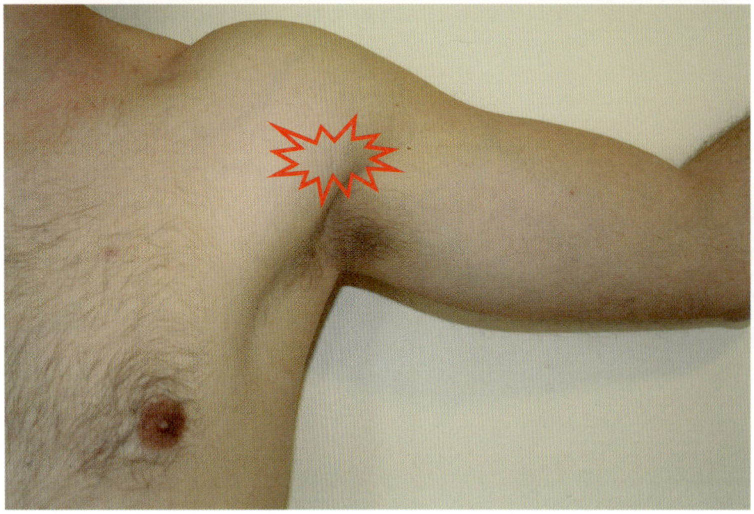

그림 5.56. 통증부위와 인지중심(cp).

통증은 어깨 앞쪽에 존재한다. 환자는 충돌증후군, 오십견, 외상으로 인한 건증이나 건의 문제, 근육염좌, 인대좌상 등으로 진단받을 수 있다.

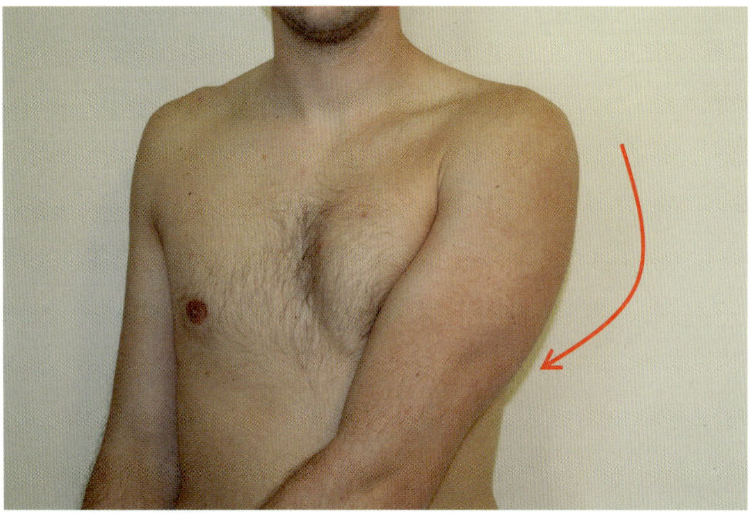

그림 5.57. 운동검증.

이 근막단위의 보상적인 장력은 종종 손으로 물건을 움켜쥐는 동작과 관련된 동작을 할 때 어깨의 아탈구나 어깨 외측에 통증을 유발할 수 있다.

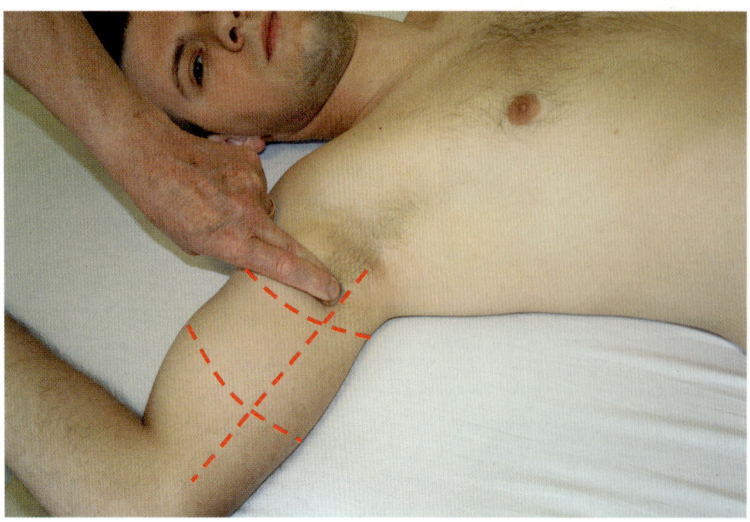

그림 5.58. 협응중심(cc)의 촉진검증.

촉진검증은 내측 중격(수직선)과 연결되는 오훼완근 부위에서 찾는다. me-hu의 협응중심은 상완의 근위 1/3과 1/2 부위 사이에 위치한다(곡선)(HT 1).

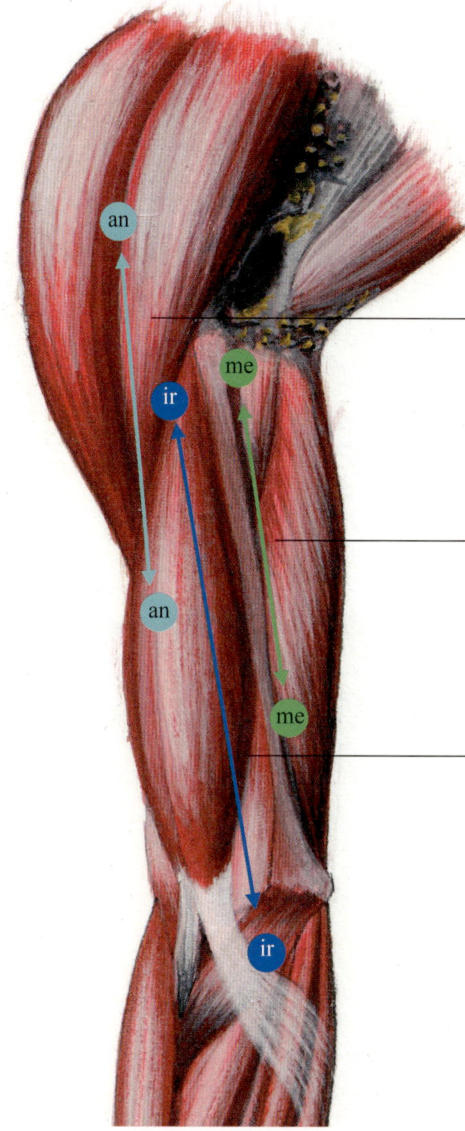

그림 5.59. 근막단위 배열에 따른 협응중심(cc)에 대한 비교 촉진검증.

근막의 견인은 an-hu 근막 단위에 의해서 근위쪽으로, an-cu 근막 단위에 의해서 원위쪽으로 일어난다(an-hu, an-cu).

안쪽 중격의 견인은 me-hu 근막 단위에 의해서 근위쪽으로, me-cu 근막 단위에 의해서 원위쪽으로일어난다(me-hu, me-cu).

안쪽 중격의 내측 견인은 견갑하근과 오훼완근(ir-hu)에 의해 근위쪽으로, 원회내근에 의해 원위쪽으로 일어난다(ir-cu).

(그림 3.65와 그림 7.65 참조)

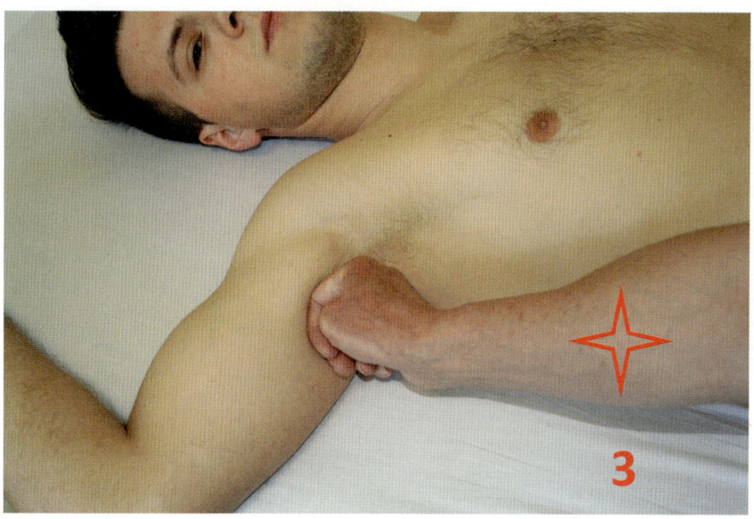

그림 5.60. 치료.

환자는 팔을 벌리고 손은 머리보다 위쪽으로 둔 상태로 바로 누운 자세를 취한다. 치료사는 오훼완근 근막과 내측 중격에 대해 과밀도화가 사라질 때까지 도수치료를 시행한다. 이 협응중심은 신경혈관다발 위에 있기 때문에 압력은 보통으로 주어야 한다.

메디오-큐비투스의 근막단위

Mf unit of medio-cubitus

팔꿈치-안쪽

me-cu

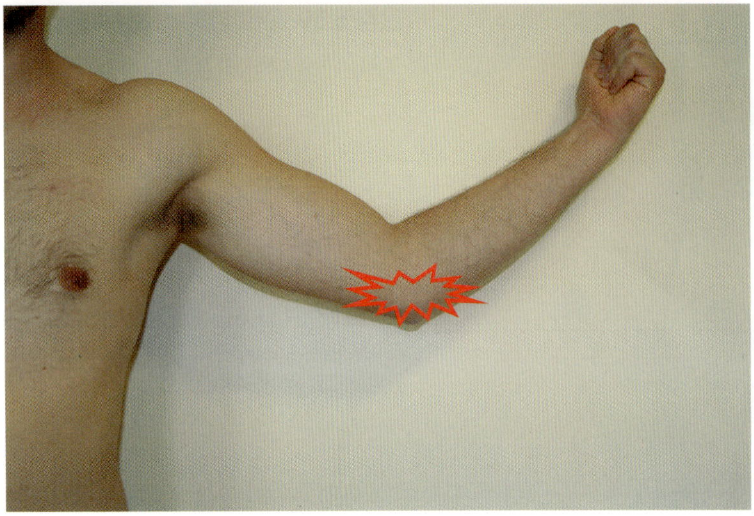

그림 5.61. 통증부위와 인지중심(cp).

내측상과염(안쪽 위관절융기염)이나 골프 엘보우, 척골신경 지배부를 따라 마비된 느낌, 척골신경의 부분 이탈

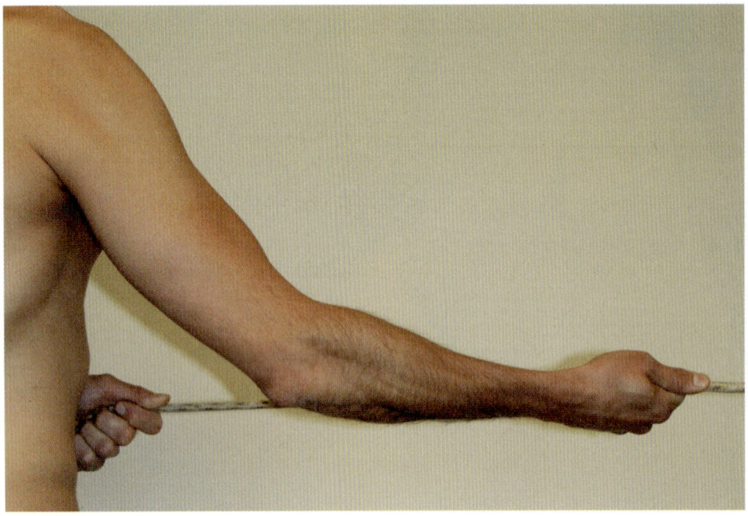

그림 5.62. 운동검증.

환자는 주먹을 쥐거나 로프를 당길 때 내외측 상과쪽에 동시에 통증을 호소한다. 때때로 팔꿈치를 굽힐 때 다섯 번째 손가락에서 전기 감전이 되는 것 같은 감각을 느낄 수도 있다.

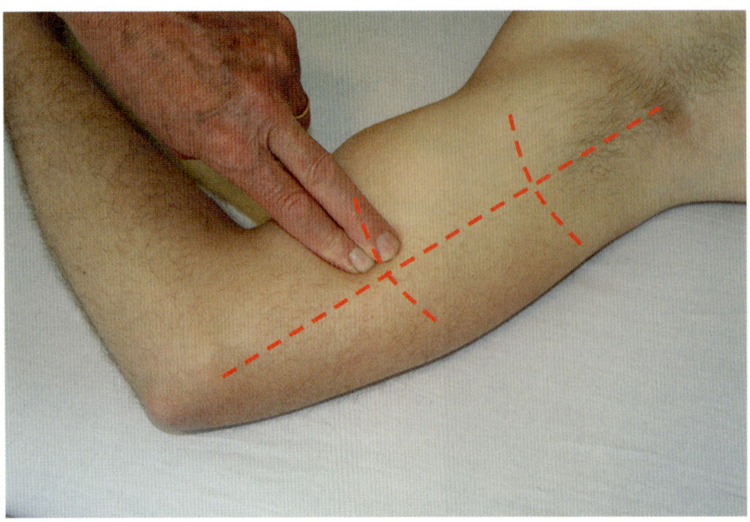

그림 5.63. 협응중심(cc)의 촉진검증.

촉진검증은 내측 중격(수직선)을 따라 상완의 중간 1/3과 원위 1/3 사이 접합부에서 시행한다(곡선)(HT 2).

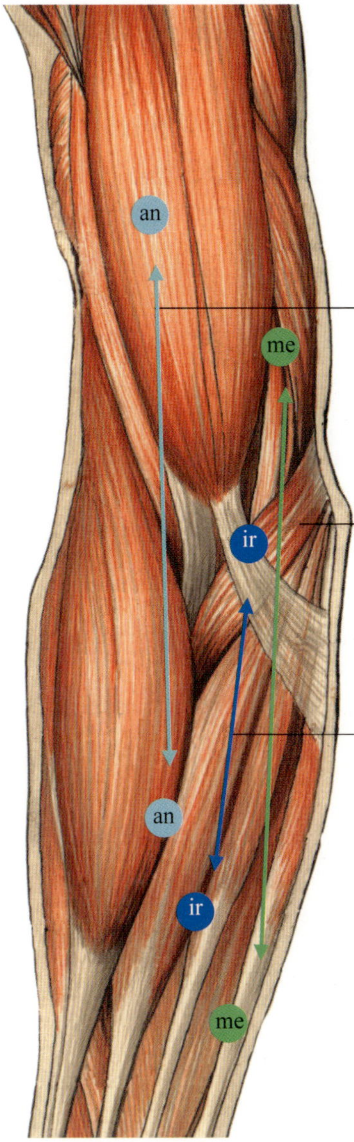

그림 5.64. 근막단위 배열에 따른 협응중심(cc)에 대한 비교 촉진검증.

근막의 견인은 상완이두근(위팔두갈래근)에 의해 근위쪽으로, 요측수근굴근(노쪽 손목굽힘근)에 의해 원위쪽으로 일어난다(an–cu, an–ca).

중격의 견인은 오훼완근(부리위팔근)에 의해 근위쪽으로, 척측수근굴근(자쪽 손목굽힘근)에 의해 원위쪽으로 일어난다(me–cu, me–ca).

근막의 견인은 원회내근(원엎침근)에 의해 근위쪽으로, 방형회내근(네모엎침근)에 의해 원위쪽으로 일어난다(ir–cu, ir–ca).

(그림 3.70과 그림 7.70 참조)

(Detail, modified from G. Chiarugi & L. Bucciante, Istituzioni di anatomia dell'uo- mo. Piccin)

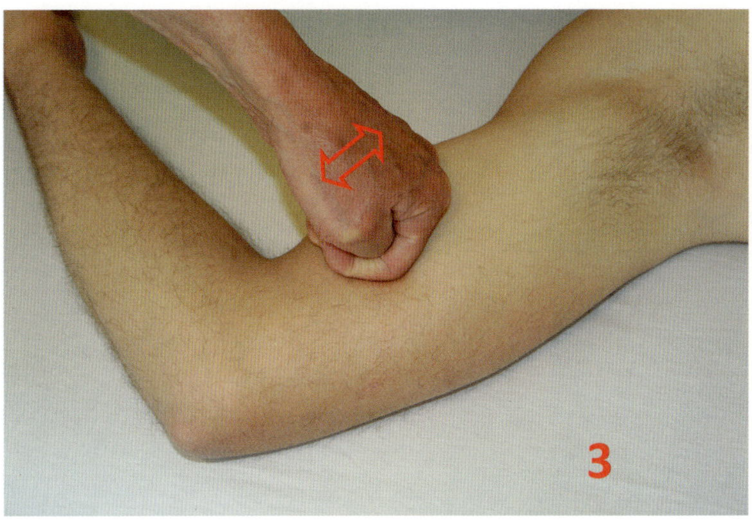

그림 5.65. 치료.

치료 계획과 다른 협응중심과의 연관성에 따라서 환자는 바로 누운 자세나 엎드린 자세를 취할 수 있다.

치료사는 척골 신경이 눌리지 않도록 신경을 쓰면서 내측 중격에 도수치료를 시행한다.

메디오-칼푸스의 근막단위

Mf unit of medio-carpus

손목-안쪽

me-ca

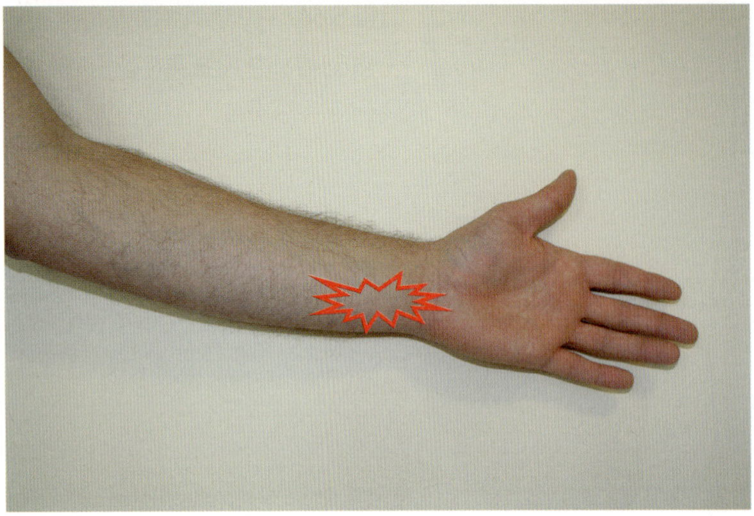

그림 5.66. 통증부위와 인지중심(cp).

통증은 척측수근굴근이 정지하는 두상골(콩알뼈)에 나타난다(부착부병증). 통증은 척측수근굴근건을 따라 나타난다(건증).

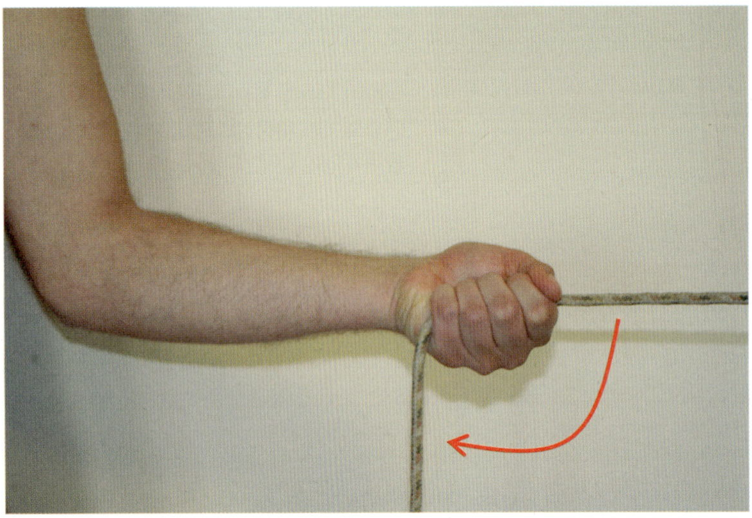

그림 5.67. 운동검증.

환자는 손목으로 힘이 가해지는 동작을 시행할 수 없으며, 척측수근굴근의 활성화(예: 로프 당기기)가 일어날 때 더욱 그렇다. 우리는 독자에게 통증이 근육 수축을 억제한다는 것을 상기시키고 싶다.

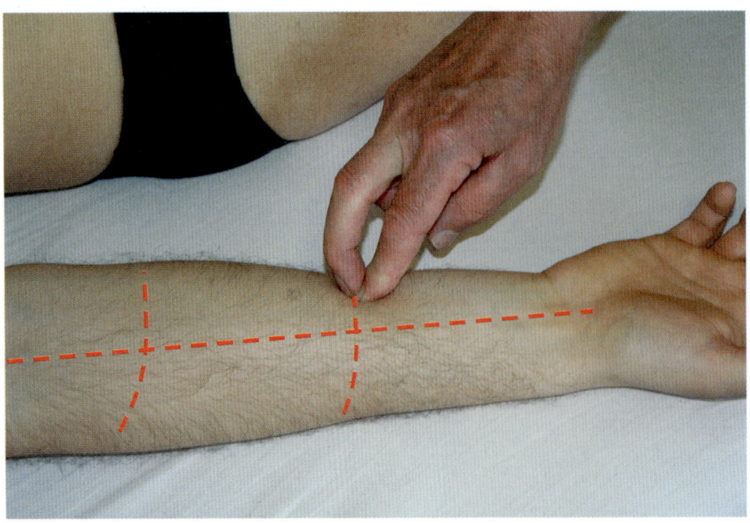

그림 5.68. 협응중심(cc)의 촉진검증.

협응중심의 촉진검증은 척측수근굴근건(수직선에 안쪽으로)을 따라 전완의 중간 1/3과 원위 1/3 사이의 접합부에서 시행할 수 있다(HT 4).

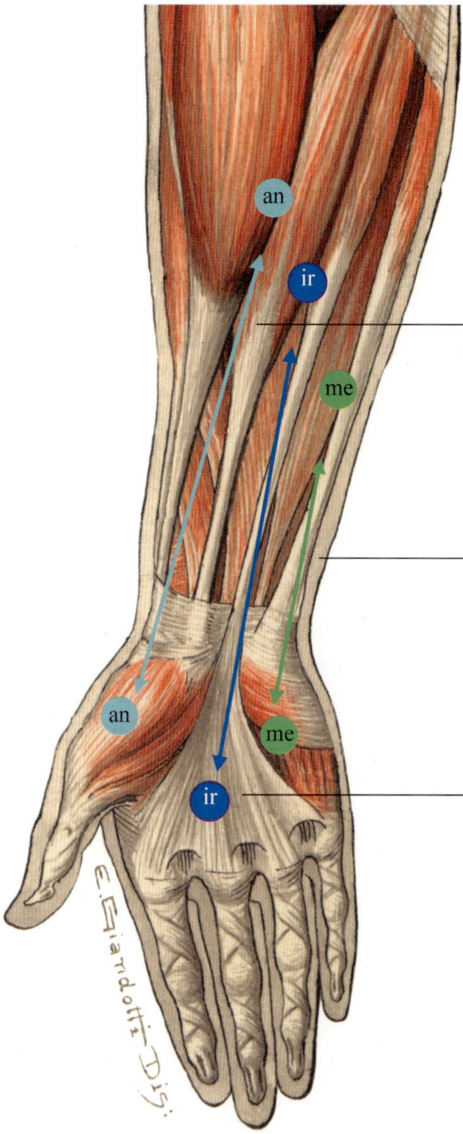

그림 5.69. 근막단위 배열에 따른 협응중심(cc)에 대한 비교 촉진검증.

무지구 근막의 견인은 요측수근굴근에 의해 근위쪽으로, 단무지굴근(짧은엄지굽힘근)에 의해 원위쪽으로 일어난다(an-ca, an-di).

소지구 근막의 견인은 척측수근굴근에 의해 근위쪽으로, 단수장근(짧은손바닥근)에 의해 원위쪽으로 일어난다(me-ca, me-di).

수장건막(손바닥널힘줄)의 견인은 장장근(긴손바닥근)에 의해 근위쪽으로, 충양근(벌레근)에 의해 원위쪽으로 일어난다(ir-ca, ir-di).

(그림 3.75와 그림 7.75 참조)

(Detail, modified from G. Chiarugi & L. Bucciante, Istituzioni di anatomia dell'uo- mo. Piccin)

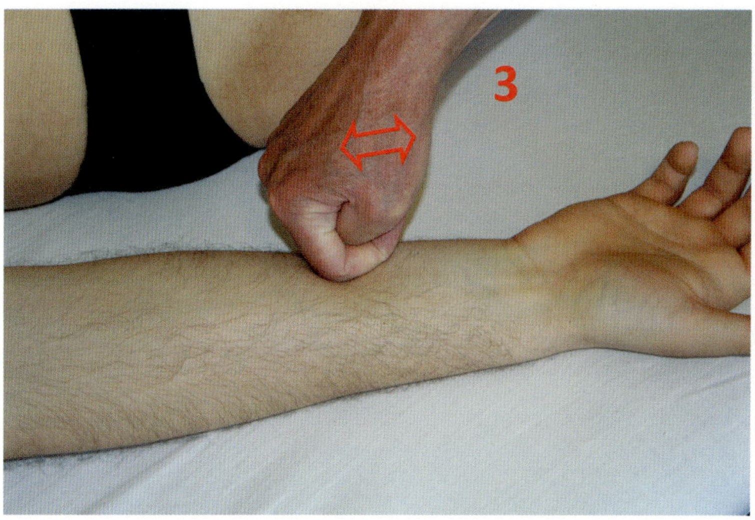

그림 5.70. 치료.

환자는 바로 누운 자세를 취한다.
치료사는 팔꿈치와 너클을 왼손과 오른손으로 번갈아 사용하면서 협응중심에 대한 도수치료를 시행한다.

메디오-디지티의 근막단위
Mf unit of medio-digiti

손가락-안쪽
me-di

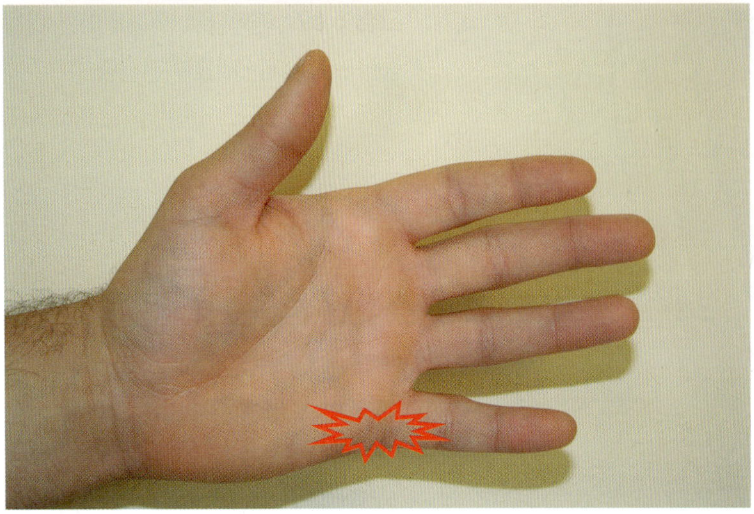

그림 5.71. 통증부위와 인지중심(cp).

통증은 다섯 번째 중수골 부위와 같은 손가락의 지간 관절에서 나타난다.

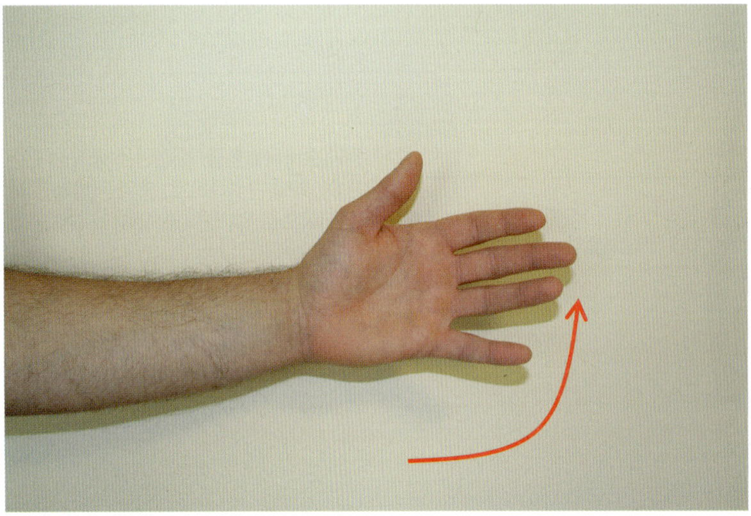

그림 5.72. 운동검증.

이 근막 단위의 장력 보상은 다섯 번째 손가락의 내전(모음)을 방해하고, 2, 4 번째 손가락이 중심을 향해서 모이는 움직임을 약하게 한다.

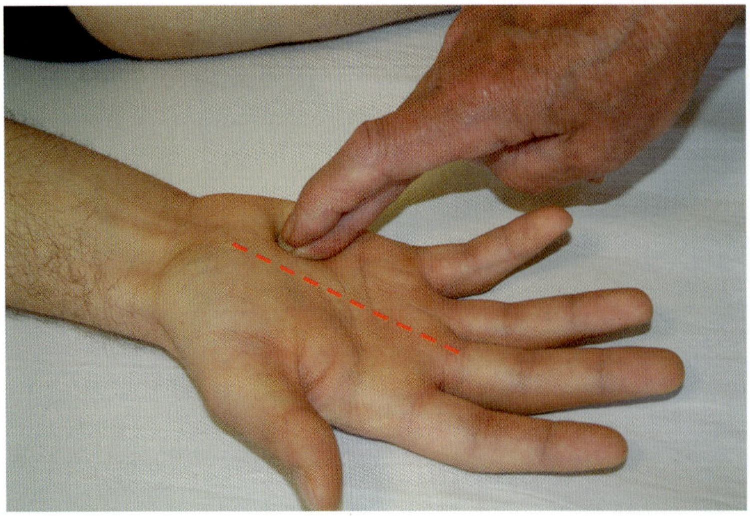

그림 5.73. 협응중심(cc)의 촉진검증.

이 협응중심의 촉진검증은 다섯 번째 중수골의 바닥에서 소지구 근막에 시행한다(HT 8).

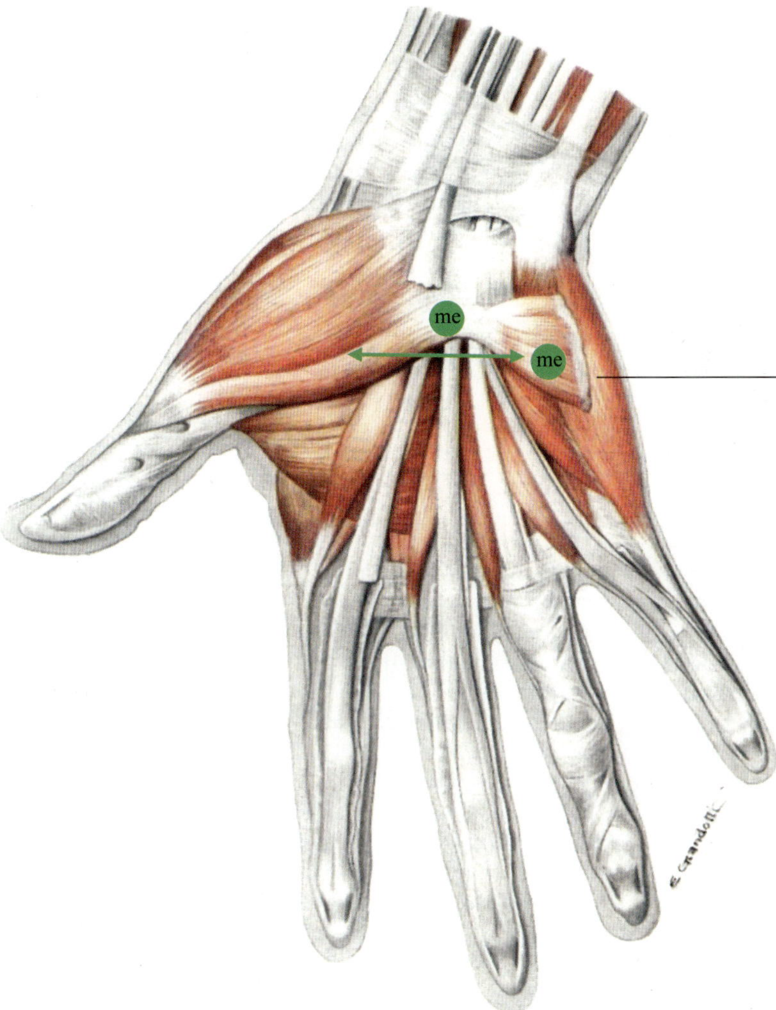

그림 5.74. 근막단위 배열에 따른 협응중심(cc)에 대한 비교 촉진검증.

단장근(짧은손바닥근)과 단소지굴근(짧은새끼굽힘근)은 척측의 횡수근인대(수평손목인대)에 정지한다. 단무지굴근(짧은엄지굽힘근)은 요측의 횡수근인대에 기시한다. 엄지손가락이 새끼손가락과 맞닿을 때, 횡수근 인대와 배측골간근(등쪽 뼈사이근)의 근막은 손가락의 안쪽 움직임과 관련된 근육들을 움직이게 한다(me-di).

(그림. 3.80과 7.80 참조)

(Modified from G. Chiarugi & L. Bucciante, Istituzioni di anatomia dell'uo- mo. Piccin)

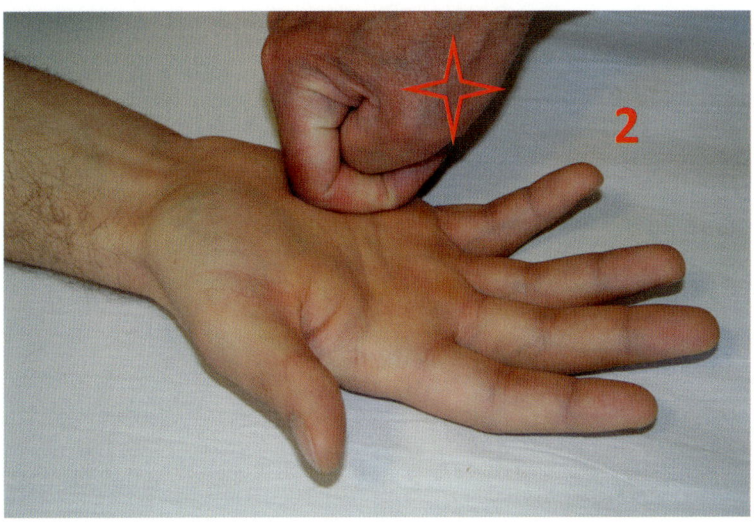

그림 5.75. 치료

환자는 바로 누운 자세를 취한다. 치료사는 한 손은 환자의 손을 고정하고 다른 손은 너클을 사용해서 me-di 협응중심을 유동화시킨다(여기에서는 도수치료를 시행하는 손을 명확하게 볼 수 있도록 하기 위해 고정시키는 손은 보이지 않게 했다).

안쪽 움직임 배열에 대한 치료적 전략

Treatment Strategies for the Mediomotion Sequence

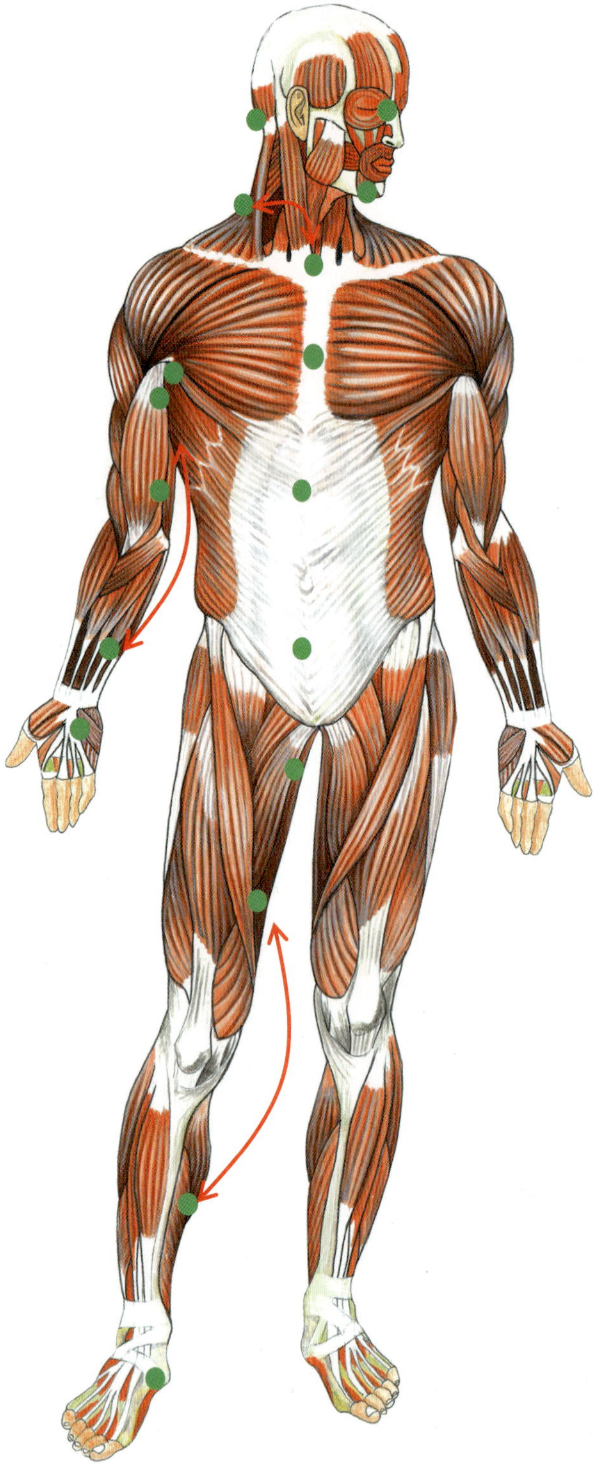

그림 5.76. 안쪽 움직임의 배열.

적응증 INDICATIONS

안쪽 움직임의 근막 단위는 콜라겐 근막 구조로 서로 연결되어 있지만, 이러한 구조가 항상 근육으로 연결된 것은 아니다.

체간에서 안쪽 움직임의 근막 단위는 근육과 관련된 요소들이 없다:

- 목에서는 앞쪽 me-cl은 경추의 수직 정렬에 관한 정보를 가쪽 움직임(lateromotion) 근육들에게 제공하기 위해 등쪽 me-cl과 상호 작용한다.
- 흉부와 요부 그리고 골반에서는 전방 안쪽 움직임의 협응중심은 등쪽 안쪽 움직임과 상호작용을 하여 수직 정렬에 관한 정보를 백선과 극상인대에 붙어 있는 모든 근육에 전달한다.

대신 팔다리와 머리의 안쪽 움직임 근막 단위는 자체적으로 연관된 근육을 가지고 있다.

- 상지에서 오훼완근(me-hu)의 장력 불균형은 부분적으로 내측 중격에서 기시하는 척측수근굴근(me-ca)의 반대 장력을 만들어 낼 수 있다.
- 하지에서는 대내전근 근막(me-ge)의 고밀도화는 무릎 안쪽 중격과 하퇴의 깊은 근막이 me-ta와 관련된 근육을 자극할 수 있다.

움직임의 긴장 재조정 관점에서 볼 때, 체간의 안쪽 움직임 협응중심은 팔다리의 안쪽 움직임 배열의 기능장애와 거의 상호 작용하지 않는다.

가쪽 움직임의 근막배열

The myofascial sequence of lateromotion

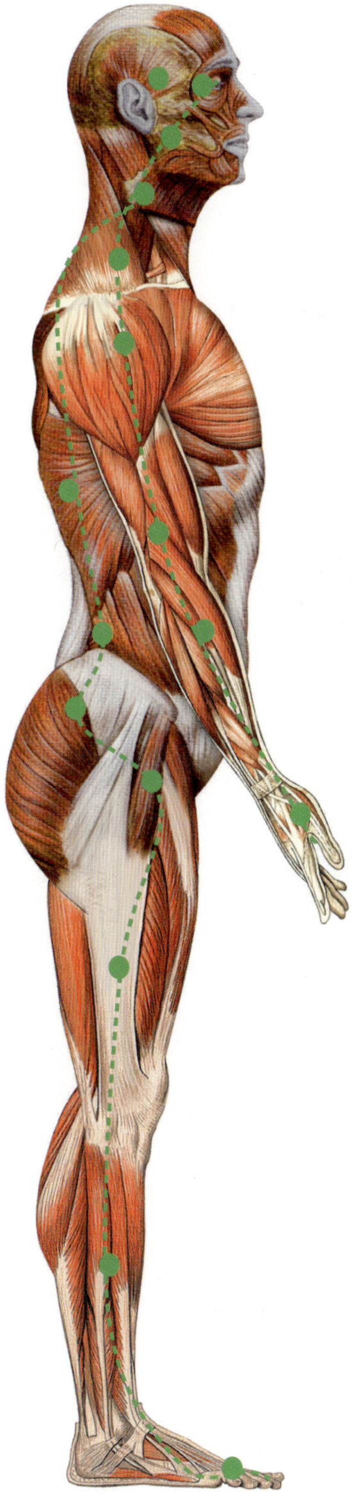

그림 6.1. 가쪽 움직임의 근막배열

관상면 FRONTAL PLANE

이 근막단위의 배열은 정중선에서 몸이 멀어지는 움직임으로, 아래의 근막단위를 포함한다.

체간

라테로–카풋(1,2,3) latero-caput 1, 2, 3	la-cp 1, 2, 3
라테로–콜룸 latero-collum	la-cl
라테로–쏘랙스 latero-thorax	la-th
라테로–룸비 latero-lumbi	la-lu
라테로–펠비스 latero-pelvis	la-pv

상지

라테로–스카풀라 latero-scapula	la-sc
라테로–휴머러스 latero-humerus	la-hu
라테로–큐비투스 latero-cubitus	la-cu
라테로–칼푸스 latero-carpus	la-ca
라테로–디지티 latero-digiti	la-di

하지

라테로–콕사 latero-coxa	la-cx
라테로–제뉴 latero-genu	la-ge
라테로–탈루스 latero-talus	la-ta
라테로–페스 latero-pes	la-pe

라테로-카풋 1의 근막단위
Mf unit of latero-caput 1

머리-가쪽 1
la-cp1

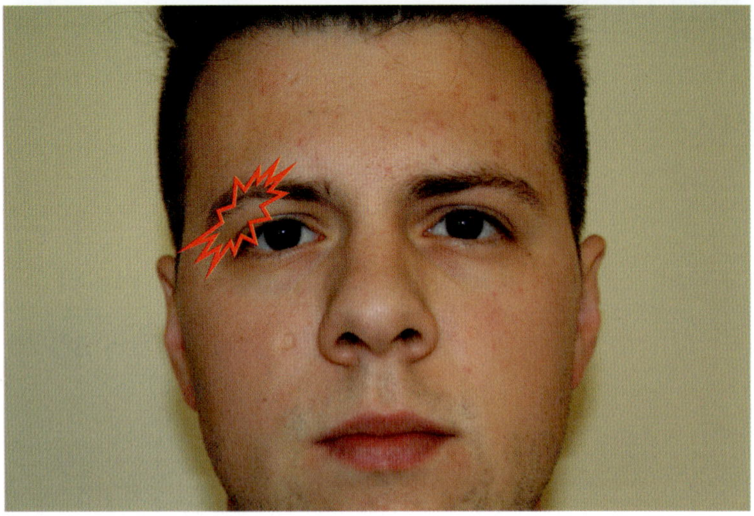

그림 6.2. 통증부위와 인지중심(cp).

원인 모를 눈의 통증이 나타난다.
곁눈질할 때 눈의 협응력이 떨어진다.
눈물 분비 장애, 재발성 결막염.

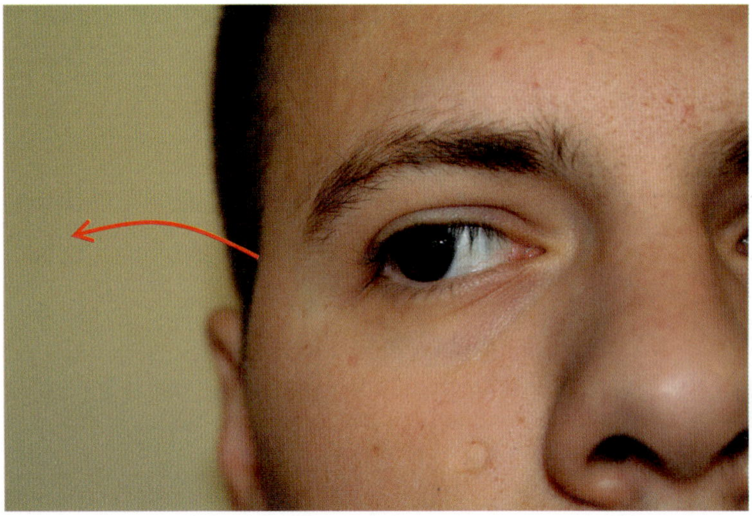

그림 6.3. 운동검증.

이 근막 단위의 장력 보상은 시야의 초점을 맞추는 게 어려워진다. 환자는 측면을 볼 때 복시를 호소한다.

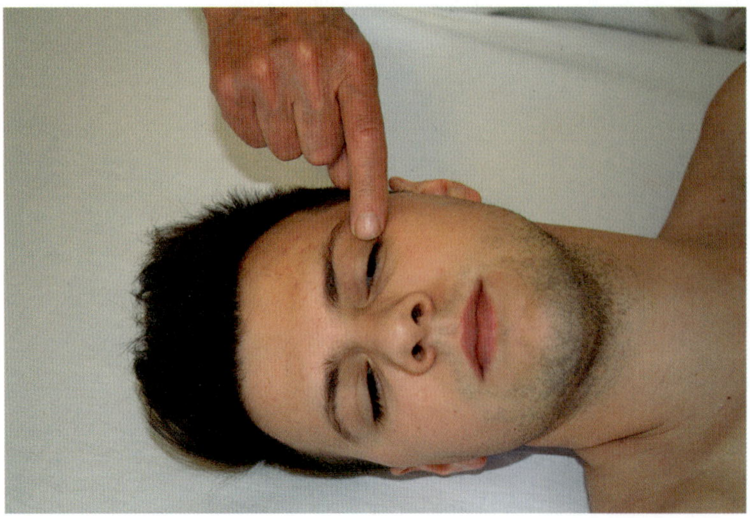

그림 6.4. 협응중심(cc)의 촉진검증.

이 협응중심의 촉진검증은 안와의 외측 부위와 측면 안각(눈의 양끝) 근처에서 시행한다(GB 1).
촉진검증은 반대측 곧은근이 과밀도화되어 있을 수 있으므로 양측으로 시행한다.

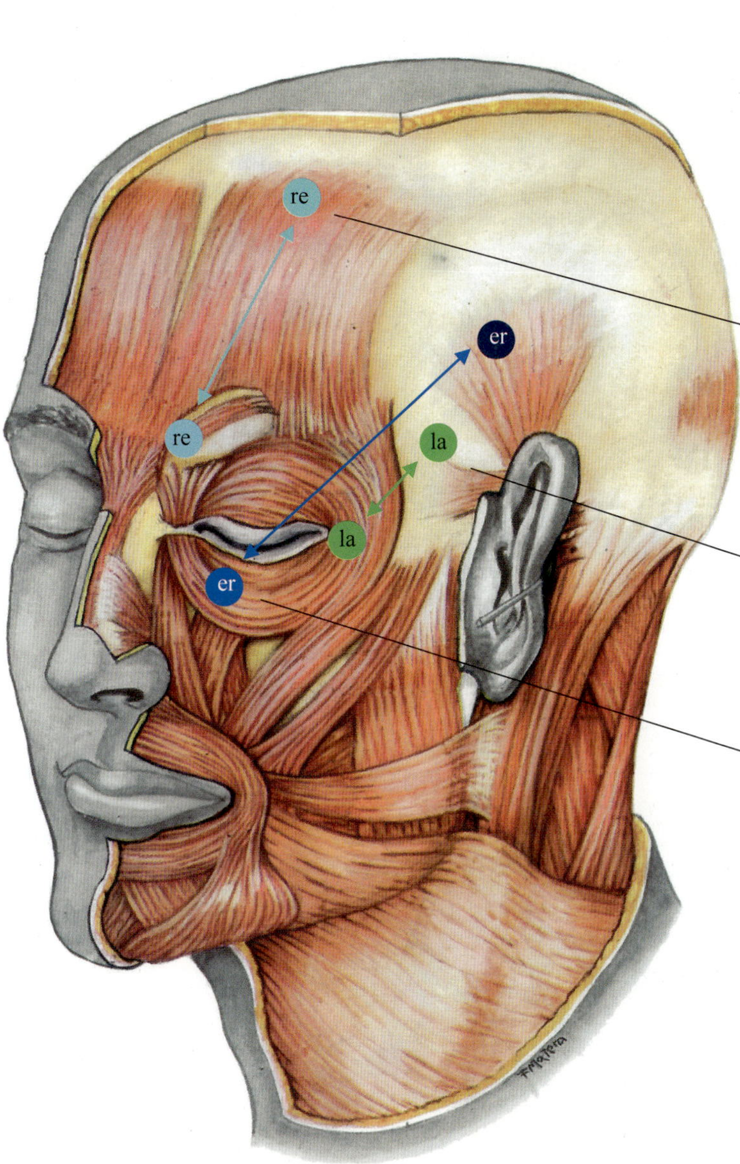

그림 6.5. 근막단위 배열에 따른 협응중심(cc)에 대한 비교 촉진검증.

전두근에 의한 뒤쪽 방향으로 견인과 안와골 또는 추미근(눈썹올림근)에 의한 전방 방향으로 견인(re–cp 1–2).

측두근에 의한 외측 방향으로 견인과 외직근에 의한 안쪽 방향으로 견인(la–cp 1–2).

상이개근육에 의해 모상근막은 사선 방향으로 견인을 일으키고, 안륜근(눈둘레근)과 하사근에 의해 반대 장력이 일어남(er–cp 1–2).

(그림 4.5와 그림 8.5 참조)

(Modified from G. Chiarugi & L. Bucciante, Istituzioni di anatomia dell'uomo. Piccin)

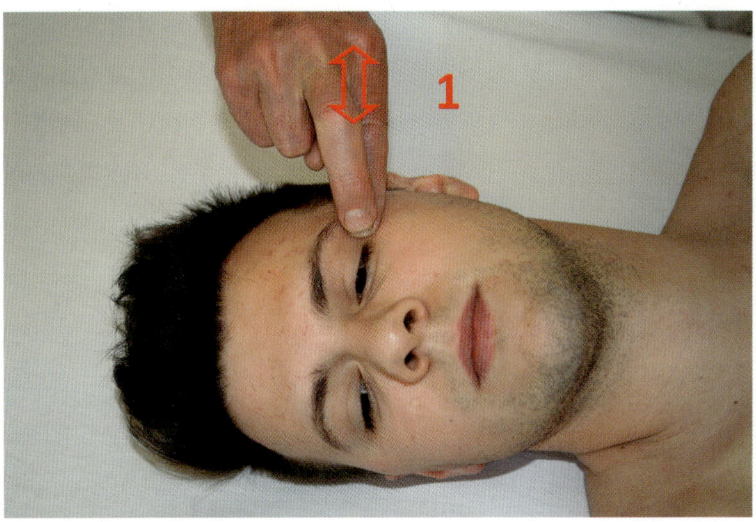

그림 6.6. 치료.

환자는 바로 누운 자세를 취한다. 치료사는 환자의 머리 뒤쪽이나 옆으로 서서 화살표로 표시된 대로 측면 방향으로 가벼운 마찰법을 시행한다. 이 부위의 압력은 매우 약해야 한다(1).

라테로-카풋 2의 근막단위
Mf unit of latero-caput 2

머리-가쪽 2
la-cp 2

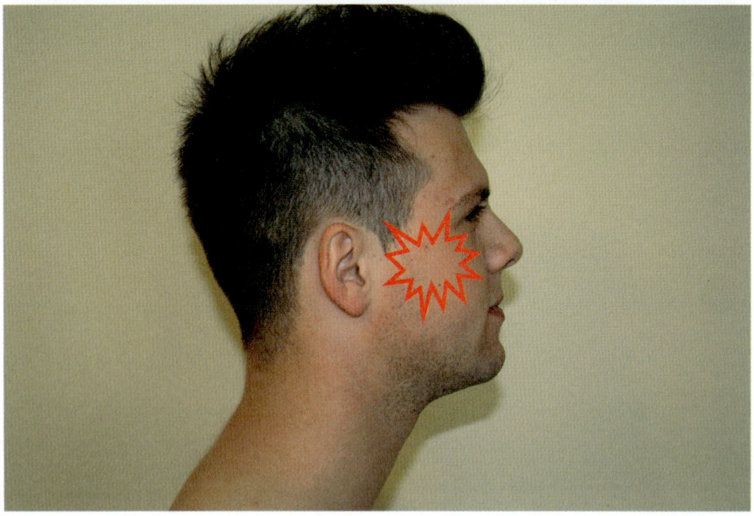

그림 6.7. 통증부위와 인지중심(cp).

상악골이나 치통, 삼차 신경통, 편측에 두통(혈관증), 안면마비, 눈가려움증.

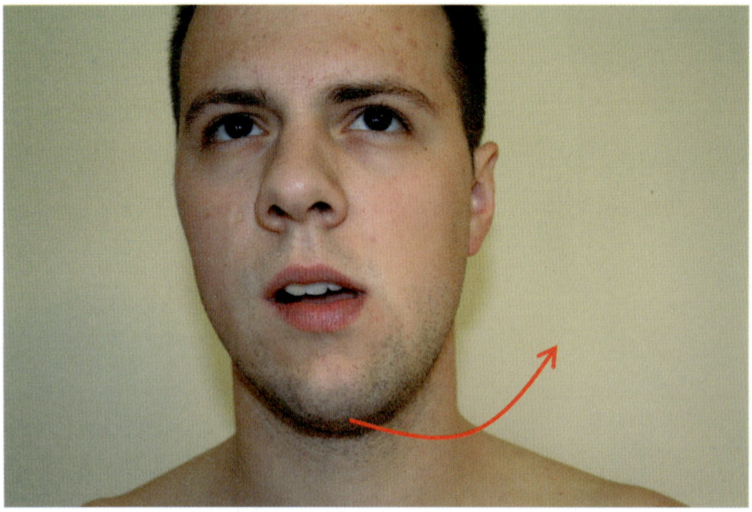

그림 6.8. 운동검증.

이 근막단위의 장력 보상은 하악골의 외측 편위를 유발하며, 측두하악관절에서 나타나는 청각적 신호(예: 딸깍거리는 소리, 염발음, 우두득 소리)를 통해 보이거나 알아차릴 수 있다.

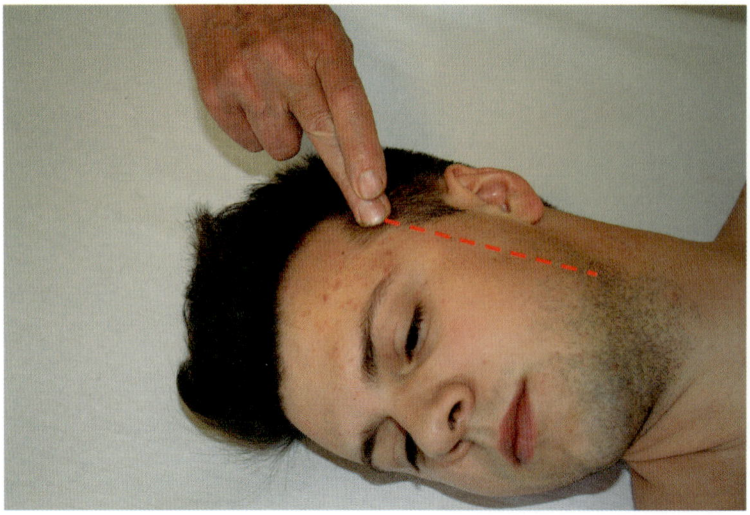

그림 6.9. 협응중심(cc)의 촉진검증.

촉진검증은 측두근의 중심에서 시작되며, 포인트를 찾기 위해서 환자에게 이를 악물도록 한다. 협응중심은 측두근의 근복에 위치한다(ST 8).

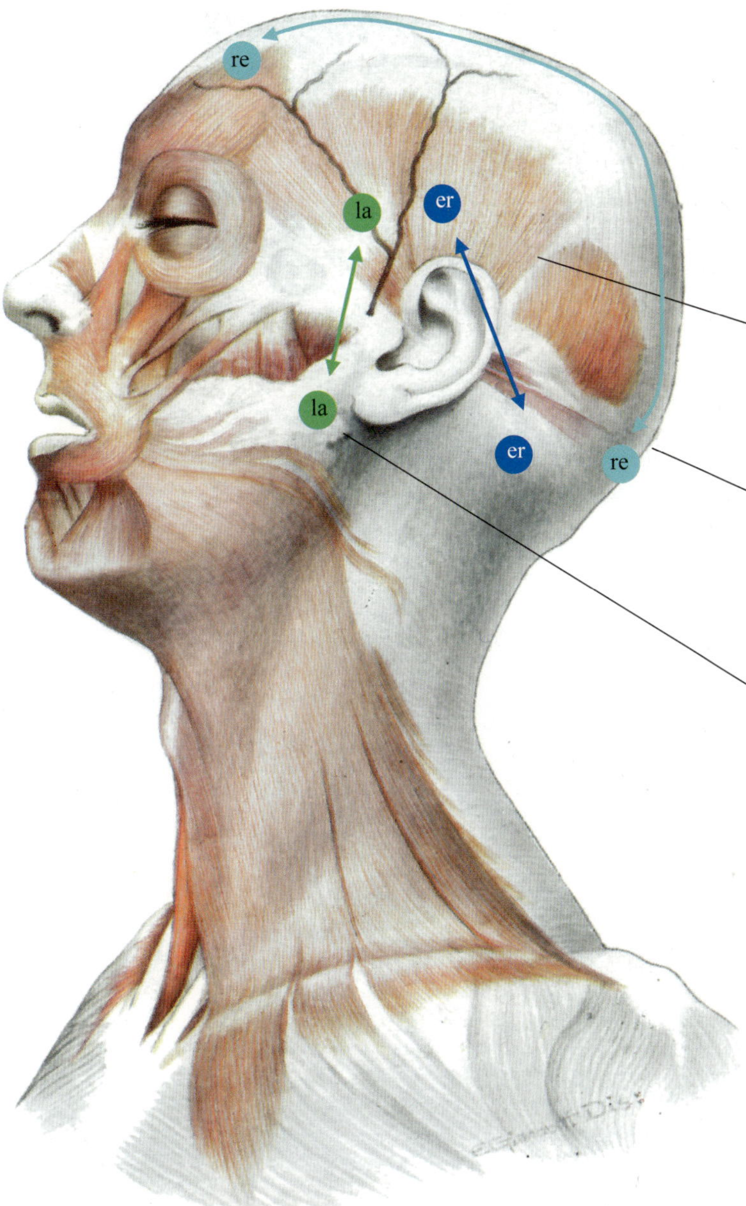

그림 6.10. 근막단위 배열에 따른 협응중심(cc)에 대한 비교 촉진검증.

상이개근(위귓바퀴근)에 의해서 위쪽으로, 후이개근(뒤귓바퀴근)에 의해서 뒤쪽으로 견인이 일어난다(er–cp 2–3).

모상근막의 전두근에 의해 앞쪽 방향으로, 후두근에 의해 뒤쪽 방향으로 견인이 일어난다(re–cp 2–3).

심부근막은 측두근에 의해서 위쪽 방향으로, 저작근에 의해서 아래 방향으로 견인이 된다(la–cp 2–3).

(그림 4.10과 그림 8.10 참조)

(Modified from G. Chiarugi & L. Bucciante, Istituzioni di anatomia dell'uomo. Piccin)

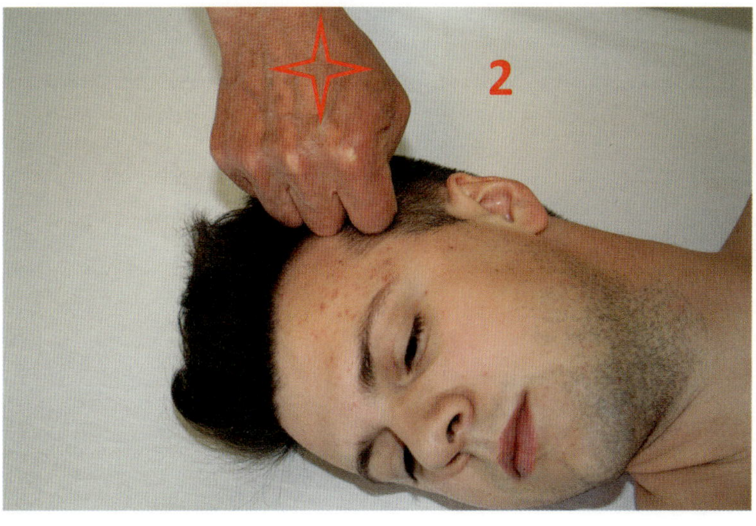

그림 6.11. 치료.

환자는 바로 누운 자세에서 머리를 반대쪽으로 돌린다.

치료사는 환자의 머리 뒤나 한쪽에 서서 촉진검증으로 밝혀진 부위에 대해서 마찰을 적용한다. 마찰의 방향은 치료사가 너클로 느껴지는 조직 저항에 의해 결정이 된다. 신경통이 있을 때는 치료사는 약한 압력을 사용해야 한다.

라테로-카풋 3의 근막단위
Mf unit of latero-caput 3

머리-가쪽 3
la-cp 3

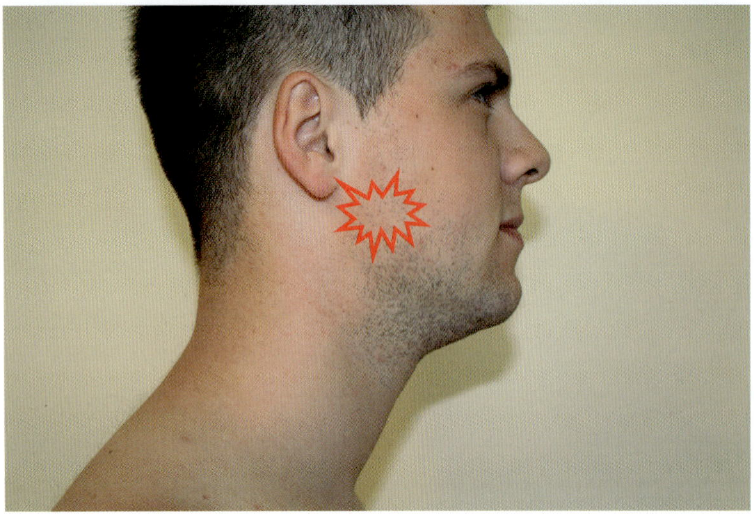

그림 6.12. 통증부위와 인지중심(cp).

통증은 특히 저작을 할 때 측두하악관절에서 나타난다. 다른 징후로는 TMJ 소음, 반월판 전위, 삼차 신경통.

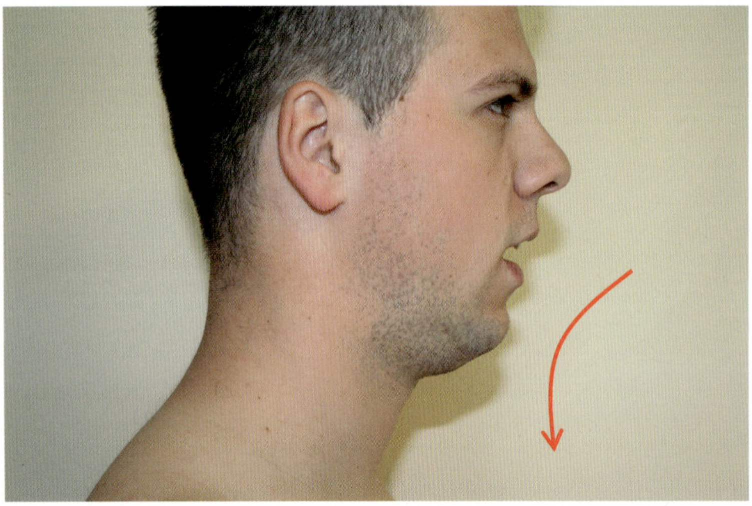

그림 6.13. 운동검증.

환자가 입을 벌릴 때 하악골이 한쪽으로 어긋나며, 벌리는 것도 매우 제한적인 경우가 많다. 환자는 얼굴이 붓는 느낌을 받을 수 있고 타액 분비가 힘든 경우도 있다.

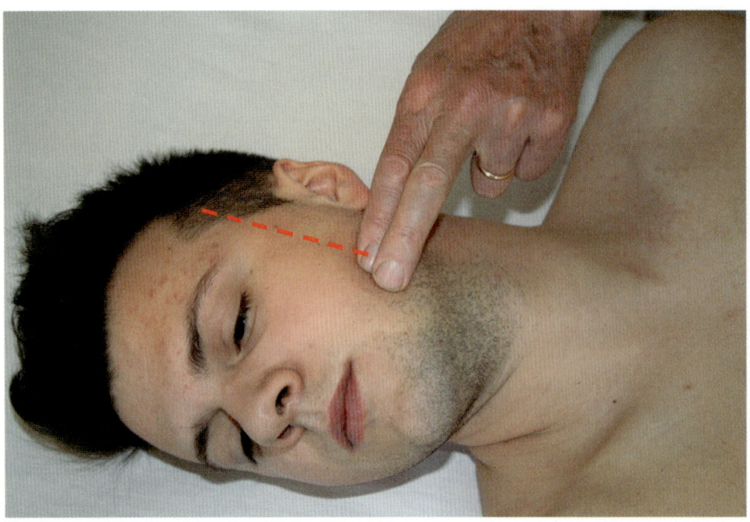

그림 6.14. 협응중심(cc)의 촉진검증.

협응중심에 대한 촉진검증은 la-cp 3(빨간 점선)의 협응중심에 직선으로 저작근 근복에서 확인한다(ST 6).

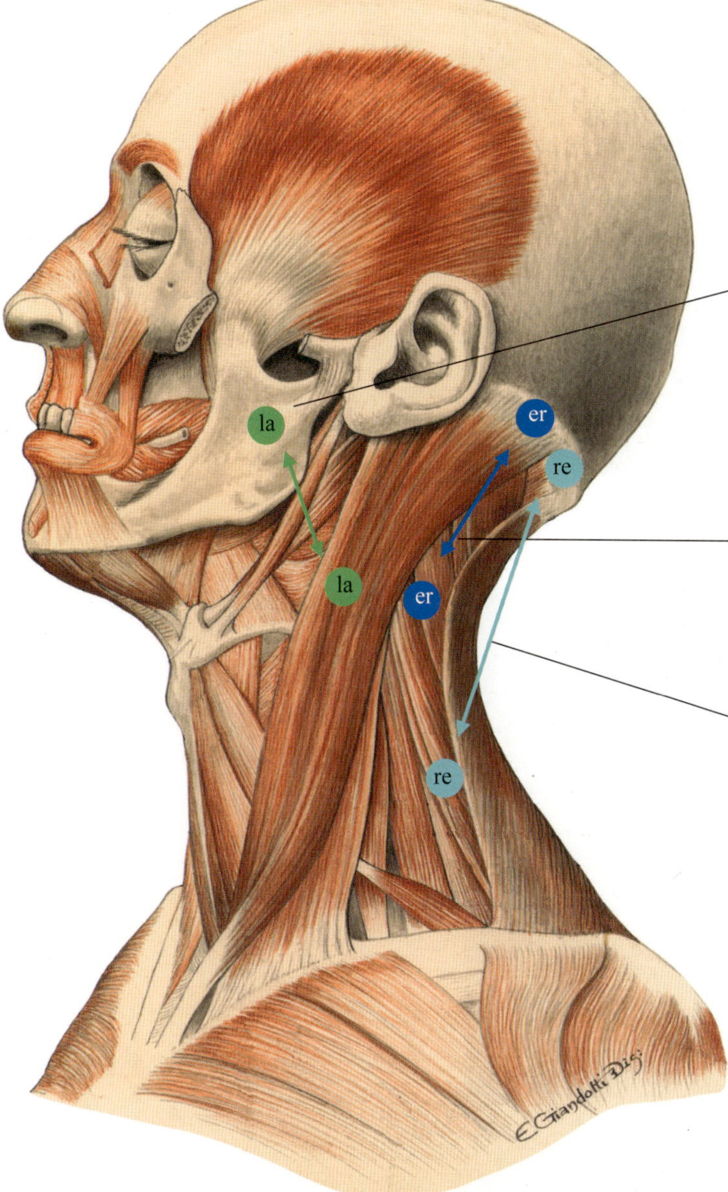

그림 6.15. 근막단위 배열에 따른 협응 중심(cc)에 대한 비교 촉진검증.

경상하악인대(붓아래턱인대)는 저작근에 의해서 머리쪽으로, 흉쇄유돌근에 의해 꼬리쪽으로 견인된다(la–cp 3, la–cl).

경부 근막은 이개근에 의해서 머리쪽으로, 판상근(널판근)과 흉쇄유돌근에 의해 꼬리쪽으로 견인된다(er–cp 3, er–cl).

후두근에 의해 머리쪽으로, 척주기립근에 의해 꼬리쪽으로 견인된다(re–cp 3와 re–cl).

(그림 4.15와 그림 8.15 참조)

(Modified from G. Chiarugi & L. Bucciante, Istituzioni di anatomia dell'uomo. Piccin)

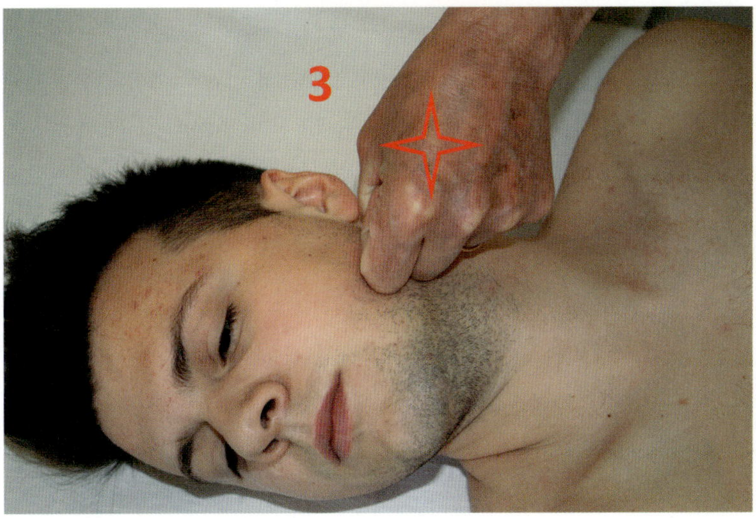

그림 6.16. 치료.

환자는 바로 누운 자세를 취한다. 치료사는 환자의 머리 뒤나 한쪽에 서서, 저작근의 중심부에 해당하는 이하선교근근막 위에 마찰법을 적용한다. 적당한 압력을 가하는 것이 좋다(3).

라테로-콜룸의 근막단위
Mf unit of latero-collum

목-가쪽
la-cl

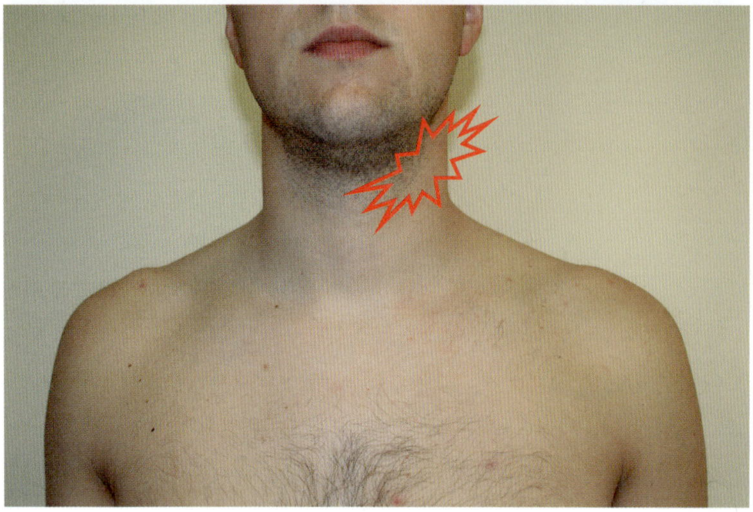

그림 6.17. 통증부위와 인지중심(cp).

때때로 통증이 얼굴에 있고, 다른 때는 귀 뒤나 안쪽에 있다. 목 통증(경추통)

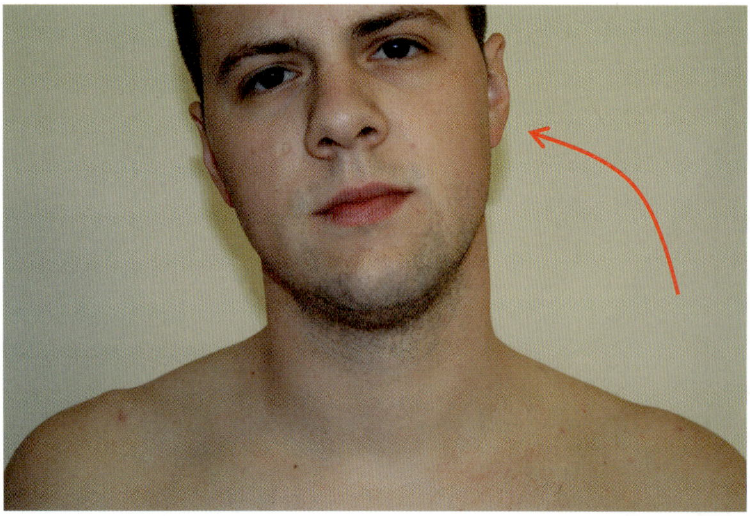

그림 6.18. 운동검증.

이 근막단위의 장력 보상은 목의 측방 굴곡을 방해한다. 이 동작은 일반적으로 단독으로 시행되는 것이 아니기 때문에 환자는 목과 머리에서만 통증을 호소한다. 연하곤란도 같이 올 수 있다.

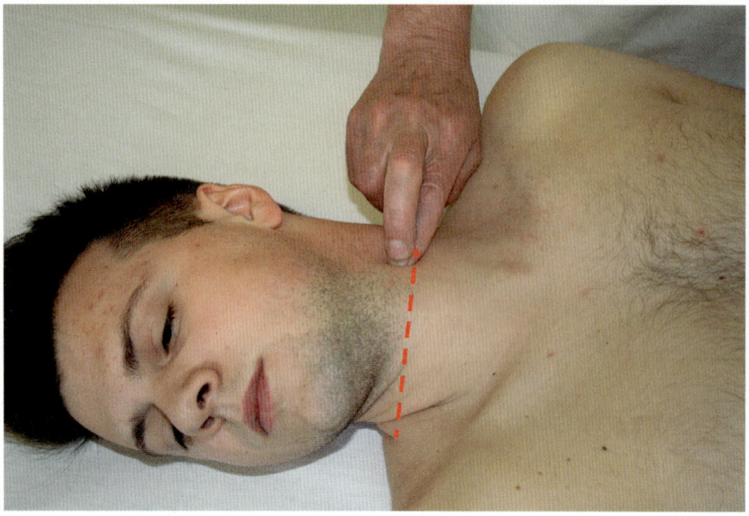

그림 6.19 협응중심(cc)의 촉진검증.

이 협응중심에 대한 촉진검증은 흉쇄유돌근의 두 머리 사이에서 이루어진다. 이 포인트는 갑상선연골 레벨에 위치한다(빨간 점선)(IC 18).

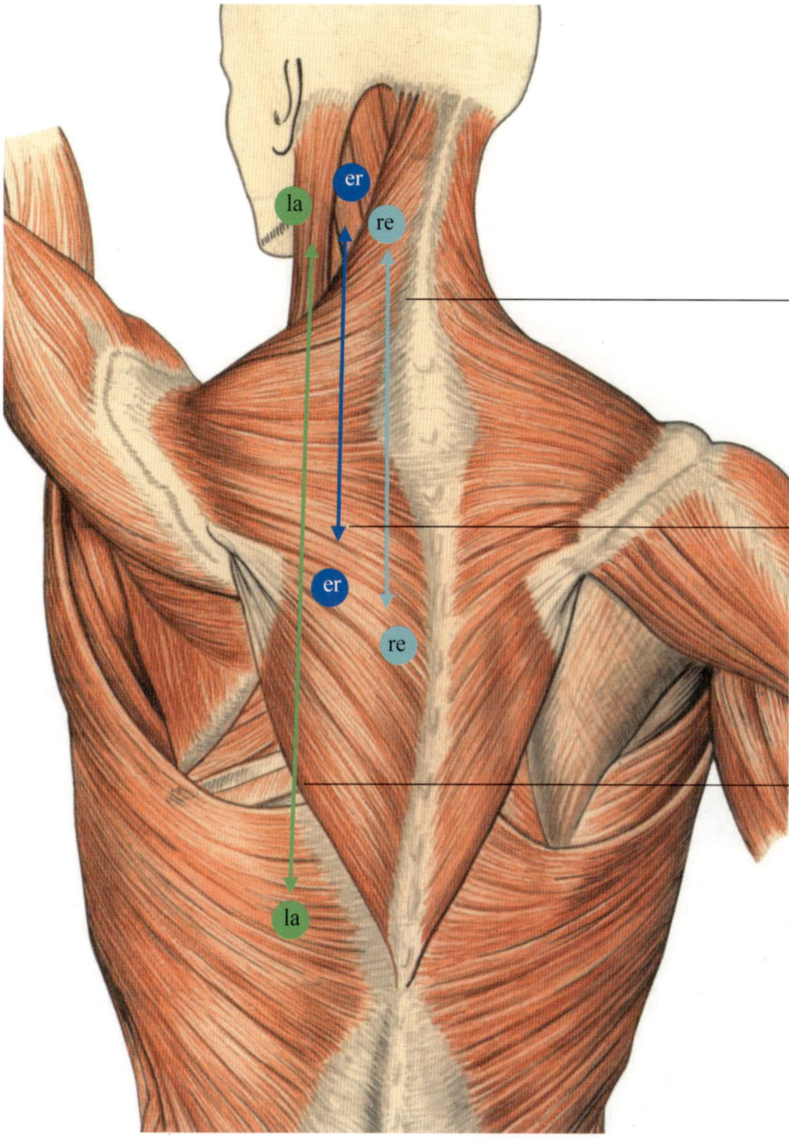

그림 6.20. 근막단위 배열에 따른 협응 중심(cc)에 대한 비교 촉진검증.

심부근막은 두반극근(머리반가시근)에 의해 머리쪽으로, 흉반극근(등반가시근)에 의해 꼬리쪽으로 견인된다(re–cl, re–th).

심부근막의 중간층은 두판상근(머리널판근)에 의해 머리쪽으로, 경판상근(목널판근)과 후거근(뒤톱니근)에 의해 꼬리쪽으로 견인된다(er–cl, er–th).

외측 근막은 대후두직근(큰뒤머리곧은근)과 소후두직근(작은뒤머리곧은근)에 의해 머리쪽으로, 흉장늑근(등엉덩갈비근)에 의해 꼬리쪽으로 견인된다(la–cl, la–th).

(그림. 4.20과 그림 8.20 참조)

(Detail, modified from G. Chiarugi & L. Bucciante, Istituzioni di anatomia dell'uo- mo. Piccin)

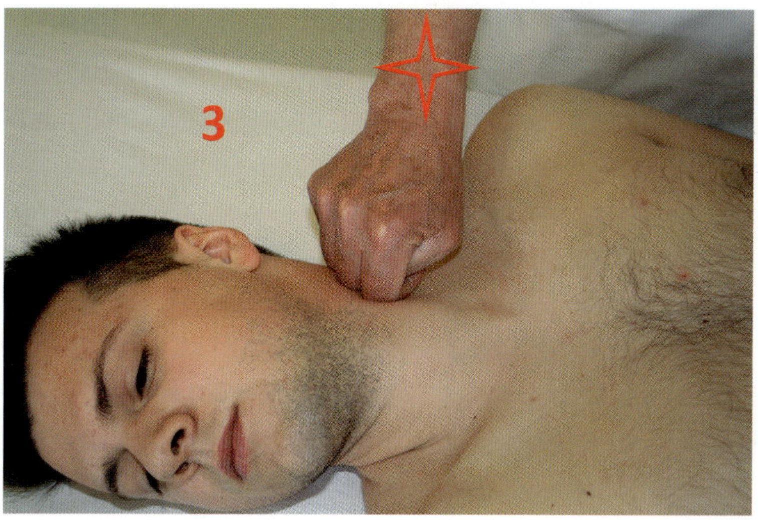

그림 6.21. 치료.

환자는 머리를 한쪽으로 약간 돌린 상태로 바로 누운 자세를 취한다.

치료사는 흉쇄유돌근 쇄골지와 흉골지 사이의 근복에 너클을 대고 과밀도화된 부분에 대해 마치 손에 끌을 든 것처럼 마찰을 가한다. 치료 시 압력은 뇌에 공급되는 혈관이 흉쇄유돌근 아래쪽을 통과하기 때문에 적당한 정도로 가해야 한다.

라테로-쏘랙스의 근막단위
Mf unit of latero-thorax

흉곽-가쪽
la-th

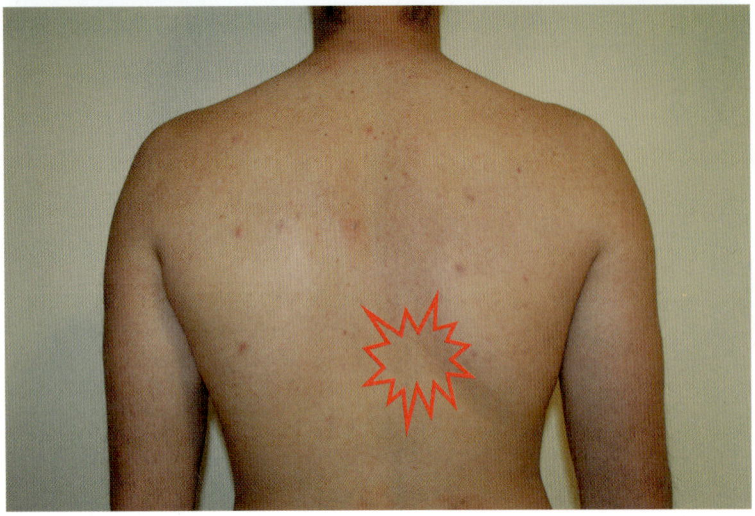

그림 6.22. 통증부위와 인지중심(cp).

통증은 후-외측 흉곽부위에 있다. 통증은 편측일 수도 있고 양측으로 나타날 수도 있으며, 일정하거나 가끔 나타날 수도 있다.

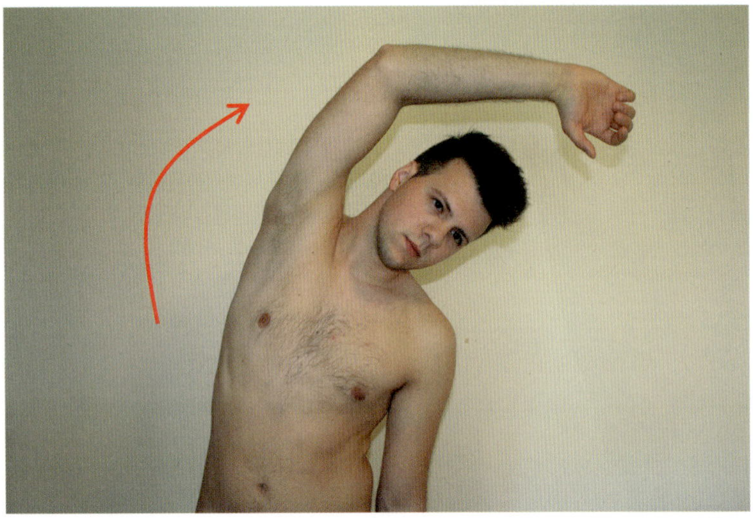

그림 6.23. 운동검증.

일반적으로 흉통은 기침을 하거나 측방굴곡이나 옆으로 누운 자세 같은 장늑근은 신장된 자세에서 악화된다.

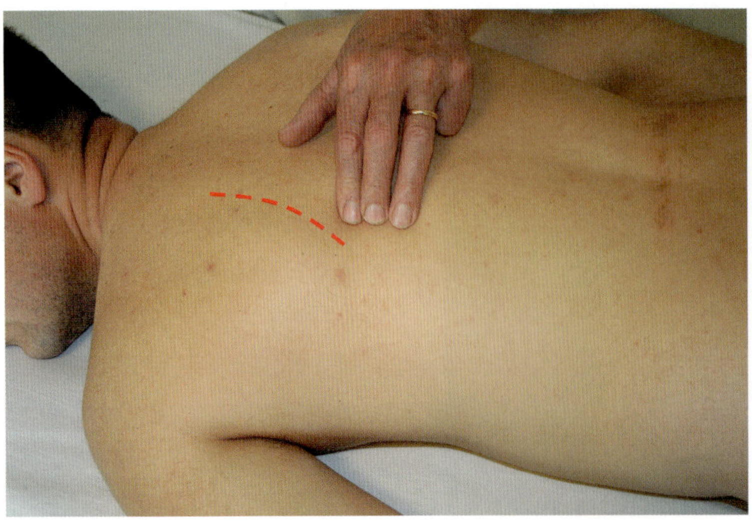

그림 6.24 협응중심(cc)의 촉진검증.

촉진검증은 세 손가락 끝으로 하거나 너클을 이용해서 시행한다. 견갑골 하각에서부터 시작해서 협응중심은 늑골에 장늑근의 정지하는 곳에 위치한다(BL 48, BL 49 d).

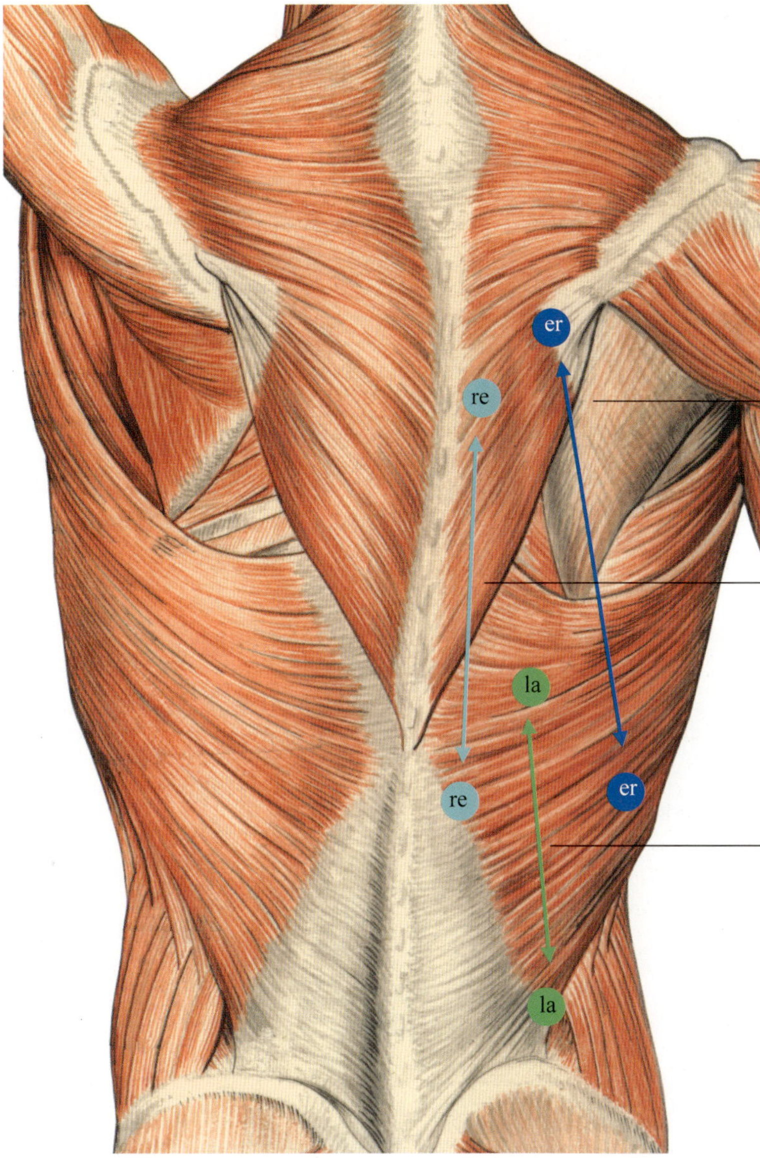

그림 6.25. 근막단위 배열에 따른 협응 중심(cc)에 대한 비교 촉진검증.

거근근막은 상후거근에 의해 머리쪽으로, 하후거근에 의해 꼬리쪽으로 견인된다 (er–th, er–lu).

심부근막은 경극근(목가시근)에 의해 머리쪽으로, 척추근에 의해 꼬리쪽으로 견인된다 (re–th and re–lu).

흉요근막(등허리근막)의 외측부는 장늑근에 의해 머리쪽으로, 요방형근(허리네모근)에 의해 꼬리쪽으로 견인된다(la–th e la– lu).

(그림 4.25와 그림 8.25 참조)

(Detail, modified from G. Chiarugi & L. Bucciante, Istituzioni di anatomia dell'uo- mo. Piccin)

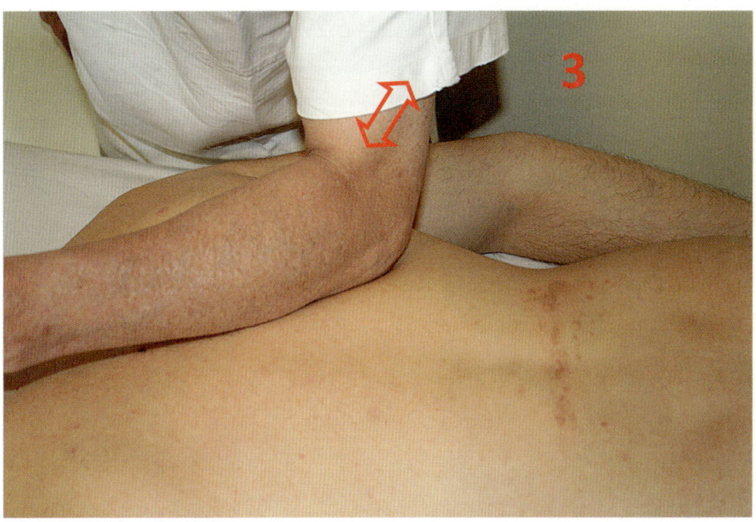

그림 6.26. 치료.

환자는 팔을 편 상태로 엎드린 자세를 취한다.

치료사는 팔꿈치를 사용하여 흉장늑근이 정지하는 늑골과 흉요근막 부위에 마찰을 적용해서 치료한다. 이곳은 근육층이 매우 얇기 때문에 적당한 압력만 가해야 한다.

라테로-룸비의 근막단위
Mf unit of latero-lumbi

허리-가쪽
la-lu

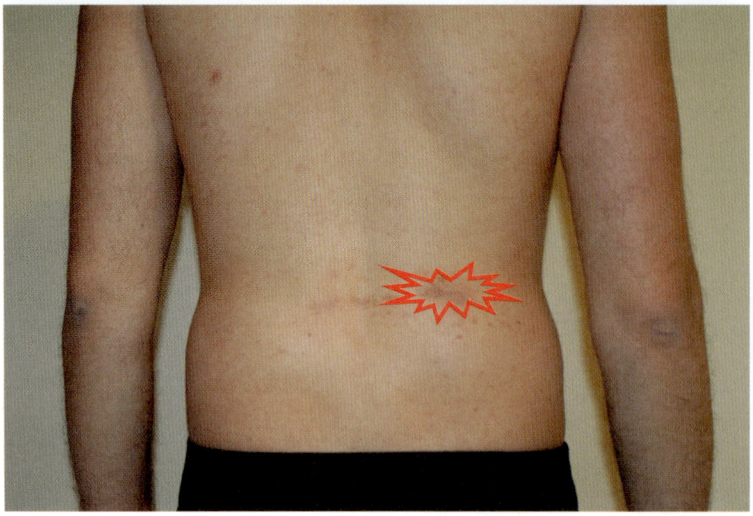

그림 6.27. 통증부위와 인지중심(cp).

양쪽 la-lu의 근막단위에 과밀도화가 되어 있다면, 통증은 전체 요천추부에 나타난다.
한쪽 la-lu의 근막단위에 과밀도화되어 있다면, 통증은 한쪽면에서만 나타난다.

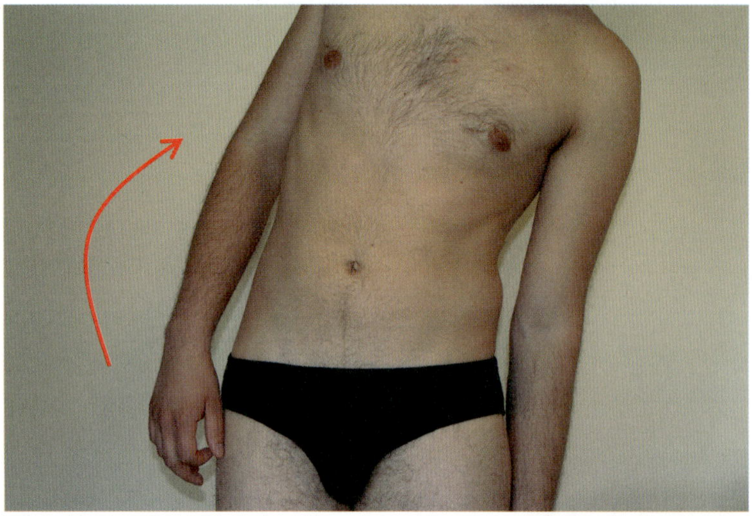

그림 6.28. 운동검증.

이 근막 단위의 장력 보상은 근막이 늘어나거나 짧아질 때 나타날 수 있다. 환자는 한쪽으로 자고 있을 때 통증이 가장 두드러진다.

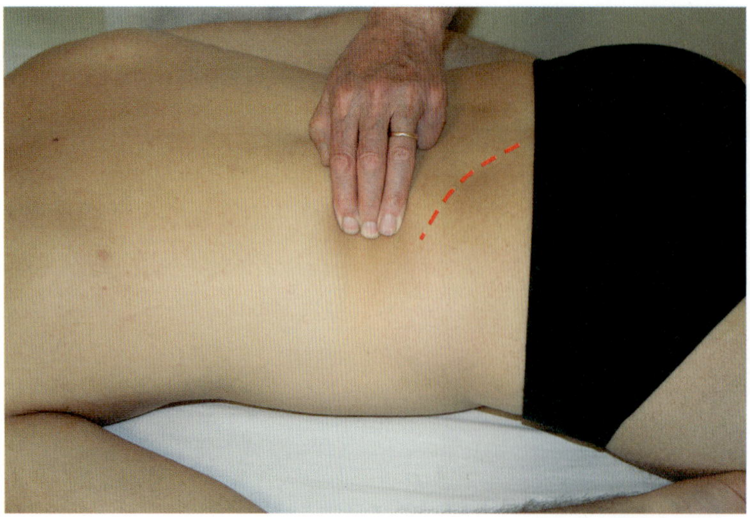

그림 6.29. 협응중심(cc)의 촉진검증.

la-lu, re-lu, er-lu의 협응중심에 대한 비교 촉진을 동시에 시행하기 위해, 환자는 엎드린 자세를 취하고 la-lu(BL 52)의 협응중심에 대해 촉진검증을 시행할 수 있다.

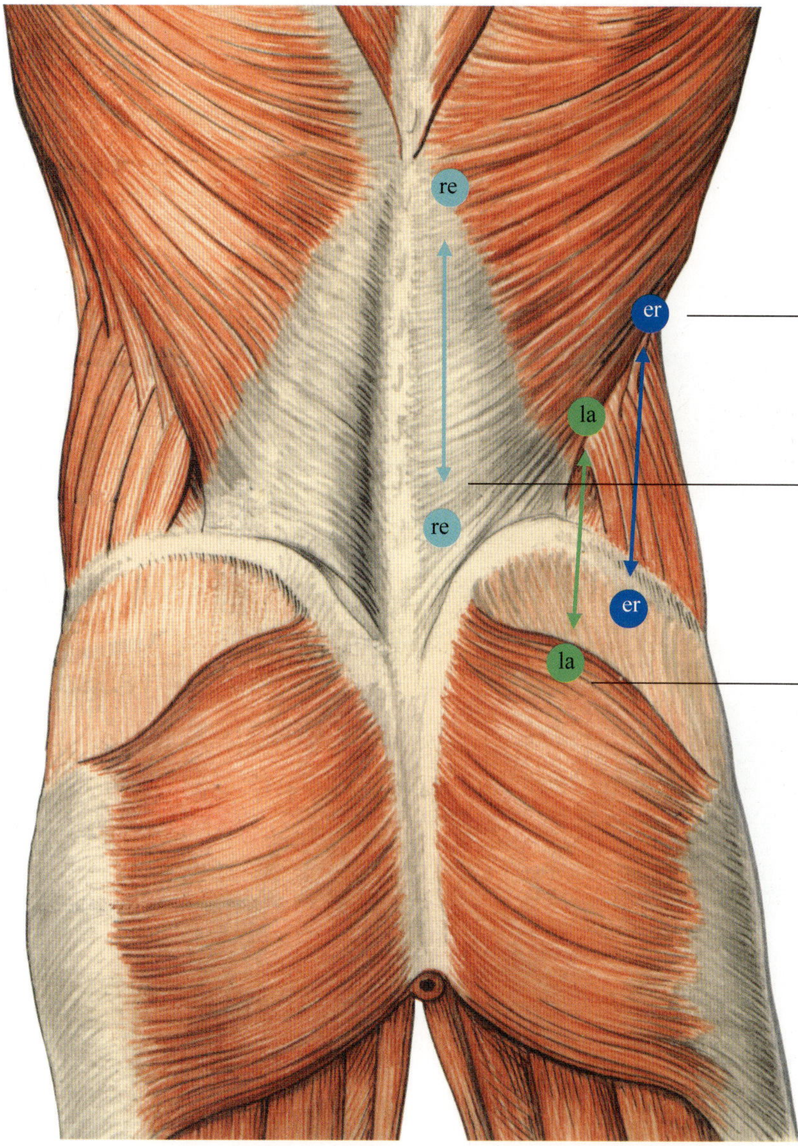

그림 6.30. 근막단위 배열에 따른 협응 중심(cc)에 대한 비교 촉진검증.

내복사근에 의해 머리쪽으로, 중둔근에 의해 꼬리쪽으로 견인된다(er-lu, er-pv).

흉요근막은 천극근육(sacrospinal muscles)에 의해 머리쪽과 꼬리쪽으로 견인된다(re-lu, re-pv).

외측 요천추 근막은 요방형근에 의해 머리쪽으로, 대둔근에 의해 꼬리쪽으로 견인된다(la-lu, la-pv).

(그림 4.30과 그림 8.30 참조)

(Detail, modified from G. Chiarugi & L. Bucciante, Istituzioni di anatomia dell'uo- mo. Piccin)

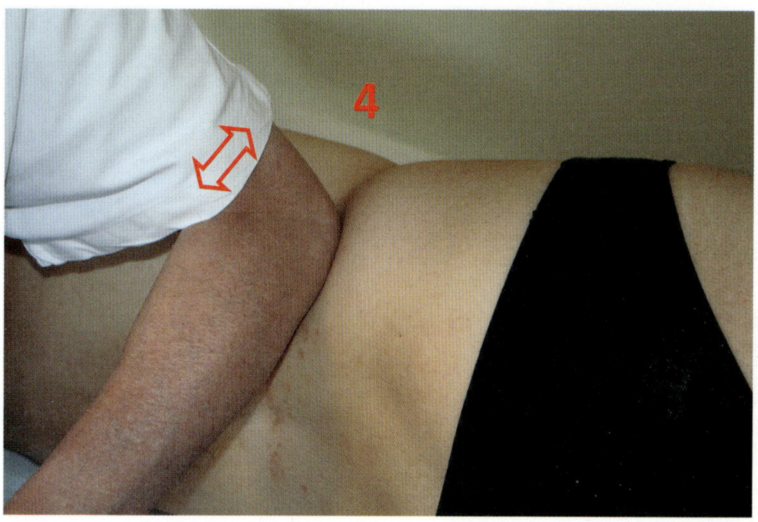

그림 6.31. 치료.

환자는 머리 위로 팔을 든 상태로 옆으로 누운 자세를 취한다.

치료사의 팔꿈치는 요방형근 근막에 대해 장골릉 방향으로 댄다. 요방형근은 깊숙히 위치하기 때문에 강한 압력을 가해야 한다. 늑골과 장골릉 사이에서 도수치료를 시행하므로 횡 방향으로만 적용한다(화살표).

라테로-펠비스의 근막단위
Mf unit of latero-pelvis

골반-가쪽
la-pv

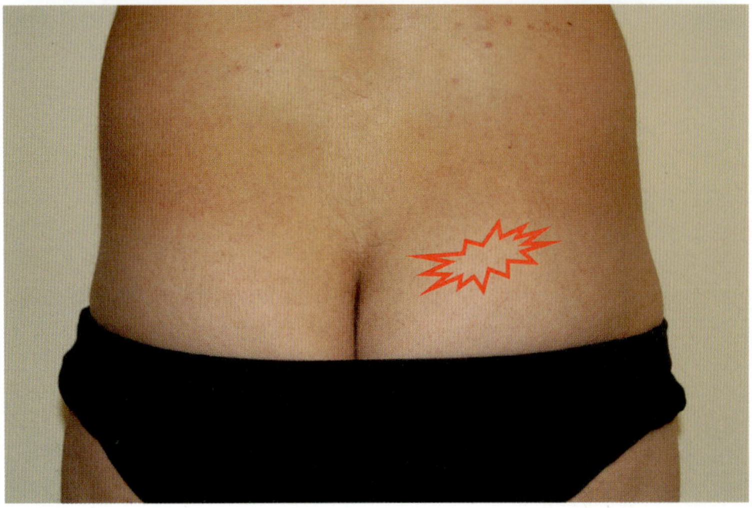

그림 6.32. 통증부위와 인지중심(cp).

통증은 대둔근의 중앙 부위에 나타나고, 대퇴근막장근이나 천장인대를 따라 연관통을 동반하기도 한다.

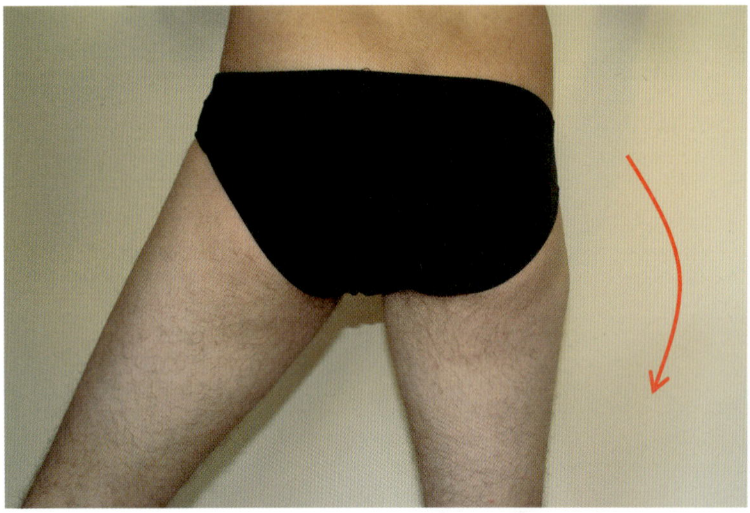

그림 6.33. 운동검증.

대둔근 근막의 경직은 체중부하를 줄 때와 환자가 장시간 자동차나 소파에 앉아 있을 때 나타난다.

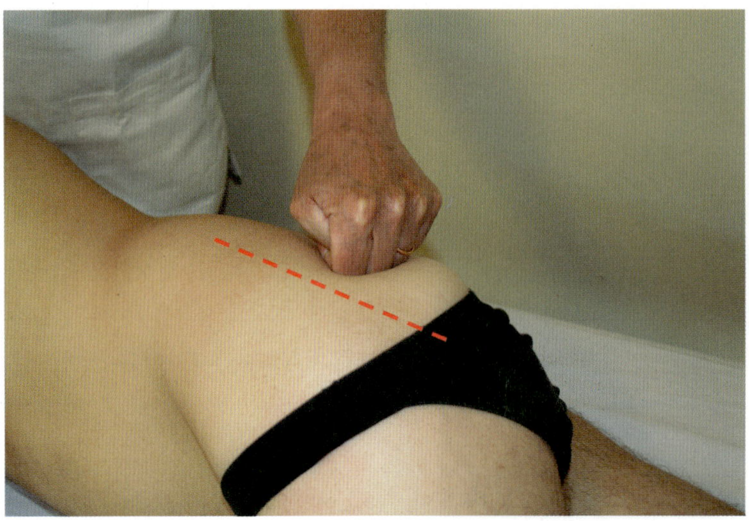

그림 6.34. 협응중심(cc)의 촉진검증.

la-lu와 er-pv의 협응중심을 비교 촉진을 용이하게 하기 위해 환자가 옆으로 누워 있는 상태에서 이 협응중심에 대한 촉진검증을 시행하는 것이 좋다.
la-pv의 협응중심은 대둔근의 위쪽 경계에 위치한다(BL 54).

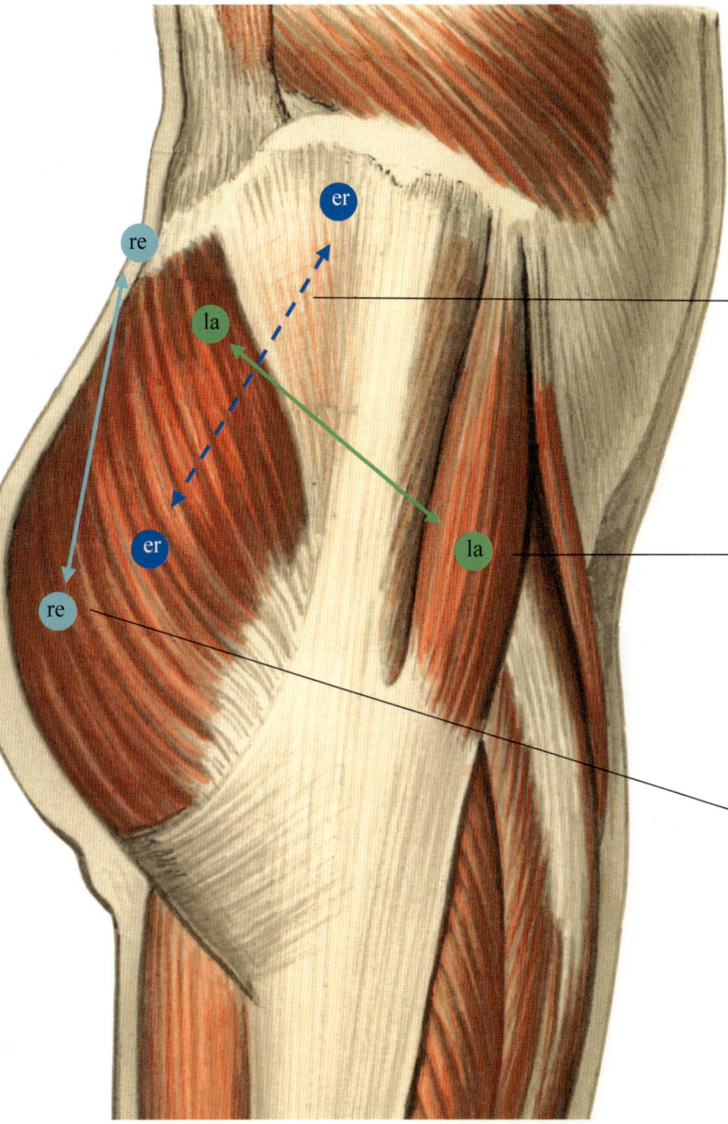

그림 6.35. 근막단위 배열에 따른 협응 중심(cc)에 대한 비교 촉진검증.

심부근막의 중간층은 중둔근에 의해 머리쪽으로, 이상근과 쌍자근(쌍둥이근)에 의해 꼬리쪽으로 견인된다(er–pv, er–cx).

심부근막의 천층은 대둔근에 의해 머리쪽으로, 대퇴근막장근에 의해 원위쪽으로 견인된다(la–pv, la–cx).

천결절인대(엉치결절인대)는 천극근에 의해 머리쪽으로, 대둔근에 의해 원위쪽으로 견인된다(re–pv, re–cx).

(그림 4.35와 그림 8.35 참조)

(Modified from G. Chiarugi & L. Bucciante, Istituzioni di anatomia dell'uomo. Piccin)

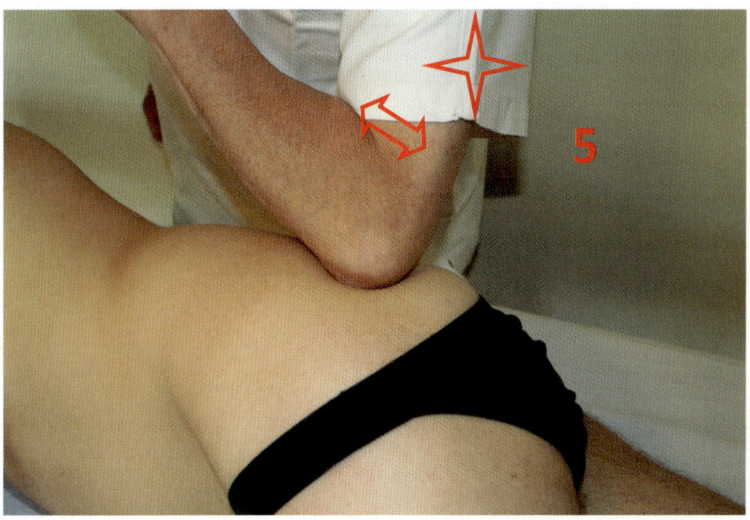

그림 6.36. 치료.

환자는 옆으로 누운 자세를 취한다. 치료사는 환자 뒤에 자리를 잡고 종종 대둔근이 수축되는 지점에 마찰을 적용한다. 특히, 건장한 환자에게는 압력을 매우 강하게 한다(5). 초반에는 근섬유에 대해 가로 방향으로 도수치료를 시행한 후 모든 방향을 찾아보는 것으로 진행한다.

라테로-콕사의 근막단위
Mf unit of latero-coxa

고관절-가쪽
la-cx

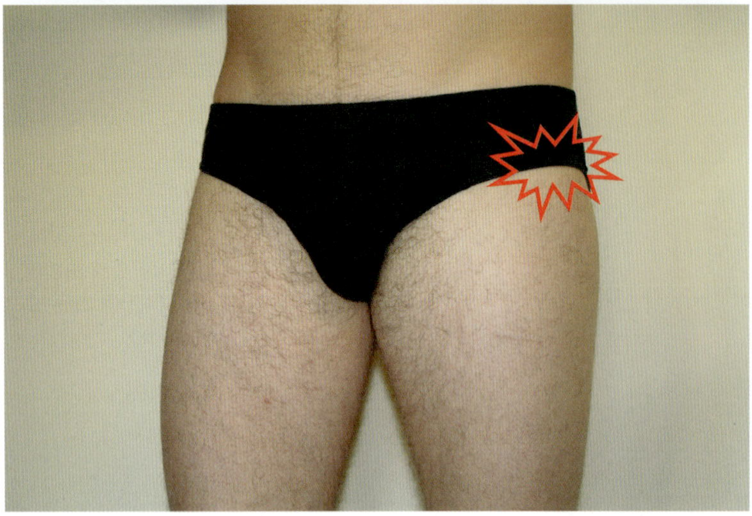

그림 6.37. 통증부위와 인지중심(cp).

대퇴근막장근에 경련, 감각 이상 및 장애. 이상지각성 대퇴신경통. 고관절 통증과 하지의 약화.

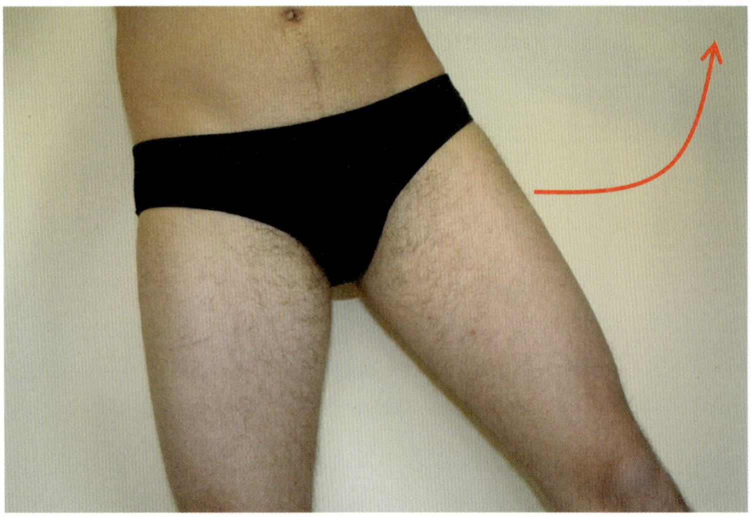

그림 6.38. 운동검증.

la-cx의 근막단위의 장력 보상은 체중 부하를 견딜 수 없고 하지의 꺾임(giving way)이 일어난다. 고관절 외전 시 통증이 나타나면, 이 움직임을 피하게 되면서 관절의 움직임 범위가 점진적으로 소실된다.

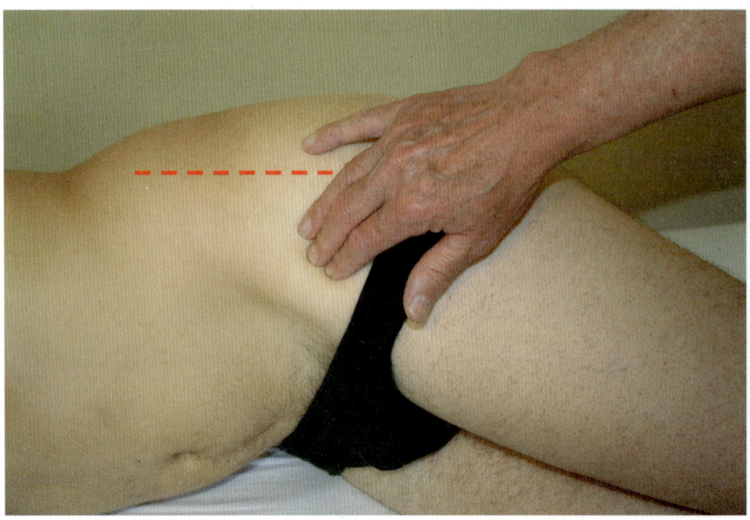

그림 6.39. 협응중심(cc)의 촉진검증.

촉진검증은 손가락이나 너클을 이용해서 대전자의 앞쪽 대퇴근막장근의 근복에서 시행한다(Ex).

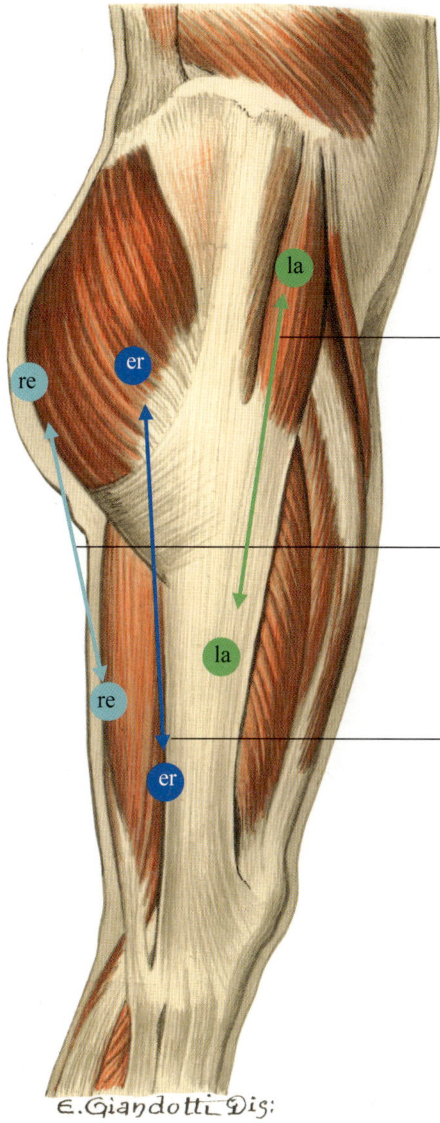

그림 6.40. 근막단위 배열에 따른 협응중심(cc)에 대한 비교 촉진검증.

장경인대(엉덩정강근막띠)는 대퇴근막장근에 의해 근위쪽으로, 외측광근에 의해 원위쪽으로 견인된다(la–cx, la–ge).

뒤쪽 근막장근은 대둔근에 의해 근위쪽으로, 햄스트링에 의해 원위쪽으로 견인된다(re–cx, re–ge).

외측근 사이 중격은 중둔근에 의해 근위쪽으로, 대퇴이두근의 단두에 의해 원위쪽으로 견인된다(er–cx, er–ge).

(그림 4.40과 그림 8.40 참조)

(Modified from G. Chiarugi & L. Bucciante, Istituzioni di anatomia dell'uo- mo. Piccin)

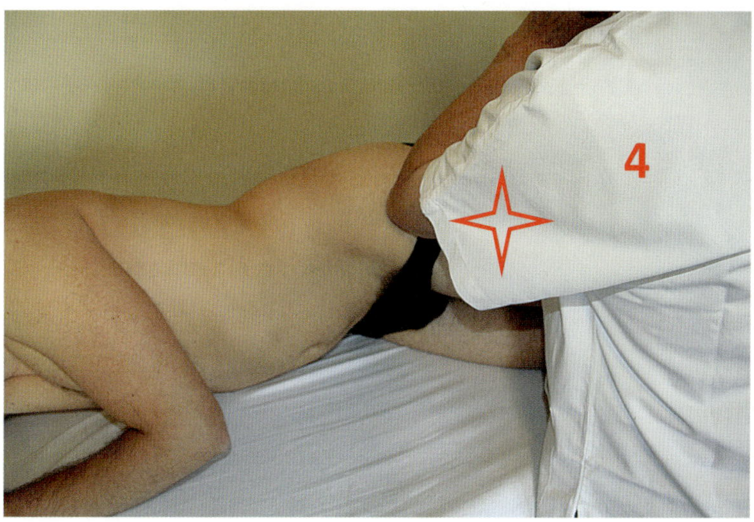

그림 6.41. 치료.

환자는 고관절을 약간 굽힌 상태에서 정상측이 아래로 오도록 하고 옆으로 눕는다.
치료사는 환자의 앞에 서서 촉진검증을 통해 확인된 부위에 팔꿈치를 사용하여 도수치료를 시행한다. 대퇴근막장근은 작은 근육이지만, 이 근육은 도수치료에 저항력이 강하기 때문에 강한 압력으로 시행한다.

라테로-제뉴의 근막단위

Mf unit of latero-genu

무릎-가쪽

la-ge

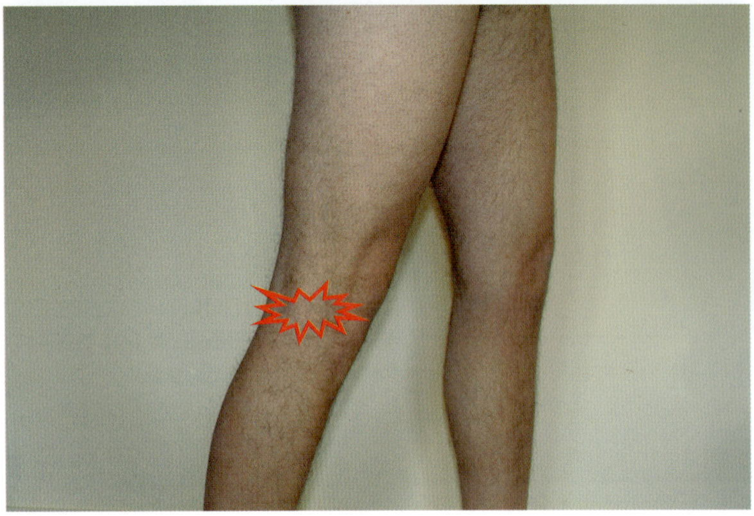

그림 6.42. 통증부위와 인지중심(cp).

장경인대의 비골 정지부에 작열감. 무릎의 외측면에 통증이 있다. 슬개골의 외측 편위.

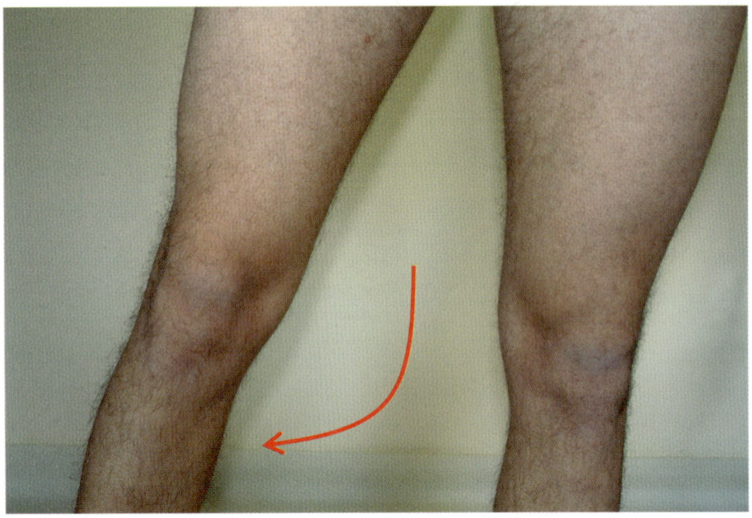

그림 6.43. 운동검증.

이 근막 단위의 장력 보상은 무릎 측면 불안정과 예기치 않게 무릎이 꺾이는 현상이 일어난다.

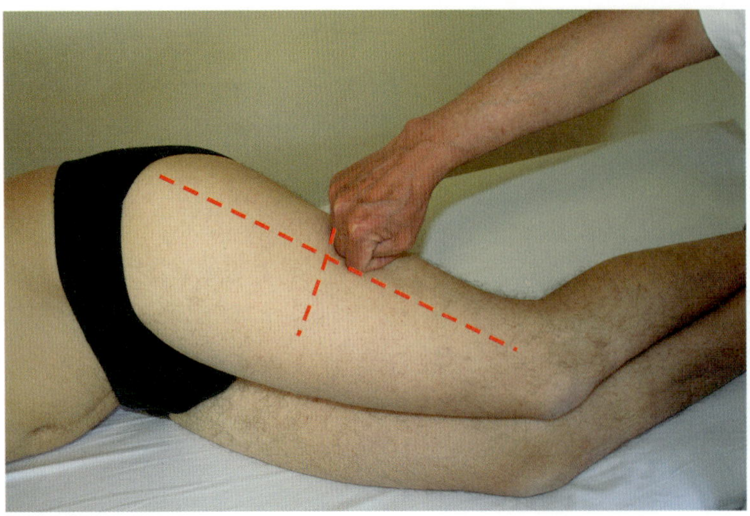

그림 6.44. 협응중심(cc)의 촉진검증.

la-cx의 협응중심과 비교하기 위해 la-ge의 협응중심에 대한 촉진검증은 환자가 옆으로 누운 자세에서 시행한다. la-ge의 협응중심은 장경인대를 따라 허벅지 중간에 위치한다(GB 31).

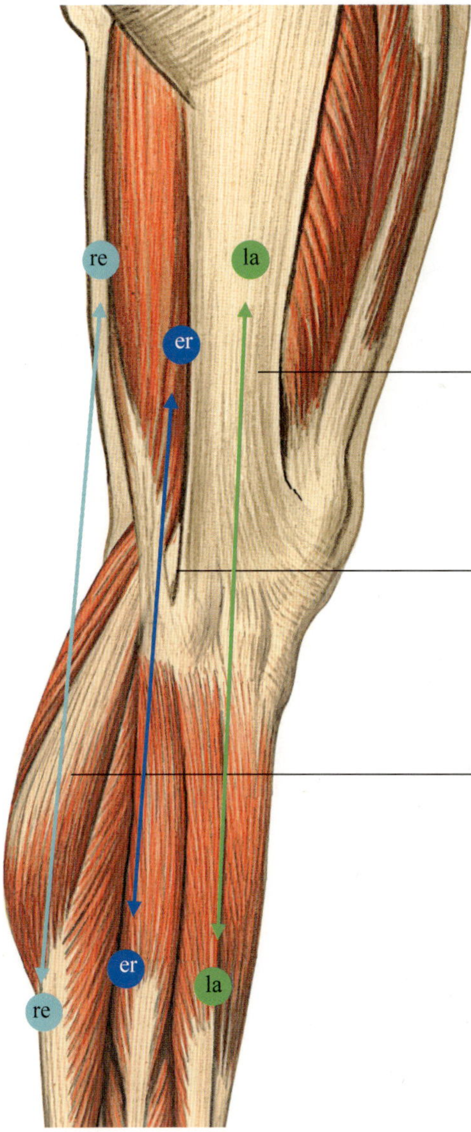

그림 6.45. 근막단위 배열에 따른 협응 중심(cc)에 대한 비교 촉진검증

장경인대는 대퇴근막장근에 의해 근위쪽으로, 장지신근에 의해 원위쪽으로 견인된다(la–ge, la–ta).

외측 종아리 근막은 대퇴이두근에 의해 근위쪽으로, 비골근에 의해 원위쪽으로 견인된다(er–ge, er–ta).

슬와근막은 햄스트링에 의해 근위쪽으로, 비복근에 의해 원위쪽으로 견인된다(re–ge, re–ta).

(그림 4.45와 그림 8.45 참조)

(Modified from G. Chiarugi & L. Bucciante, Istituzioni di anatomia dell'uomo. Piccin)

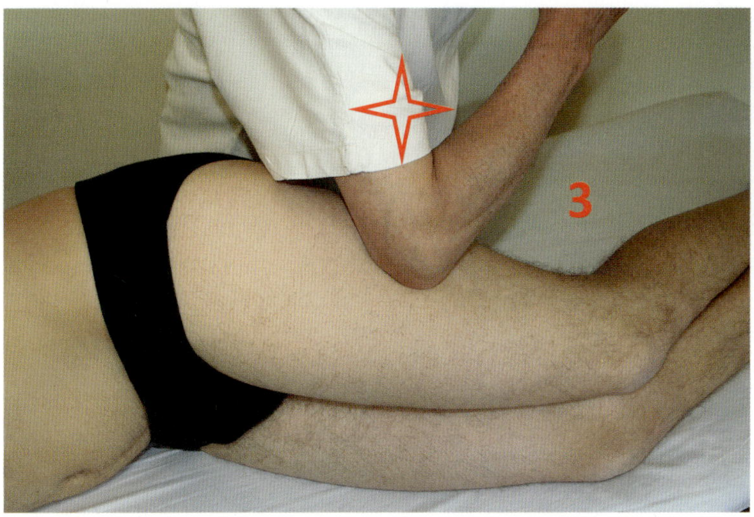

그림 6.46. 치료.

환자는 고관절을 약간 굽힌 상태에서 정상측이 아래로 오도록 하고 옆으로 눕는다.

치료사는 환자의 뒤나 앞에 서서 장경인대에 대해 마찰법으로 도수치료를 시행한다. 도수치료는 장경인대에 대해 횡방향으로 시행한다. 이는 환자에게 상당히 고통스러운 일이므로, 비록 치료 시간이 길어지더라도 압력은 적당해야 한다 (3).

라테로-탈루스의 근막단위
Mf unit of latero-talus

발목-기쪽
la-ta

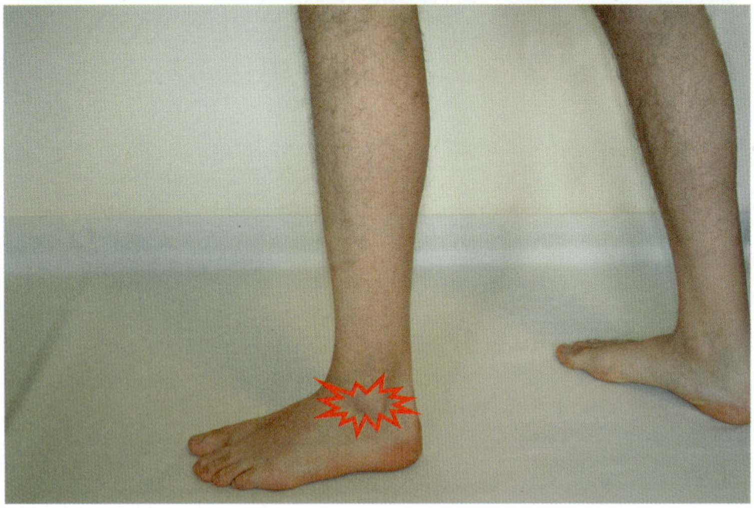

그림 6.47. 통증부위와 인지중심(cp).

지신근의 건병증. 반복적인 미세 외상을 동반한 발목 외측 건증. 하지의 무딤.

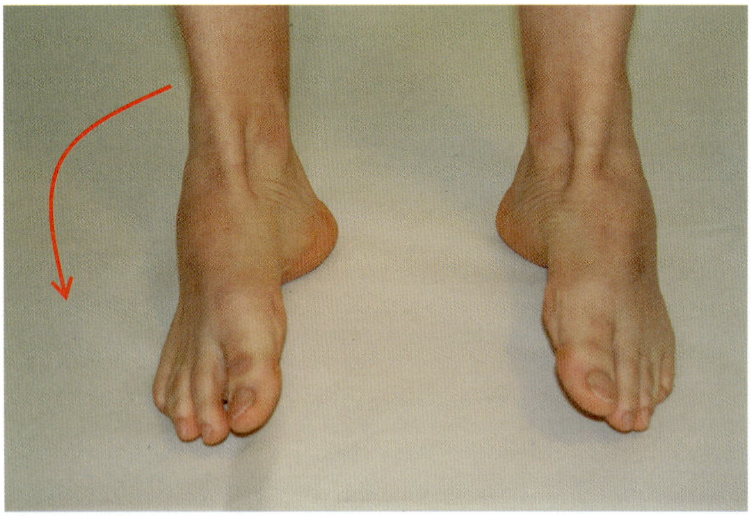

그림 6.48. 운동검증.

경직된 외측 근막이 늘어나 발목에 예리한 통증을 유발하기 때문에 환자는 발의 바깥쪽으로 걸을 수 없다.

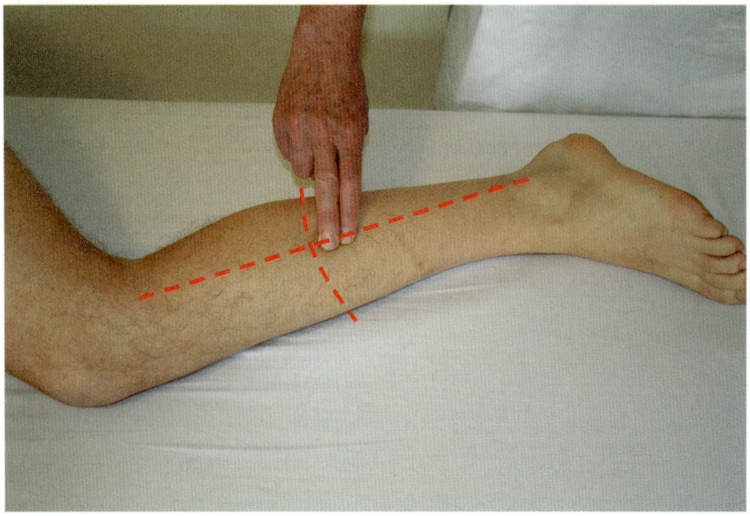

그림 6.49. 협응중심(cc)의 촉진검증.

촉진검증은 비골근에서 장지신근을 분리하는 중격 위에서 하지의 절반부위에서 시행한다. 하지가 반굴곡된 자세는 치료사가 la-ta, er-ta, re-ta를 비교 촉진할 수 있게 한다(ST 40).

그림 6.50. 근막단위 배열에 따른 협응중심(cc)에 대한 비교 촉진검증.

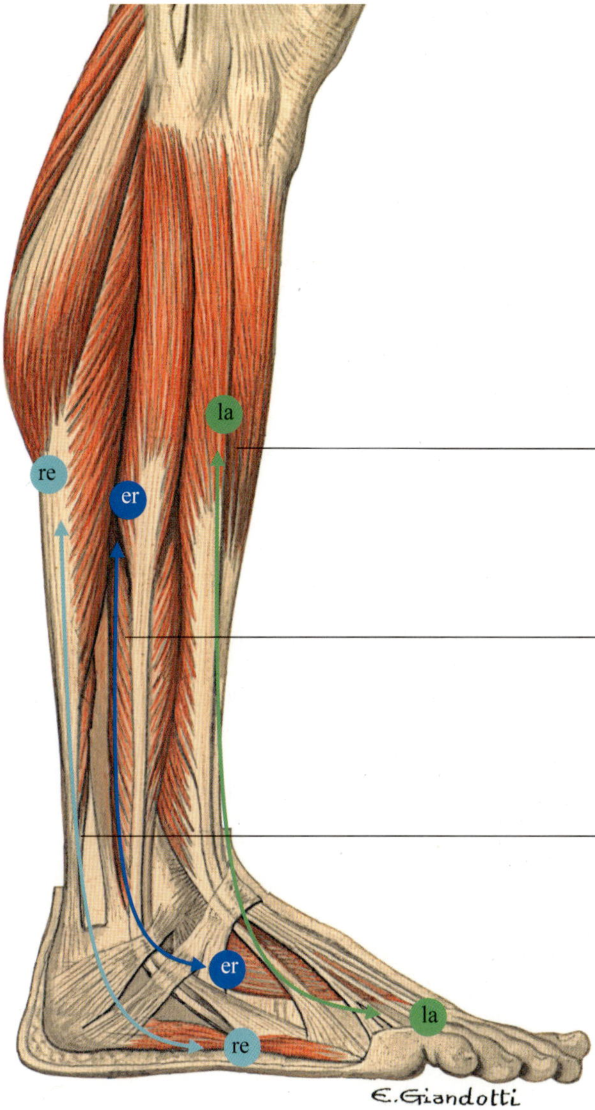

발등쪽 근막은 지신근에 의해 근위쪽으로, 발등사이근에 의해 원위쪽으로 견인된다(la–ta, la–pe).

지지띠는 비골근에 의해 근위쪽으로, 단지신근에 의해 원위쪽으로 견인된다(er–ta, er–di).

발의 외측 근막부는 하퇴삼두근에 의해 근위쪽으로, 소지외전근(새끼벌림근)에 의해 원위쪽으로 견인된다(re–ta, re–pe).

(그림 4.50과 그림 8.50 참조)

(Modified from G. Chiarugi & L. Bucciante, Istituzioni di anatomia dell'uomo. Piccin)

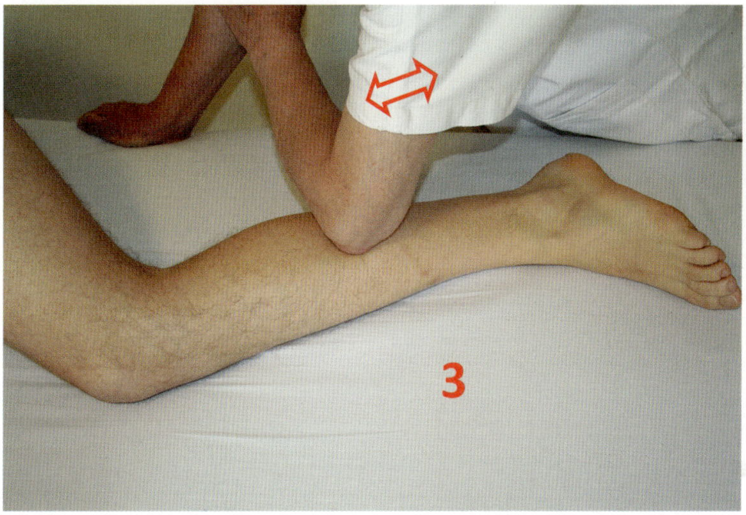

그림 6.51. 치료.

환자는 옆으로 누운 자세를 취한다. 치료사는 환자의 뒤나 앞쪽에 서서, 환자가 통증의 원인으로 인식하는 지점에 대해서 마찰을 이용해서 도수치료를 한다. 아래 다리의 앞쪽 근막부는 쉽게 만질 수 있으므로 적당한 압력으로 충분하다(3).

라테로-페스의 근막단위
Mf unit of latero-pes

발가락-가쪽
la-pe

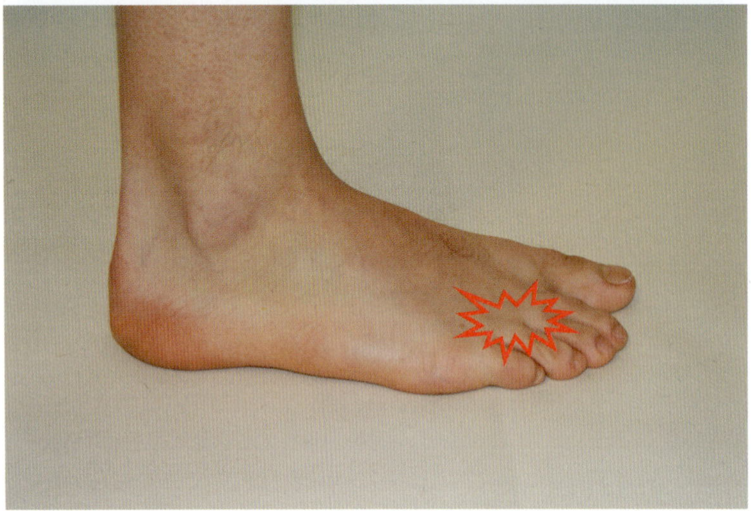

그림 6.52. 통증부위와 인지중심(cp).

통증은 앞발쪽에 위치하는데 더 정확히는 두 번째, 세 번째, 네 번째 중족골 아래에 있다. 발등뼈가 붓는다.

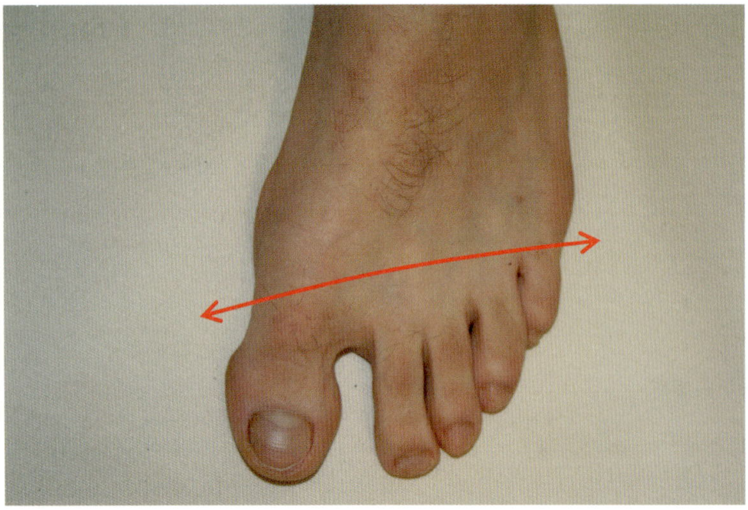

그림 6.53. 운동검증.

환자가 발끝으로 걸을 수 없다고 호소한다. 게다가, 모든 신발이 꽉 끼는 느낌이 들고 신발을 신으면 중족골 통증이 있다. 환자는 발가락을 움직이는 데도 어려움을 겪는다.

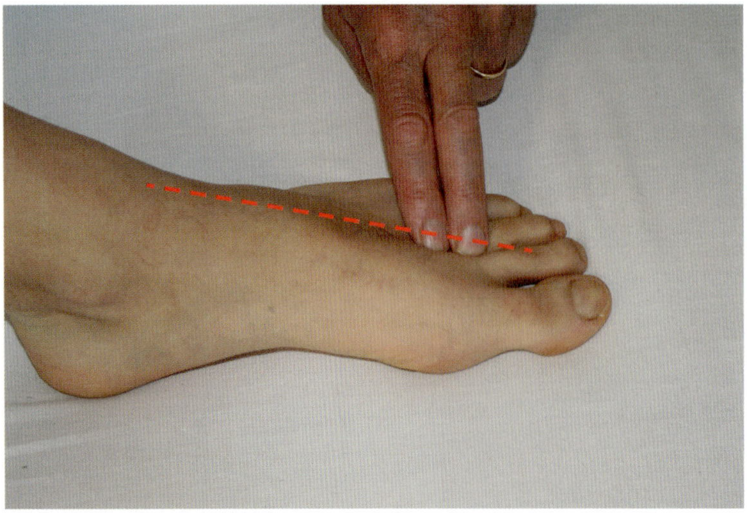

그림 6.54. 협응중심(cc)의 촉진검증.

촉진검증은 배측골간근이 아주 작고 깊숙이 위치하기 때문에 아주 섬세하게 시행해야 한다(ST 43, ST 42 p).

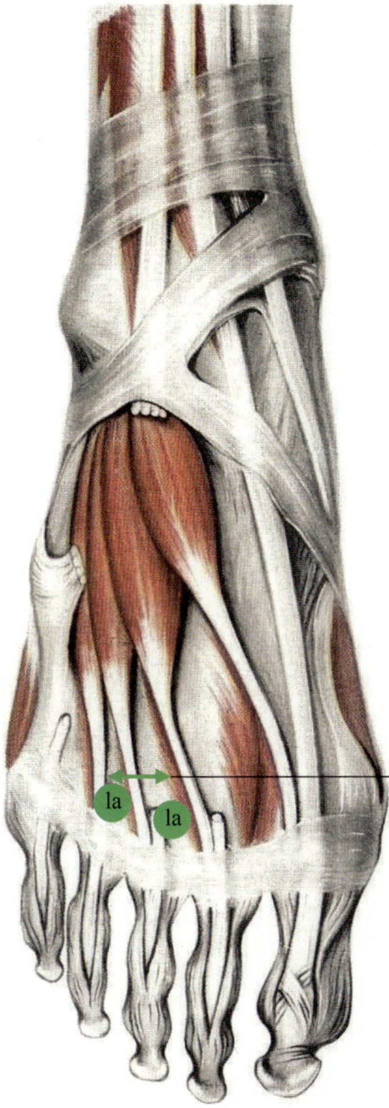

그림 6.55. 근막단위 배열에 따른 협응 중심(cc)에 대한 비교 촉진검증.

배측 골간근은 단지신근과 장지신근건에 연결되어 있다. 두 번째 발가락은 2개의 배측 골간근(안쪽과 바깥쪽)으로부터 붙어 있는 반면, 세 번째와 네 번째 발가락은 외측 부분에서 붙어 있다(la–pe).

(그림 4.55와 그림 8.55 참조)

(Modified from G. Chiarugi & L. Bucciante, Istituzioni di anatomia dell'uomo. Piccin)

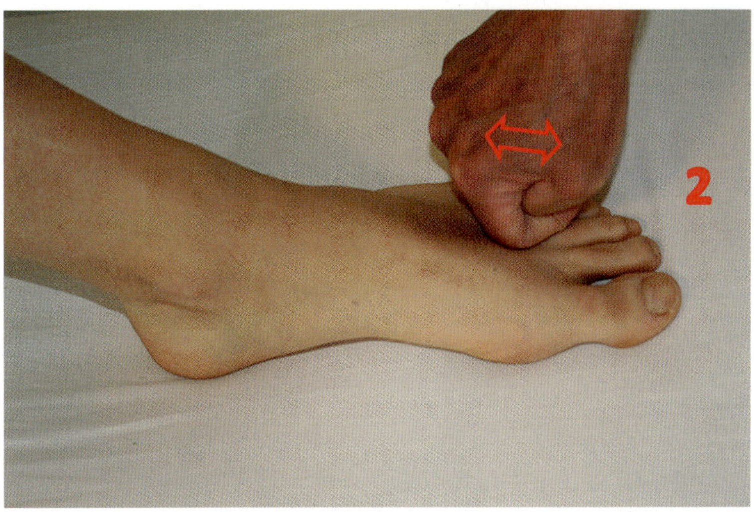

그림 6.56. 치료.

환자는 치료대에 발을 올려놓고 눕는다. 치료사는 너클을 사용하여 심부 층의 섬유화를 찾아내기 위해 신전근의 건 사이를 관통한다. 발등 근막에 쉽게 닿기 때문에 약한 압력으로 조직을 유동화시키기에 충분한다.

라테로-스카풀라의 근막단위
Mf unit of latero-scapula

어깨뼈-가쪽
la-sc

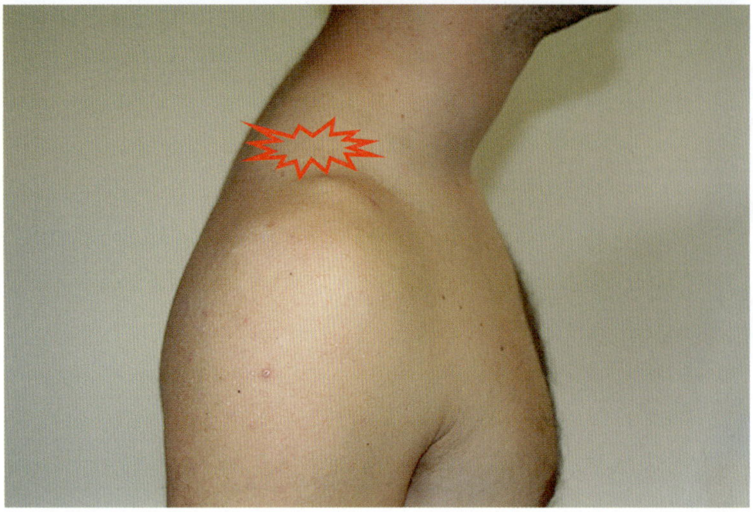

그림 6.57. 통증부위와 인지중심(cp).

통증은 상승모근 부위에 발현한다. 7번 경추에 타는 듯한 느낌을 가진다.

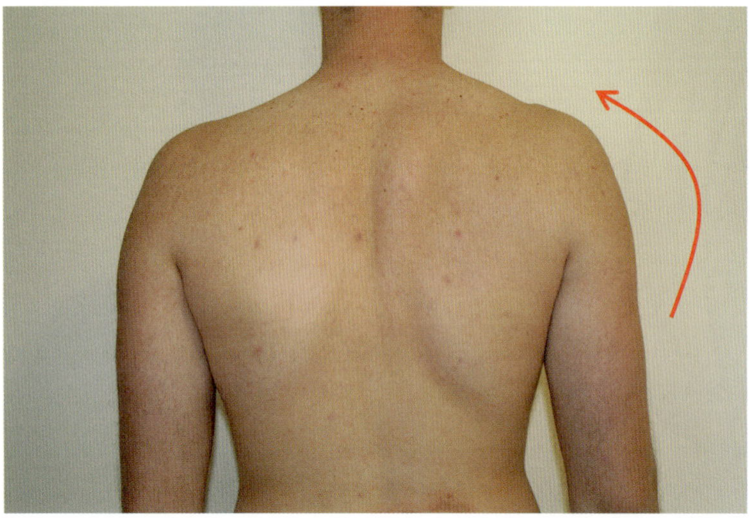

그림 6.58. 운동검증.

환자는 90도 이상 외전했을 때 약화를 호소한다. 이 근막 단위의 기능장애는 종종 한쪽 어깨가 다른 쪽 어깨보다 더 높고 더 후인 상태가 된다.

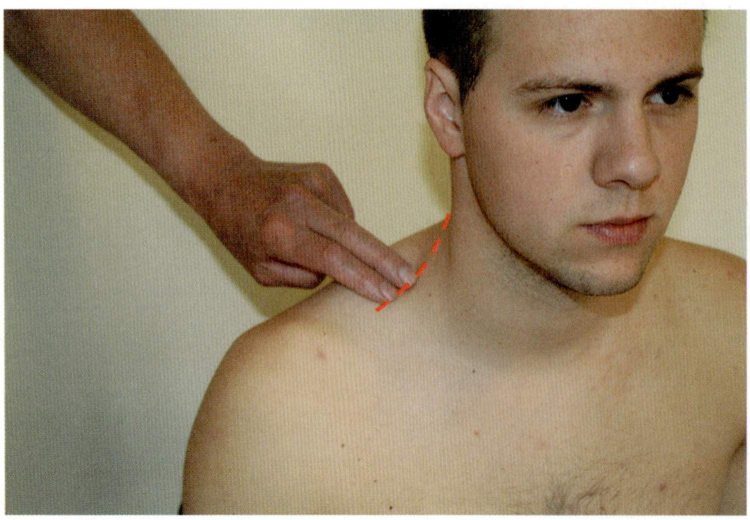

그림 6.59. 협응중심(cc)의 촉진검증.

촉진검증은 승모근 앞쪽으로 후사각근 방향으로 시행한다(LI 16).
이 협응중심을 촉진하기 위해서 환자는 앉은 자세를 취하는데 이 자세는 re-sc와 er-sc의 협응중심을 비교할 수 있기 때문이다.

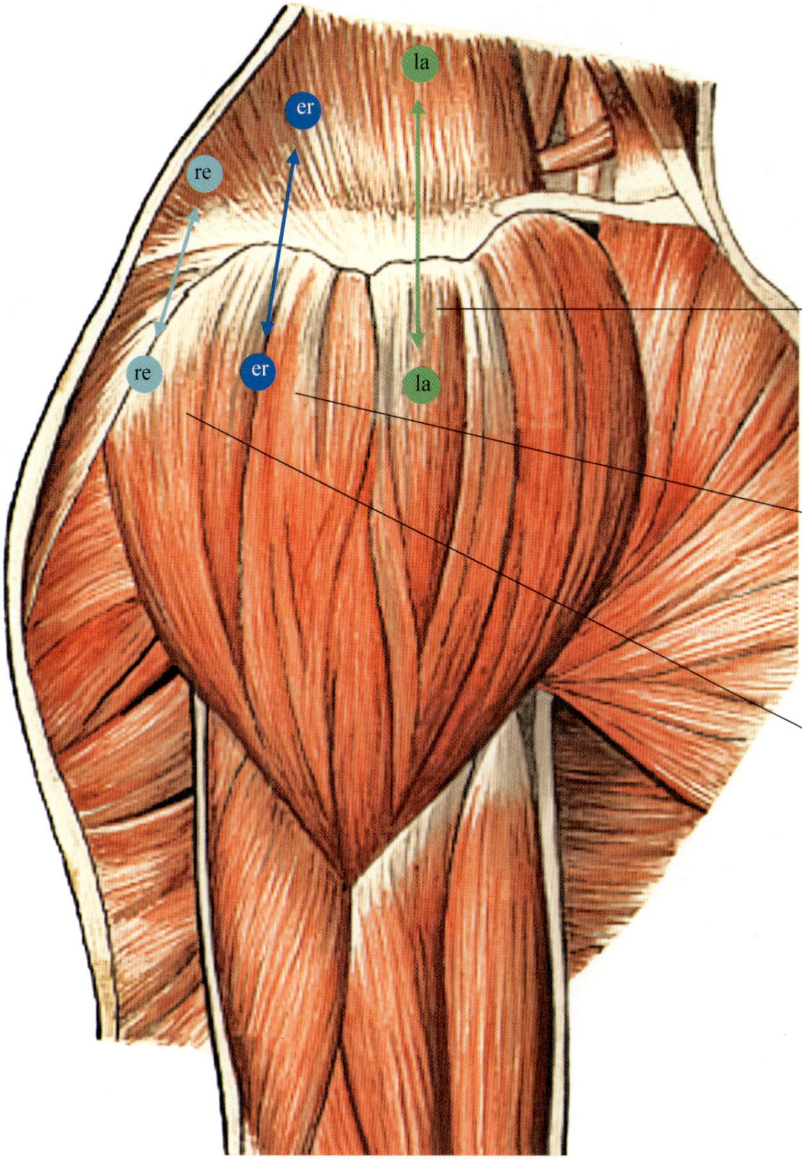

그림 6.60. 근막단위 배열에 따른 협응중심(cc)에 대한 비교 촉진검증.

견갑골 근막은 승모근에 의해 머리쪽으로, 삼각근에 의해 원위쪽으로 견인된다(la–sc, la–hu).

견갑거근에 의해 머리쪽으로, 극상근(가시위근), 극하근(가시아래근), 삼각근에 의해 원위쪽으로 견인된다(er–sc, er–hu).

삼각근 근막은 승모근–능형근에 의해 안쪽으로, 견갑근에 붙어 있는 삼각근에 의해 원위쪽으로 견인된다(re–sc, re–hu).

(그림 4.60과 그림 8.60 참조)

(Detail, modified from G. Chiarugi & L. Bucciante, Istituzioni di anatomia dell'uo- mo. Piccin)

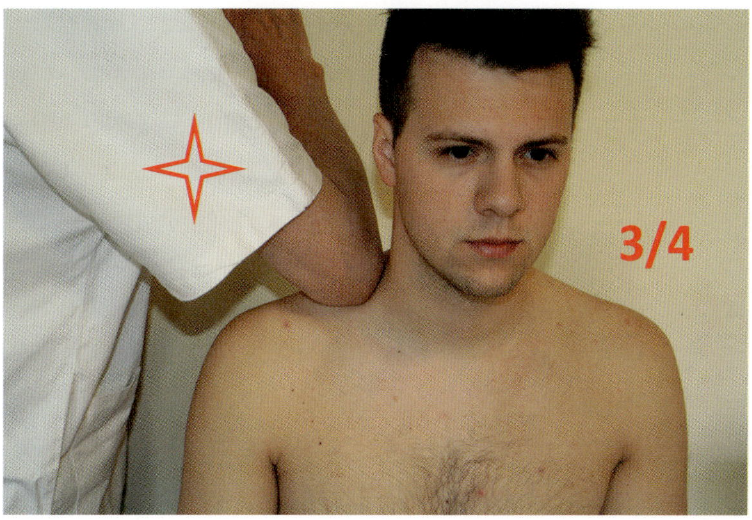

그림 6.61. 치료.

환자는 앉은 자세를 취한다.
치료사는 팔꿈치를 승모근의 앞쪽 경계와 사각근 근막에 댄다. 승모근의 근막을 유동화하기 위해 초기 압력은 적당히 가하고 천천히 압력을 증가시켜서 사각근에 도달하게 해야 한다.

라테로-휴머러스의 근막단위
Mf unit of latero-humerus

위팔-가쪽
la-hu

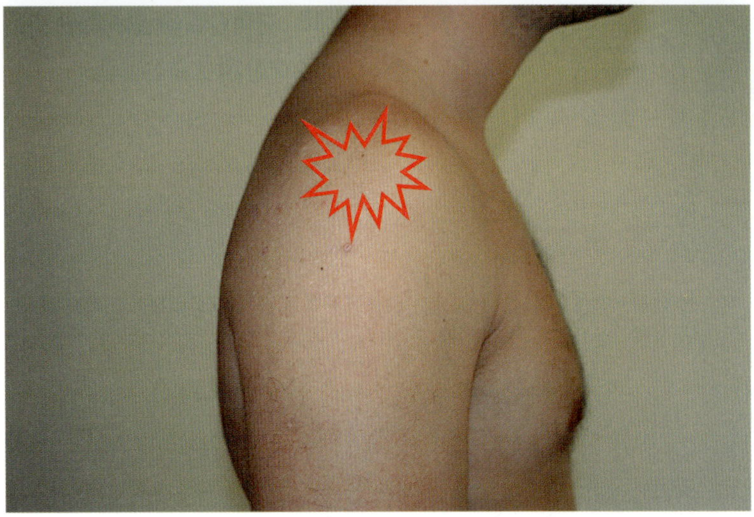

그림 6.62. 통증부위와 인지중심(cp).

통증은 삼각근의 측면 부분에 존재한다. 때때로 통증은 승모근 또는 외측 상과쪽으로 퍼진다.

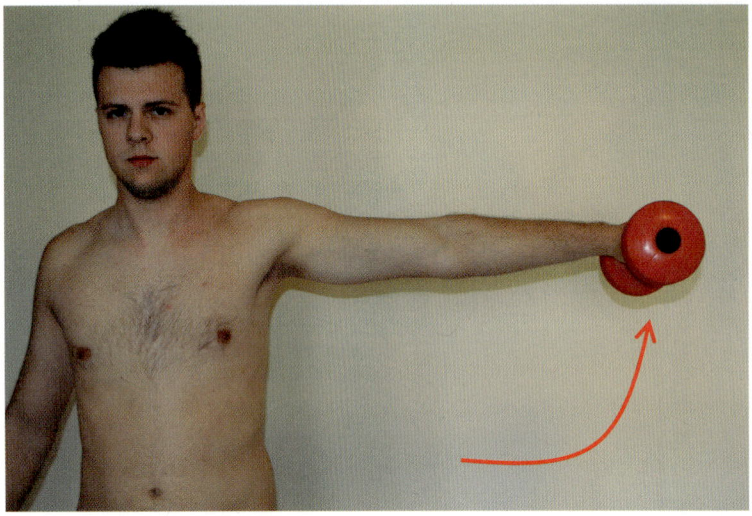

그림 6.63 운동검증.

환자는 팔을 외전시킬 수 없는 반면에 굴곡이나 신전 시에는 통증이 없다고 한다. 견봉하 충돌은 la-sc와 la-hu의 근막단위 사이에 협응이 부족해서 일어난다.

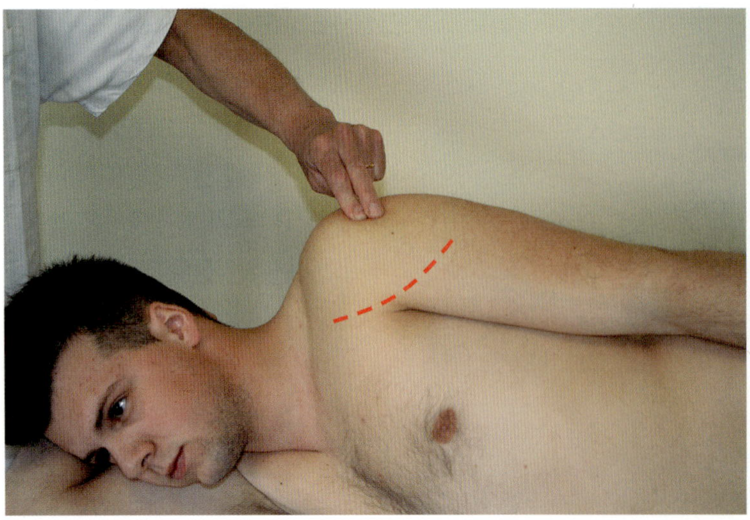

그림 6.64 협응중심(cc)의 촉진검증.

촉진검증은 중간 삼각근에 상완골두 레벨에서 시행한다(LI 15). 환자는 옆으로 누워 있을 수 있지만, 비교 촉진검증을 시행하는 경우에는 환자는 선 자세를 해야 한다.

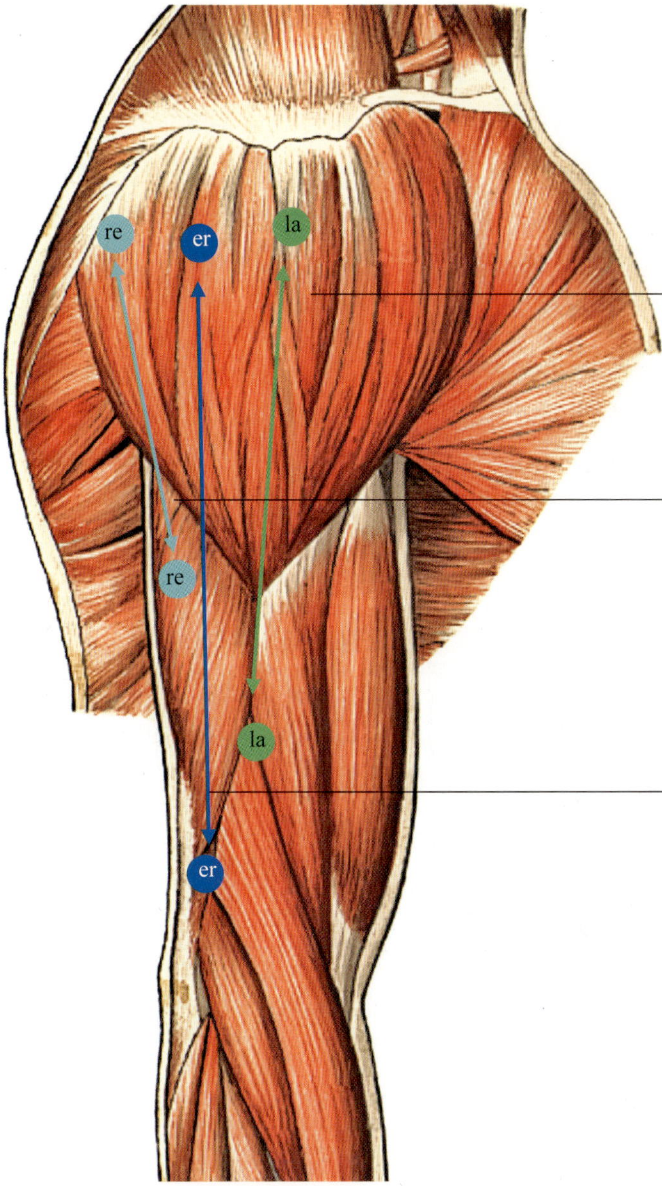

그림 6.65 근막단위 배열에 따른 협응 중심(cc)에 대한 비교 촉진검증.

외측 근사이 중격은 삼각근에 의해 근위쪽으로, 상완요골근에 의해 원위쪽으로 견인된다(la–hu, la– cu).

상완 근막은 견갑근에 붙어 있는 삼각근 부위에 의해 근위쪽으로, 상완삼두근에 의해 원위쪽으로 견인된다(re–hu, re–cu).

외측 근사이 중격은 외회전근 운동 단위에 위쪽은 삼각근, 아래쪽은 상완요골근과 회외근에 의해 사선으로 견인된다 (er–hu, er–cu).

(그림 4.65와 그림 8.65 참조)

(Detail, modified from G. Chiarugi & L. Bucciante, Istituzioni di anatomia dell'uo- mo. Piccin)

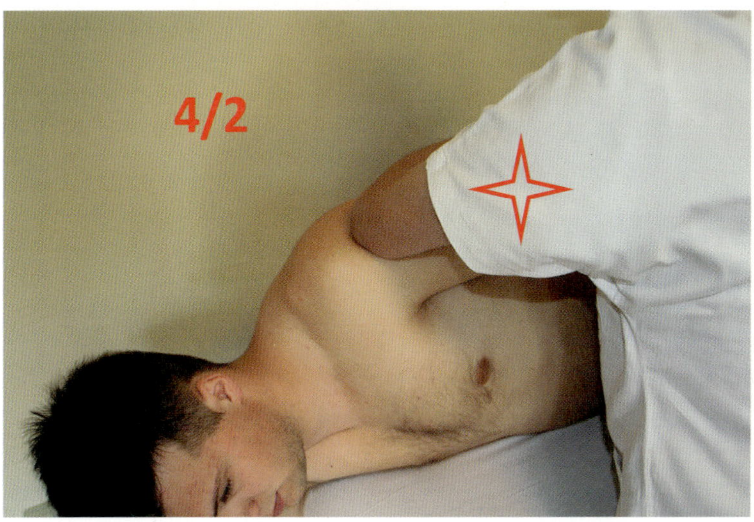

그림 6.66 치료.

환자는 팔을 베고 옆으로 누운 자세를 취한다.

치료사는 이 근막 단위에 통증은 매우 만성적이기 때문에 팔꿈치로 삼각근 부위에 도수치료를 시행한다. 근육 자체에 가해지는 압력은 세게할 수 있지만, 이두근 힘줄의 긴 머리 위로 시행할 때는 압력이 약해야 한다.

라테로-큐비투스의 근막단위
Mf unit of latero-cubitus

팔꿈치-가쪽
la-cu

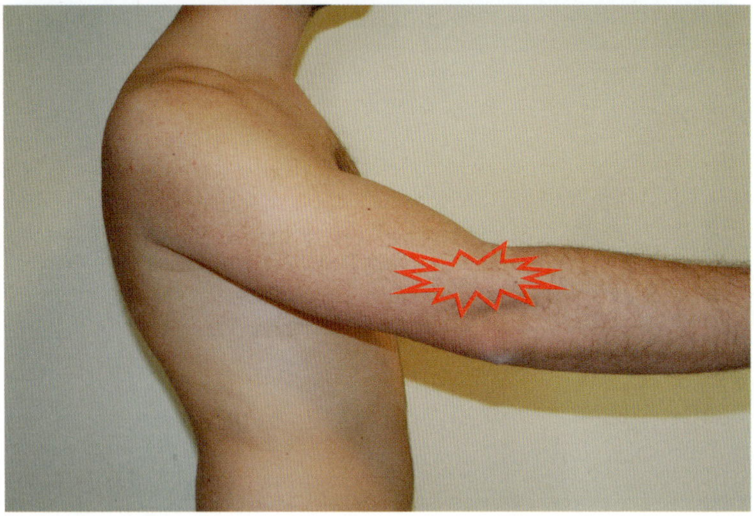

그림 6.67. 통증부위와 인지중심(cp).

통증은 팔꿈치의 외측에 존재하며, 가끔씩 어깨쪽으로 통증이 퍼진다. 만성적인 경우에는 팔꿈치 굴곡과 신전에 제한을 가진다.

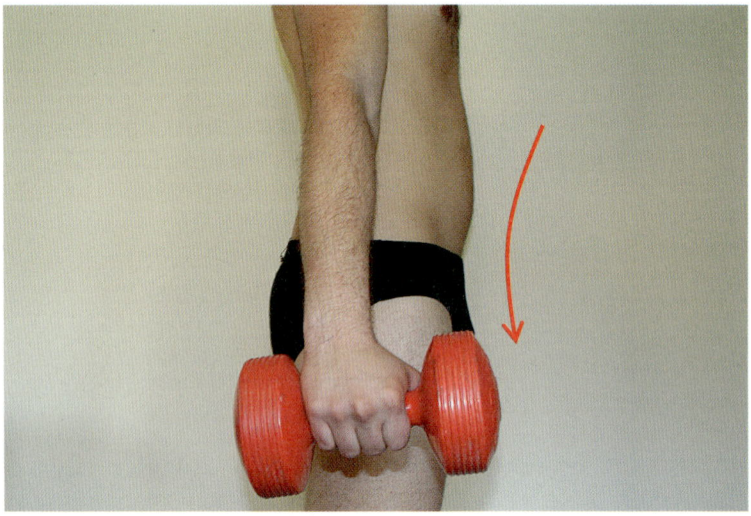

그림 6.68. 운동검증.

예를 들어, 무거운 쇼핑백을 들고 있을 때 상과의 통증이 많이 나타난다. 반면에 la-ca의 협응중심 문제이면 손목 움직임에 통증이 강조된다.

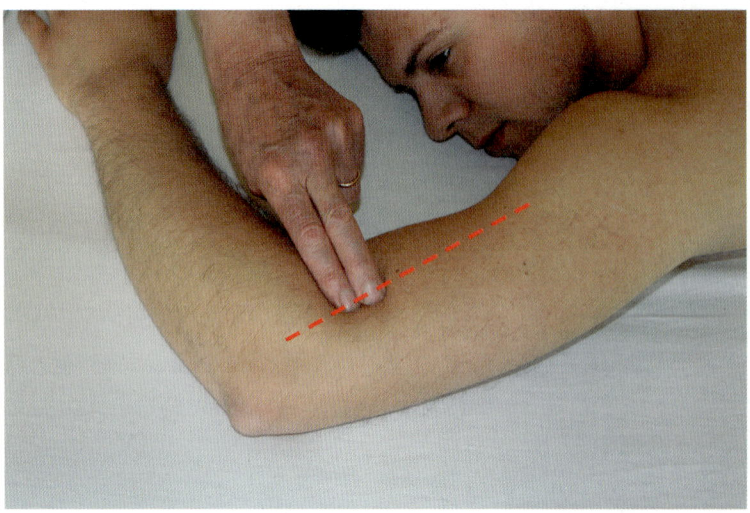

그림 6.69. 협응중심(cc)의 촉진검증.

촉진검증은 상완의 원위 1/3에서 상완요골근이 붙어 있는 외측 근사이 중격(빨간 점선) 부위에서 시행한다(LI 12).

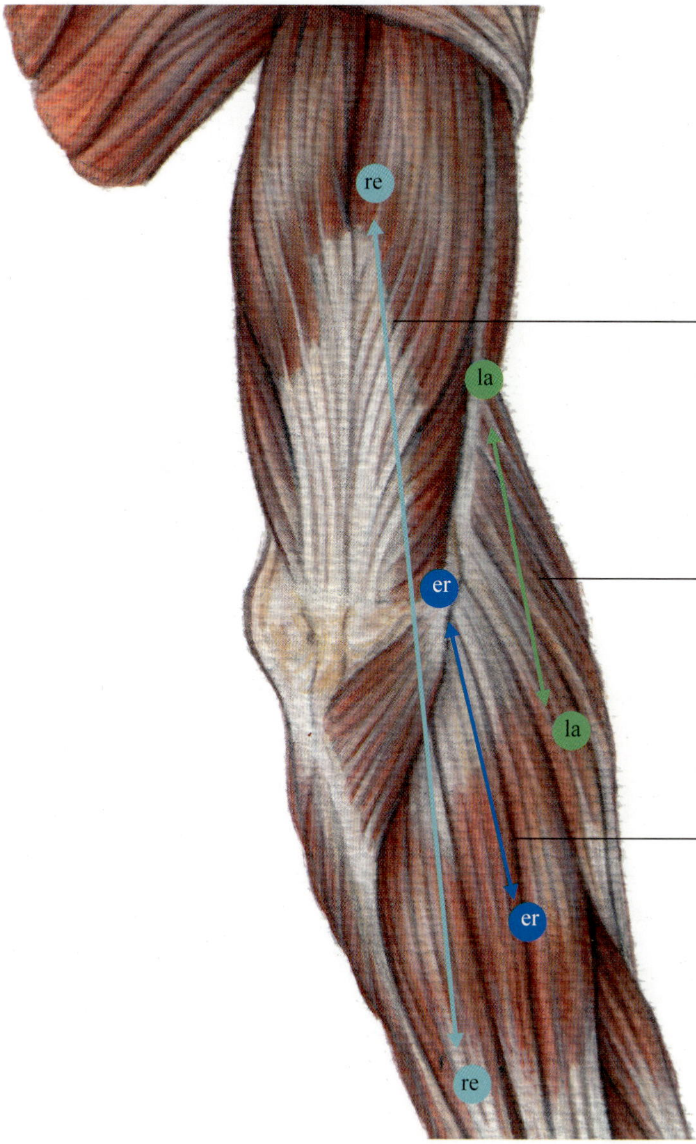

그림 6.70. 근막단위 배열에 따른 협응 중심(cc)에 대한 비교 촉진검증.

앞쪽 상완 근막은 상완삼두근에 의해 근위쪽으로, 척측수근신근에 의해 원위쪽으로 견인된다(re–cu, re–ca).

외측 근사이 중격은 삼각근에 의해 근위쪽으로, 긴요측수근신근과 상완요골근에 의해 원위쪽으로 견인된다(la–cu, la–ca).

골사이막은 회외근(뒤침근)에 의해 근위쪽으로, 장무지신근(긴엄지폄근)과 장무지외전근(긴엄지벌림근)에 의해 원위쪽으로 견인된다(er–cu, er–ca).

(그림 4.70과 그림 8.70 참조)

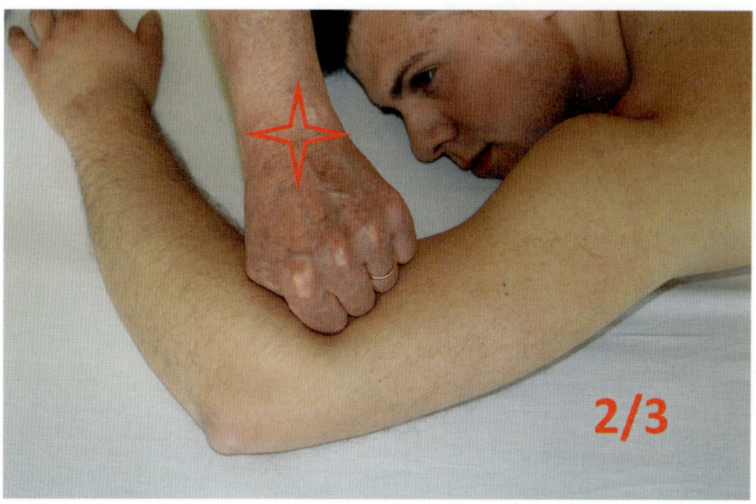

그림 6.71. 치료.

환자는 팔을 침대에 올려놓고 엎드린 자세를 취한다.

치료사는 너클을 사용해서 외측 근사이 중격에 종횡방향으로 마찰법을 적용한다. 요골 신경에 해를 끼치지 않도록 주의한다. 신경 손상을 방지하기 위해 치료 압력은 약하거나 중간이어야 한다.

라테로-칼푸스의 근막단위
Mf unit of latero-carpus

손목-가쪽
la-ca

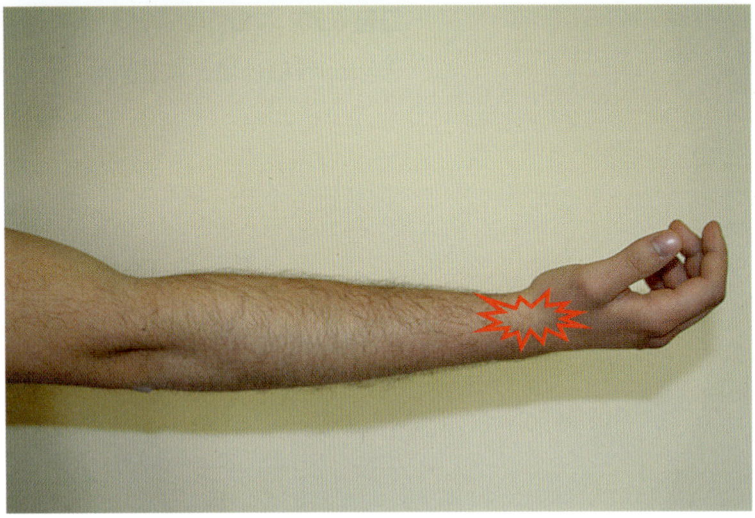

그림 6.72. 통증부위와 인지중심(cp).

통증은 팔꿈치(외측상과)와 손목(건염) 두 군데 다 존재한다.
상지가 쑤시고 저리다.

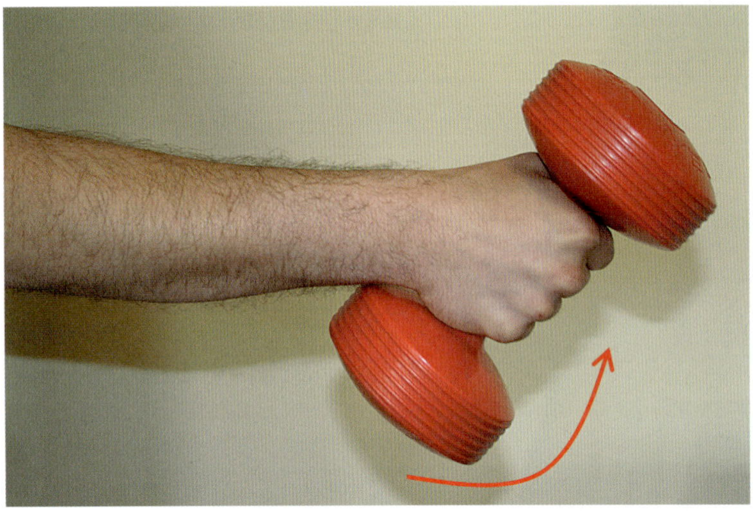

그림 6.73. 운동검증.

환자는 병과 같은 가벼운 물건을 들 때도 상과쪽에 극심한 통증을 호소한다.
때로는 손목에서 통증을 느끼기도 한다.

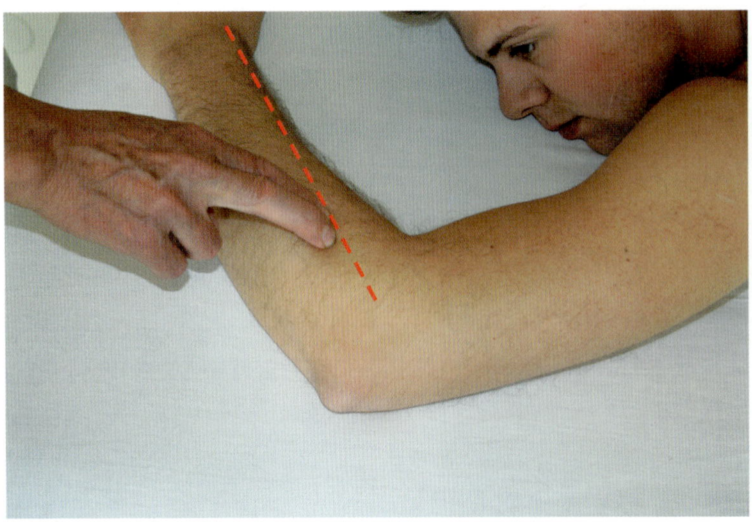

그림 6.74. 협응중심(cc)의 촉진검증.

촉진검증은 아래팔 근위 1/3부위에서 시행한다. 보다 정확하게는 외측상과에서 요골 경상돌기(붓돌기)까지 연장선을 따라 장요측수근신근과 단요측수근신근 그리고 상완요골근 사이 고랑에 위치한다(LI 10 p, LI 9, LI 8 d).

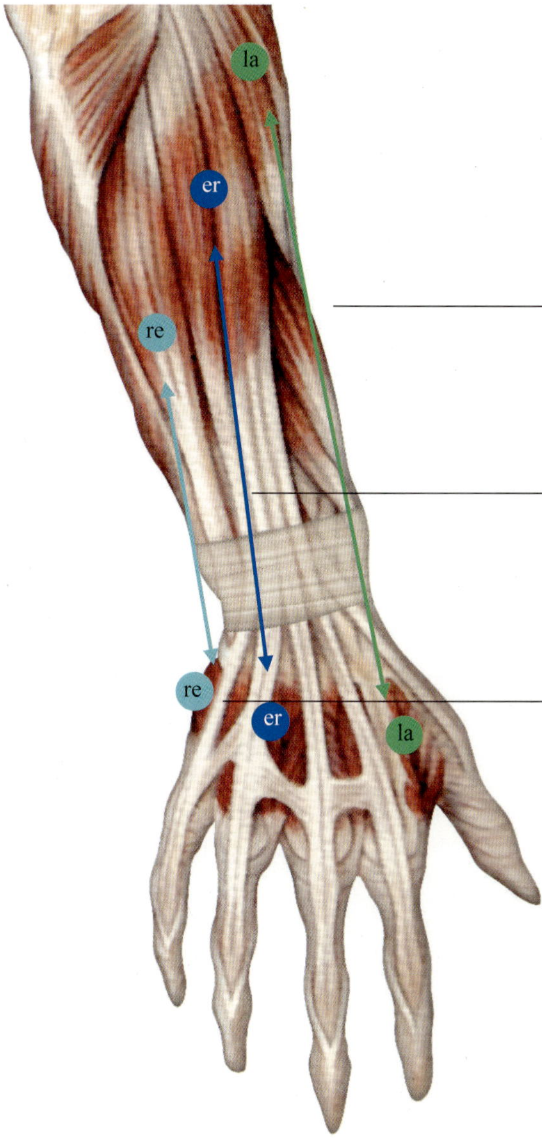

그림 6.75 근막단위 배열에 따른 협응 중심(cc)에 대한 비교 촉진검증.

앞쪽 상완 근막은 요측수근신근에 의해 근위쪽으로, 골간근에 의해 원위쪽으로 견인된다(la–ca, la–di).

앞쪽 상완 근막은 지신근의 길이에 따라 견인된다(er–ca, er–di).

근막은 척측수근신근에 의해 근위쪽으로, 소지외전근에 의해 원위쪽으로 견인된다 (re–ca, re–di).

(그림 4.75와 그림 8.75 참조)

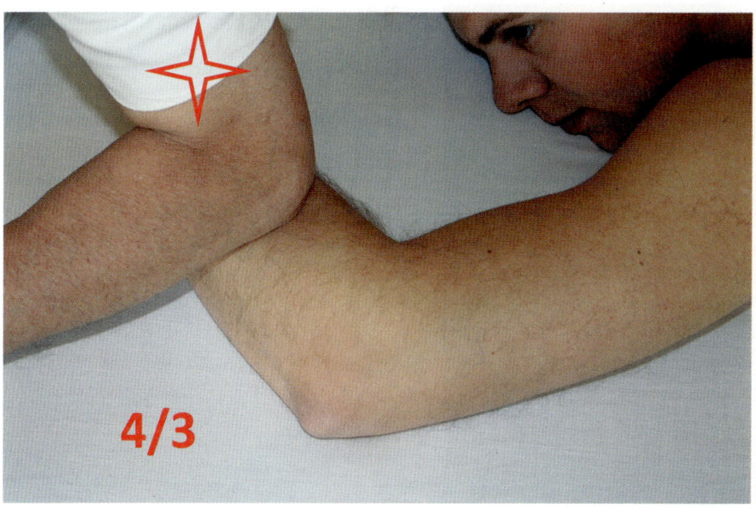

그림 6.76. 치료.

환자는 팔을 외전하고 손을 머리 위로 한 채 엎드린 자세를 취한다.

치료사는 근육의 두께에 따라 근막 섬유증에 대한 마찰법을 시행하기 위해 너클이나 팔꿈치를 사용할 수 있다. 팔꿈치로 가해지는 압력은 더 큰 접촉면에 닿기 때문에 강하지만, 너클로 가하는 압력은 더 깊숙이 침투하기 때문에 중간 정도가 된다.

라테로-디지티의 근막단위
Mf unit of latero-digiti

손가락-가쪽
la-di

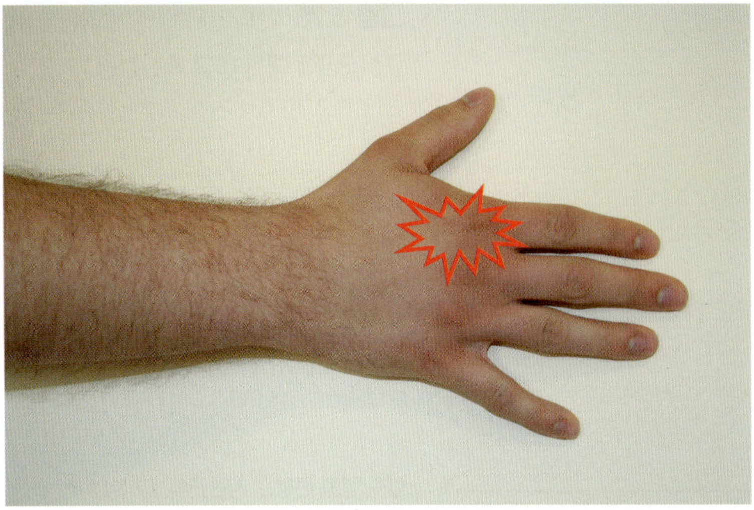

그림 6.77. 통증부위와 인지중심(cp).

통증은 시지와 중지의 지골(손가락뼈)에 존재한다. 시간이 지날수록 통증이 지속되면서 이 지골에 관절염 변형이 생길 수도 있다.

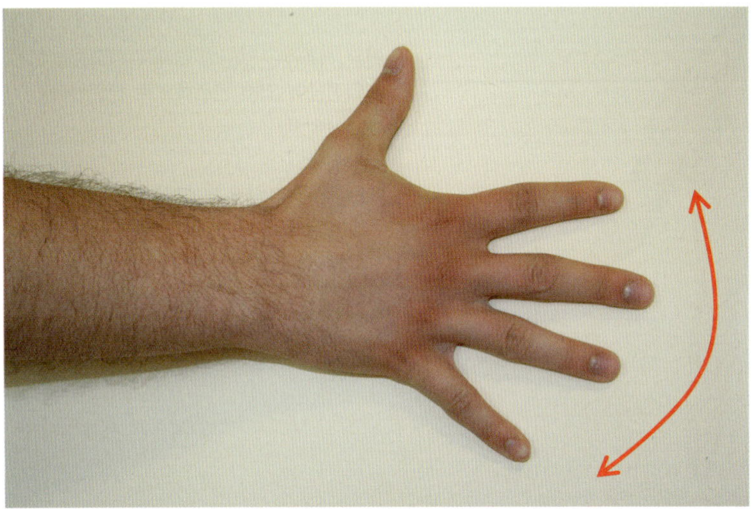

그림 6.78. 운동검증.

환자는 손가락을 펴지 못하고 손이 뻣뻣하고 둔하게 느껴진다고 호소한다.

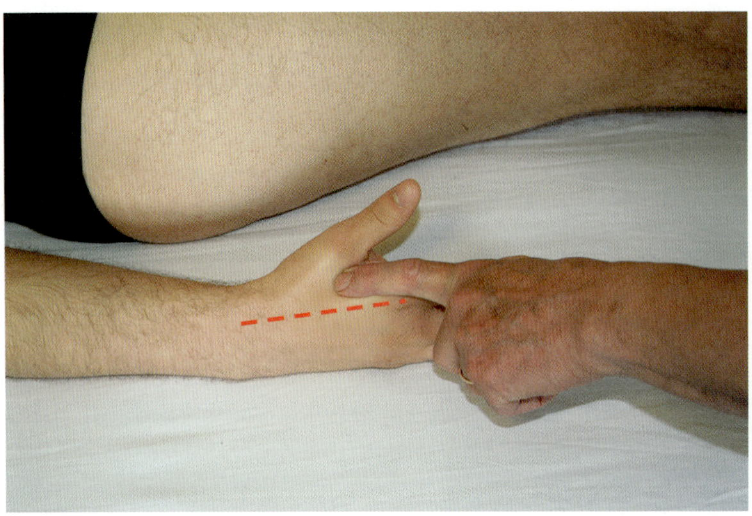

그림 6.79. 협응중심(cc)의 촉진검증.

협응중심의 촉진검증은 첫 번째 배측 골간근, 더 정확하게는 첫 번째와 두 번째 손가락 사이 근막에 시행한다(접합 사이 근막)(LI 4, LI 3 d).

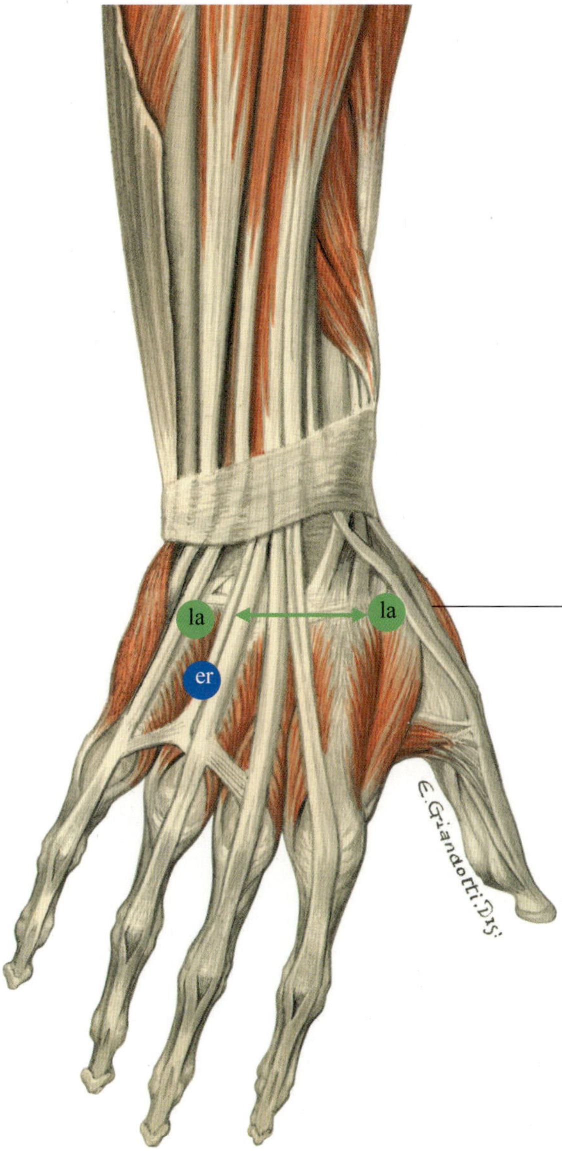

그림 6.80. 근막단위 배열에 따른 협응중심(cc)에 대한 비교 촉진검증.

첫 번째 배측 골간근은 두 번째 손가락의 요골 쪽에서 끝난다. 이 근막은 중지와 약지의 골간에서 계속된다. 엄지와 새끼손가락의 신근건은 배측 골간근이 붙지 않는다.

(그림 4.80과 그림 8.80 참조)

(Detail, modified from G. Chiarugi & L. Bucciante, Istituzioni di anatomia dell'uo- mo. Piccin)

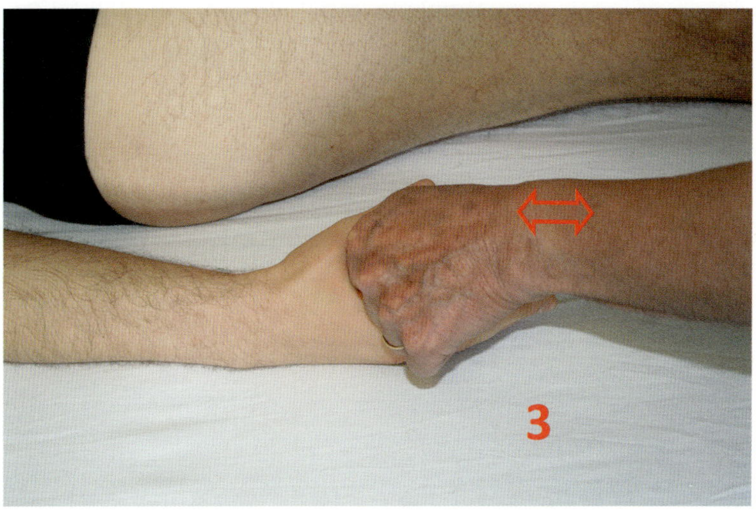

그림 6.81. 치료.

환자는 바로 누운 자세나 앉은 자세를 취한다.

치료사는 종종 다른 협응중심과 관련하여 이 협응중심을 도수치료하므로 치료 위치가 다를 수가 있다. 예를 들어, la-di의 협응중심의 치료는 la-sc의 협응중심과 연관되어 있으며 환자는 앉은 자세에서 도수치료를 시행한다. 압력은 중간이며, 종방향으로 시행한다.

가쪽 움직임 배열에 대한 치료적 전략
Treatment Strategies for the Lateromotion Sequence

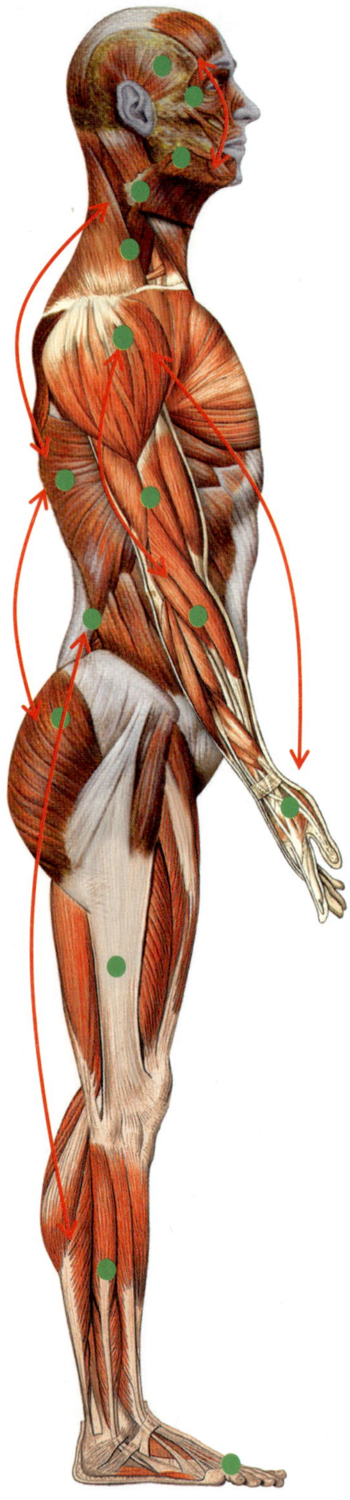

그림 6.82. 가쪽 움직임의 근막배열

적응증 INDICATIONS

몸통에서 근막단위는 다음과 같은 방식으로 작용한다. 한쪽 측면의 협응중심은 몸통을 옆으로 구부릴 때(구심성 수축), 반대쪽 협응중심은 움직임을 동반한다(원심성 수축). 비자는 반송 단계에서 발생한다(Visa versa occurs in the return phase). 그러나 팔다리에서 안쪽 움직임은 가쪽 움직임의 근막단위의 길항작용을 한다.

머리와 몸통의 가쪽 움직임의 근막단위:

- 몸통에서, 몸의 양쪽 측면의 시너지는 종종 반대쪽 la–pv의 보상과 함께한 쪽 la–th 또는 la–lu의 과밀도화를 결정한다.
- 목에서 측두하악관절 기능장애는 한쪽 교근근막과 반대쪽 측두근막의 과밀도화에 의해 결정된다.
- 머리에서 측두하악관절 기능장애는 한쪽 저작근막과 반대쪽 측두근막의 과밀도화에 의해 결정된다.

팔다리의 가쪽 움직임의 근막단위:

- 상지에서 la–hu 협응중심의 긴장 불균형은 근막배열을 따라 보상이 발견되는 경우가 많으며, 특히 la–ca 협응중심에서는 손에 쑤시는 통증과 관련된 경우가 많다.
- 하지에서 가쪽 움직임 배열의 긴장 보상은 전체 사지의 외측 부분을 따라 분포되는 좌골신경 유형 통증으로 나타난다.

이러한 예는 가쪽 움직임 배열 내에서 과밀도화의 존재로 인해 긴장적 보상 사이에서 발전할 수 있는 잠재적 연관성 중 일부만을 나타낸다.

안쪽 회전 움직임의 근막배열

The myofascial sequence of intrarotation

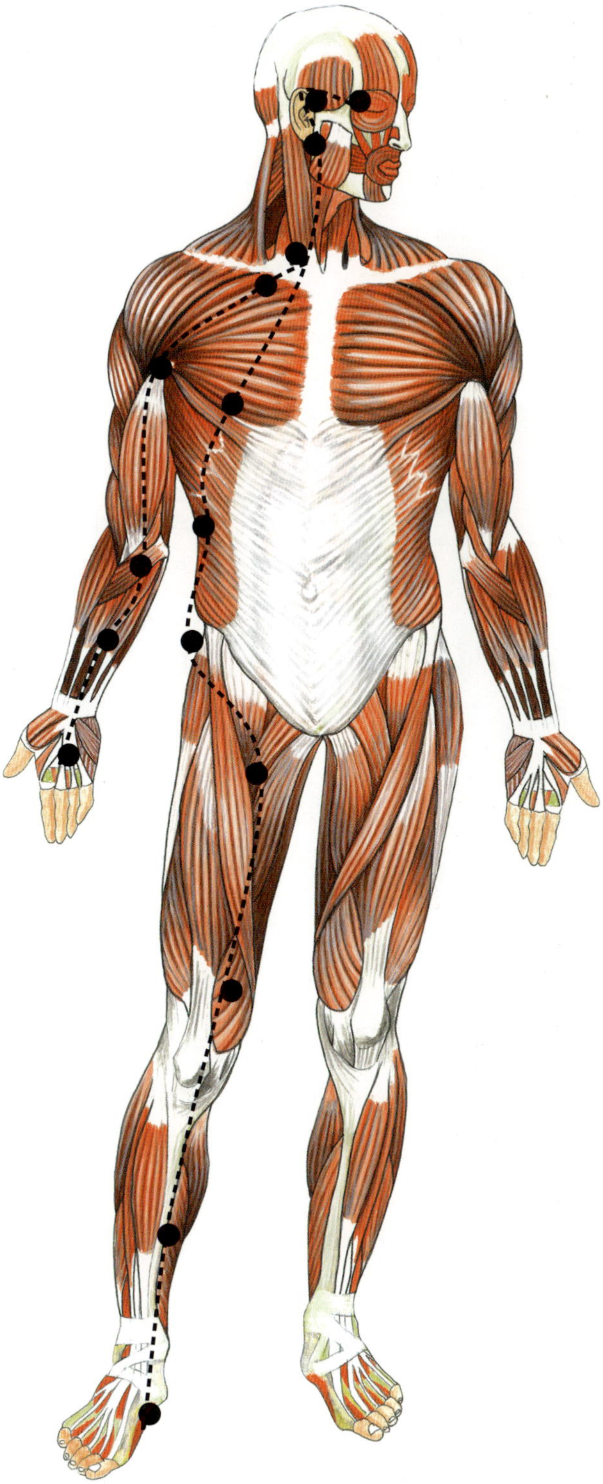

그림 7.1. 안쪽 회전 움직임의 근막배열.

횡단면 HORIZONTAL PLANE

이 근막배열은 신체분절을 안쪽으로 회전시키고, 아래의 근막단위를 포함한다.

체간

인트라–카풋(1,2,3) intra-caput 1, 2, 3	ir-cp 1, 2, 3
인트라–콜룸 intra-collum	ir-cl
인트라–쏘랙스 intra-thorax	ir-th
인트라–룸비 intra-lumbi	ir-lu
인트라–펠비스 intra-pelvis	ir-pv

상지

인트라–스카풀라 intrao-scapula	ir-sc
인트라–휴머러스 intra-humerus	ir-hu
인트라–큐비투스 intra-cubitus	ir-cu
인트라–칼푸스 intra-carpus	ir-ca
인트라–디지티 intra-digiti	ir-di

하지

인트라 –콕사 intra-coxa	ir-cx
인트라–제뉴 intra-genu	ir-ge
인트라–탈루스 intra-talus	ir-ta
인트라–페스 intra-pes	ir-pe

인트라-카풋 1의 근막단위
Mf unit of intra-caput 1

머리-안쪽 회전 1
ir-cp 1

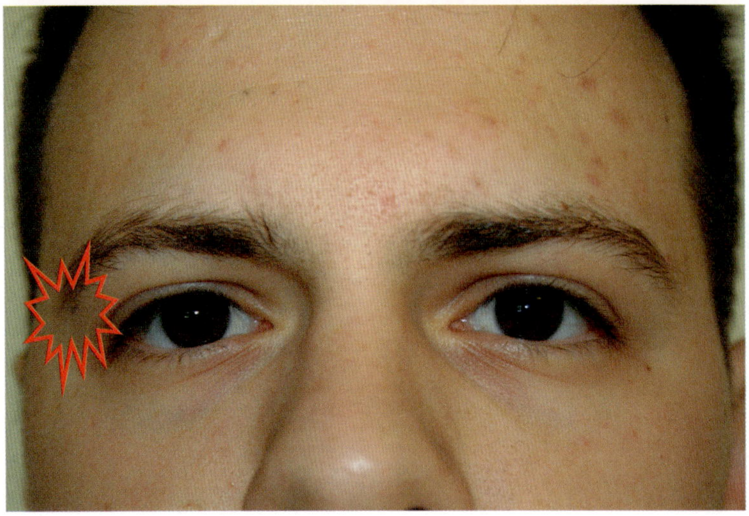

그림 7.2. 통증부위와 인지중심(cp).

눈의 통증, 시야 흐림, 눈물 부족으로 인한 눈의 충혈.
안와 상부 표면에 활차(trochlea)가 있는 상사근의 장애.

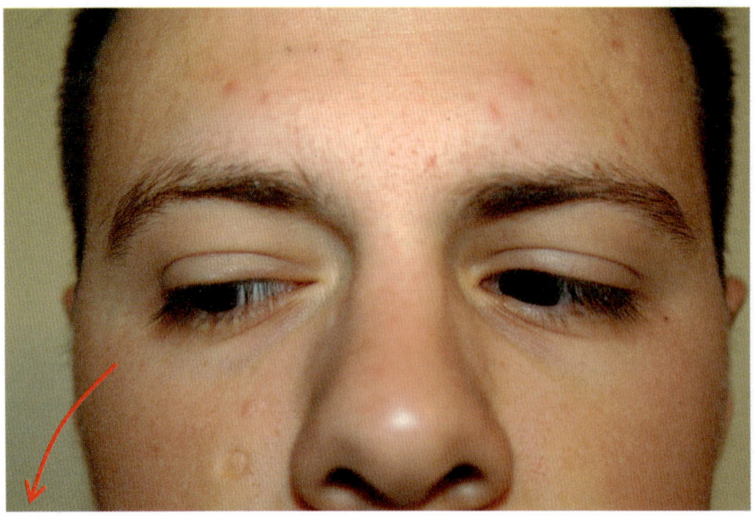

그림 7.3. 운동검증.

환자는 눈을 아래쪽 외측으로 움직이는 데 어려움을 호소한다. 위사근 또는 활차사근은 안구의 후극을 위쪽과 안쪽으로 이동시켜서 눈을 밑과 안쪽 회전 움직임을 만들어낸다.

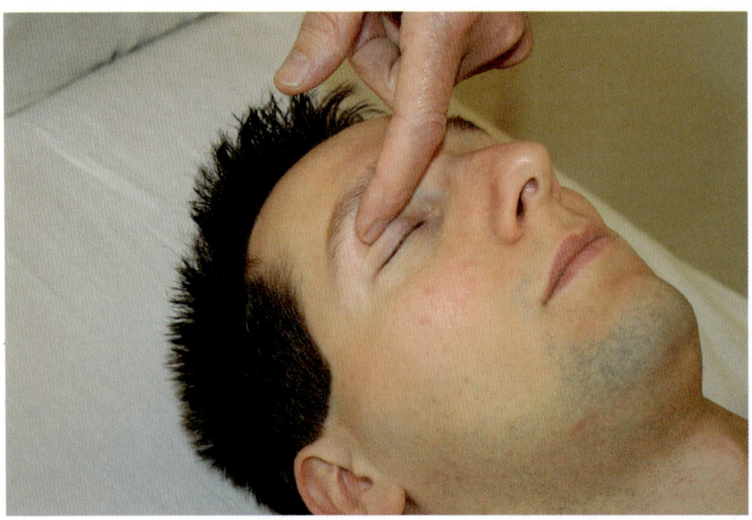

그림 7.4. 협응중심(cc)의 촉진검증.

ir-cp 1 협응중심의 촉진검증은 눈썹 아래에서 시행한다. 환자가 느끼는 것과 치료사가 느끼는 것이 일치해야 한다 (Ex 3).

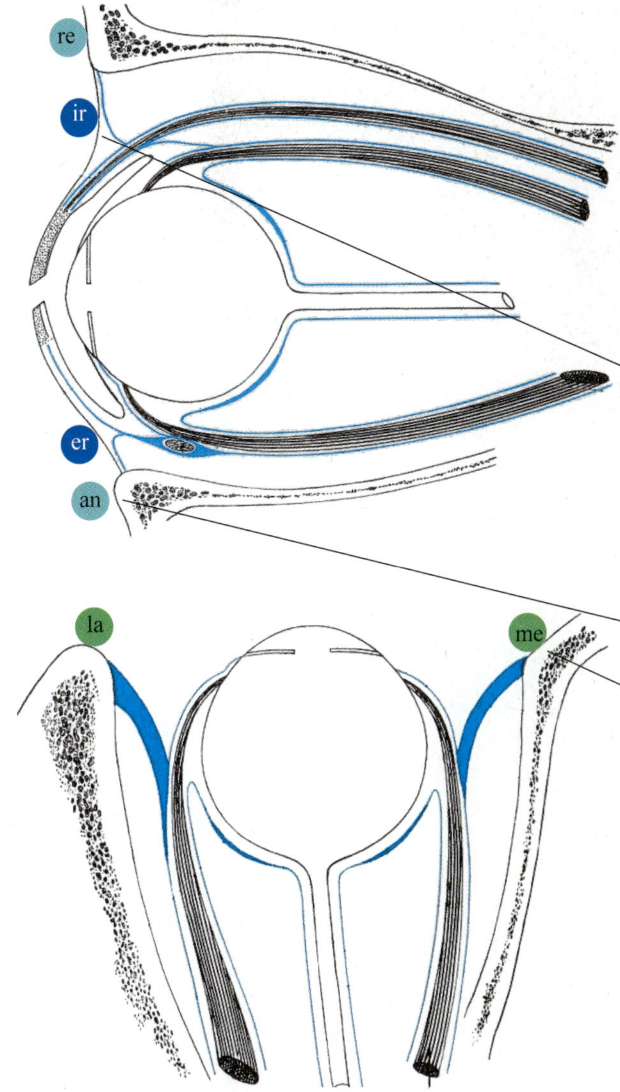

(Modified from G. Chiarugi & L. Bucciante, *Istituzioni di anatomia dell'uomo*. Piccin)

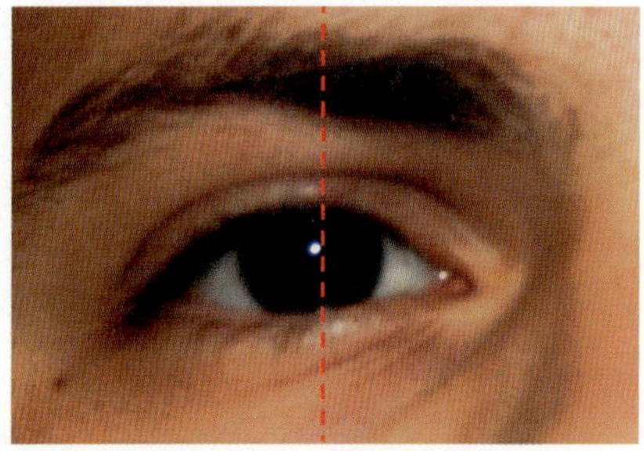

그림 7.5. 시상면과 그 아래 횡단면에서 안구근막.

ir–cp 1의 협응중심은 상사근 근막과 연결되어 있으며, 이 근막은 건을 통해 안와의 상부에 위치한 활차를 통과한다(눈을 아래쪽으로 회전시킴).

an–cp 1의 협응중심은 하직근 근막과 연결되어 있다.

me–cp 1의 협응중심은 내직근과 안구근막의 안와건, 테논낭과 관련이 있다.

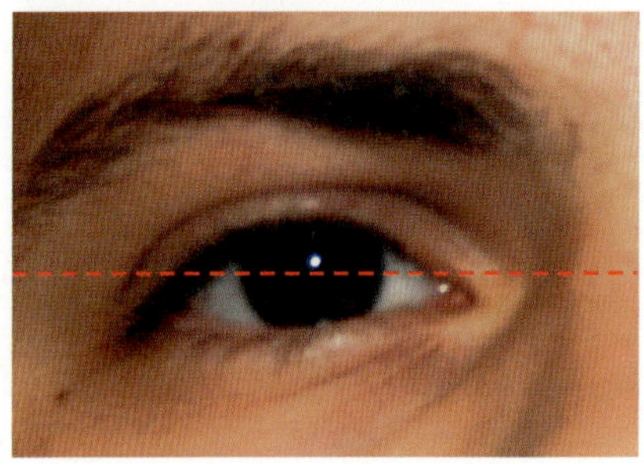

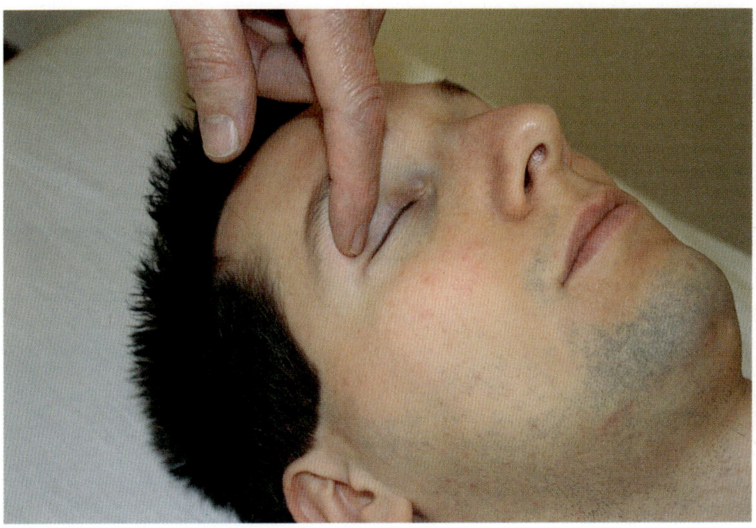

그림 7.6. 치료.

환자는 눈을 감고 바로 누운 자세를 한다. 치료사는 손끝을 사용해서 안와의 위쪽 경계의 안쪽 부위와 부분적으로 안구 위에서 도수치료를 시행한다. 근막 사이에 감소된 움직임이 감지되는 곳마다 매우 가벼운 압력을 적용한다.

인트라-카풋 2의 근막단위
Mf unit of intra-caput 2

머리-안쪽 회전 2
ir-cp 2

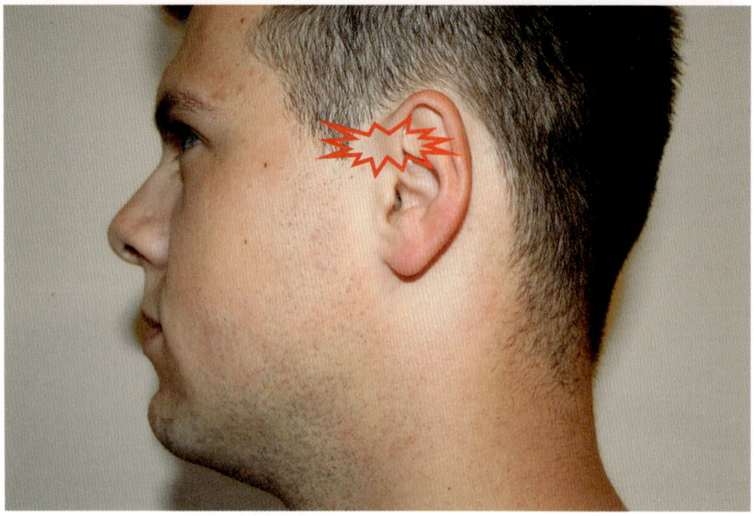

그림 7.7. 통증부위와 인지중심(cp).

귀 및/또는 측두하악관절 통증.
측두두정부(관자마루부)에 감각이상.

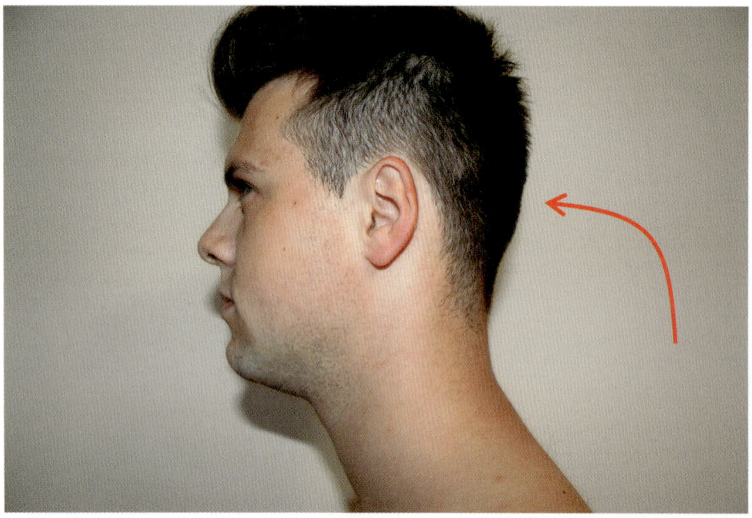

그림 7.8. 운동검증.

측두두정근 및/또는 귀 내부 근육은 수평면에서 머리 움직임을 할 때 평행장애의 원인이 될 수 있다.

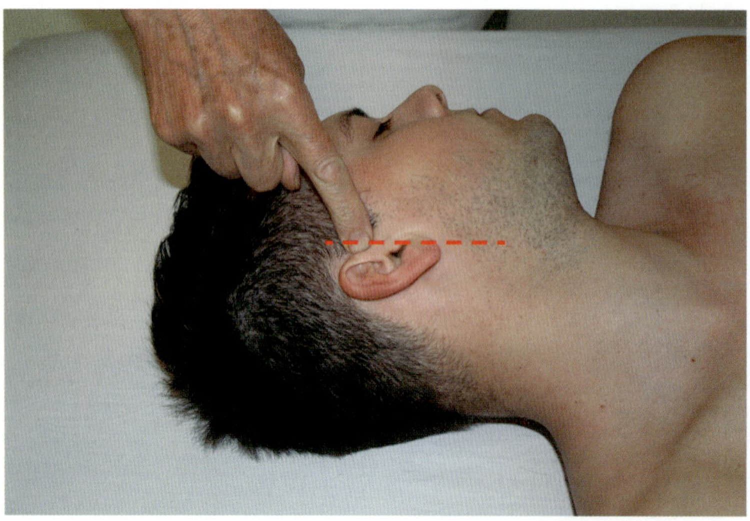

그림 7.9. 협응중심(cc)의 촉진검증.

촉진검증은 하악각을 향해 내려가는 선에서 하악과두보다 위쪽인 귓바퀴의 기저부 앞쪽에서 시행한다(TE 21).

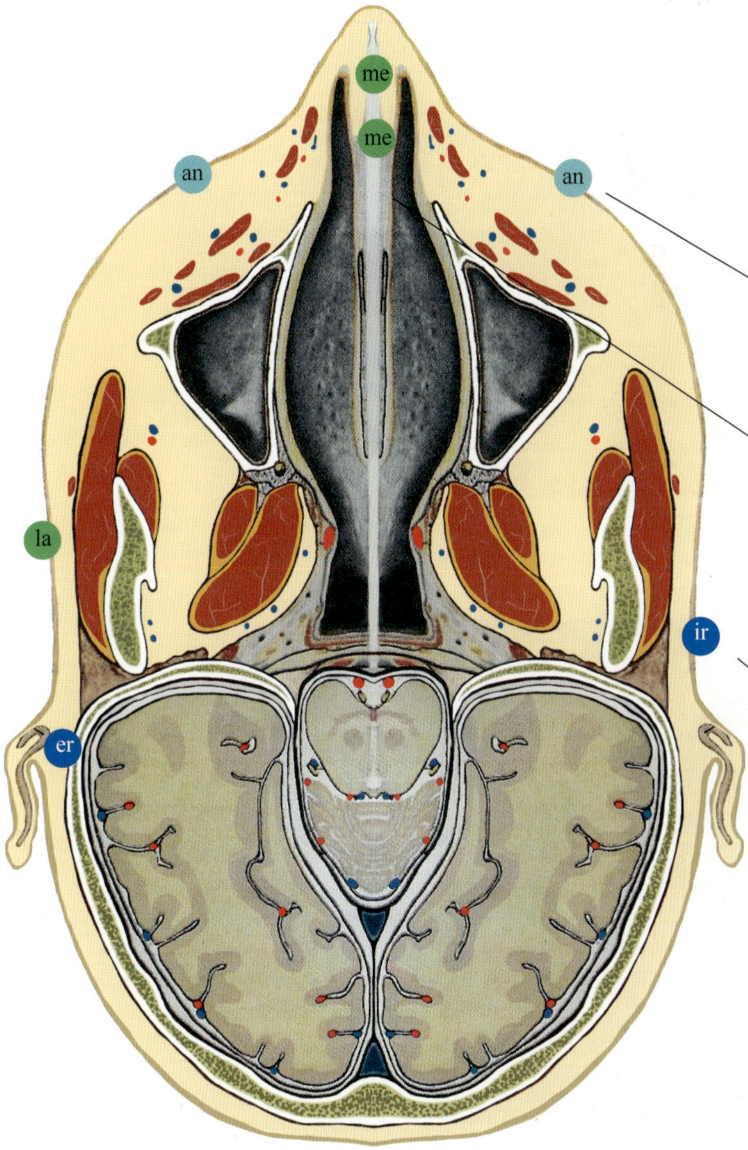

그림 7.10. 두개골의 비스듬한 부분(후방에서 전방으로). 참고: 상악골의 위치는 후두골보다 낮다.

an-cp 2의 협응중심은 상악골(위턱뼈)과 광대뼈 사이에 위치하며, 상순거근 위에 있다.

me-cp 2의 협응중심은 양쪽 상악골 중간 위의 비순구에 위치한다. me-cp 2 retro의 협응중심은 양쪽 전두근 사이에 위치한다.

ir-cp 2의 협응중심은 귀구슬과 귓바퀴 사이에 위치하며, 입을 벌릴 때 형성되는 함몰부의 위쪽에 위치한다.

(그림 3.10과 그림 5.7 참조)

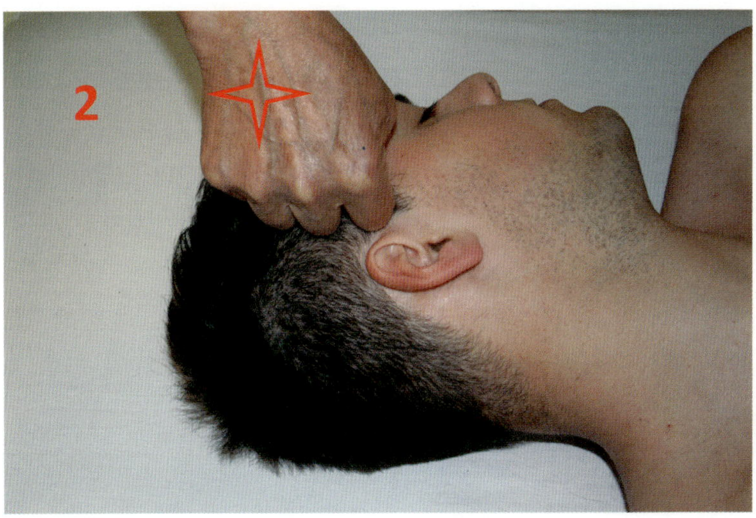

그림 7.11. 치료.

환자는 머리를 한쪽으로 돌려 바로 누운 자세를 취한다.

치료사는 환자의 뒤나 한쪽으로 서서 머리의 근막에 포함된 작은 근육 섬유에 도수치료를 시행한다. 이 영역의 근막에 쉽게 닿기 때문에 압력은 가볍게 적용한다.

인트라-카풋 3의 근막단위

Mf unit of intra-caput 3

머리-안쪽 회전 3

ir-cp 3

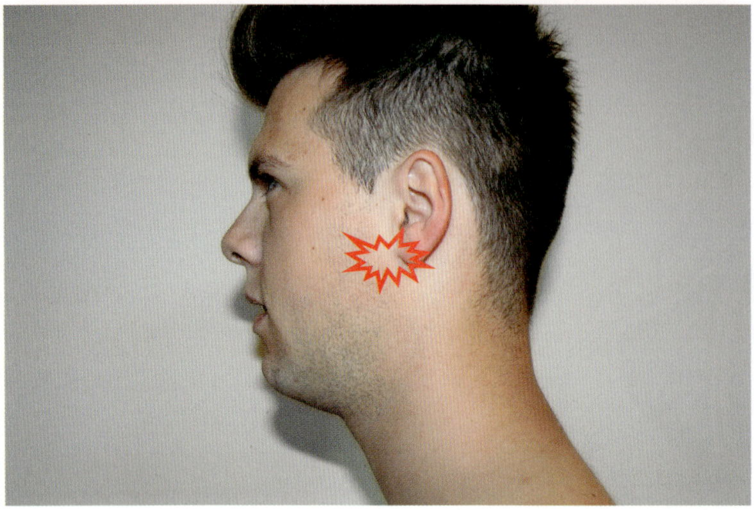

그림 7.12. 통증부위와 인지중심(cp).

측두하악관절 통증, 하악 통증, 치아 신경통과 타액관 기능장애.

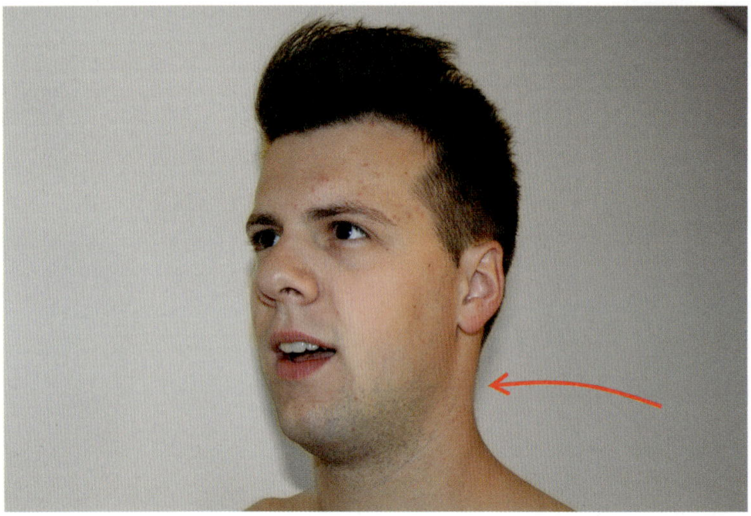

그림 7.13. 운동검증.

환자는 외측 익돌근 또는 외익돌근이 함께 작용하여 하악이 돌출될 때 측두하악관절의 통증을 호소한다.

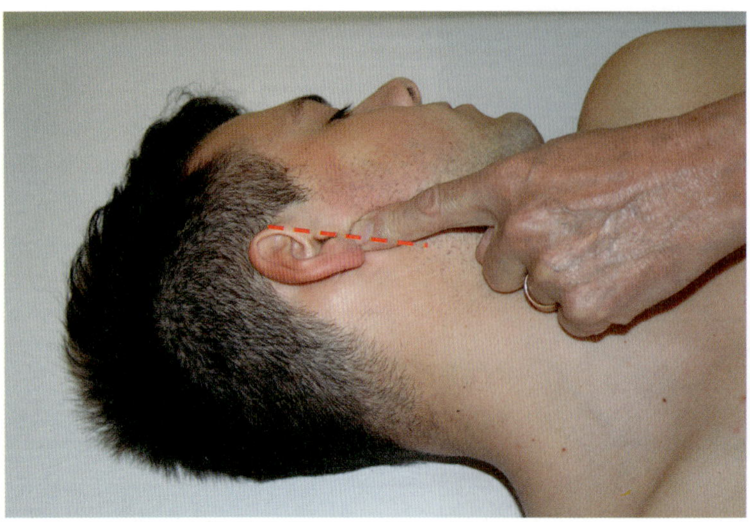

그림 7.14. 협응중심(cc)의 촉진검증.

촉진검증은 하악후고랑에서 귀의 앞쪽에서 시행한다. 치료사는 교근에서 익상근까지 이어지는 근막의 과밀도화를 찾기 위해 하악의 후방 가장자리를 따라 손끝으로 탐색한다(GB 2).

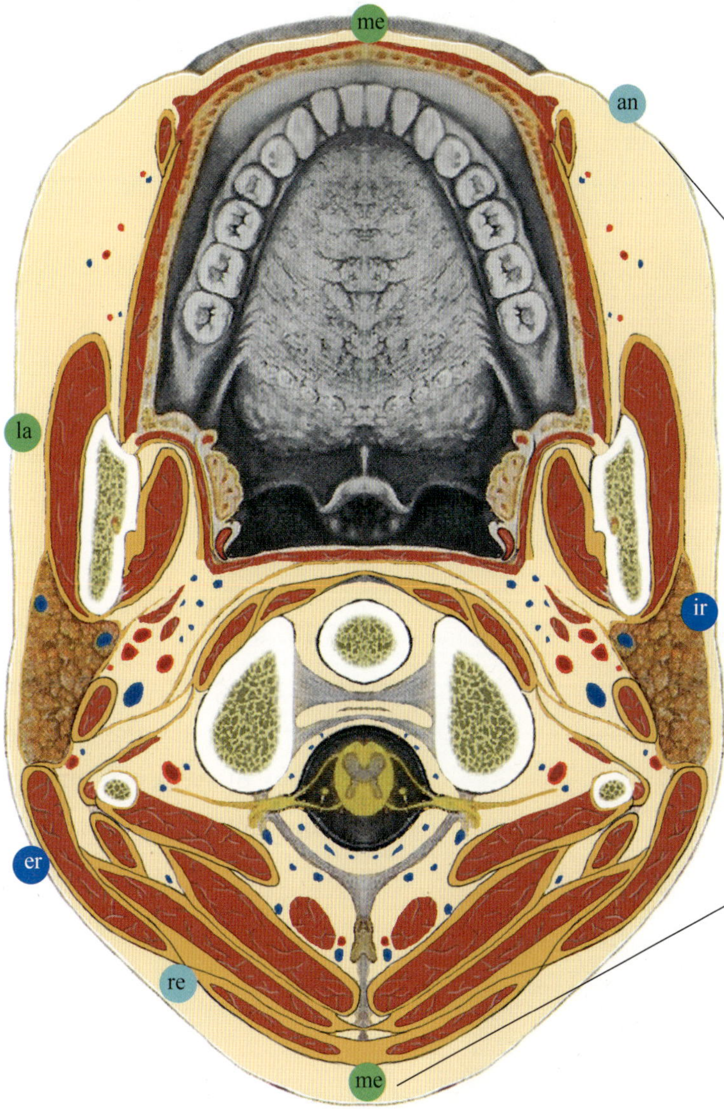

그림 7.15. 하악과 인두 수준에 두개골의 단면.

an-cp 3의 협응중심은 악설골근(턱목뿔근)과 이복근(두힘살근)의 근막에서 하악골 아래쪽에 위치한다.

ir-cp 3의 협응중심은 교근근막과 연결되어 있는 안쪽 악이복근 근막에서 하악골 뒤쪽 경계에 위치한다.

me-cp 3의 협응중심은 악설골근(턱목뿔근)의 봉선 위에 위치한다. me-cp 3 retro는 항인대가 붙는 후두골융기 아래에 위치한다.

(그림 3.15와 그림 5.11 참조)

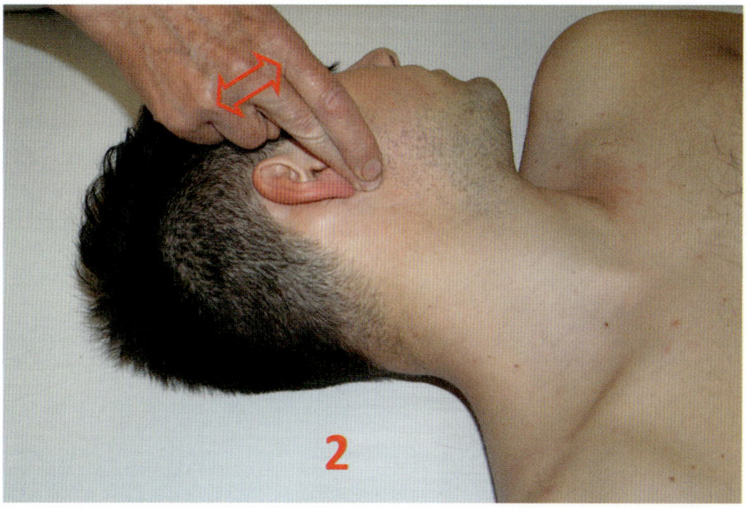

그림 7.16. 치료.

환자는 머리를 한쪽으로 돌려 바로 누운 자세를 취한다.

치료사는 손끝이나 너클로 하악경(턱뼈목) 뒤쪽 경계에 대고 뼈의 경계를 따라 근막에 도수치료를 시행한다. 신경과 이하선이 있으므로 치료 압력은 약하게 해야 한다(2).

인트라-콜룸의 근막단위
Mf unit of intra-collum

목-안쪽 회전
ir-cl

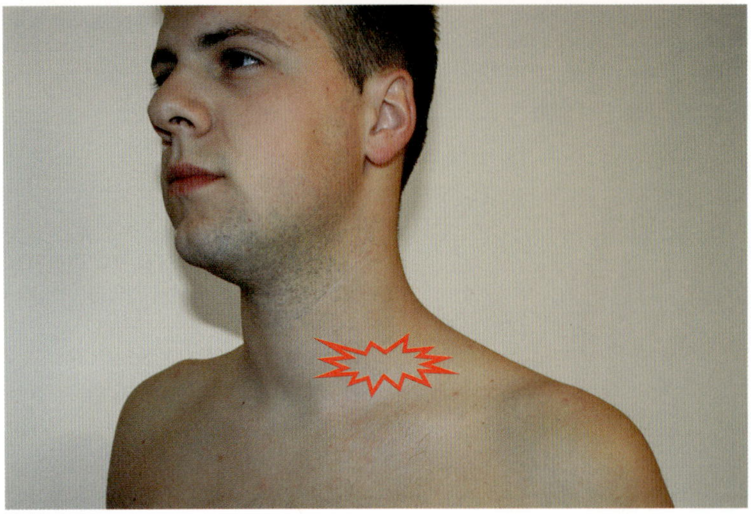

그림 7.17. 통증부위와 인지중심(cp)

목의 통증, 흉쇄관절의 부종, 목을 포함한 기관의 기능장애.

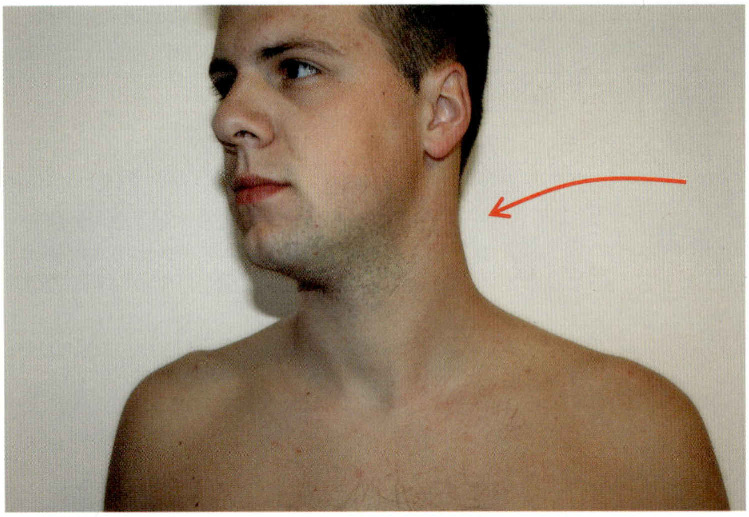

그림 7.18. 운동검증.

환자는 목 회전 중 통증을 호소한다. 때때로 목의 가쪽 회전 움직임 중에 일어날 수 있지만, 이 통증은 안쪽 회전 움직임의 근막단위의 부조화로 인한 것이다.

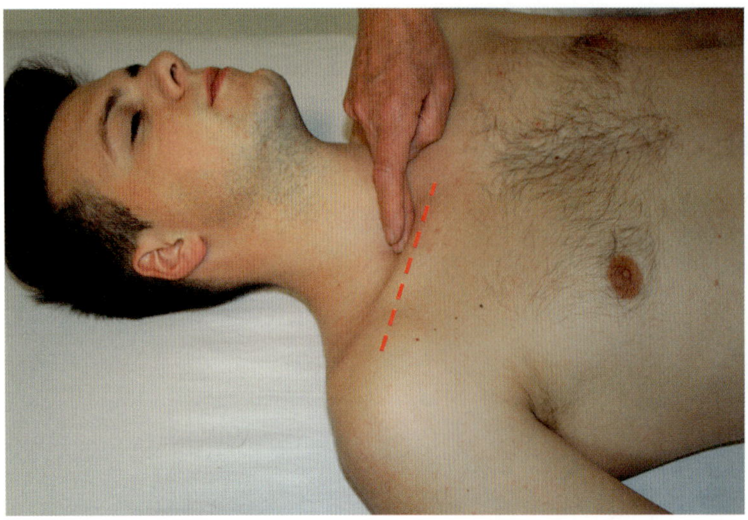

그림 7.19. 협응중심(cc)의 촉진검증.

촉진검증은 오른쪽 협응중심이 왼쪽 협응중심보다 더 민감한지, 어떤 지점이 가장 큰 통증을 재현시키는지를 말해야 하기 때문에 환자의 협력을 통해 시행한다(ST 11).

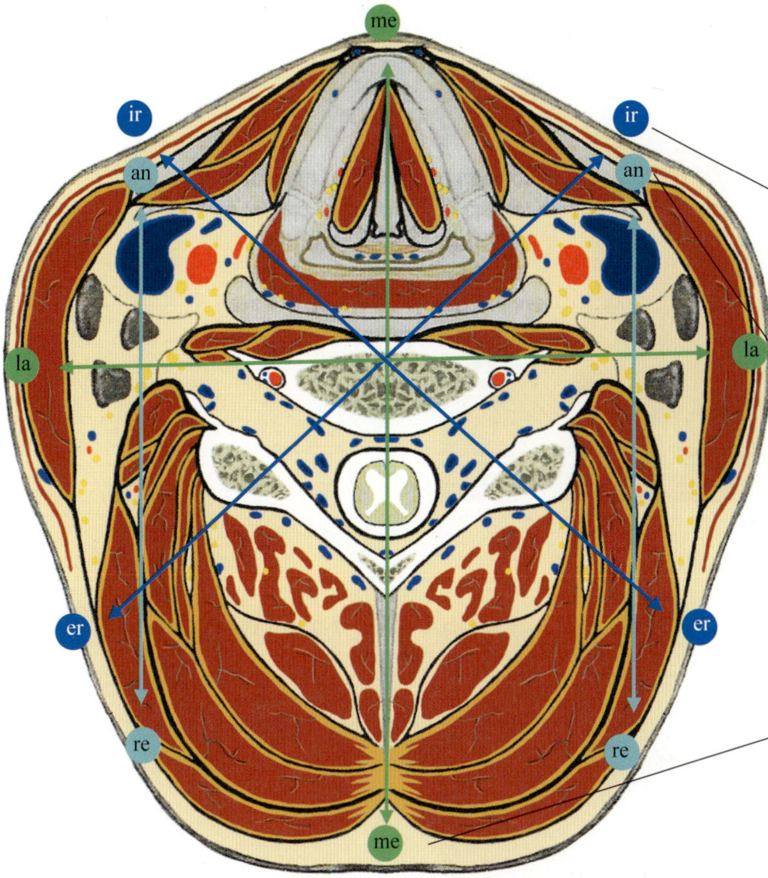

그림 7.20. 위에서 보았을 때 5번 경추 높이에 있는 목의 단면.

ir-cl의 협응중심은 견갑설골근의 중간 건에 해당하는 흉쇄유돌근의 쇄골지와 흉골지 사이에 위치한다.

an-cl의 협응중심은 갑상연골 수준에서 흉쇄유돌근의 전방 경계부에 위치한다.

me-cl ante의 협응중심은 흉골와에 위치한다. me-cl retro의 협응중심은 7번 경추의 항인대가 붙는 부분에 위치한다.

(그림 3.20과 그림 5.15 참조)

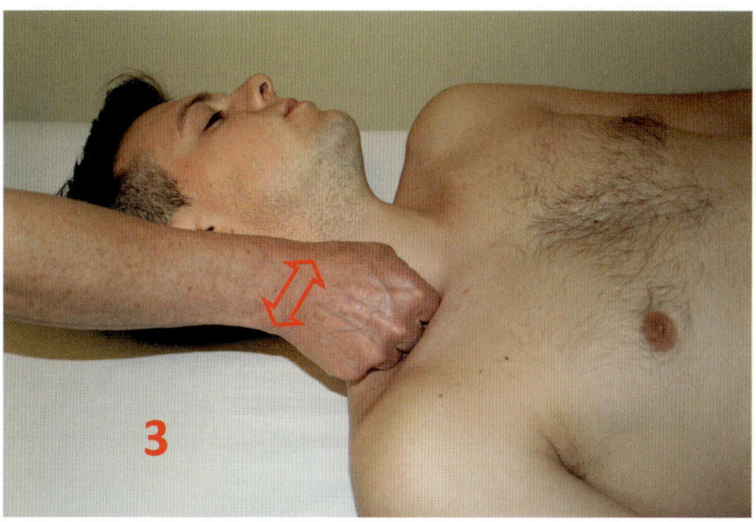

그림 7.21. 치료.

환자는 머리를 한쪽으로 약간 돌린 상태로 바로 누운 자세를 취한다.

치료사는 목의 심부근막의 표층부와 중간부에 작용하기 위해 너클을 사용하여 흉쇄유돌근의 두 머리 사이 뚫고 들어간다. 도수치료 방향은 쇄골 위쪽 경계를 따라 횡방향으로 시행한다. 흉쇄유돌근의 긴장을 이기기 위해 압력은 중간 정도로 시행한다.

인트라-쏘랙스의 근막단위

Mf unit of intra-thorax

흉곽-안쪽 회전

ir-th

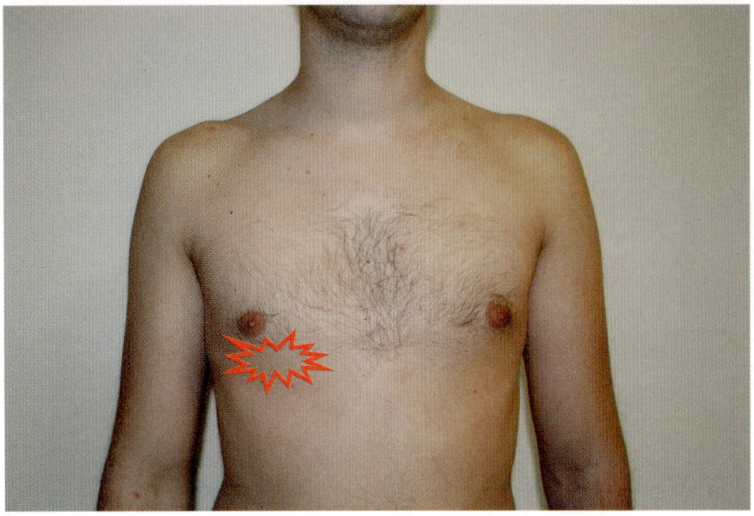

그림 7.22. 통증부위와 인지중심(cp).

늑간 통증, 앞쪽 흉곽에 한쪽 또는 양쪽에 찌르는 통증; 늑골 골절 후 고통스러운 결과.

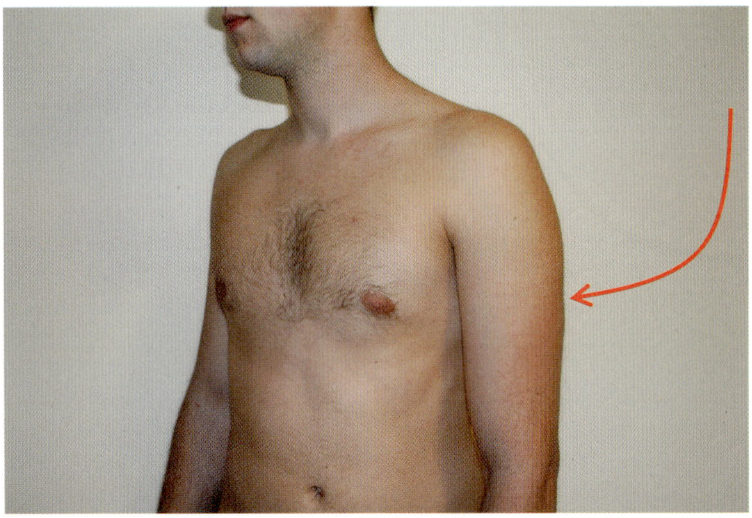

그림 7.23. 운동검증.

환자는 몸을 돌릴 때나 앞으로 숙일 때 가슴 밑에서 찌르는 통증을 호소한다.

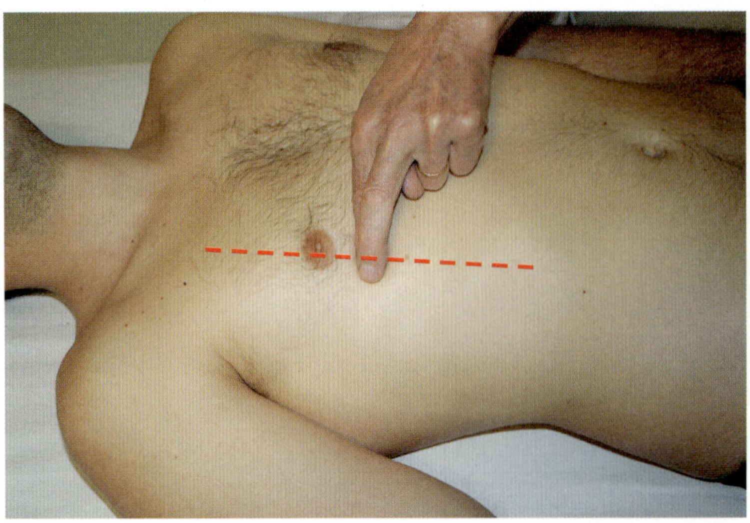

그림 7.24. 협응중심(cc)의 촉진검증.

촉진검증은 젖꼭지(빨간 점선)를 따라 대흉근의 아래쪽 경계에 있는 5~6번 늑간 공간에서 시행한다(LV 14, GB 24 d).

그림 7.25. 3번 흉추 레벨에서 흉벽의 단면.

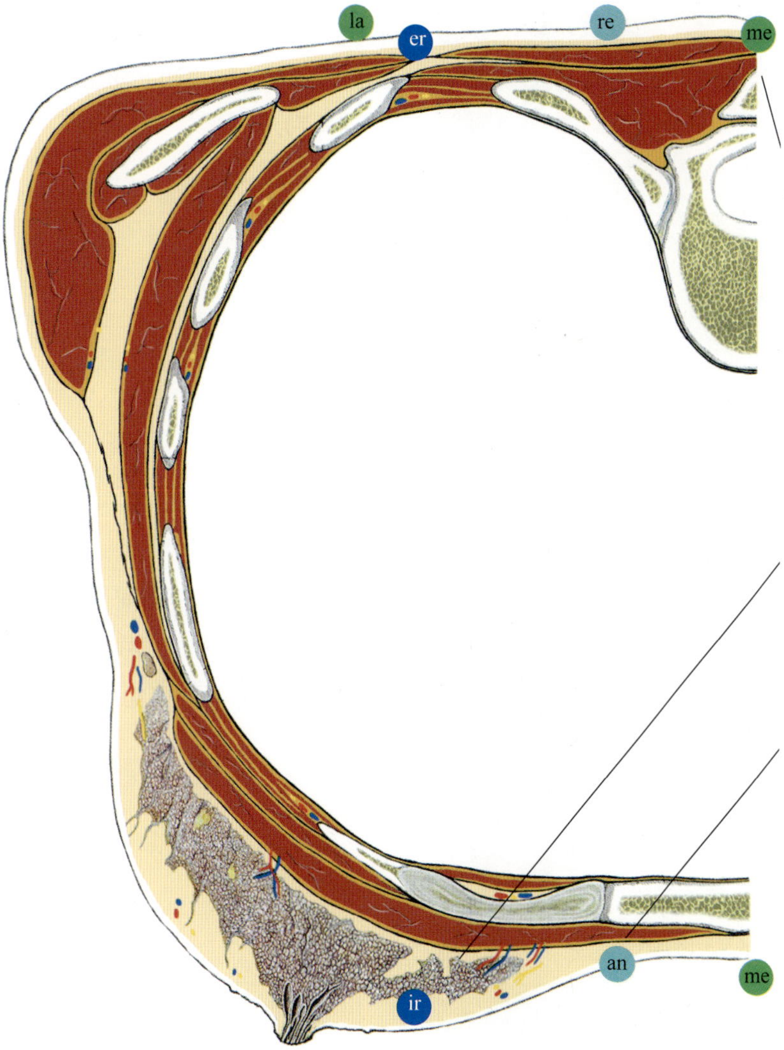

me–th retro의 협응중심은 흉추의 극상인대에 위치한다. me–th anterior의 협응중심은 흉골 위를 따라 있는 인대에 위치한다.

ir–th의 협응중심은 가슴 아래 대흉근 근막과 복사근 근막 사이에 위치한다.

an–th의 협응중심은 복직근의 늑골 정지부에 검상돌기(칼돌기)의 측면에 위치한다.

(그림 3.25와 그림 5.19 참조)

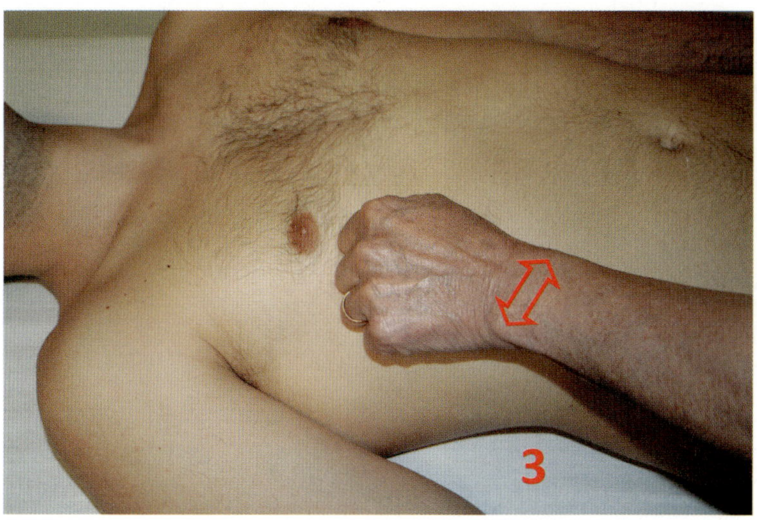

그림 7.26. 치료.

환자는 바로 누운 자세를 취한다.

치료사는 테이블 옆에 서서 환자가 통증 감소를 말할 때까지 늑간 고랑에 있는 근막에 대해 치료를 시행한다. 치료 압력은 늑간 근막에 도달할 정도로 해야하기 때문에 중간 강도로 시행한다(3).

인트라-룸비의 근막단위
Mf unit of intra-lumbi

허리-안쪽 회전
ir-lu

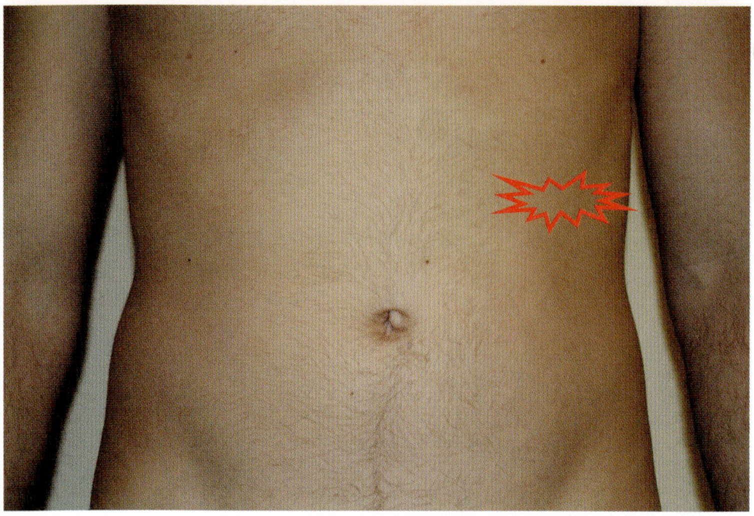

그림 7.27. 통증부위와 인지중심(cp).

복벽의 통증은 한쪽이 무겁게 느껴지거나 한쪽 아래 늑골 부위의 찌르는 듯한 통증으로 나타날 수 있다(하이포콘드리움-계륵부).

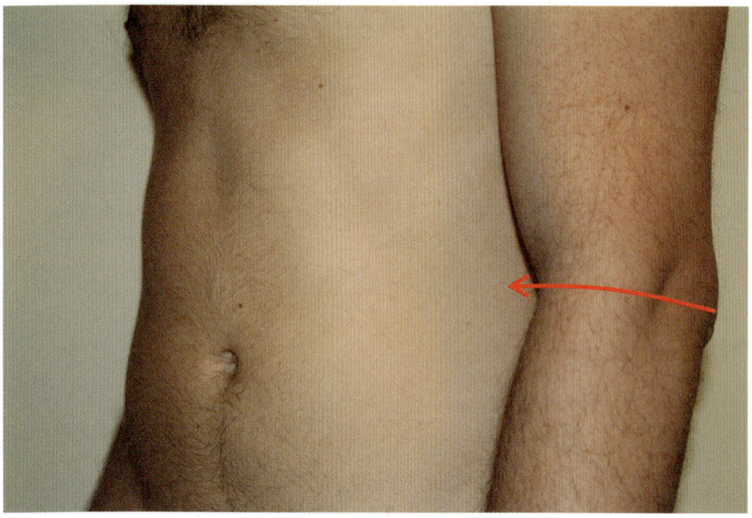

그림 7.28. 운동검증.

차를 후진하려고 몸을 돌릴 때나 침대에서 몸을 뒤집을 때 옆구리의 통증이 두드러지는 것을 환자가 호소한다.

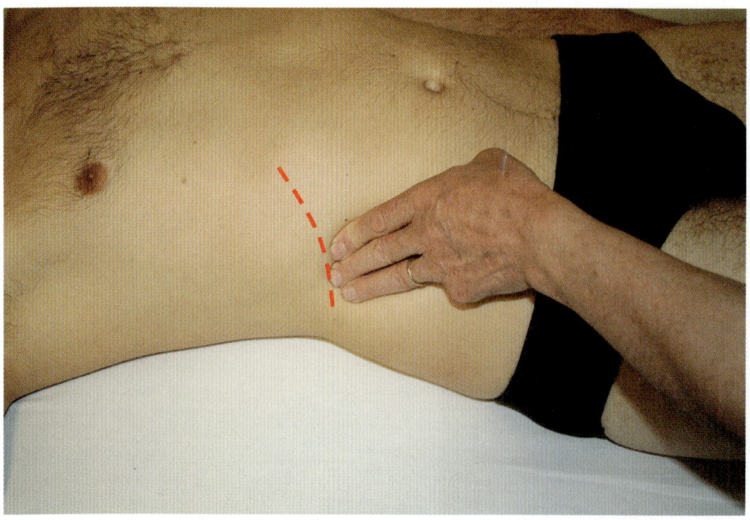

그림 7.29. 협응중심(cc)의 촉진검증.

촉진검증은 11번 늑골의 부유단 아래에서 시행한다(LV 13). 환자는 바로 누운 자세를 취하는데, 이 위치가 다른 협응중심에 비교 촉진검증을 용이하게 하기 때문이다(an-lu, me-lu).

그림 7.30. 배꼽 바로 아래의 중복부의 단면.

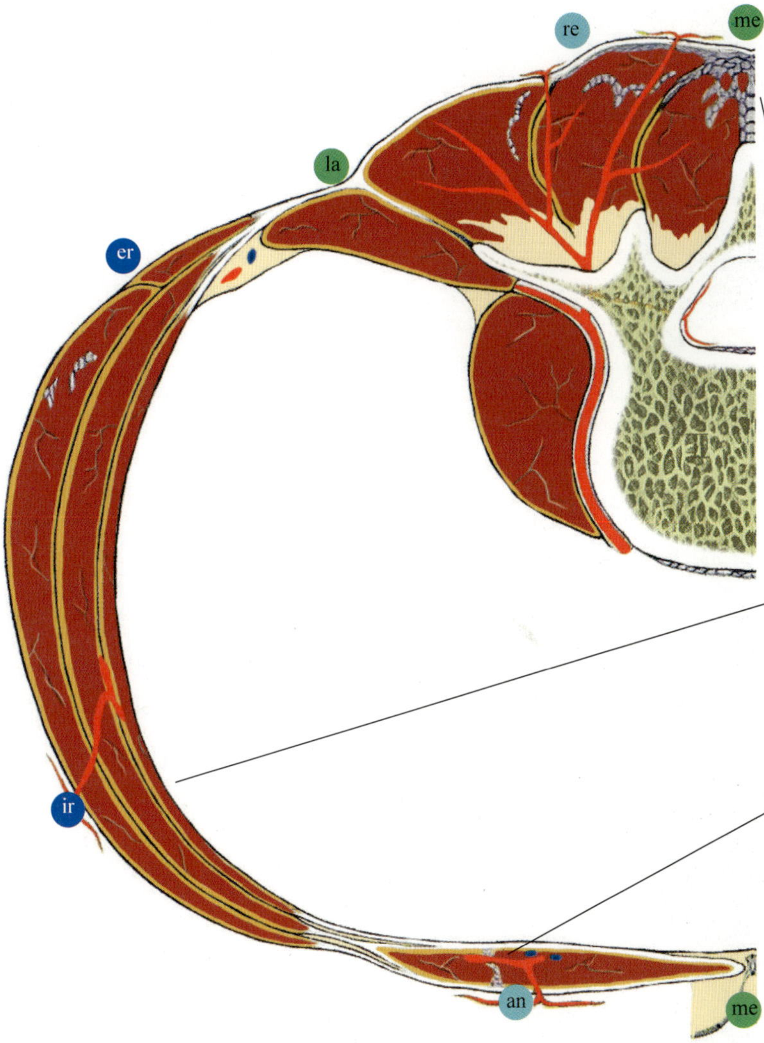

me–lu retro의 협응중심은 요추의 극상인대 위에 위치한다. me–lu anterior 협응중심은 배꼽 위쪽 백선에 위치한다.

ir–lu의 협응중심은 11번째 늑골 복사근의 기시부에 위치한다.

an–lu의 협응중심은 배꼽 옆에 복직근초에 위치한다.

(그림 3.30과 그림 5.23 참조)

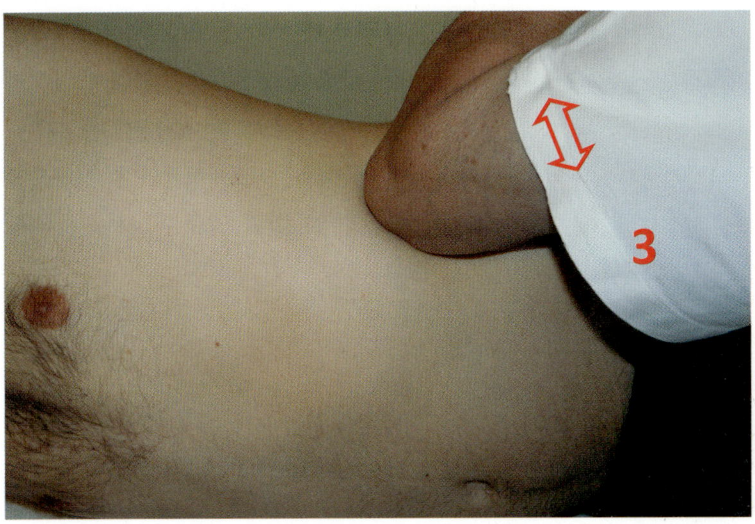

그림 7.31. 치료.

환자는 옆으로 누운 자세를 취한다. 치료사는 환자의 앞쪽에 서서 액와선 앞쪽 11번 늑골 부위에 팔꿈치를 대고 횡방향으로 복사근 근막을 도수치료 한다. 늑골에 정지하는 복사근에 압력을 적당한 강도로 가해야 한다(3).

인트라-펠비스의 근막단위
Mf unit of intra-pelvis

골반-안쪽 회전
ir-pv

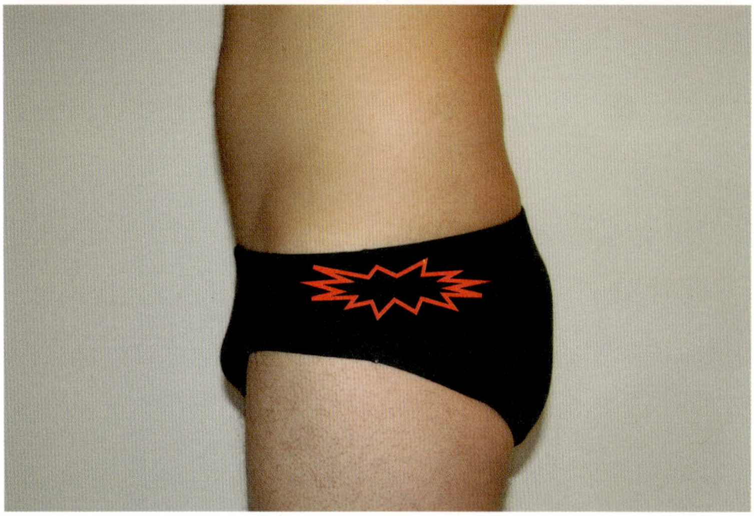

그림 7.32. 통증부위와 인지중심(cp).

장골와, 서혜부, 앞쪽 대퇴 또는 천장관절에 통증. 통증은 이 다양한 부위들 중에서 번갈아 나타난다.

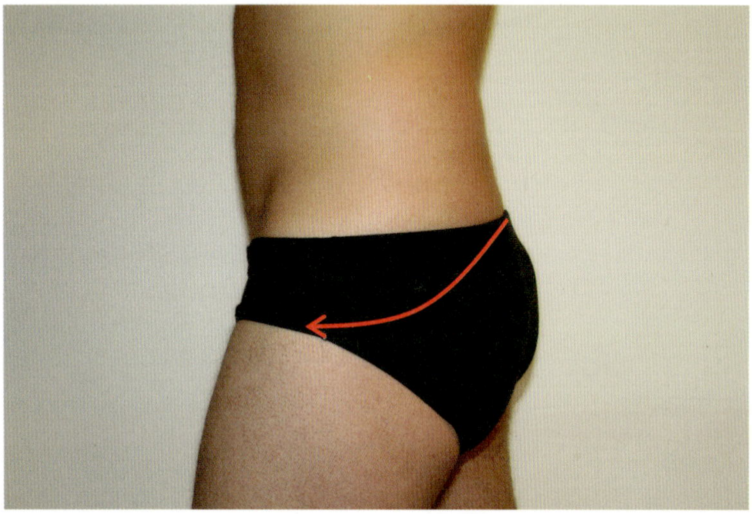

그림 7.33. 운동검증.

이 근막 단위와 관련된 통증은 환자가 장시간 앉거나 서 있을 때 나타나는데, 이는 ir-pv 근막 단위의 과밀도화된 근막의 견인을 동반하기 때문이다.

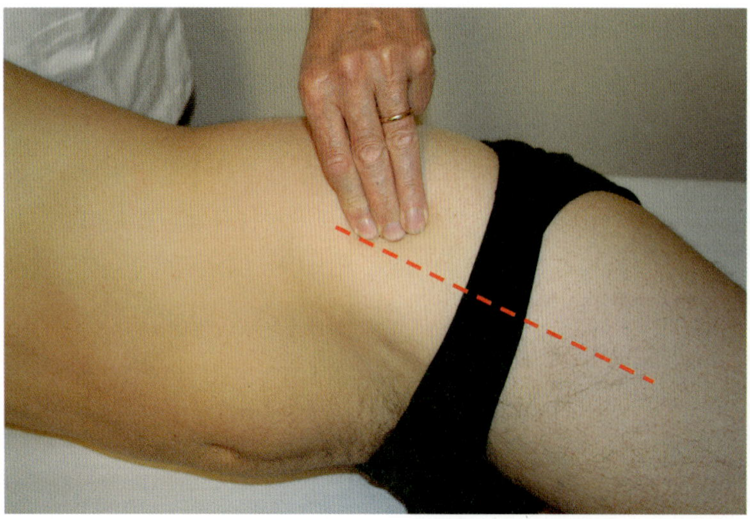

그림 7.34. 협응중심(cc)의 촉진검증.

ir-pv의 협응중심은 대퇴근막장근의 뒤쪽에 위치한다(빨간 점선)(GB 28). 다른 협응중심도 장골와나 서혜부에 통증을 유발할 수 있다. 따라서 항상 비교 촉진검증이 필요하다.

그림 7.35. 치골 바로 위의 하복부 또는 치골상부의 횡단면.

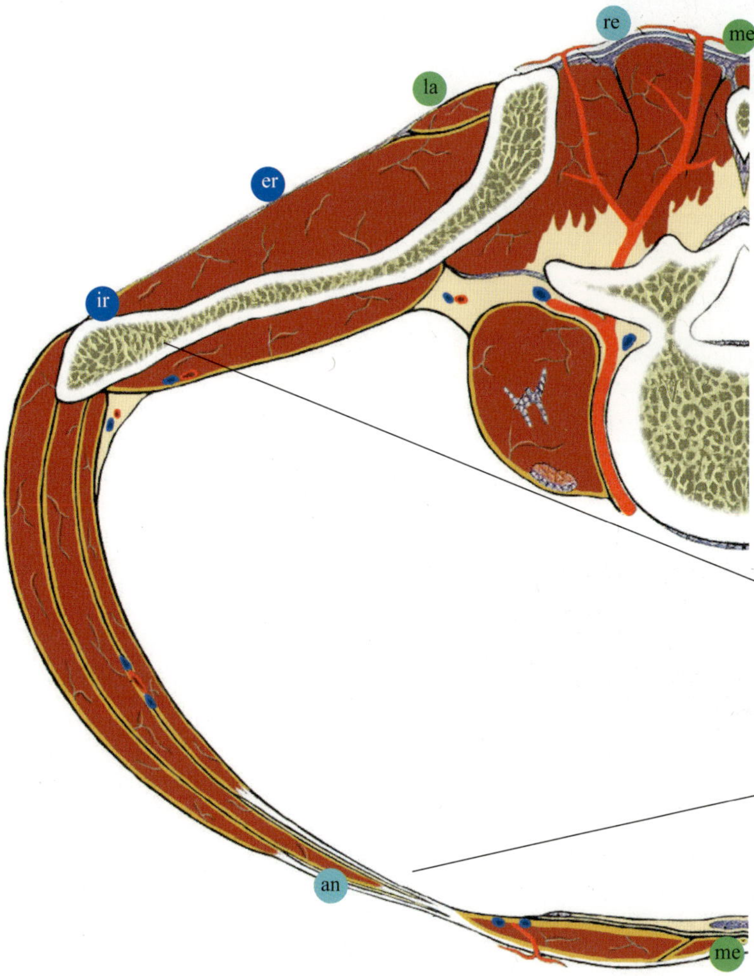

me–pv retro의 협응중심은 천추의 극상인대에 위치한다. me–pv anterior의 협응중심은 하복부의 백선에 위치한다.

ir–pv의 협응중심은 장골릉 원위쪽 소둔근과 중둔근의 근막에 위치한다.

an–pv의 협응중심은 장골근쪽에 위치하는데, 이는 복직근과 협력적으로 골반–앞쪽의 주동근으로 작용한다.

(그림 3.35와 그림 5.27 참조)

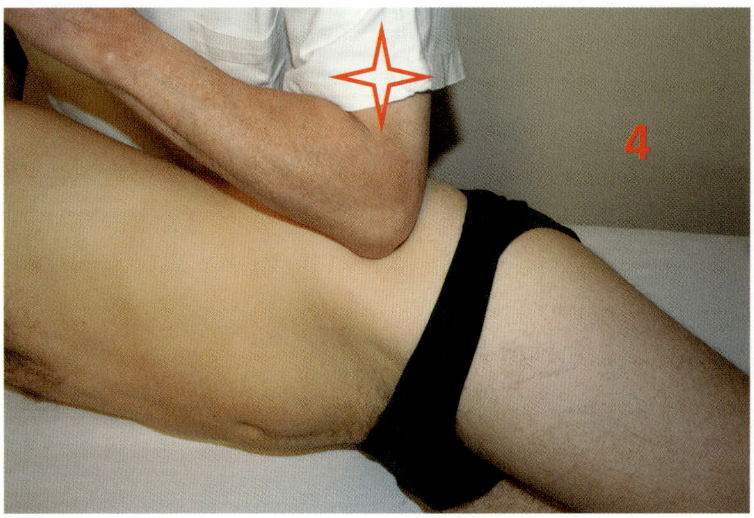

그림 7.36. 치료.

환자는 옆으로 누운 자세를 취한다. 치료사는 환자 뒤에 자리를 잡고 대퇴근막장근 뒤쪽 고랑에 팔꿈치를 대고 소둔근과 중둔근 근막에 심부 마찰을 가한다. 근막과 근육이 매우 단단하기 때문에 치료 압력을 강하게 한다(4).

인트라-콕사의 근막단위

Mf unit of intra-coxa

고관절-안쪽 회전

ir-cx

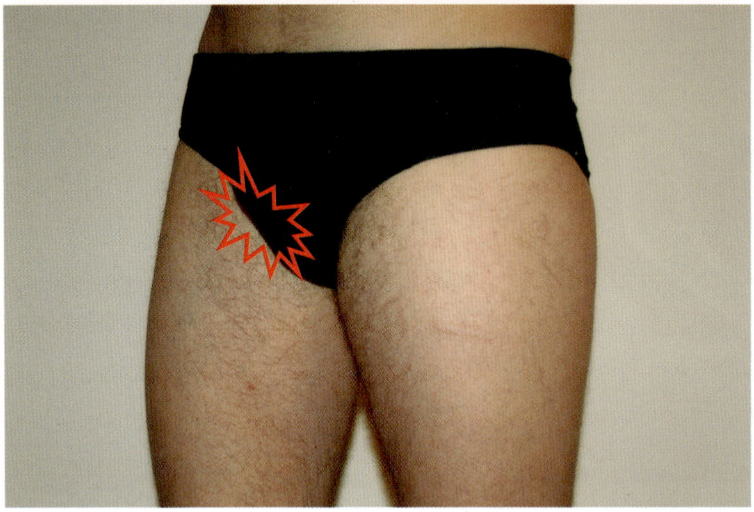

그림 7.37. 통증부위와 인지중심(cp).

고관절 통증이나 염증으로 환자는 종종 절뚝거리게 된다. 서혜부 통증은 무릎 쪽으로 연관통을 나타낸다.

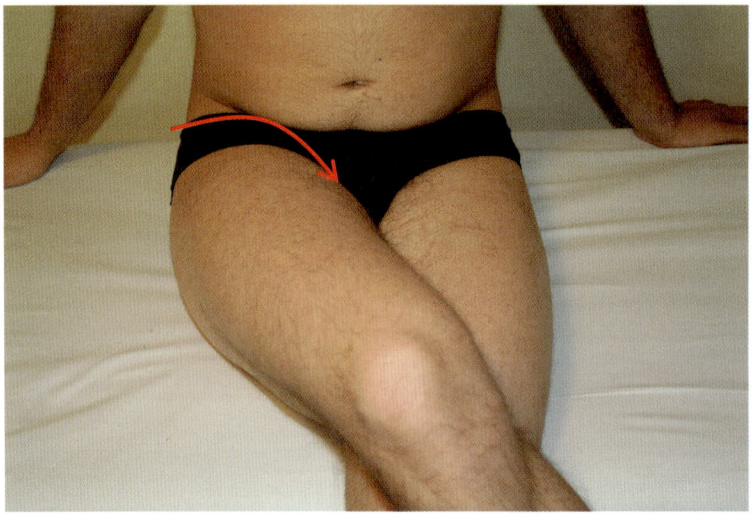

그림 7.38. 운동검증.

기능적 과부하나 외상은 고관절의 통증을 야기하고 경직되게 하여 똑바로 선 자세와 걷기를 제한시킨다. 앉은 자세에서 환자는 다리를 꼬지 못한다.

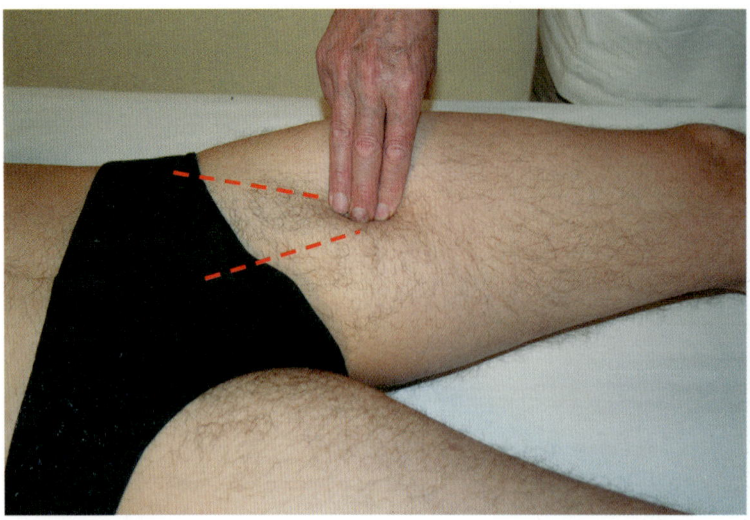

그림 7.39. 협응중심(cc)의 촉진검증.

ir-cx의 협응중심에 대한 촉진검증은 스카르파 삼각의 꼭지점(빨간 점선)에 해당하는 대퇴의 근위 1/3과 중간 1/3 사이에 위치에서 시행한다. 촉진은 봉공근의 안쪽 경계부에 대해서도 시행해야만 한다(LV 11).

그림 7.40. 대퇴골 경부에서 대퇴 근위부 단면.

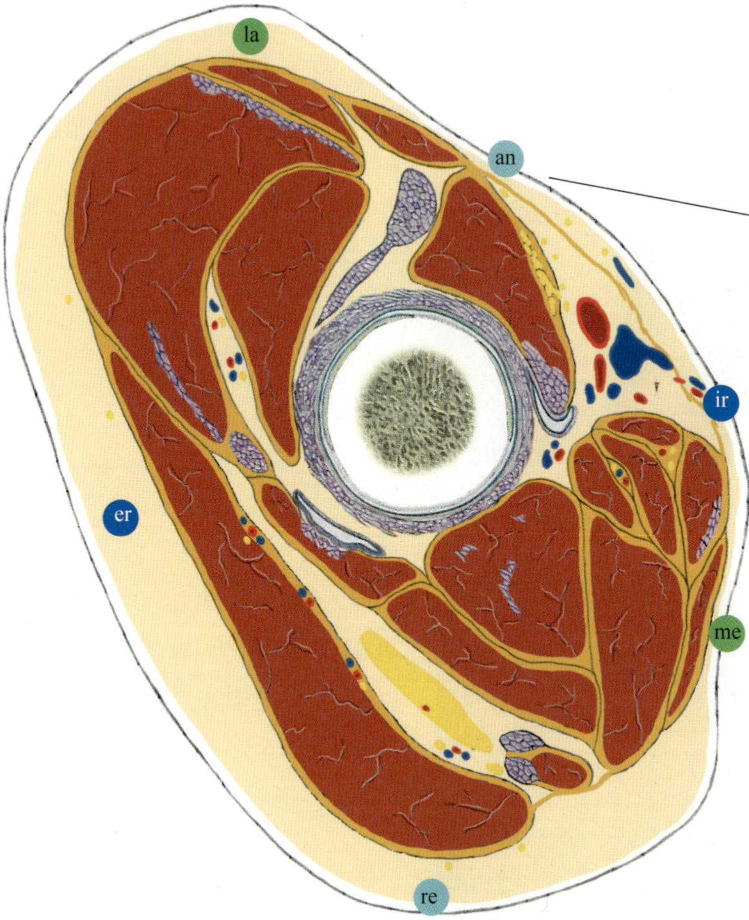

an-cx의 협응중심은 장골 근막 위와 봉공근 근초 안쪽에 위치한다.

ir-cx의 협응중심은 치골근막의 말단부에 위치하며, 이는 장내전근(긴모음근)과 단내전근(짧은모음근) 근막 위에 있다.

me-cx의 협응중심은 박근의 근초에 위치하며, 이는 다시 대내전근을 덮고 있다.

(그림 3.40과 그림 5.34 참조)

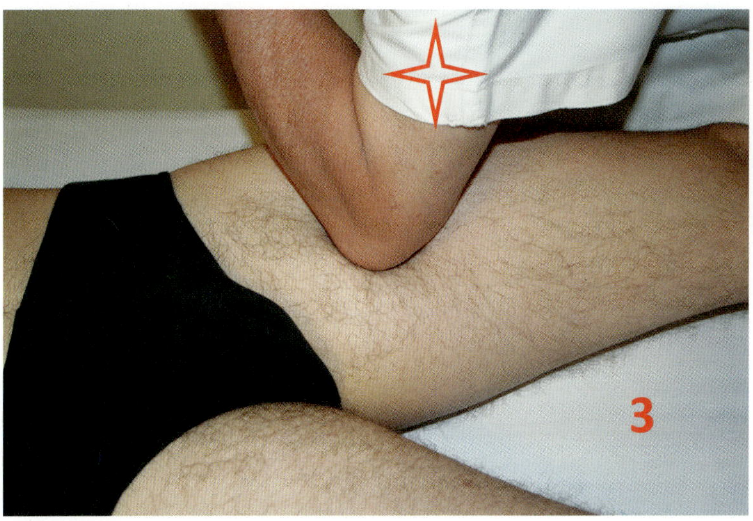

그림 7.41. 치료.

치료사는 협응중심의 같은 쪽이나 반대편에 서서 팔꿈치를 스카르파 삼각형의 꼭짓점에 놓는다.

팔꿈치를 사용하더라도 이 부위에 혈관과 신경이 존재하기 때문에 압력이 적당해야 한다(3).

인트라-제뉴의 근막단위

Mf unit of intra-genu

무릎-안쪽 회전

ir-ge

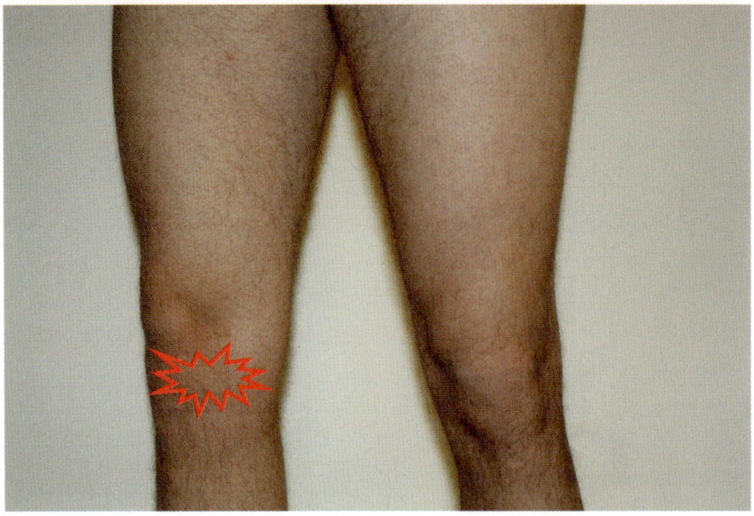

그림 7.42. 통증부위와 인지중심(cp).

무릎 안쪽 부위의 통증, 때로는 붓기도 한다. 이 부위에 통증은 매우 빈번하고 그 원인은 ir-ge와 me-ge의 협응중심이 관련이 있을 수 있다.

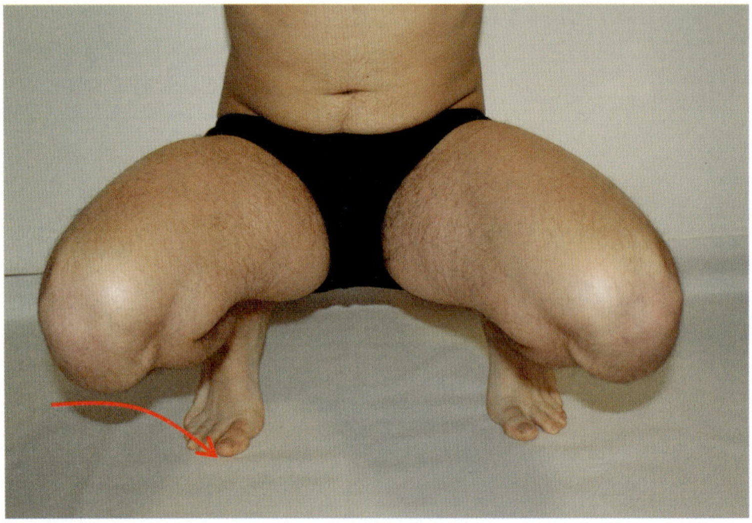

그림 7.43. 운동검증.

환자는 일과 중 장시간 뛰거나 쭈그리고 앉아야 하는 동작을 하면 무릎이 아프고 붓는다고 호소한다.

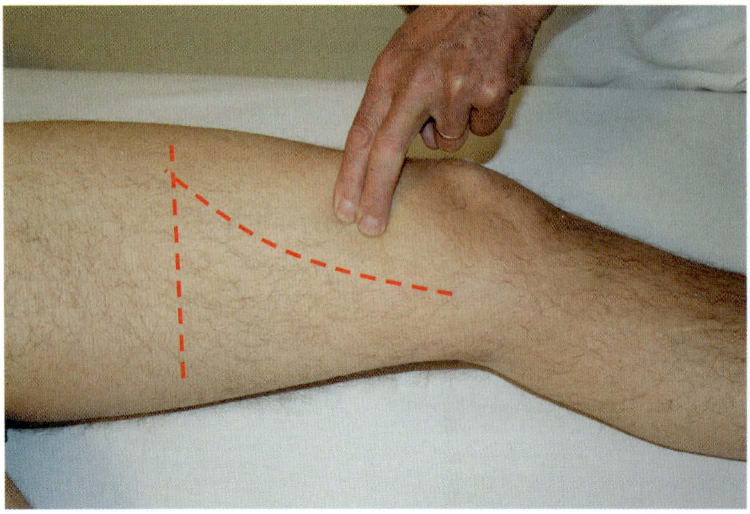

그림 7.44. 협응중심(cc)의 촉진검증.

촉진검증은 대퇴부 원위 1/3에서 중간광근의 근복에서 시행한다(곡선 점선)(LV 9).

그림 7.45. 중간 1/3 부위의 허벅지 횡단면.

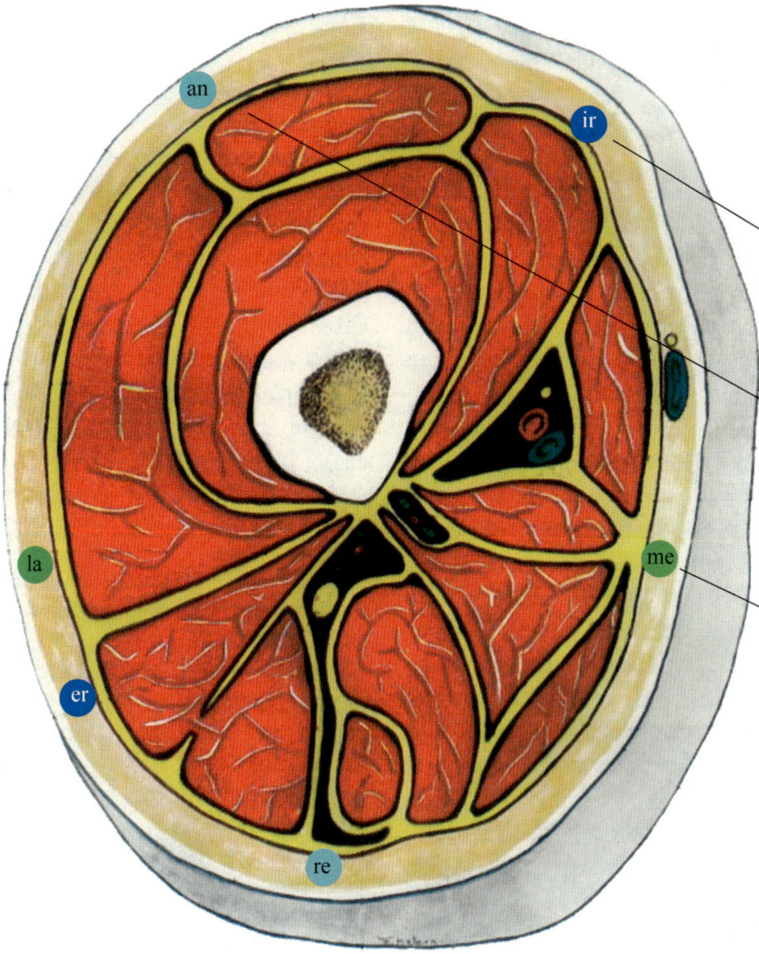

ir–ge의 협응중심은 봉공근 근막의 뒤쪽으로 합쳐진 근막인 내측광근의 근복 위에 위치한다.

an–ge의 협응중심은 외측광근에서부터 분리된 대퇴직근에 중격이 위치하며, 이는 중간광근 근막과 결합한다.

me–ge의 협응중심은 대내전근에서 봉공근 아래를 통과하여 혈관을 덮고 있는 내측광근에서 끝나는 내전근막(vastus adductor membrane)에 위치한다.

(그림 3.45와 그림 5.39 참조)

(Modified from G. Chiarugi & L. Bucciante, Istituzioni di anatomia dell'uomo. Piccin)

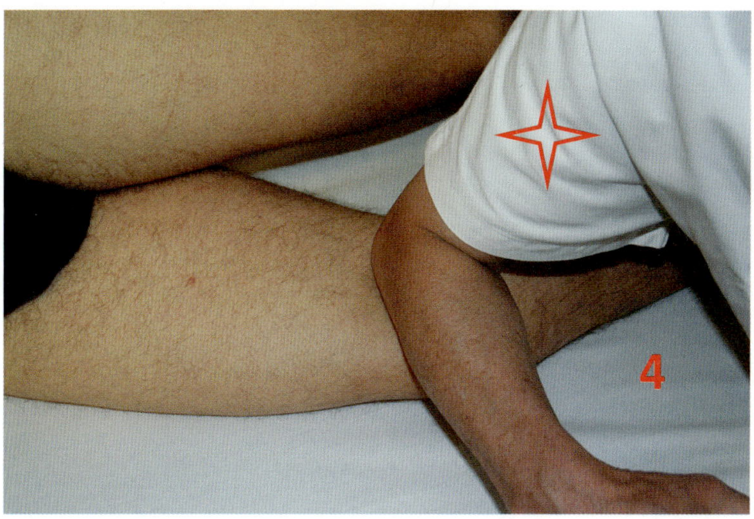

그림 7.46. 치료.

환자는 무릎을 반쯤 굽힌 상태에서 옆으로 누운 자세를 취한다.

치료사는 환자의 앞쪽에 서서 팔꿈치를 내측 광근의 근복에 놓고 통증이 경골 고원(tibial plateau)으로 퍼지게 하는 지점을 찾는다.

섬유화가 심할 때가 많기 때문에 압력도 강하게 준다(4).

인트라-탈루스의 근막단위

Mf unit of intra-talus

발목-안쪽 회전

ir-ta

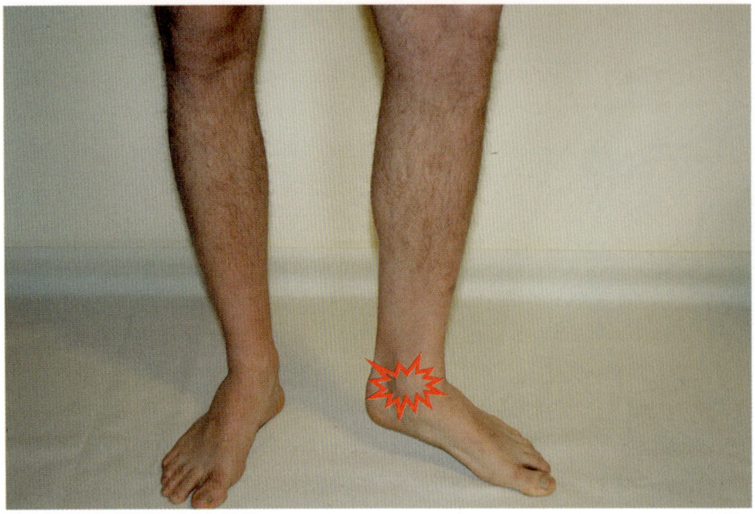

그림 7.47. 통증부위와 인지중심(cp).

발목 안쪽의 통증은 때때로 종방향 족저궁까지 퍼질 수도 있다.

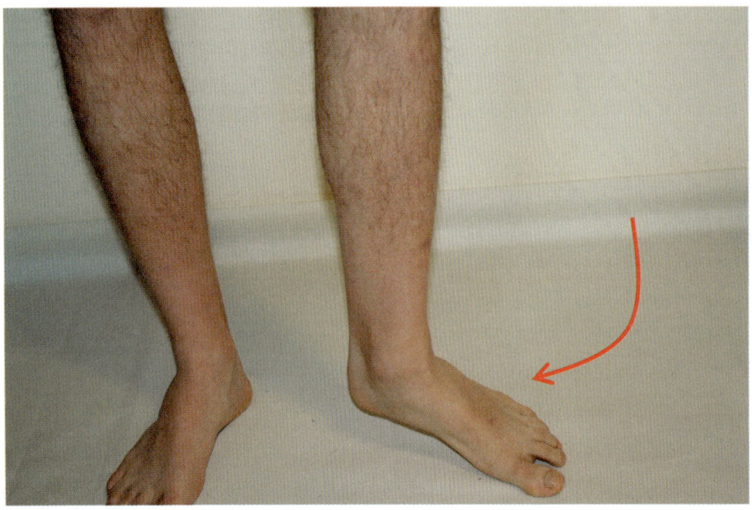

그림 7.48. 운동검증.

환자는 무심코 발을 물건에 부딪쳤을 때 찌르는 듯한 통증을 호소한다.

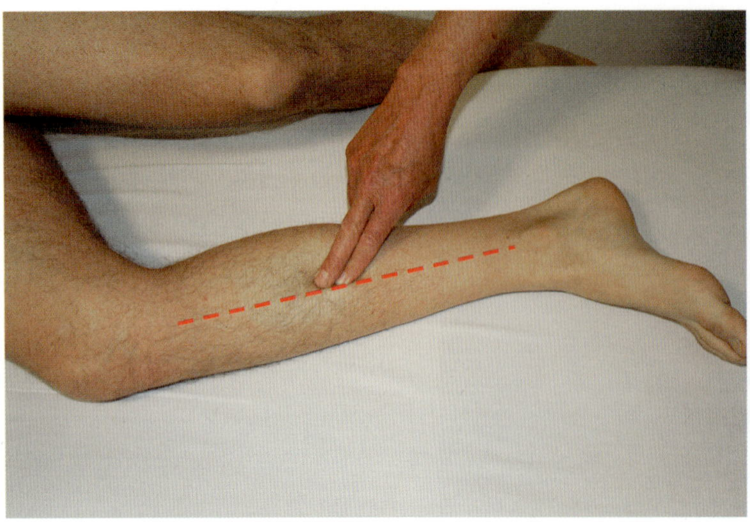

그림 7.49. 협응중심(cc)의 촉진검증.

촉진검증은 경골 바로 뒤쪽의 하퇴 중간에서 시행하고(빨간 점선), 하퇴근막의 깊은 층에서 통증의 원인을 찾는다(LV 6).

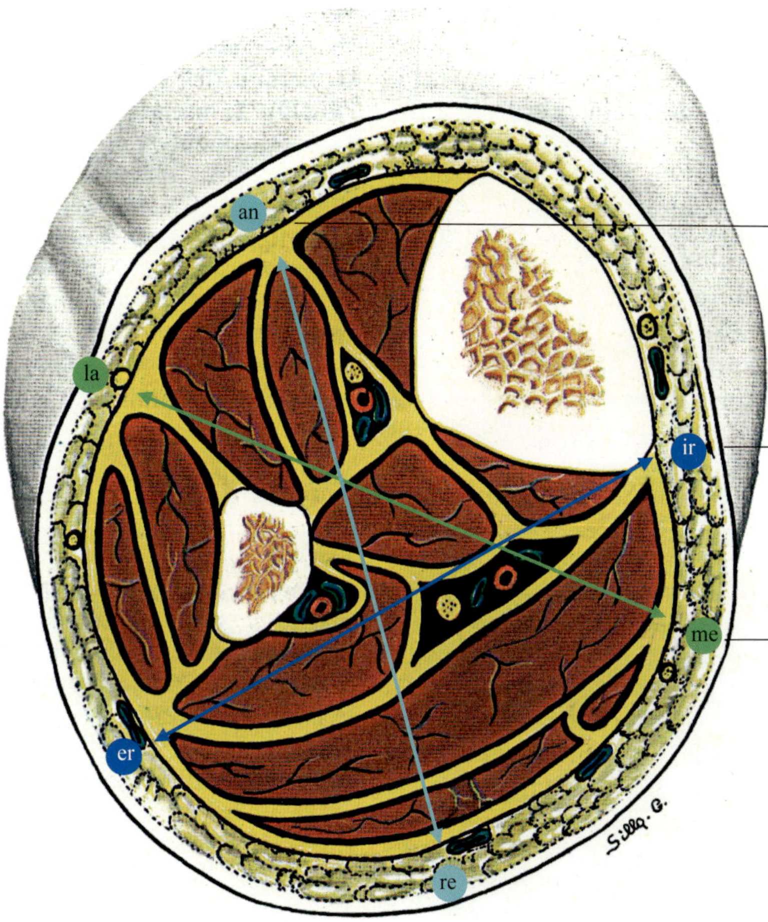

그림 7.50. 중간 1/3과 원위 1/3 사이의 오른쪽 다리의 횡단면.

an-ta의 협응중심은 전경골근과 지신근 사이에 위치한 장무지신근의 근막 위에 있다.

ir-ta의 협응중심은 경골의 후방 경계에 위치하는데, 후경골근과 지굴근의 근막도 이 영역으로 확장된다.

me-ta의 협응중심은 비복근과 가자미근을 분리하는 근막의 내측부에 위치한다.

(그림 3.50과 그림 5.44 참조)

(Modified from G. Chiarugi & L. Bucciante, Istituzioni di anatomia dell'uomo. Piccin)

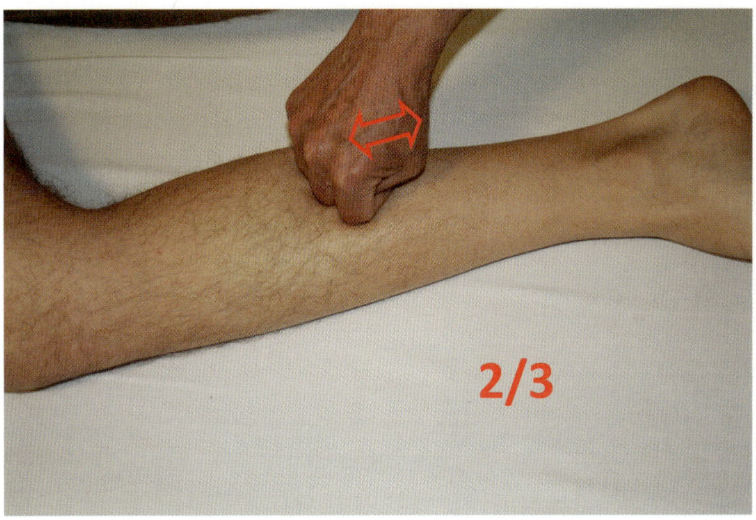

그림 7.51. 치료.

환자는 무릎을 반쯤 굽힌 상태에서 옆으로 누운 자세를 취한다.

치료사는 경골 뒤 고랑에 너클을 갖다대고 종방향으로 종아리 근막을 치료한다.

치료 압력은 환자의 근육량에 따라 약하게 하거나 중간 강도로 시행한다.

인트라-페스의 근막단위
Mf unit of intra-pes

발가락-안쪽 회전
ir-pe

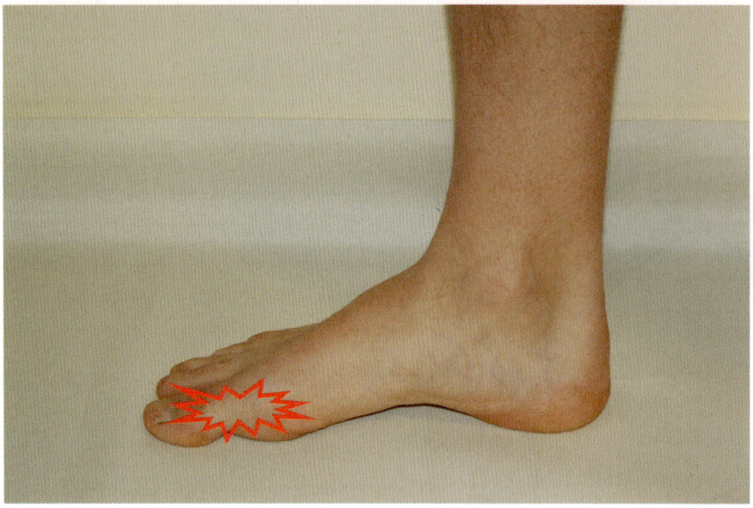

그림 7.52. 통증부위와 인지중심(cp).

중족지절관절의 퇴행성 과정의 결과로 생긴 강직으로 인한 엄지발가락의 통증.

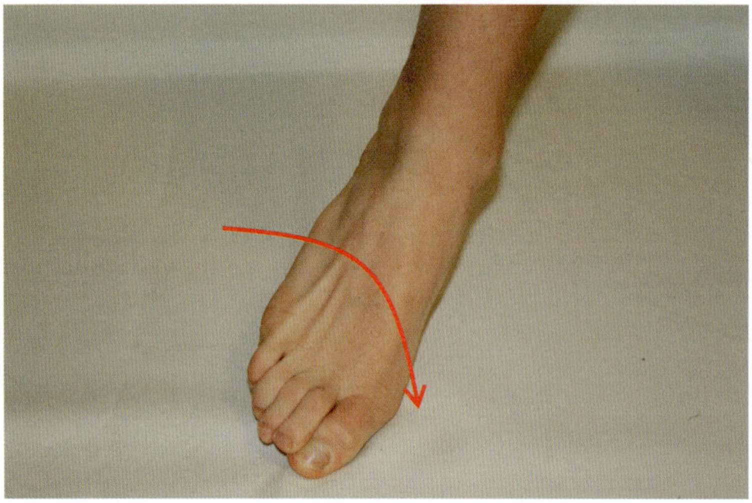

그림 7.53. 운동검증.

환자는 엄지발가락에 체중을 싣는 데 어려움을 느낀다고 호소한다. 이런 강직은 아침이나 걷기 후에 더욱 두드러진다.

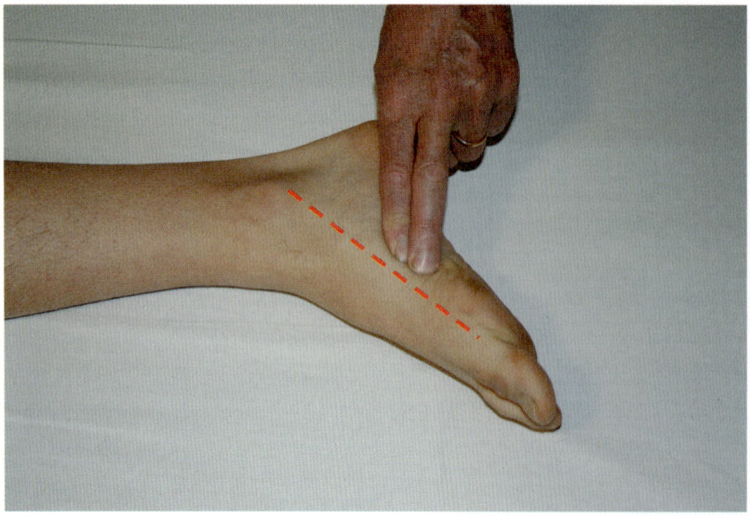

그림 7.54. 협응중심(cc)의 촉진검증.

촉진검증은 무지외전근 위에 첫 번째 중족골의 기저부에서 이루어진다. 환자는 치료대에 발 외측을 놓고 옆으로 누운 자세를 취한다(SP 3, SP 2 d).

me–pe의 협응중심은 내측 복사뼈 아래쪽으로, 주상골의 앞쪽 아래쪽 가장자리에 오목한 부분에 위치한다.

an–pe의 협응중심은 단무지신근이 장지신근의 건에 연결된 근막 부위에 위치한다.

ir–pe의 협응중심은 무지외전근을 덮고 있는 근막에 위치하는데, 단무지굴근과 장무지굴근(건)이 연결되어 있다.

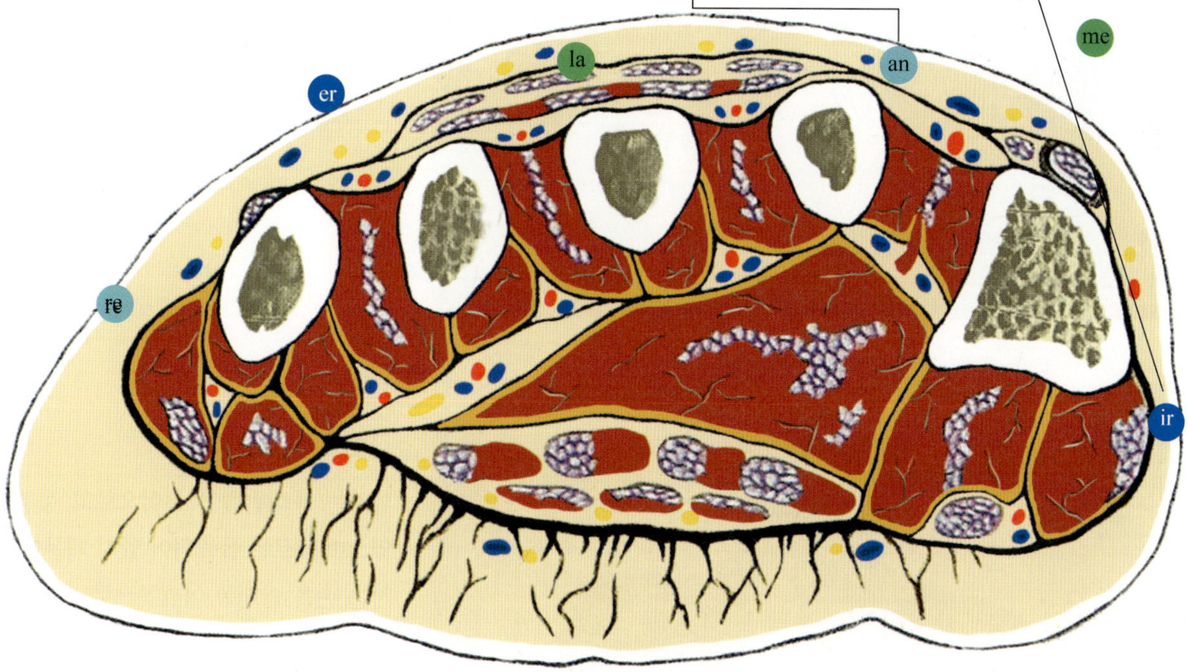

그림 7.55. 중족골 수준에서 발의 횡단면.

(그림 3.55와 그림 5.49 참조)

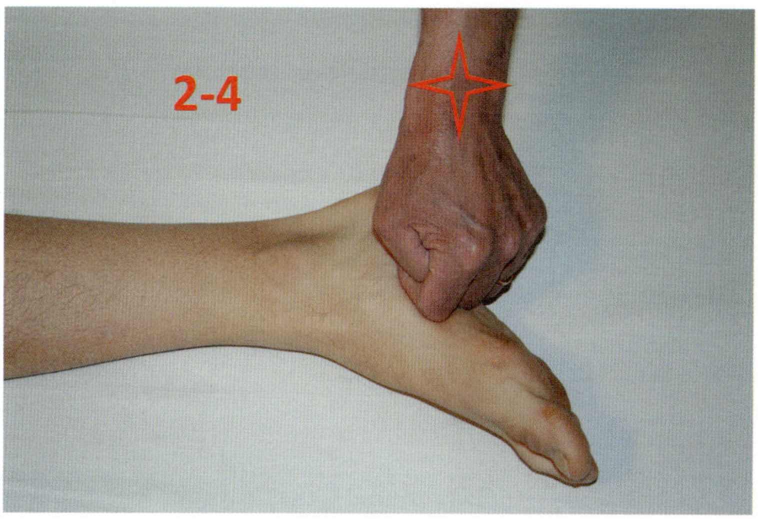

그림 7.56. 치료.

환자는 옆으로 누운 자세를 취한다. 치료사는 치료대 위에 있는 환자 발쪽에 서서 무지외전근의 근막 부위에 대해 너클이나 팔꿈치를 사용해 치료한다. 압력은 급성일 때는 약하게 하지만 만성 섬유증이 있을 때는 강하게 할 수 있다.

인트라-스카풀라의 근막단위
Mf unit of intra-scapula

어깨뼈-안쪽 회전
ir-sc

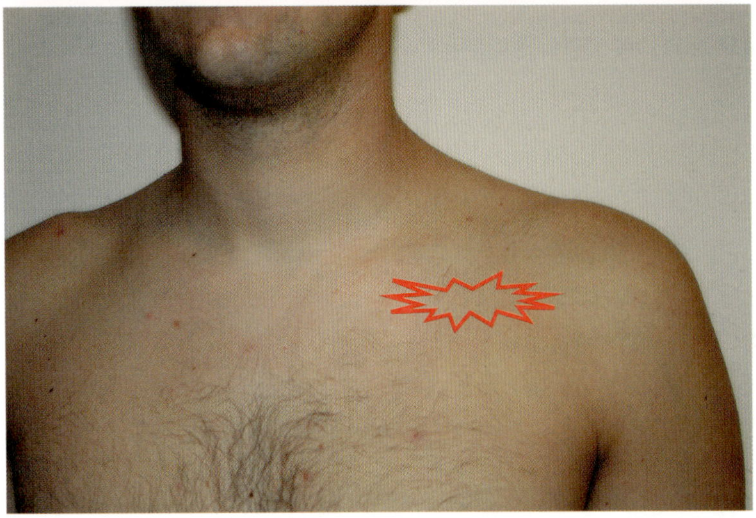

그림 7.57. 통증부위와 인지중심(cp).

흉쇄골이나 견봉 쇄골 탈구 후에 쇄골 통증. 늑간 신경통.

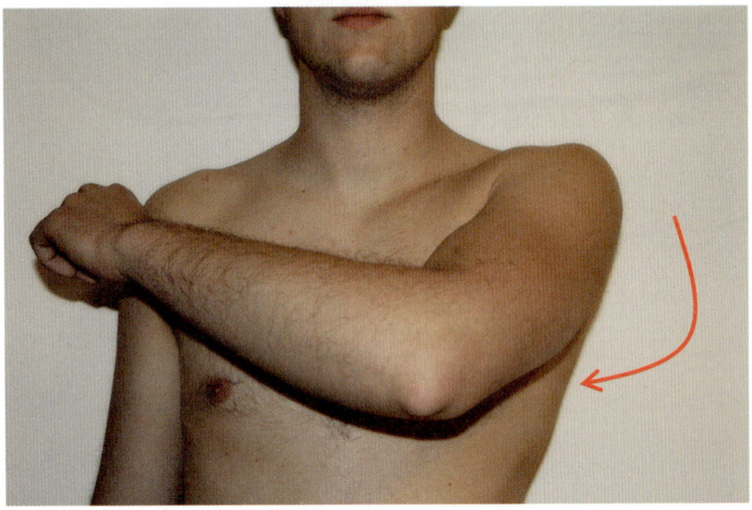

그림 7.58. 운동검증

환자는 흉쇄관절이 부어오르고 통증이 있으며 때로는 돌출되어 있기 때문에 환자는 손을 반대쪽 어깨쪽으로 가져가기 힘들어한다.

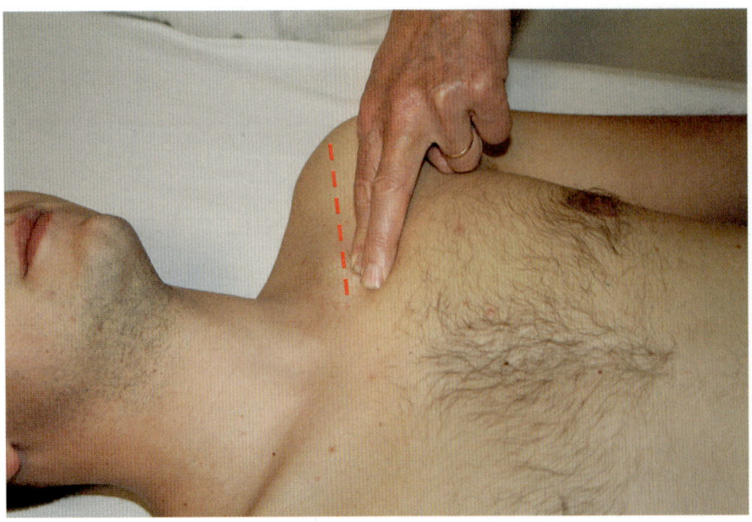

그림 7.59. 협응중심(cc)의 촉진검증.

촉진검증은 쇄골하근에 대해 쇄골 중간 1/3 부위(빨간 점선)에서 시행한다(ST 13).

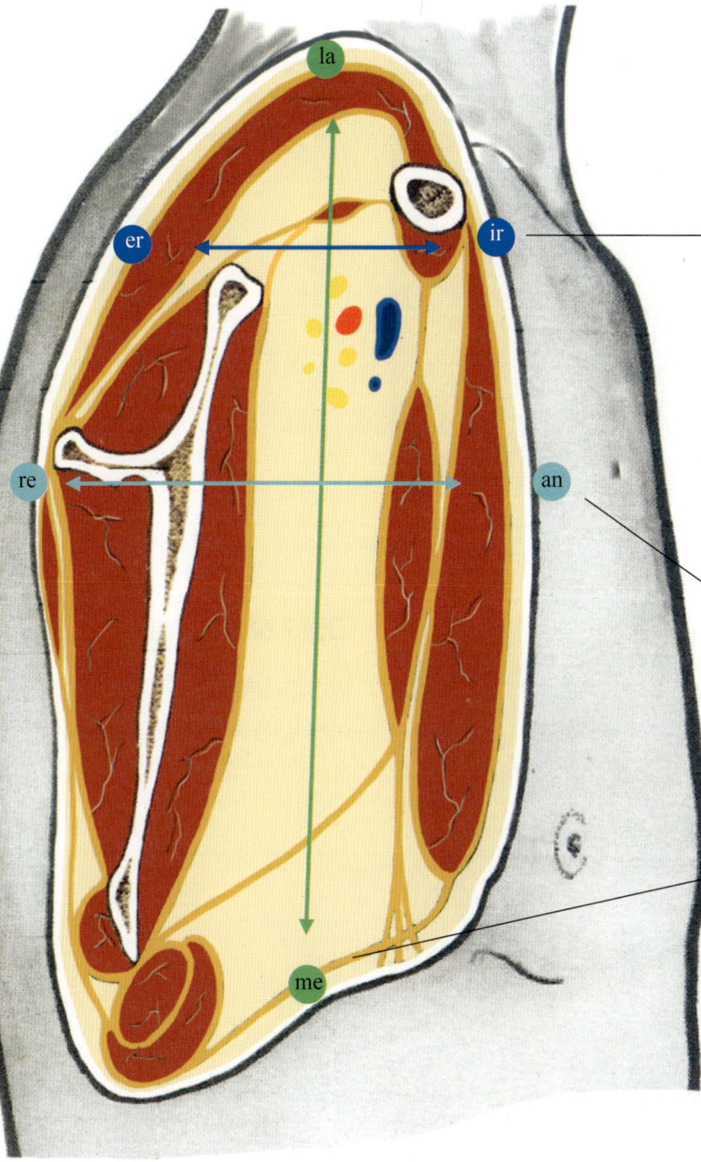

그림 7.60. 액와강의 전-후 단면.

ir-sc의 협응중심은 쇄골하근에 위치하고, 근막은 다음과 같이 계속 이어진다.

- 쇄골오훼액와(clavicoracoaxillary) 근막 아래, 심부 액와 근막과 견갑하근막.
- 견갑설골근을 포함한 중간 경추 근막 위쪽.

an-sc의 협응중심은 소흉근과 대흉근 근막에 위치하며, 삼각근 근막과 함께 외측으로 이어진다.

me-sc의 협응중심은 대흉근과 광배근을 연결하는 표층 액와 근막에 위치한다. 이 근육의 근막은 승모근 근막과 함께 위쪽으로 이어진다(la-sc).

(그림 3.60과 그림 5.54 참조)

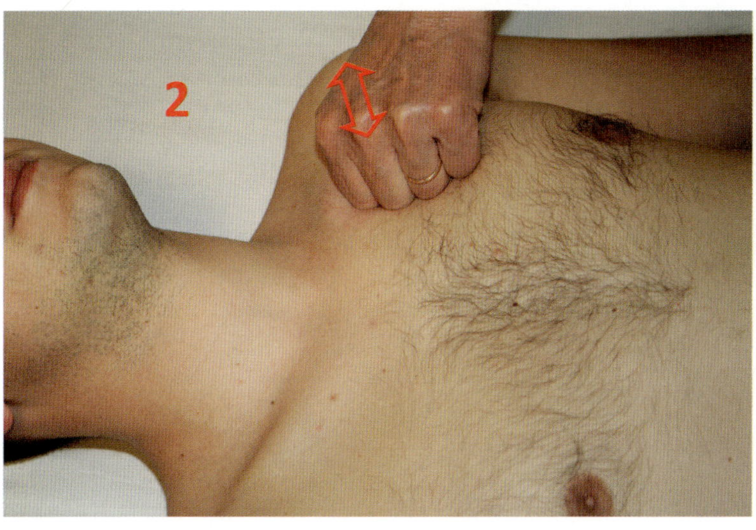

그림 7.61. 치료.

환자는 누운 자세를 취한다.

치료사는 너클로 쇄골 중간에 놓고 환자의 증상을 유발하는 지점을 찾는다. 도수치료는 가벼운 압력으로 쇄골 아래에서 종방향으로 시행한다(2).

인트라-휴머러스의 근막단위
Mf unit of intra-humerus

위팔-안쪽 회전
ir-hu

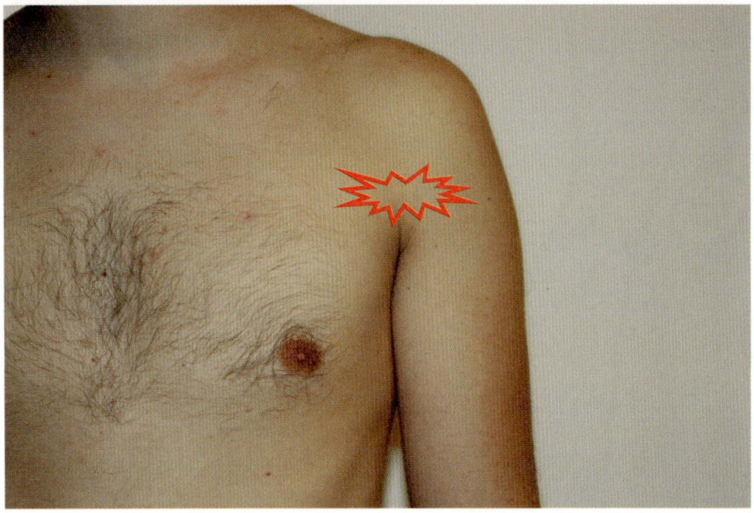

그림 7.62. 통증부위와 인지중심(cp).

견갑상완 관절주위염. 상완골 앞쪽에 통증.

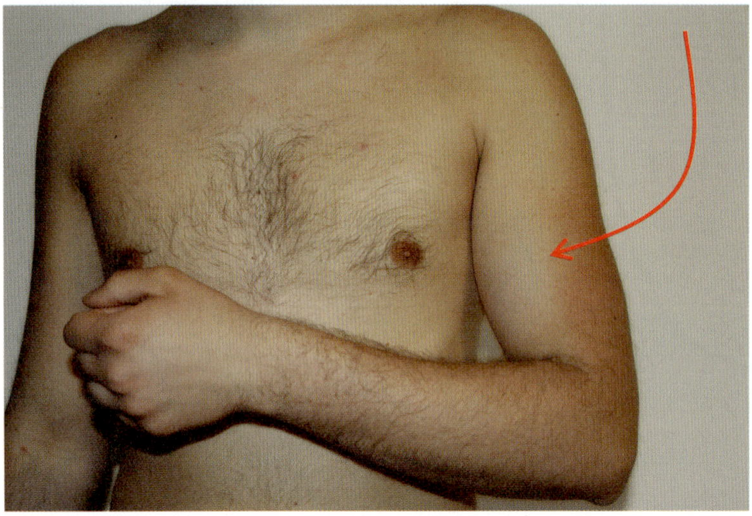

그림 7.63. 운동검증.

환자는 상완을 안쪽 회전 움직임을 할 때 어깨 앞쪽 부분의 통증을 많이 호소한다.

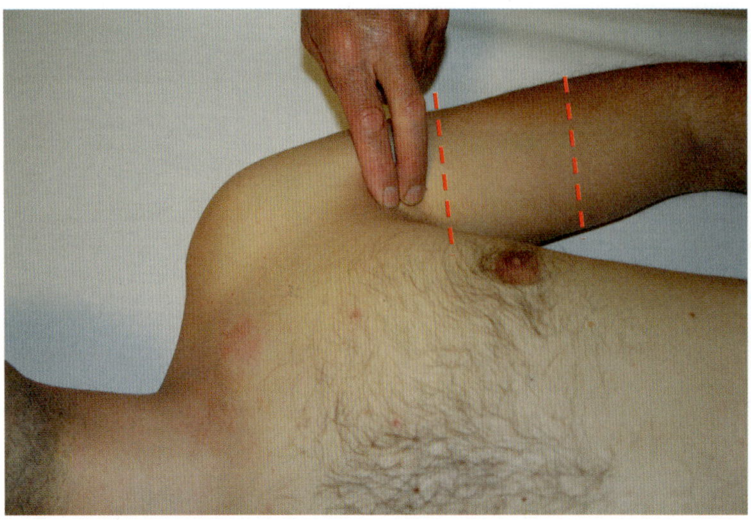

그림 7.64. 협응중심(cc)의 촉진검증.

촉진검증은 상완골 내회전근(견갑하근, 광배근, 대흉근, 오훼상완근)건 사이에 가장 과밀도화된 부분을 찾는다(PC 2).

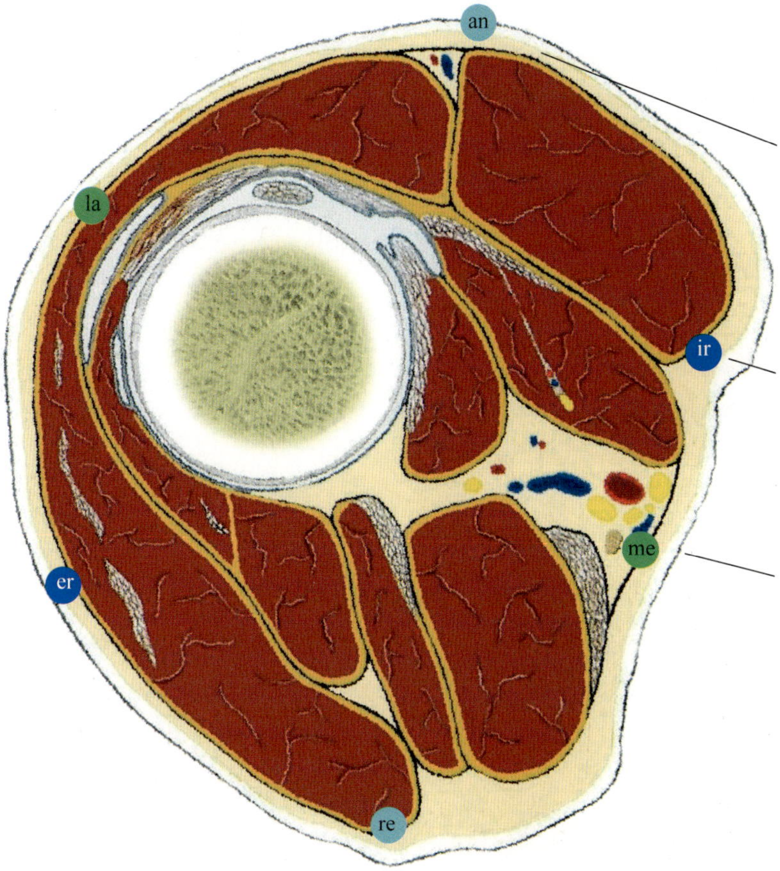

그림 7.65. 상완골두에서 어깨의 사선 단면

an-hu의 협응중심은 삼각근의 쇄골부와 대흉근의 쇄골부를 나누는 고랑에 위치한다.

ir-hu의 협응중심은 대흉근, 견갑하근, 오훼상완근의 건을 덮는 근막에 위치한다.

me-hu의 협응중심은 상완삼두근 장두와 오훼상완근, 상완이두근 단두를 연결하는 근막에 위치한다.

(그림 3.65와 그림 5.59 참조)

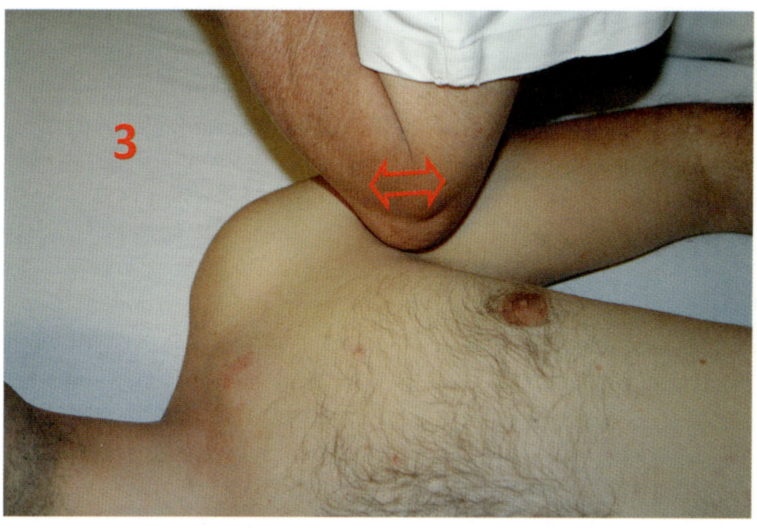

그림 7.66. 치료.

환자는 팔을 벌린 상태에서 엎드린 자세를 취한다.

치료사는 상완골의 근위 1/3 부위에 붙어 있는 회전근개 중에 내회전근에 대해서 너클이나 팔꿈치를 이용해서 마찰법을 적용한다.

치료 압력은 상완골에 대해 건을 압박하므로 중간 정도 강도로 시행한다.

인트라-큐비투스의 근막단위
Mf unit of intra-cubitus

팔꿈치-안쪽 회전
ir-cu

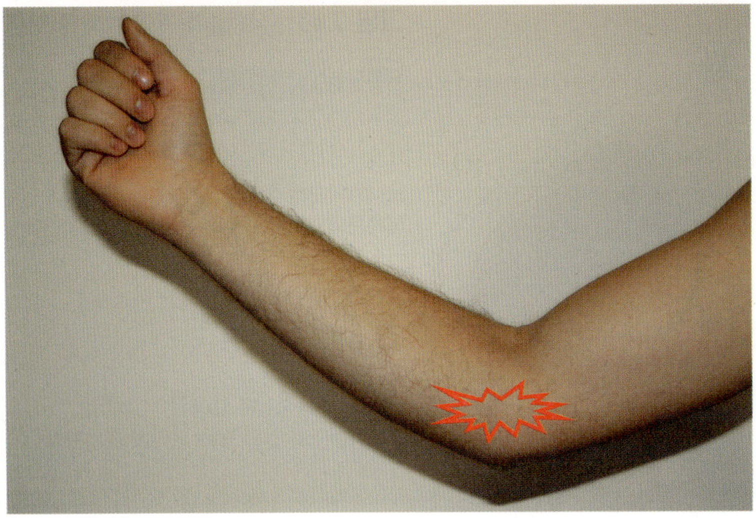

그림 7.67. 통증부위와 인지중심(cp).

내측 상과염이나 골프 엘보, 손바닥까지 내려오는 팔의 내측 부위에 통증.

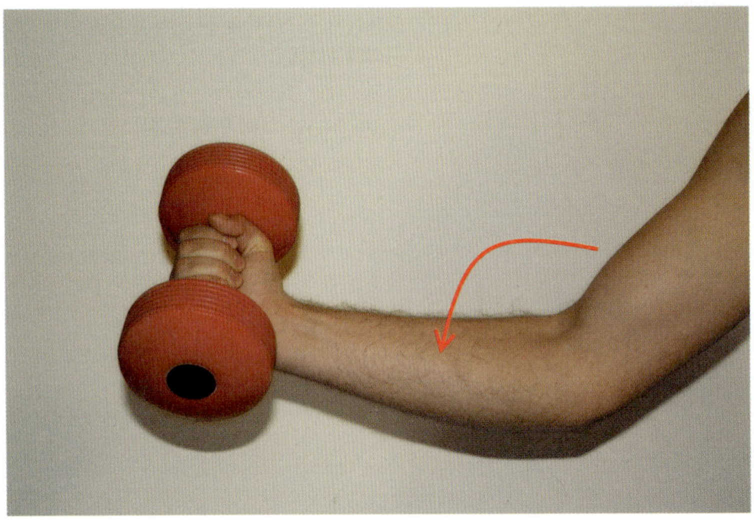

그림 7.68. 운동검증.

예를 들어, 환자는 옷을 짤 때 팔꿈치에서 통증을 경험한다. 종종 이런 행동들은 둔한 감각이나 핀과 바늘로 쑤시는 듯한 통증이 손가락쪽으로 내려간다.

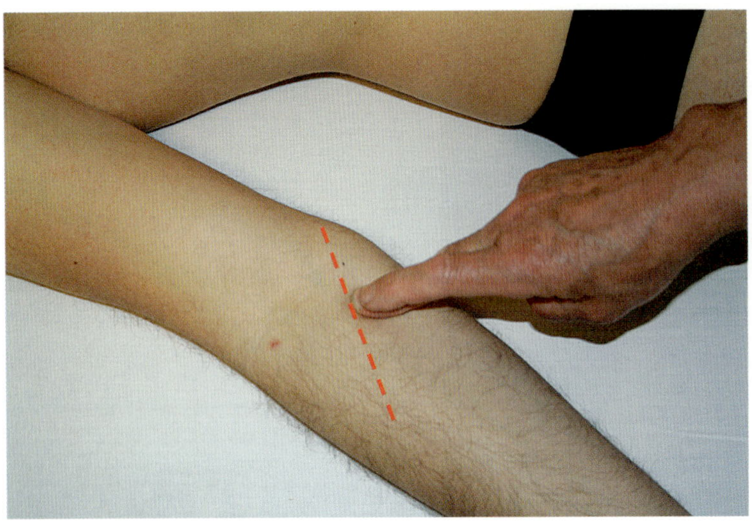

그림 7.69. 협응중심(cc)의 촉진검증.

촉진검증은 전완의 근위 1/3 부위인 원회내근(빨간 점선)에서 시행한다(PC 3).

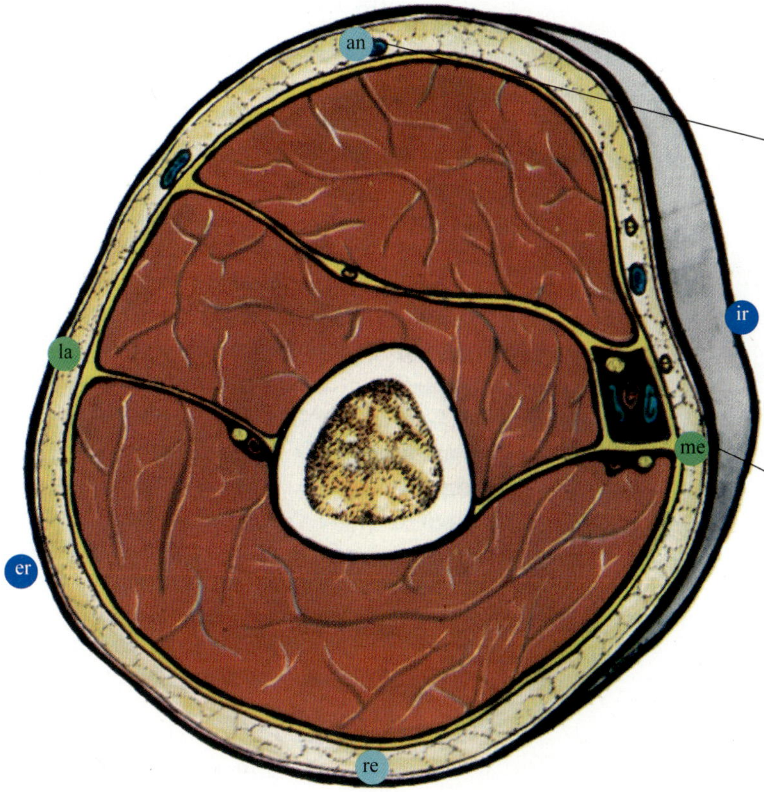

그림 7.70. 상완 원위 1/3 부위에 횡단면.

an–cu의 협응중심은 전완근막에 위치하는데, 상완의 외측 섬유가 이 포인트를 옆으로 더 이동시킨다.

ir–cu의 협응중심은 원회내근 근막과 관련이 있기 때문에 더 원위부에 위치한다.

me–cu의 협응중심은 척골 신경의 수초와 결합하는 안쪽 근사이 중격에 위치한다.

(그림 3.70과 그림 5.64 참조)

(Modified from G. Chiarugi & L. Bucciante, Istituzioni di anatomia dell'uo- mo. Piccin)

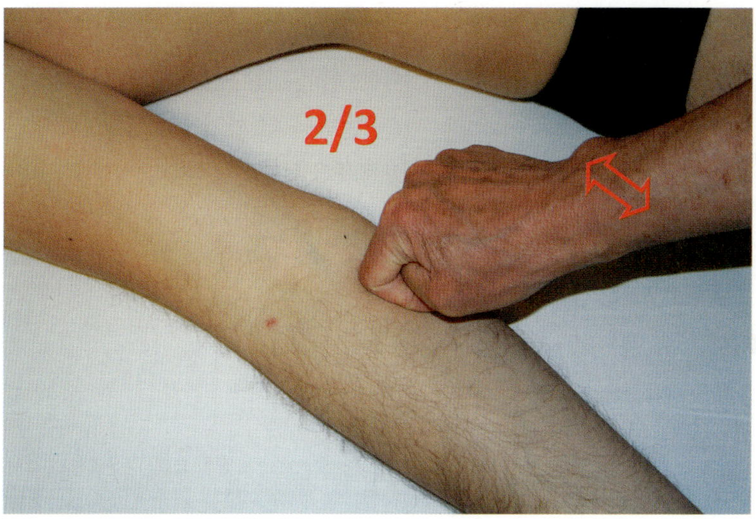

그림 7.71. 치료.

환자는 팔을 편 상태에서 바로 누운 자세를 취한다.
치료사는 너클을 작은 끌처럼 사용하여 원회내근 근막의 과밀도화를 횡방향으로 도수치료를 시행한다.
치료 압력은 처음에는 약하게 하고, 그 다음에는 적당하게 한다.

인트라-칼푸스의 근막단위

Mf unit of intra-carpus

손목-안쪽 회전

ir-ca

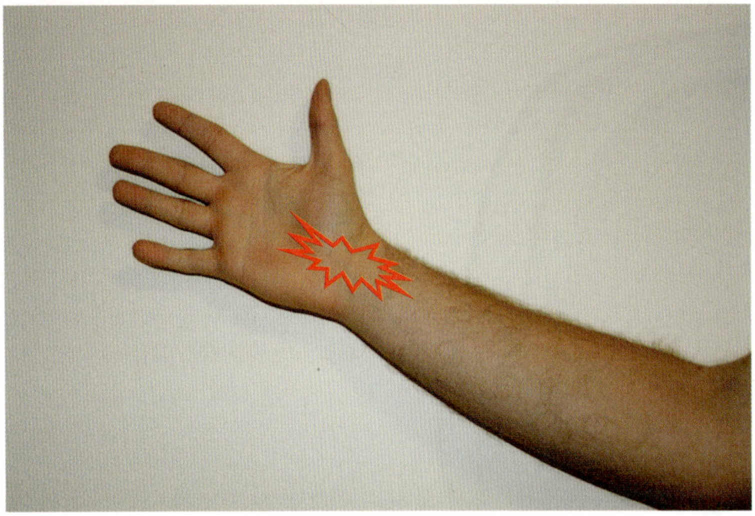

그림 7.72. 통증부위와 인지중심(cp).

손가락 굴곡근의 건병증. 중지의 방아쇠 수지, 손에 찌릿찌릿한 감각(수근관).

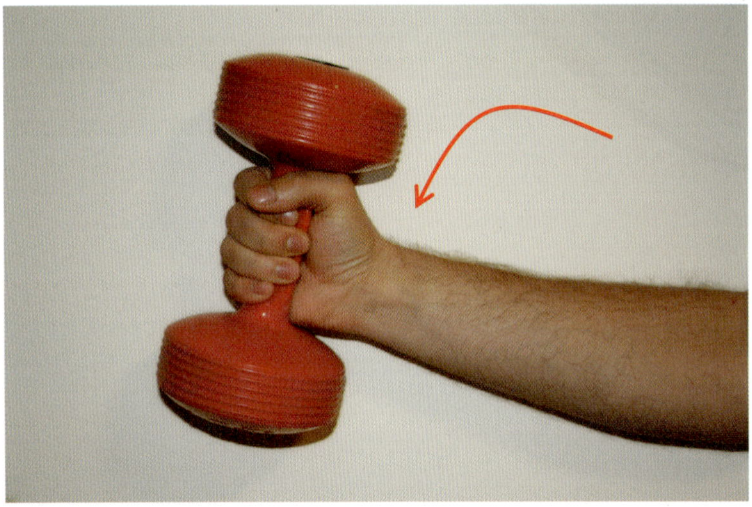

그림 7.73. 운동검증.

환자는 특히 밤과 아침에 손가락 강직을 호소한다.

이 강직과 관련해서 손을 회내하거나 테이블을 누를 때 손목 통증이 있을 수 있다.

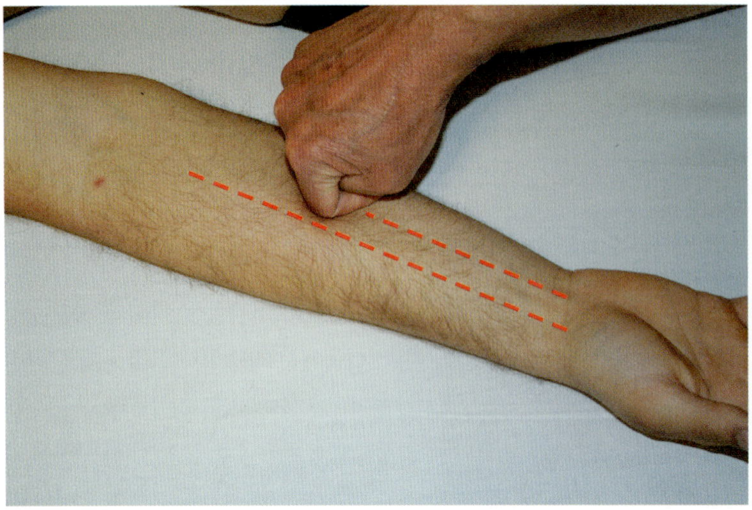

그림 7.74 협응중심(cc)의 촉진검증.

촉진검증은 전완 중간부에 장장근과 요측수근굴곡근 건 사이에서 시행한다(빨간 점선)(PC 4).

me–ca의 협응중심은 척측수근굴근의 근건 부위에 위치하며, 여기에서 근위 부분에 설명되어 있다.

an–ca의 협응중심은 장장근으로부터 요측수근굴곡근의 근복과 분리하는 중격에 위치한다.

ir–cu의 협응중심은 원회내근에 위치하며, 원위 근막은 방형회내근 근막과 심부 위치에서 연결되어 있다(ir–ca).

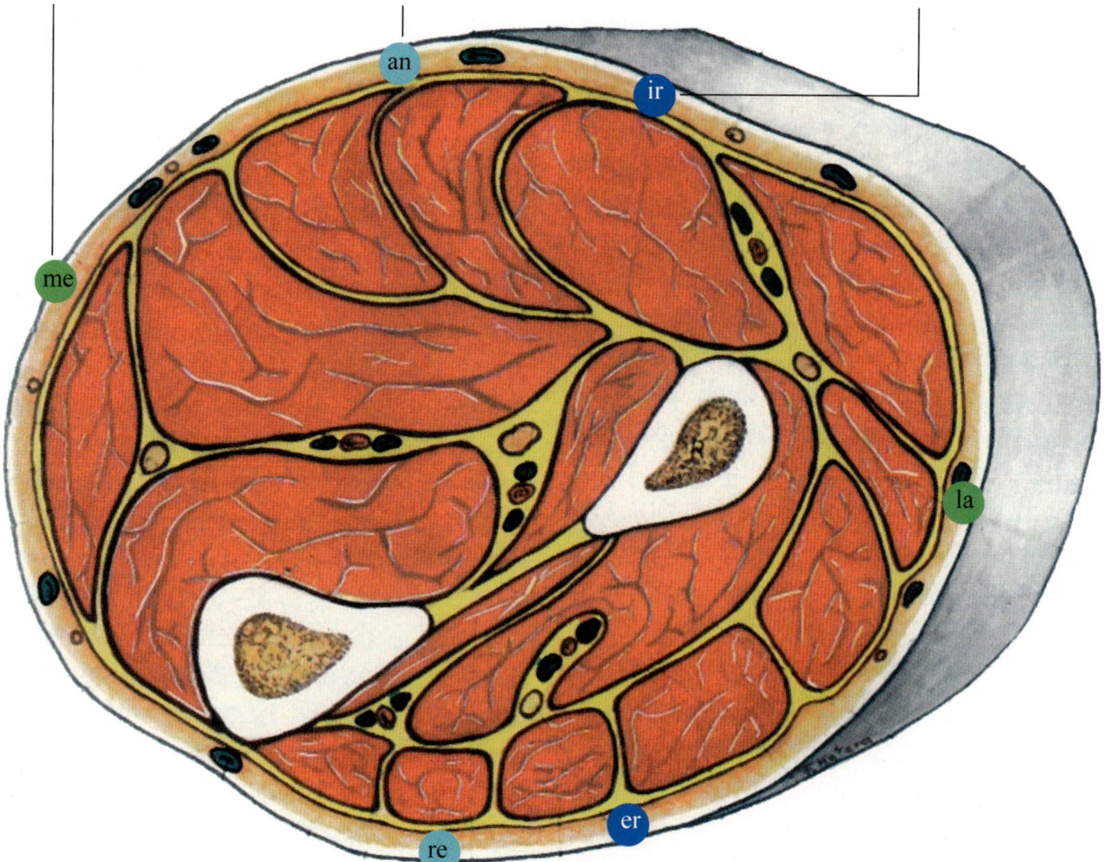

그림 7.75. 전완의 위쪽 1/4 경계부에 횡단면.

(Modified from G. Chiarugi & L. Bucciante, Istituzioni di anatomia dell'uomo. Piccin)

(그림 3.75와 그림 5.69 참조)

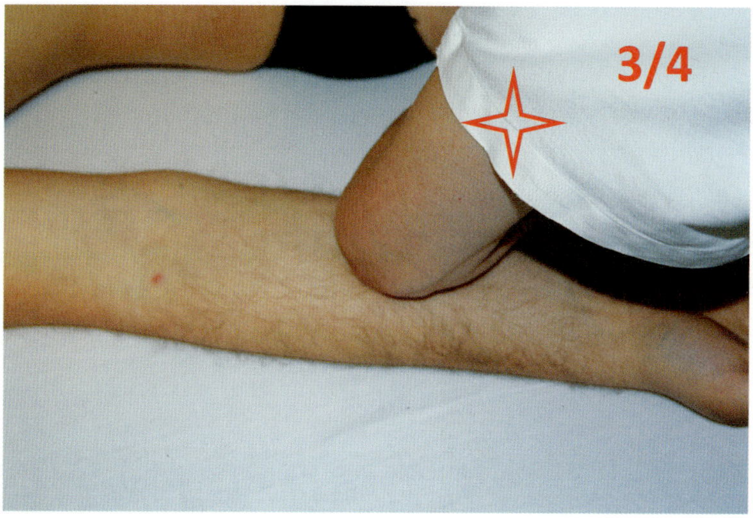

그림 7.76. 치료.

환자는 팔을 편 상태에서 바로 누운 자세를 취한다.

치료사는 굴곡근의 세 근막 평면을 가동시키기 위해 팔꿈치를 사용해서 심부 마찰을 시행한다.

환자의 체격에 따라 압력은 중간 또는 강하게 할 수 있다.

인트라-디지티의 근막단위
Mf unit of intra-digit

손가락-안쪽 회전
ir-di

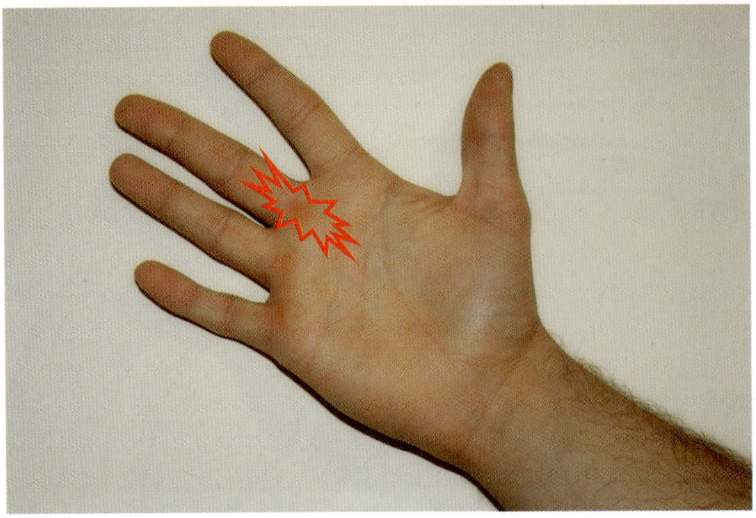

그림 7.77. 통증부위와 인지중심(cp).

방아쇠 수지, 건을 둘러싸고 있는 활액초의 긴장으로 인해 발행하는 협착성 건초염.
손바닥 건막의 섬유증식성 병변으로 인한 듀퓌트렌 증후군.

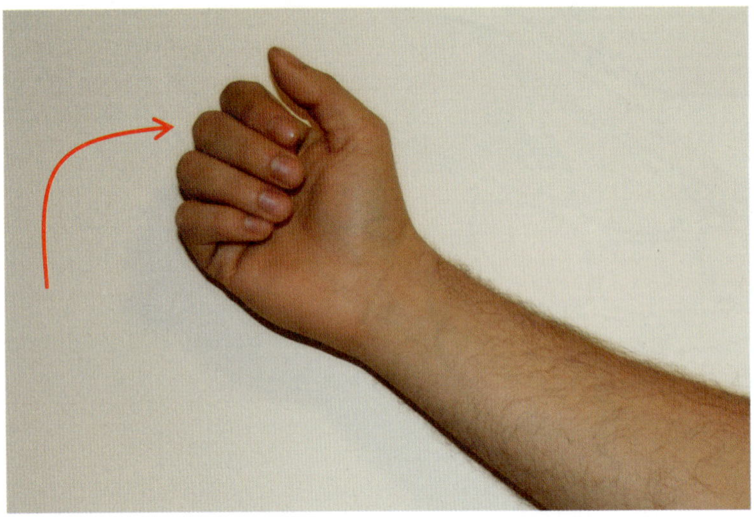

그림 7.78. 운동검증.

환자는 손을 오므리면 중지와 약지에서 날카로운 통증을 호소한다.

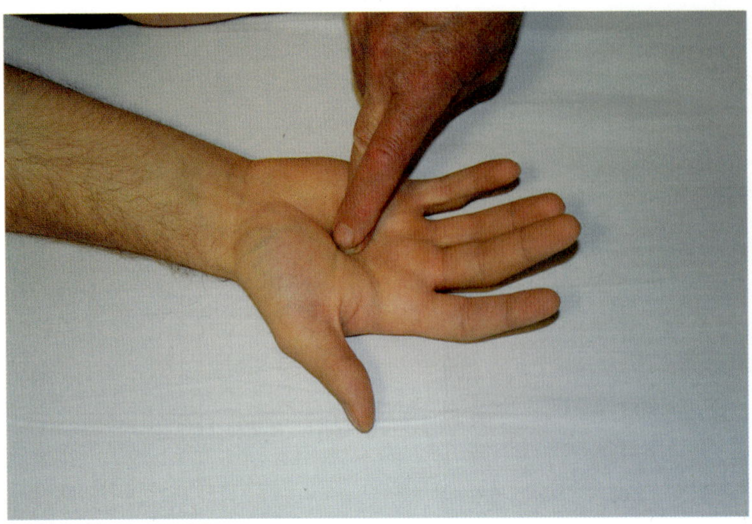

그림 7.79. 협응중심(cc)의 촉진검증.

손바닥 건막의 촉진검증을 통해 치료사는 장장근에 연결되어 있는 지점을 식별할 수 있다. 이 근육의 건막은 손가락 건까지 연장되어 있다. 따라서 촉진은 5개 지골 기저부까지 확인해야 한다(PC 8).

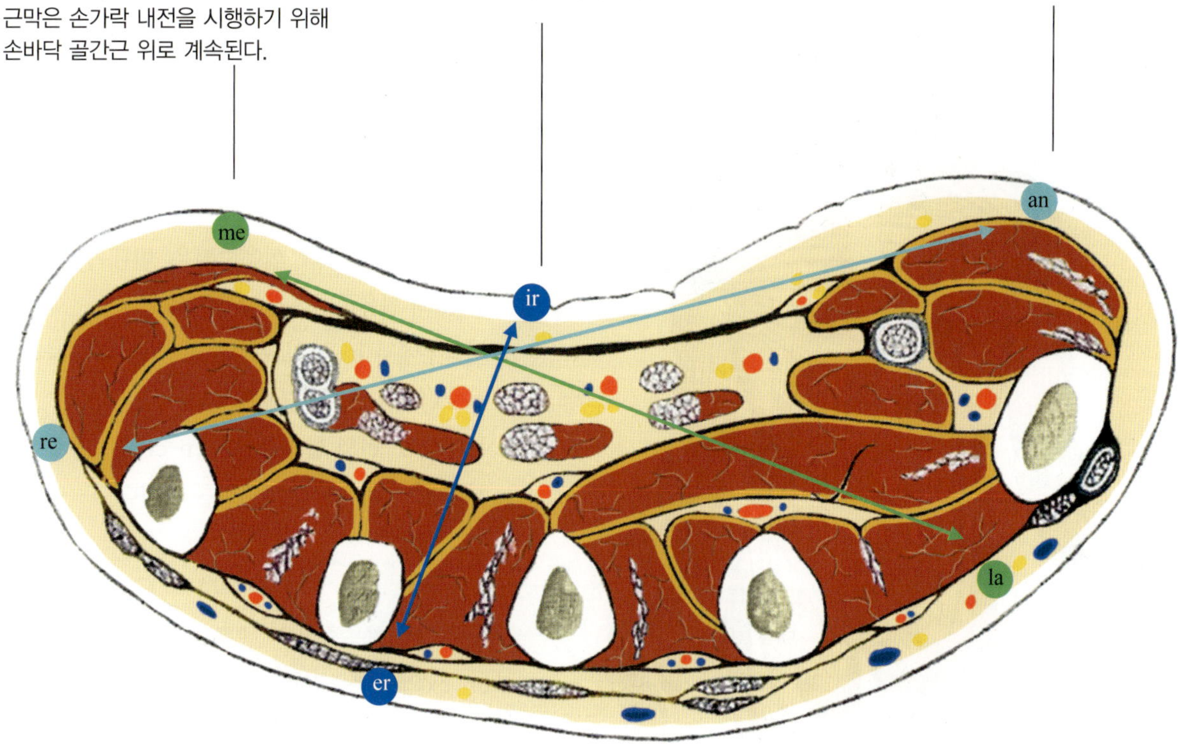

그림 7.80. 중수골 부위에서 오른손 단면.

(그림 3.80과 그림 5.74 참조)

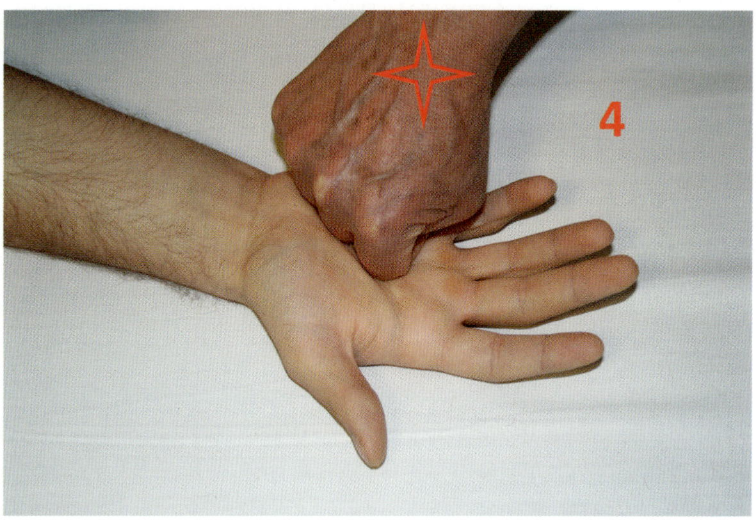

그림 7.81. 치료.

환자는 손등을 치료대 위에 올려 놓고 바로 누운 자세를 취한다.

작은 골간근과 충양근에 도달하기 위해 치료사는 손으로 손바닥 건막을 뚫고 들어갈 수 없으므로, 도수치료는 단무지 내전근과 가운데 세 손가락의 중수골 인대에서 시행한다.

안쪽 회전 움직임 배열에 대한 치료적 전략

Treatment Strategies for the intrarotation Sequence

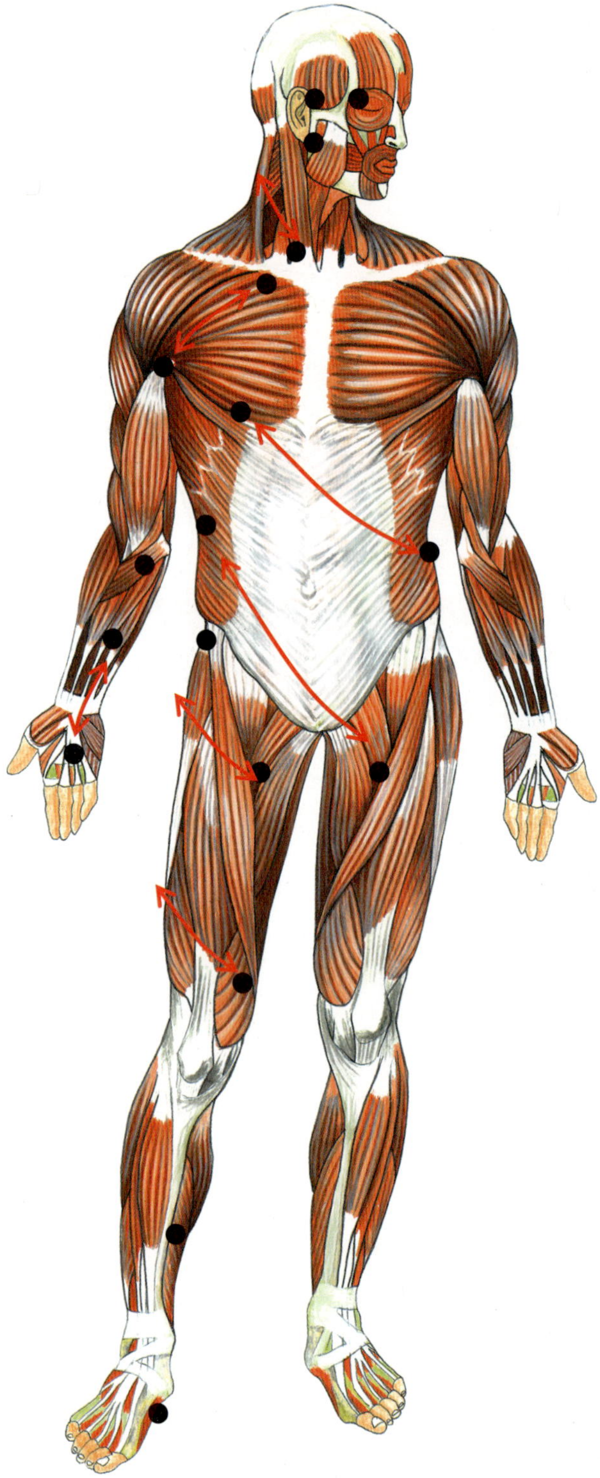

그림 7.82. 안쪽 회전 움직임의 근막배열

적응증 INDICATIONS

이 근막 단위 배열은 신체의 한쪽 면에만 관련된 경우가 거의 없으며, 종종 그 영향은 특히 몸통에서 나선형 경로를 따른다.

체간

- 흉부에서 ir-th의 협응중심은 반대쪽에 있는 ir-lu의 협응중심에서 보상된다.
- 허리부에서 ir-lu의 협응중심은 반대쪽 사지의 ir-cx의 협응중심을 보상한다.
- 목에서 ir-cl의 협응중심은 er-cl의 협응중심에서와 같은 쪽에서 과밀도화를 가진다.

하지

- ir-cx의 협응중심은 종종 동측 또는 반대쪽 er-cx의 협응중심과 연관된다.
- ir-ge의 협응중심은 대부분 er-ge의 협응중심도 같이 봐야 한다.

상지

- ir-sc의 협응중심은 종종 ir-hu의 협응중심과 관련하여 과밀도화가 된다.
- ir-ca의 협응중심은 ir-di의 협응중심의 기능장애를 담당한다.

수평면에서 몸통의 움직임은 짝힘의 결과이며, 이런 이유로 치료는 안쪽 회전 움직임과 바깥 회전 움직임 배열에서 협응중심의 연관성을 필요로 한다.

가쪽 회전 움직임의 근막배열

The myofascial sequence of extrarotation

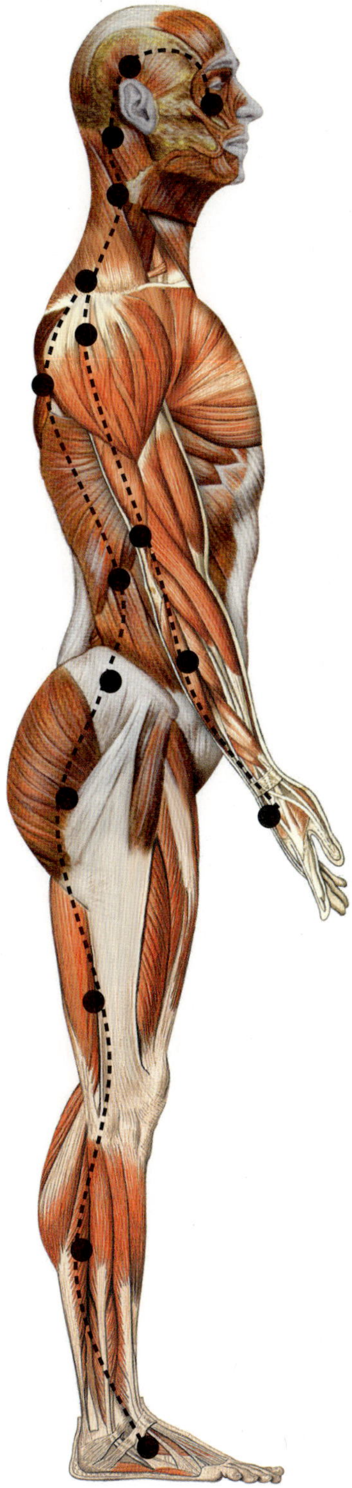

그림 8.1. 가쪽 회전 움직임의 근막배열.

횡단면 HORIZONTAL PLANE

이 근막배열은 신체분절을 가쪽으로 회전시키고, 아래의 근막단위를 포함한다.

체간

익스트라–카풋(1,2,3) extra-caput 1, 2, 3	er-cp 1, 2, 3
익스트라–콜룸 extra-collum	er-cl
익스트라–쏘랙스 extra-thorax	er-th
익스트라–룸비 extra-lumbi	er-lu
익스트라–펠비스 extra-pelvis	er-pv

상지

익스트라–스카풀라 extra-scapula	er-sc
익스트라–휴머러스 extra-humerus	er-hu
익스트라–큐비투스 extra-cubitus	er-cu
익스트라–칼푸스 extra-carpus	er-ca
익스트라–디지티 extra-digiti	er-di

하지

익스트라 –콕사 extra-coxa	er-cx
익스트라–제뉴 extra-genu	er-ge
익스트라–탈루스 extra-talus	er-ta
익스트라–페스 extra-pes	er-pe

익스트라-카풋 1의 근막단위
Mf unit of extra-caput 1

머리-가쪽 회전 1
er-cp 1

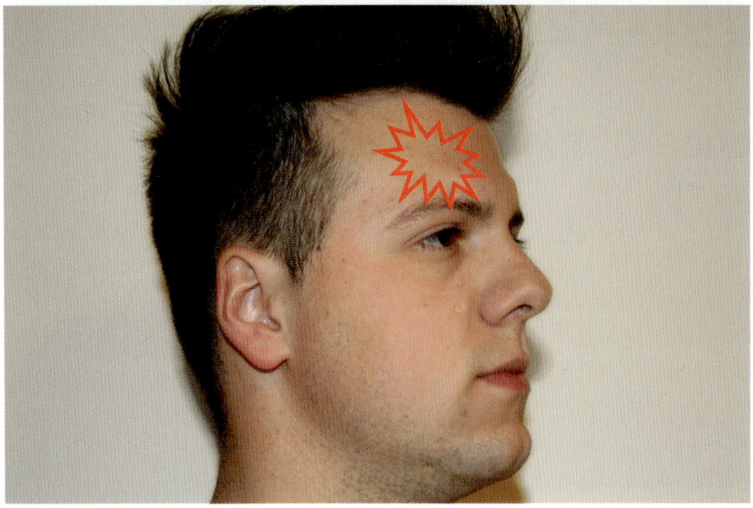

그림 8.2. 통증부위와 인지중심(cp).

강렬한 빛의 밝기에 대한 과민성, 재발성 결막염, 포도막염, 각막염으로 인한 눈의 통증. 두통, 안면마비.

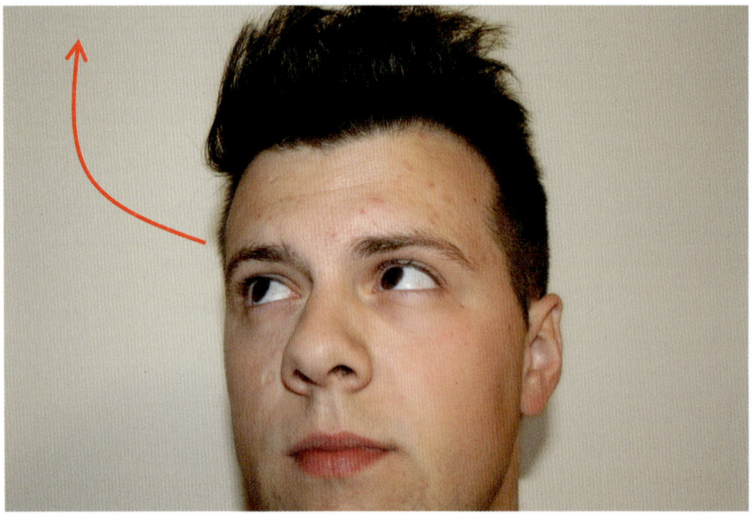

그림 8.3. 운동검증.

환자는 일시적인 복시를 호소하는데, 눈이 가쪽 회전을 할 때 나타난다. 이는 눈을 위쪽과 옆쪽으로 회전시키는 하사근이 작용할 때 발생한다.

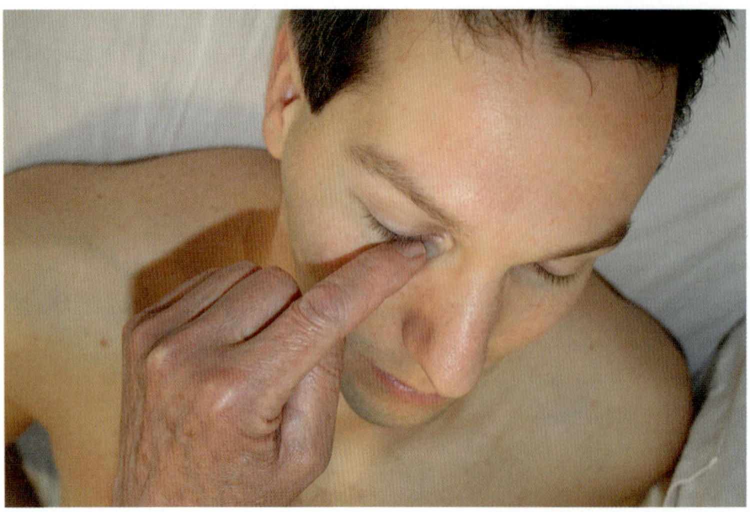

그림 8.4. 협응중심(cc)의 촉진검증.

촉진검증은 안구와 안와 아래 테두리 사이에서 시행한다. 이 협응중심은 경혈의 승읍(ST 1) 자리이다.

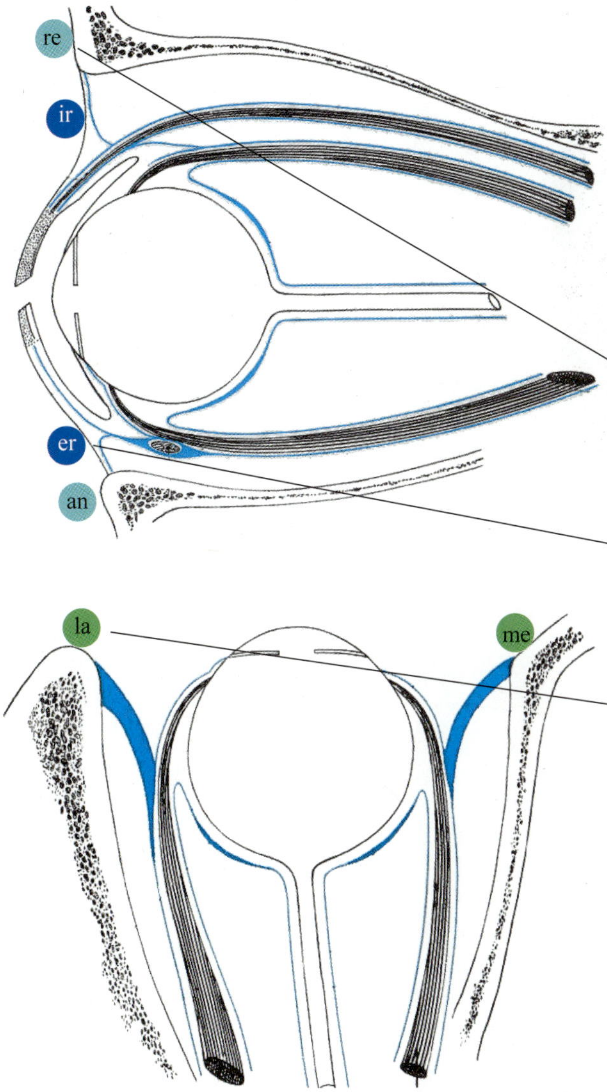

(*Modified from G. Chiarugi & L. Bucciante, Istituzioni di anatomia dell'uomo. Piccin*)

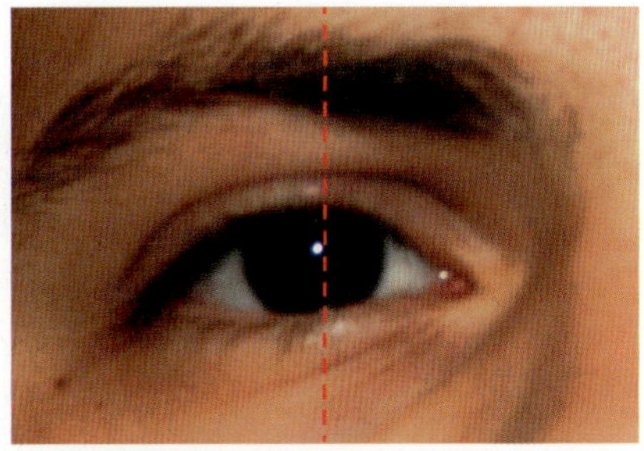

그림 8.5. 시상면과 그 아래 횡단면에서 안구근의 근막.

re–cp 1의 협응중심은 눈에 안검거근(눈꺼풀올림근)과 상직근 근막에 위치한다.

er–cp 1의 협응중심은 눈을 옆으로 돌리는 작용을 하는 하사근과 연결되어 있다.

la–cp 1의 협응중심은 외측직근을 둘러싸고 있는 근막이 외측 안와건을 형성하고 이는 안와 외측부에 붙어 있다.

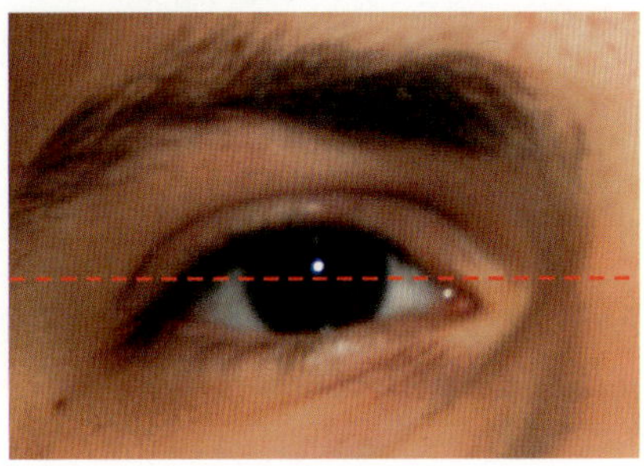

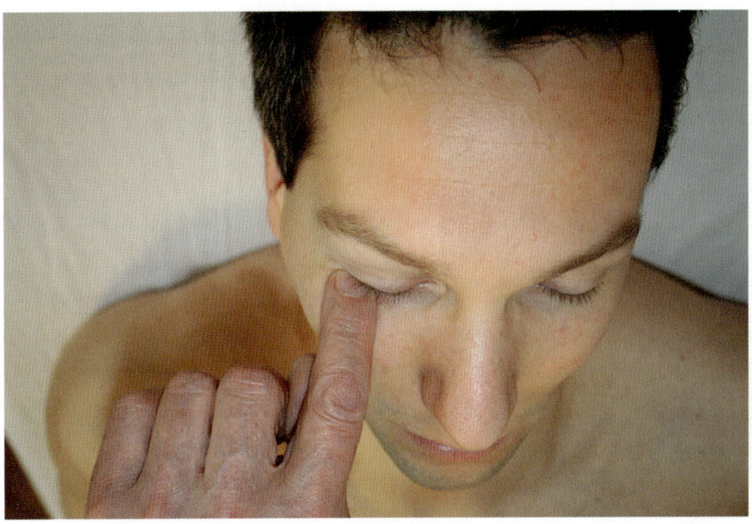

그림 8.6. 치료.

환자는 바로 누운 자세를 취한다.

치료사는 환자의 옆에 서서 손끝을 이용해서 하사근과 연결되어 있는 테논 근막에 도수치료를 시행한다.

안와와 안구 사이에 전체적인 고랑을 따라 가벼운 압력을 적용한다.

익스트라-카풋 2의 근막단위

Mf unit of extra-caput 2

머리-가쪽 회전 2

er-cp 2

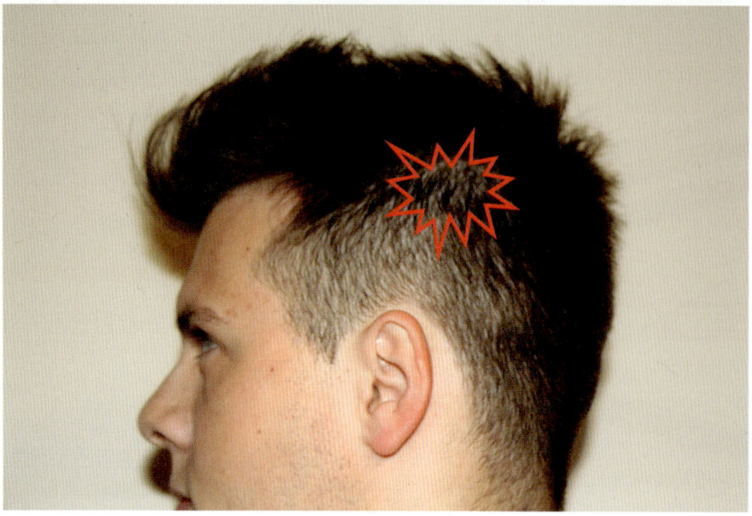

그림 8.7. 통증부위와 인지중심(cp).

편두통, 두피 이상감각, 두피에 화끈거림이나 한기가 느껴짐.

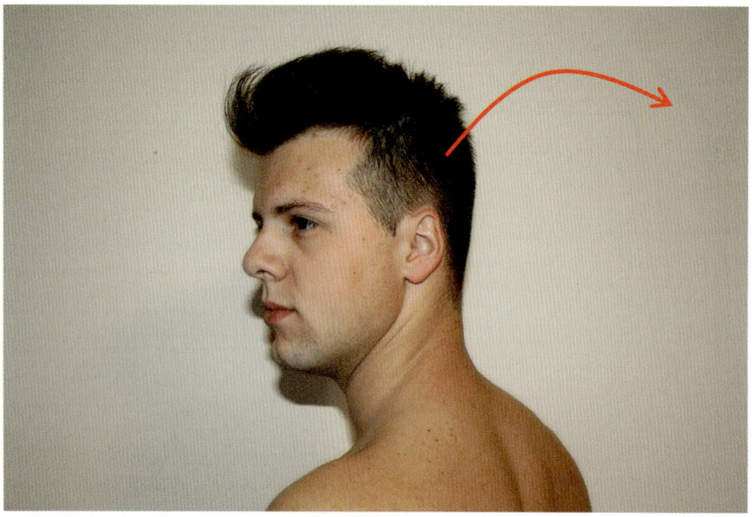

그림 8.8. 운동검증.

상이개 근육의 긴장은 이 근육이 붙어 있는 모상건막에 전달되며, 내재되어 있는 자유신경 말단에 비정상적인 긴장을 일으킨다. 이 근육의 귓바퀴를 움직이지만, 사람의 경우에는 하기 쉬운 동작이 아니다.

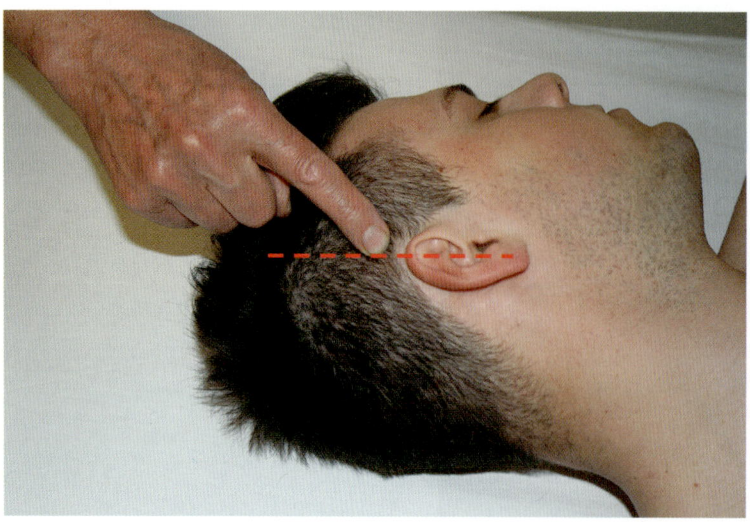

그림 8.9. 협응중심(cc)의 촉진검증.

촉진검증은 상이개 근육의 작은 섬유 사이에 귓바퀴 정점 바로 위에서 시행한다(GB 8, GB 9 d).

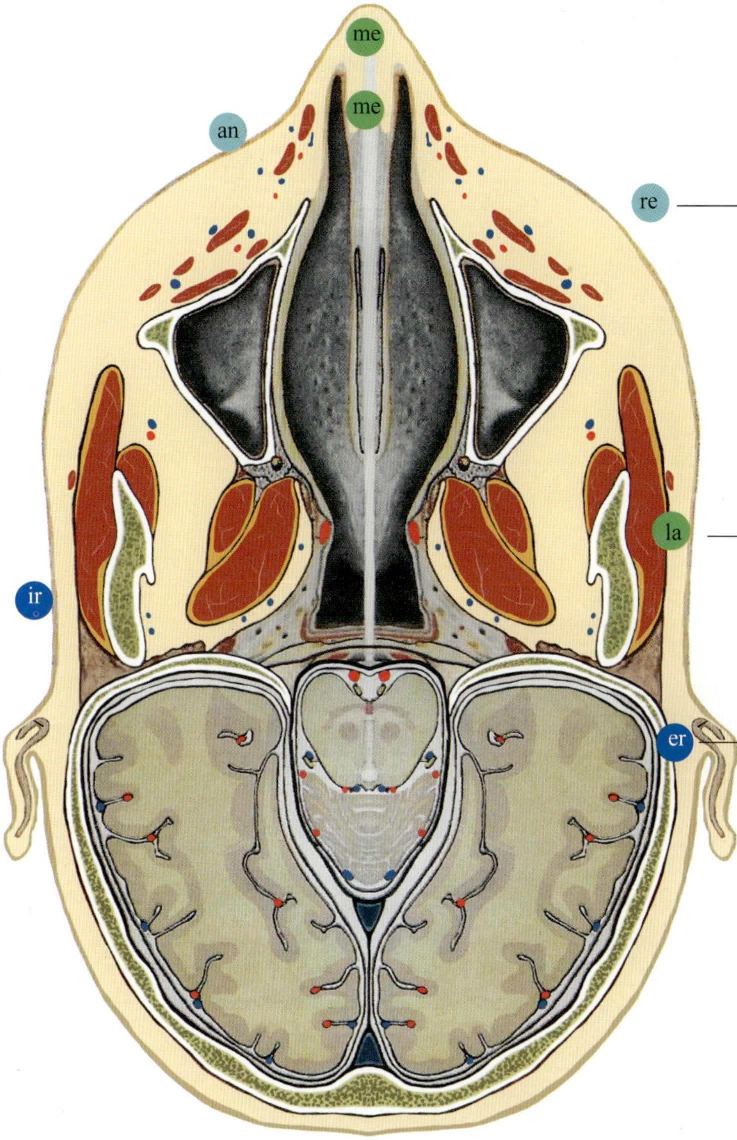

그림 8.10. 상악골을 통과하는 두개골의 사선 단면.

re-cp 2는 전두근에 위치한다(이 협응중심은 여기 위치보다 더 높은 곳에 있다).

la-cp 2의 협응중심은 측두근 위에 위치하며, 근막은 교근과 연결된다(그림 참조).

er-cp 2의 협응중심은 귀의 외부 연골(귓바퀴) 위쪽 상이개 근육에 위치한다.

(그림 4.10과 그림 6.10 참조)

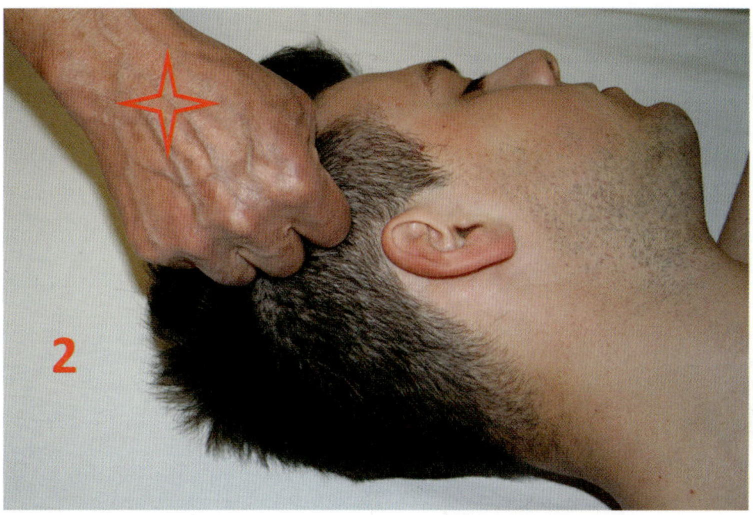

그림 8.11. 치료.

환자는 바로 누운 자세를 취한다.

치료사는 환자의 머리 뒤 또는 옆에 선다. 너클을 사용하여 귓바퀴와 모상건막 위쪽에 위치하는 근섬유에 치료를 시행한다.

피부만 밀착될 수 있을 정도의 가벼운 압력을 가한다.

익스트라-카풋 3의 근막단위
Mf unit of extra-caput 3

머리-가쪽 회전 3
er-cp 3

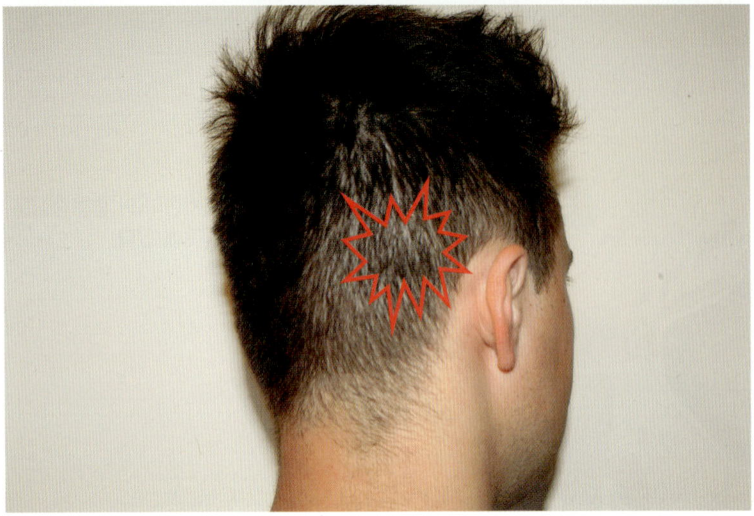

그림 8.12. 통증부위와 인지중심(cp).

목 뒤쪽에 통증이 일어나는데 종종 이마와 동측 눈에 연관통이 일어난다.
작은 귀와 안구 근육의 기능장애.

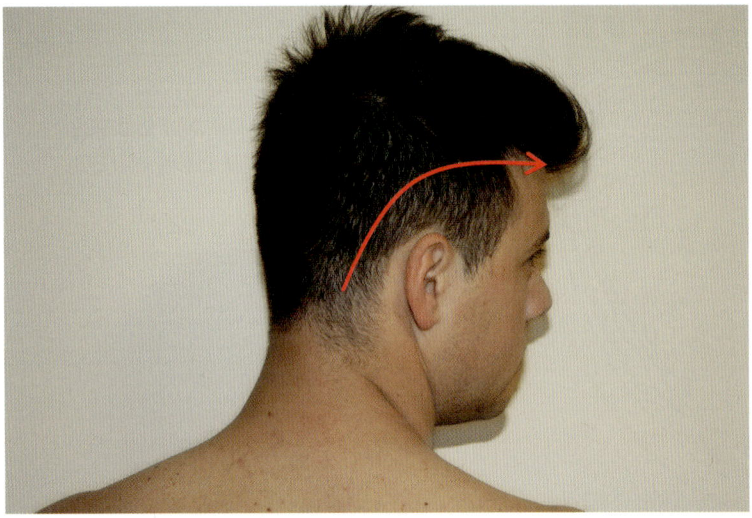

그림 8.13. 운동검증.

머리의 통증은 목의 경직이나 급성 사경과 관련이 있다. 환자는 목을 돌릴 때 머리에서 찌르는 듯한 통증을 느낄 수 있다.

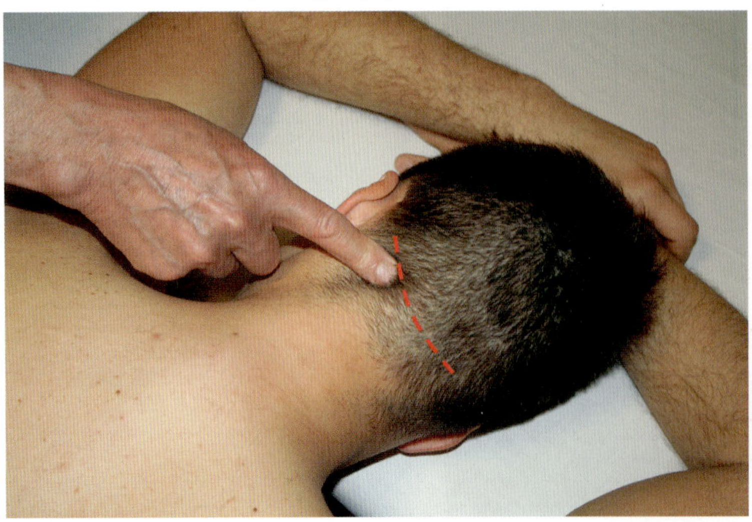

그림 8.14. 협응중심(cc)의 촉진검증.

촉진검증은 흉쇄유돌근이 붙는 유양돌기 절흔 레벨에서 시행한다(GB 12).

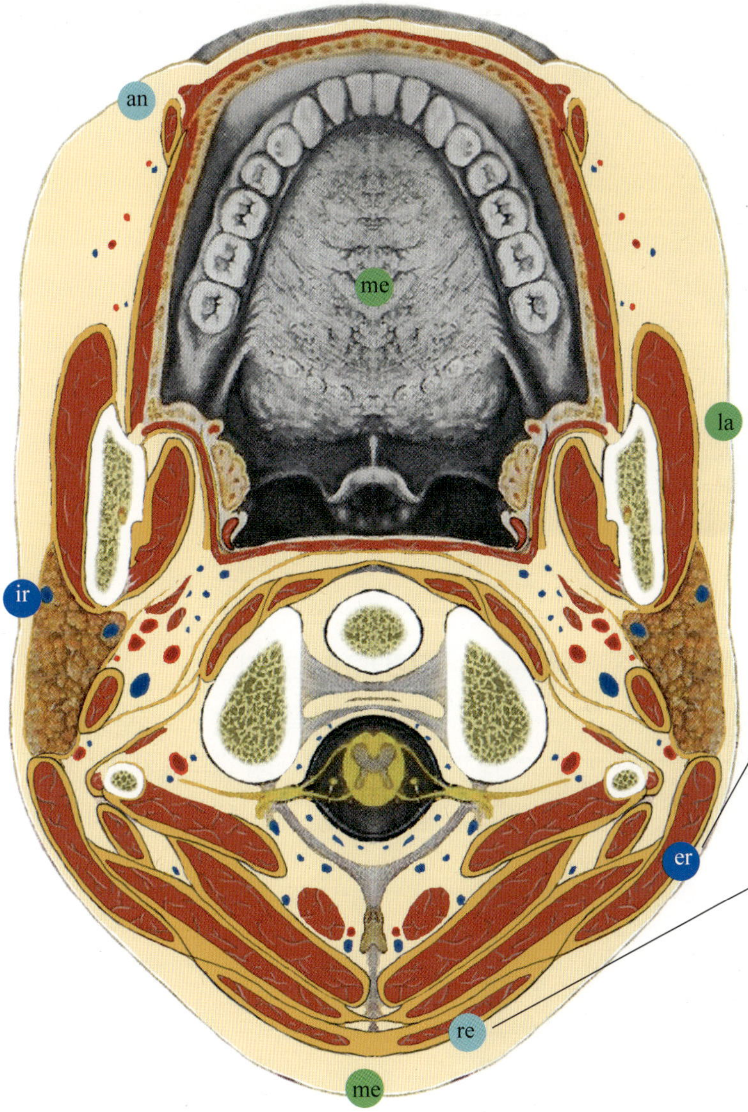

그림 8.15. 하악골과 구강인두부에서 머리 단면.

la-cp 3의 협응중심은 저작근 근복에 위치하며, 근막은 동일한 매듭을 통해 내측익상근과 연결된다.

er-cp 3의 협응중심은 후두부에 흉쇄유돌근과 두판상근이 붙는 부위에 위치한다.

pe-cp 3의 협응중심은 승모근과 두반극근의 후두 정지부에 위치하는데, 이는 두판상근에 심부이다.

(그림 4.15와 그림 6.15 참조)

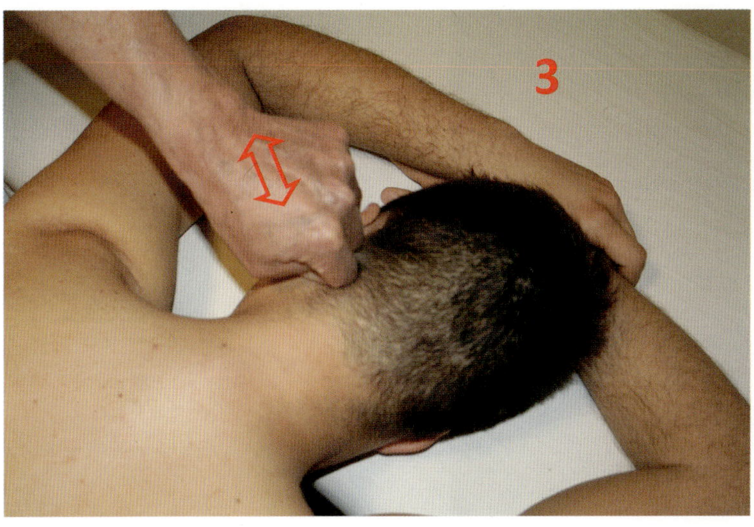

그림 8.16. 치료.

환자는 양손에 머리를 대고 앉는다. 치료사는 환자 뒤에 서서 같은 쪽이나 반대쪽에서 협응중심을 치료한다. 소후두신경의 경로에 대해 횡방향으로 치료하면서 적당한 압력을 가한다.

익스트라-콜룸의 근막단위
Mf unit of extra-collum

목-가쪽 회전
er-cl

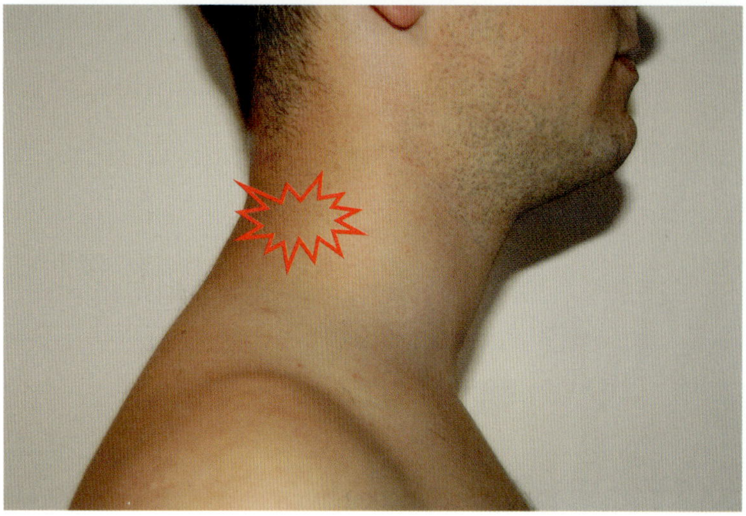

그림 8.17. 통증부위와 인지중심(cp).

종종 머리나 동측 어깨로 연관통을 일으키는 목 측면 부위 통증.

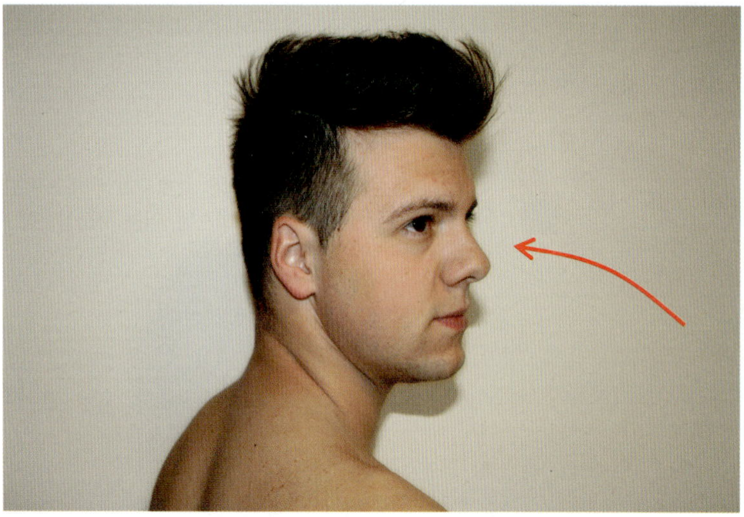

그림 8.18. 운동검증.

환자는 특히 목을 한쪽으로 돌릴 수 없다고 호소한다. 어떤 때는 움직임의 제한만 있고, 다른 때는 통증이 주로 나타난다.

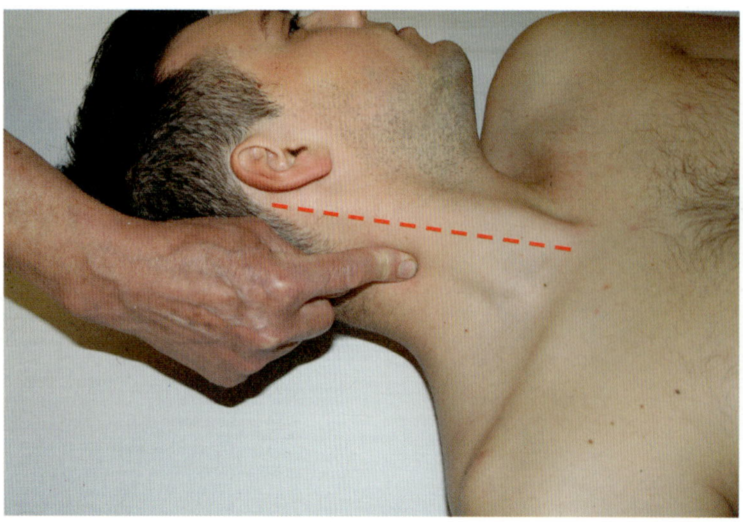

그림 8.19. 협응중심(cc)의 촉진검증.

촉진검증은 경판상근과 견갑거근 근막에서 C2~C4의 횡돌기의 뒤쪽에서 시행한다(TE 16).

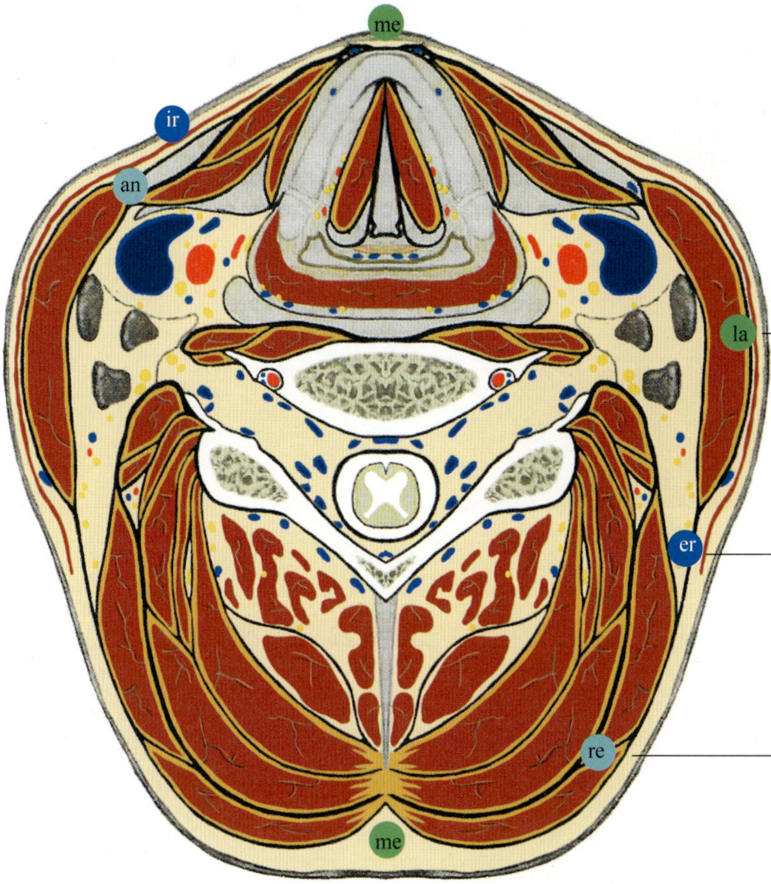

그림 8.20. 위에서 보았을 때 5번 경추 높이에 있는 목의 단면.

la–cl의 협응중심은 갑상연골 선상에 흉쇄유돌근의 근복 중심에 위치한다.

er–cl의 협응중심은 견갑거근과 관련이 있으며, 그 근막은 후사각근 근막 앞쪽으로 연결된다.

re–cl의 협응중심은 승모근과 견갑거근 사이의 고랑으로 들어가는 두판상근, 경판상근, 두반극근에 위치한다.

(그림 4.20과 그림 6.20 참조)

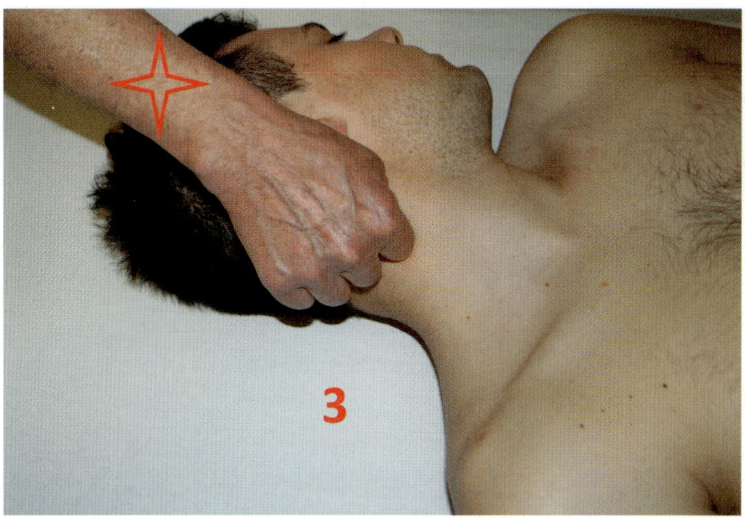

그림 8.21. 치료.

환자는 바로 누운 자세에서 머리를 반대쪽으로 돌린다.

치료사는 환자의 머리 뒤나 한쪽에 서서 환자의 증상이 재현되고 연관통이 일어나는 부위를 너클을 사용해서 치료한다. 견갑거근의 척추 정지부에 적당한 압력을 가한다.

익스트라-쏘랙스의 근막단위
Mf unit of extra-thorax

흉곽-가쪽 회전
er-th

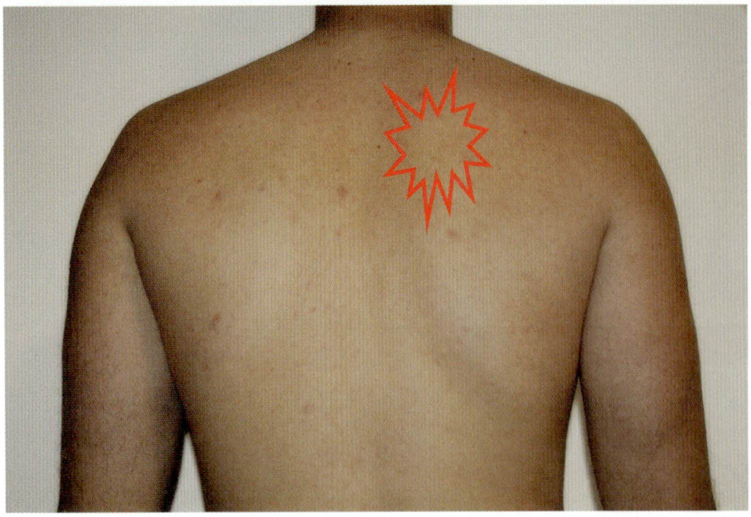

그림 8.22. 통증부위와 인지중심(cp).

목과/또는 어깨에 연관통을 일으키는 상흉부 통증. 통증은 편측으로 나타난다.

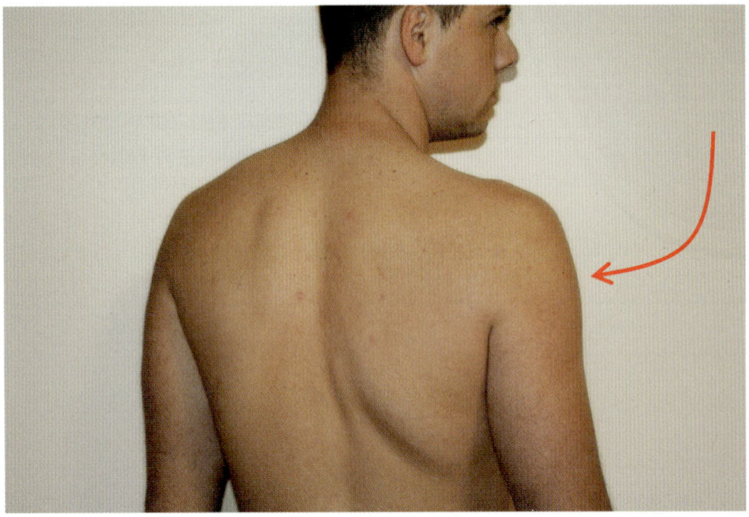

그림 8.23. 운동검증.

환자는 목의 회전이나 견갑골 움직임 중 흉부의 장애를 호소한다. 때때로, 통증이 어깨와 흉부 앞쪽으로 퍼진다.

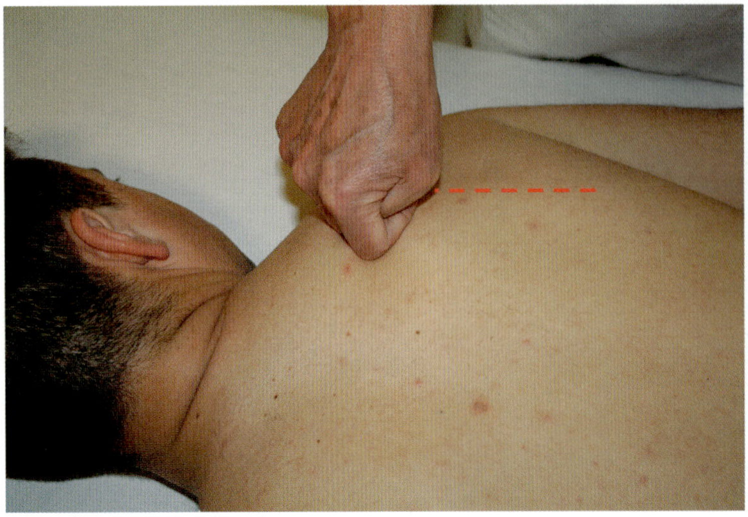

그림 8.24. 협응중심(cc)의 촉진검증.

촉진검증은 견갑극 높이에서 견갑골 내측연에서 안쪽으로 시행한다(BL 41 p, 43).

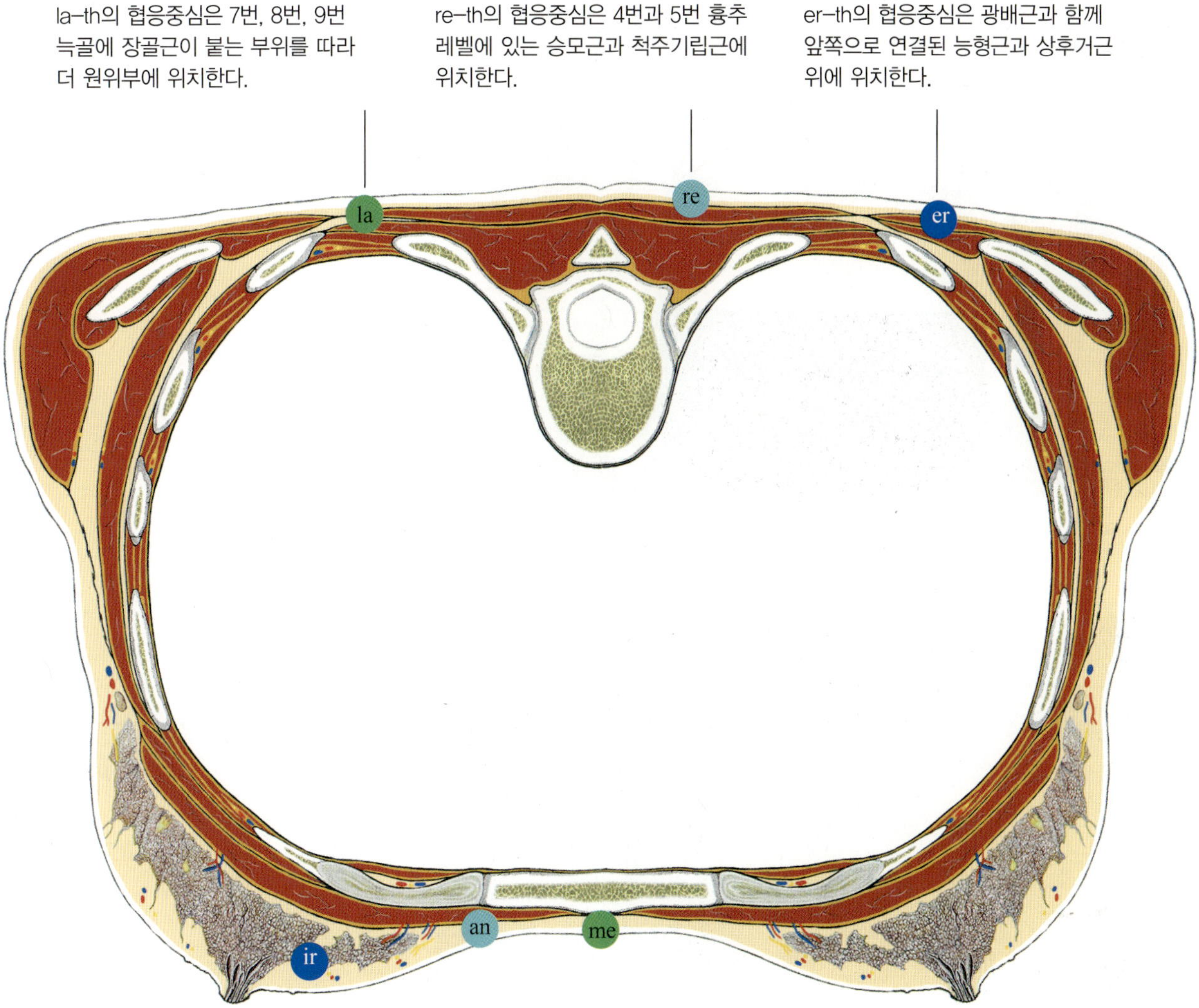

그림 8.25. 2번 흉추부 위치에 흉벽 단면.

(그림 4.25와 그림 6.25 참조)

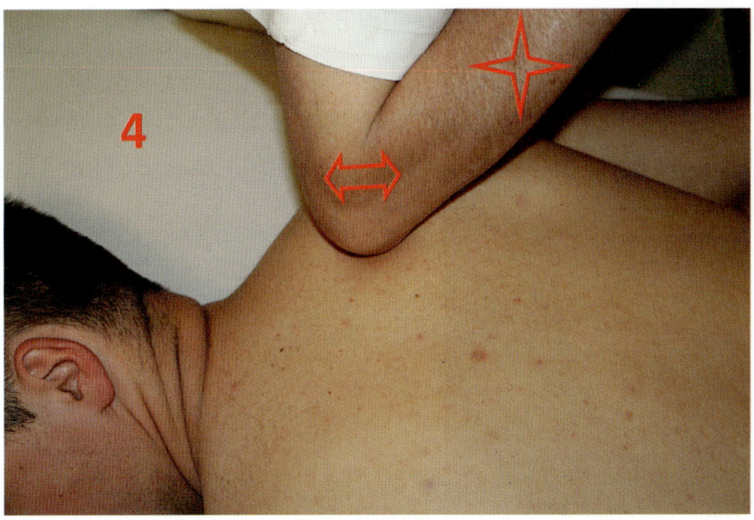

그림 8.26. 치료.

환자는 엎드린 자세로 팔을 옆구리 옆에 놓는다.

치료사는 환자의 머리쪽이나 옆에 서서 팔꿈치로 상부 상완간막근막(interserati fascia) 부위를 치료한다. 과밀도화된 영역이 변화하기 시작하면, 너클을 사용하여 협응중심을 마무리한다.

견갑골연을 따라 강한 압력을 팔꿈치로 가한다.

익스트라-룸비의 근막단위

Mf unit of extra-lumbi

허리-가쪽 회전

er-lu

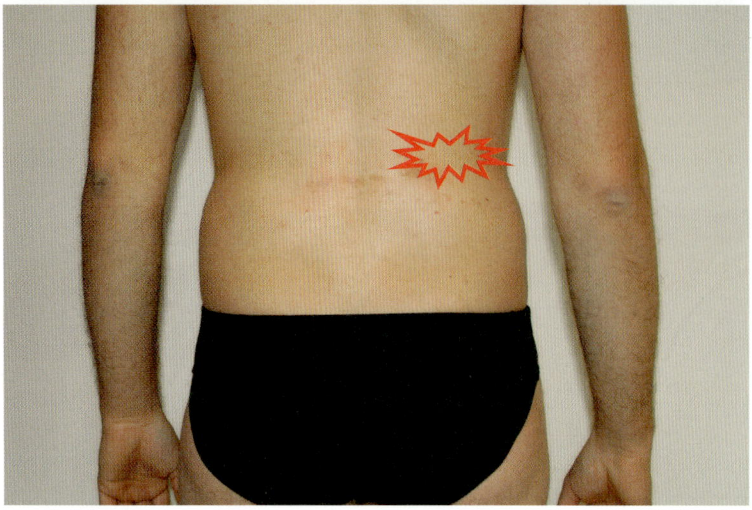

그림 8.27. 통증부위와 인지중심(cp).

허리의 한쪽이나 5번 요추와 1번 천추 사이의 관절통증. 요통, 하지 전체로 내려가는 엉덩이 통증.

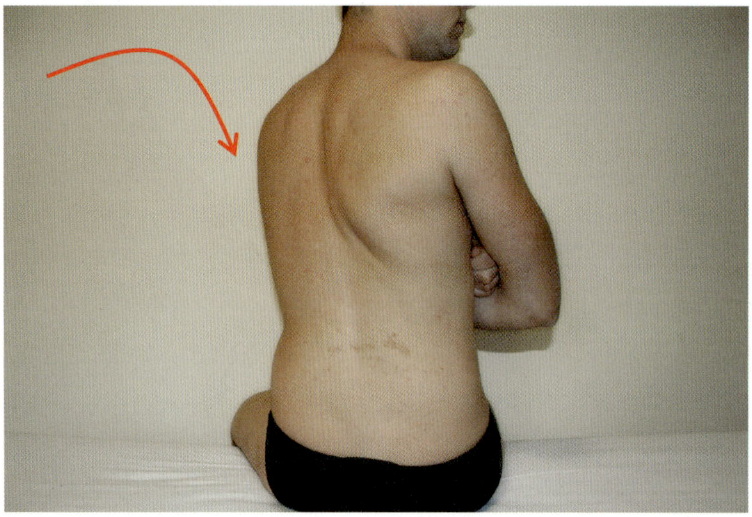

그림 8.28. 운동검증.

환자는 차를 후진하거나 침대에서 몸을 돌릴 때와 같이 몸통을 돌리는 동작에서 나타나는 한쪽이나 허리 부위에 통증을 호소한다.

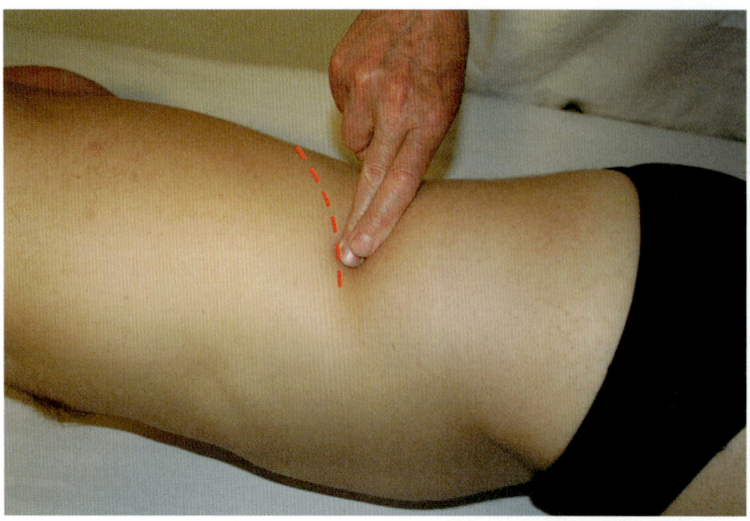

그림 8.29. 협응중심(cc)의 촉진검증.

촉진검증은 12번째 늑골 바로 아래에서 외복사근이나 내복사근의 근막 과밀화를 찾아 시행한다. 촉진은 손끝이나 너클로 시행할 수 있다. 동시에 re-lu와 la-lu의 협응중심도 비교 촉진할 수 있다(GB 25).

la-lu의 협응중심은 장늑근 건에 붙어 있는 요방형근 근막에 위치한다.

re-lu의 협응중심은 다열근, 최장근, 척추근 위에 위치한다. 중격은 장늑근에서 이 근육들의 근막을 분리한다.

er-lu의 협응중심은 12번째 늑골에 복사근 정지부에 위치한다. 이 근육의 근막은 안쪽으로는 하후거근 근막과 연결된다.

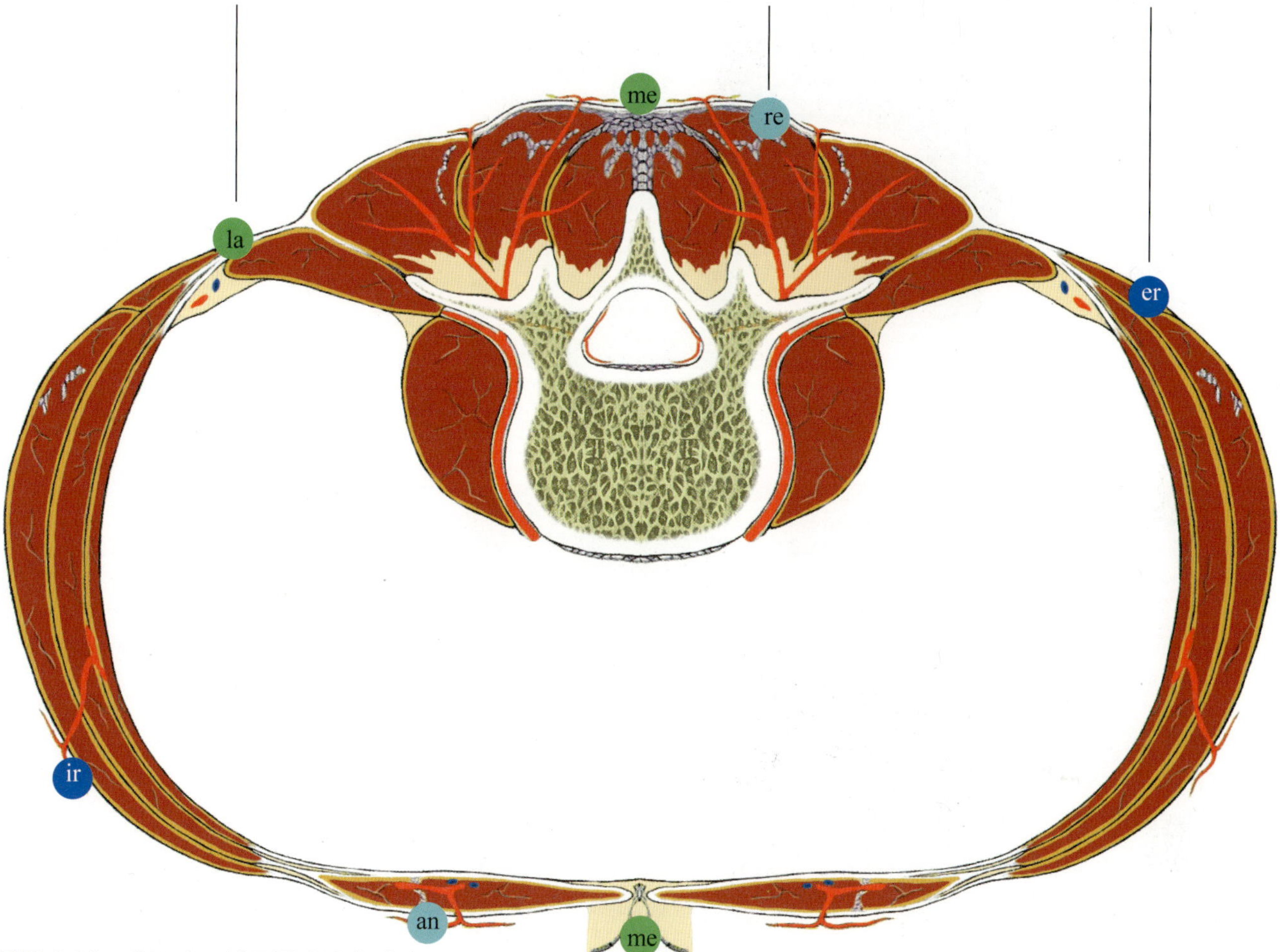

그림 8.30. 배꼽 바로 위쪽 중복부의 단면.
(그림 4.30과 그림 6.30 참조)

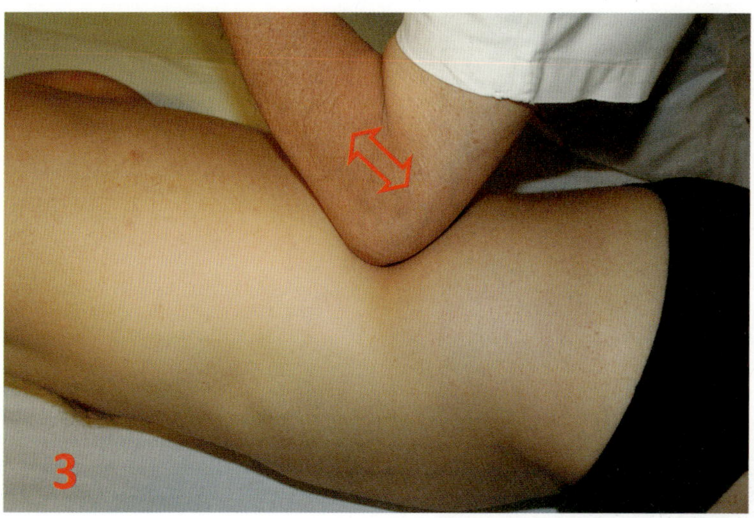

그림 8.31. 치료.

환자는 옆으로 누운 자세를 취한다. 치료사는 환자 뒤에 서서 팔꿈치를 12번 늑골 하부에 대고 통증이 사라질 때까지 근막에 도수치료를 시행한다.
치료는 중간 강도이며, 늑골과 평행한 방향으로 시행한다(3).

익스트라-펠비스의 근막단위
Mf unit of extra-pelvis

골반-가쪽 회전
er-pv

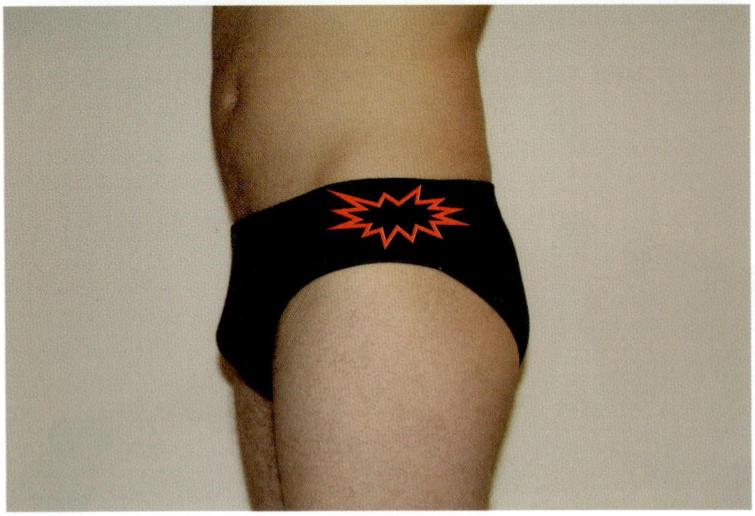

그림 8.32. 통증부위와 인지중심(cp).

고관절, 천장관절이나 하지를 따라 통증이 있다.

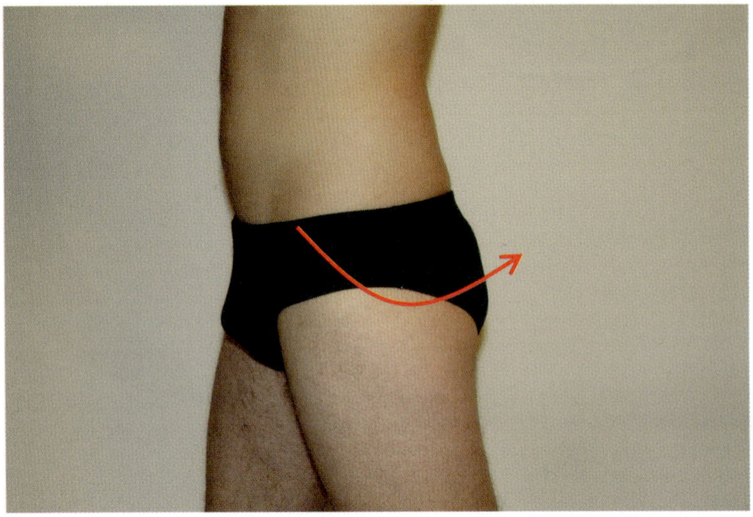

그림 8.33. 운동검증.

환자는 일정 시간 동안 서 있을 때마다 허리나 하지 통증을 호소한다. 때로는 자세검사에서 골반 회전에서 증상이 잘 나타난다.

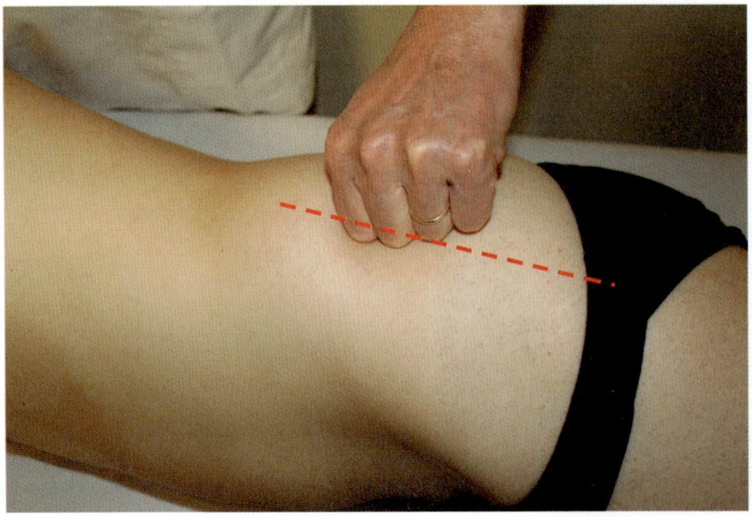

그림 8.34. 협응중심(cc)의 촉진검증.

촉진검증은 장골릉 상단에서 대전자까지 이어지는 선을 따라 중둔근 근막에서 시행한다(GB 29).

la–pv의 협응중심은 대둔근의 외측 가장자리에 위치하며, 이 근육의 근막은 중둔근 외측 움직임 운동 단위와 연결된다.

re–pv의 협응중심은 척주기립근이라고 알려진 다열근과 천극근육(장늑근과 최장근)을 덮는 요배건막에 위치한다(역자 주: 척주기립근은 장늑근, 최장근, 척추근으로 이루어져 있다. 다열근은 척주기립근에 속하지 않는다.)

er–pv의 협응중심은 중둔근 근막에 위치하며, 근위부에 진정한 건막의 모양을 가지고 있다.

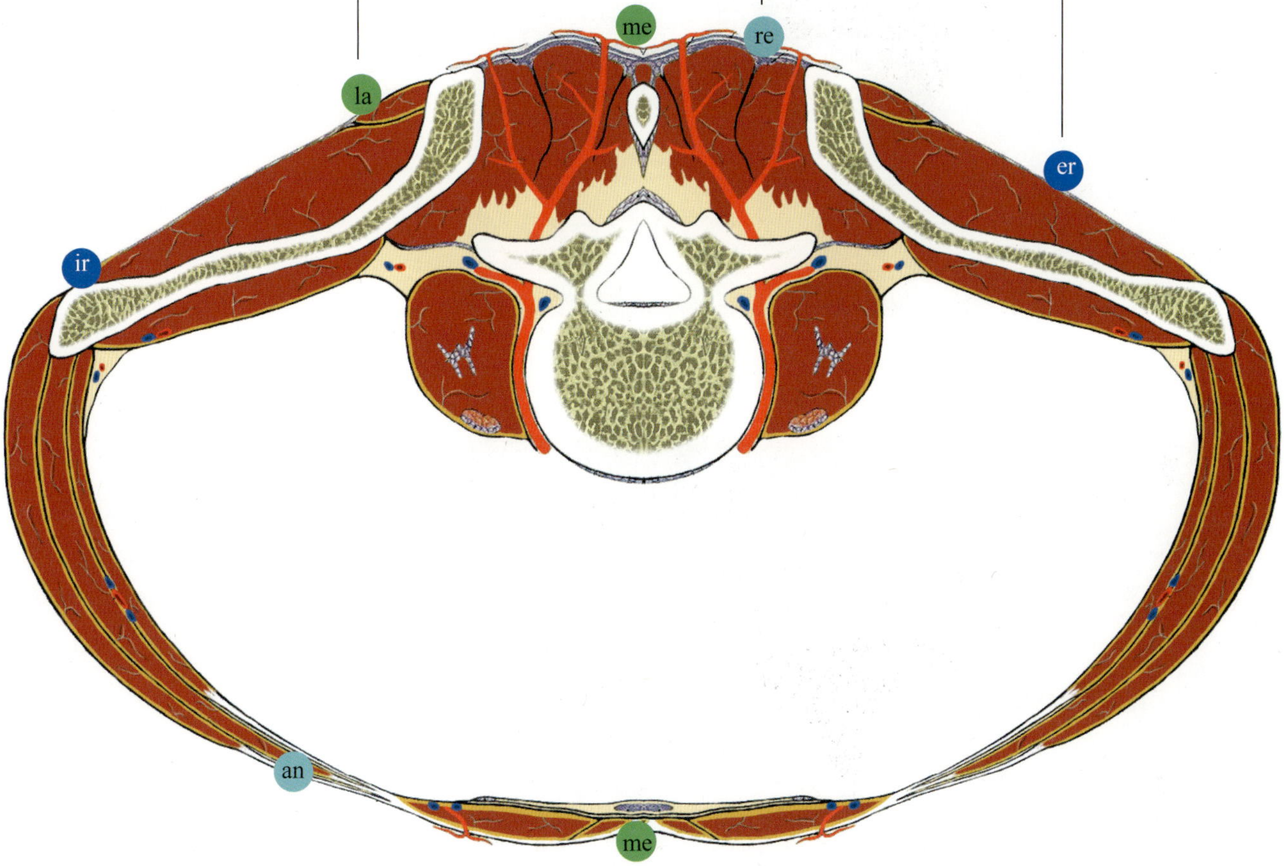

그림 8.35. 치골 높이에서 하복부 횡단면.

(그림 4.35와 그림 6.35 참조)

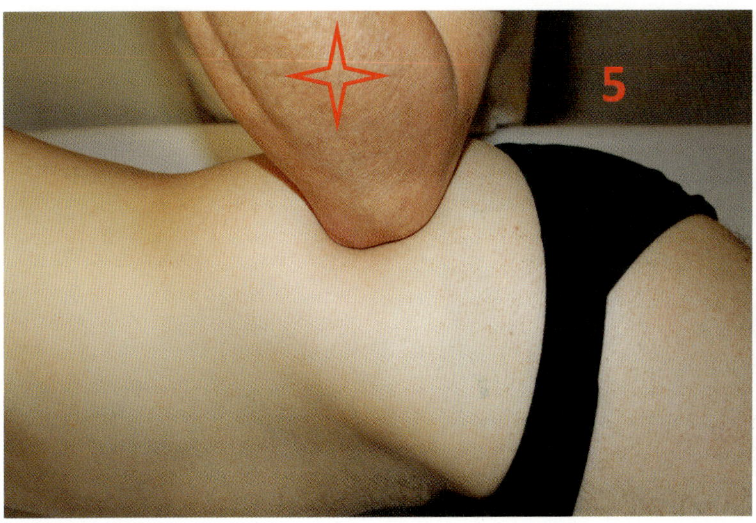

그림 8.36. 치료.

환자는 다리를 뻗고 옆으로 누운 자세를 취한다.

치료사는 환자 뒤에 서서 중둔근 근막에 팔꿈치를 대고, 긴 시간과 깊은 압력을 가한 치료가 필요하다. 중둔근 근막은 저항이 매우 강하므로 섬유화를 변화시키기 위해 매우 강한 압력이 필요하다.

익스트라-콕사의 근막단위
Mf unit of extra-coxa

고관절-가쪽 회전
er-cx

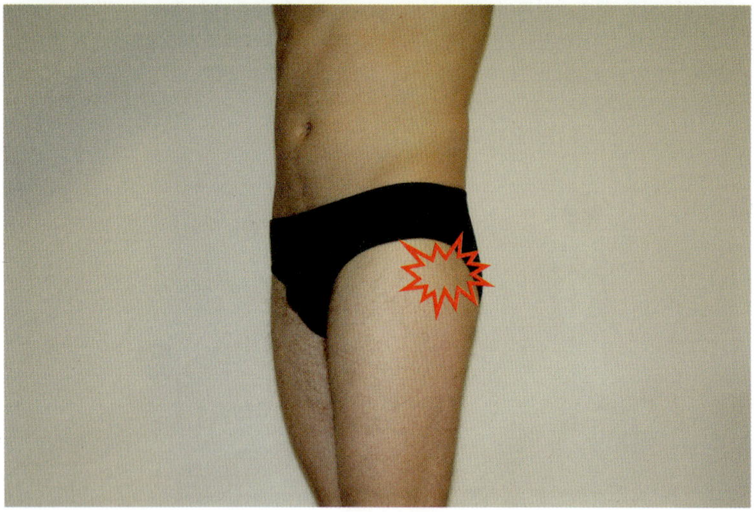

그림 8.37. 통증부위와 인지중심(cp).

고관절의 앞쪽이나 뒤쪽 부위에 통증. 하지로 연관통을 일으키는 이상근 증후군.

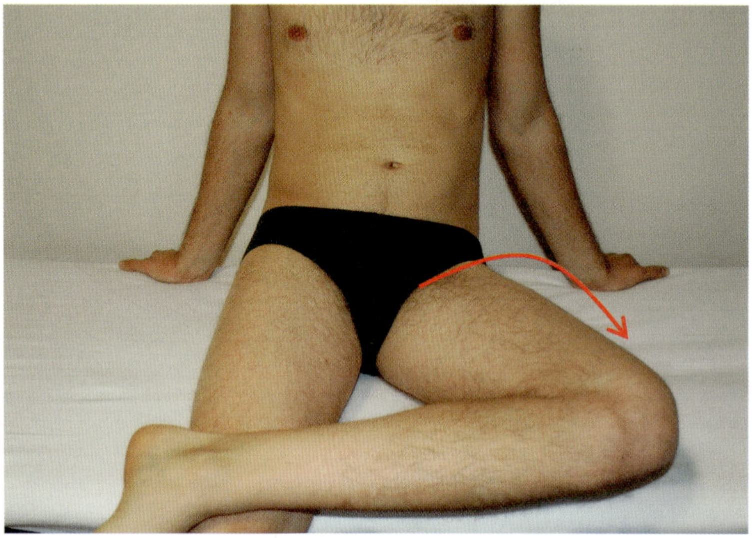

그림 8.38. 운동검증.

환자는 고관절을 외회전할 수 없다고 호소한다. 다른 경우에는 환자가 고관절을 외회전할 수 있지만, 이 움직임은 서혜부 및/또는 둔부에 강한 통증을 유발한다.

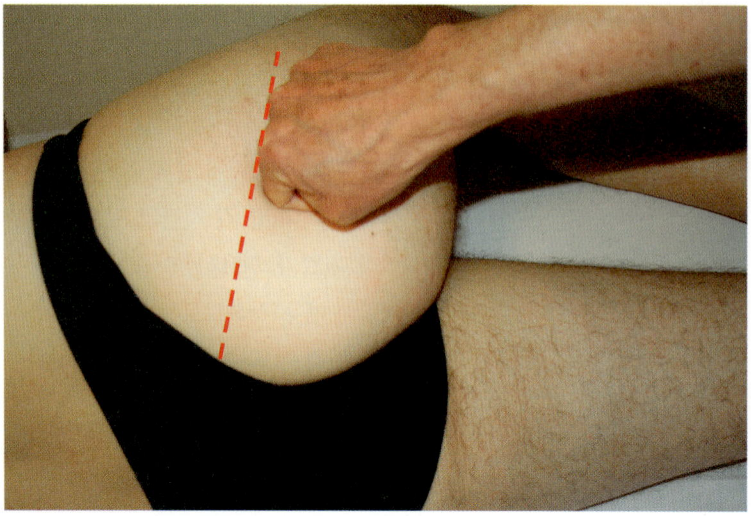

그림 8.39. 협응중심(cc)의 촉진검증.

촉진검증은 고관절을 외회전시키는 다른 근육(대퇴방형근, 쌍자근)도 포함해서 이상근 근막에 대해 시행한다(GB 30).

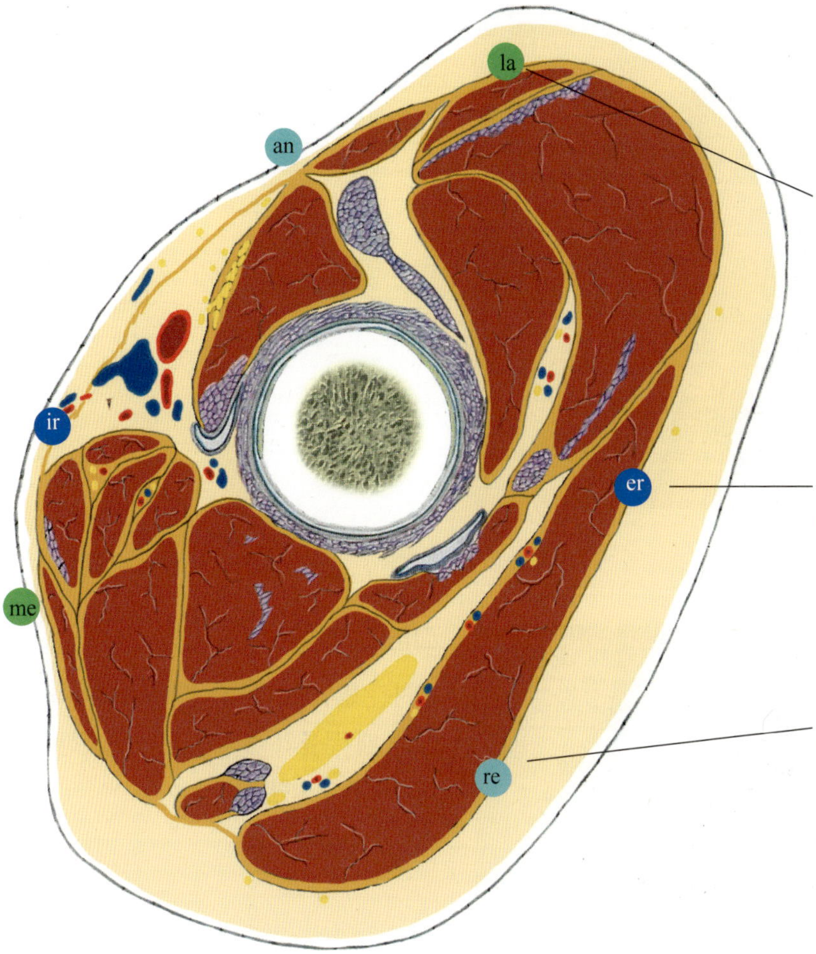

그림 8.40. 대퇴골 경부에서 대퇴근위부 단면.

la-cx의 협응중심은 대퇴근막장근 근막에 위치하며, 이는 중둔근과 소둔근에 끊어짐 없이 연결되어 있다.

er-cx의 협응중심은 이상근에 위치하며, 이 근막은 위로는 중둔근, 아래로는 두 개의 쌍자근으로 뻗어간다.

re-cx의 협응중심은 대둔근 근막에 위치하며, 이 근막은 심부에서 햄스트링 기시부를 가지며 천결절인대와 결합된다.

(그림 4.40과 그림 6.40 참조)

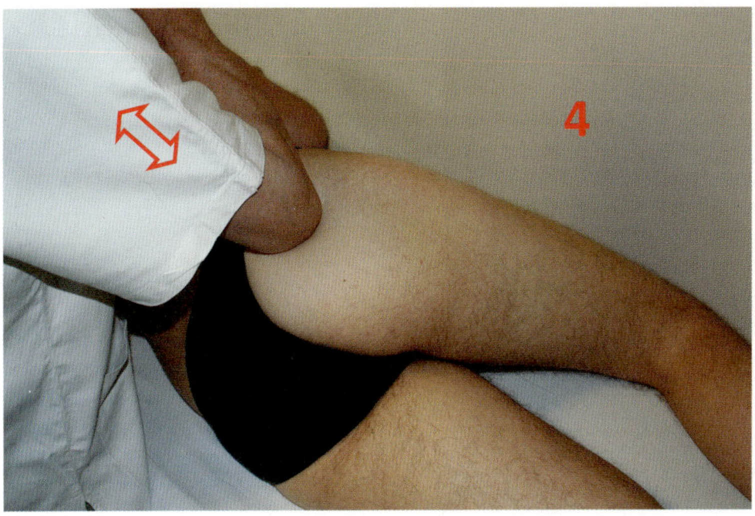

그림 8.41. 치료.

환자는 통증이 없는 쪽으로 해서 옆으로 눕고, 통증 있는 다리는 앞쪽에 놓고 고관절과 무릎을 굴곡시킨다.

치료사는 환자 뒤에 서서 대전자와 천골 사이 중간에 팔꿈치를 놓고, 이상근 근막을 치료하는데, 처음에는 횡방향으로 적용하고 나중에 모든 방향으로 치료한다. 대둔근을 배제하기 위해서 치료 압력은 강해야만 한다.

익스트라-제뉴의 근막단위
Mf unit of extra-genu

무릎-가쪽 회전
er-ge

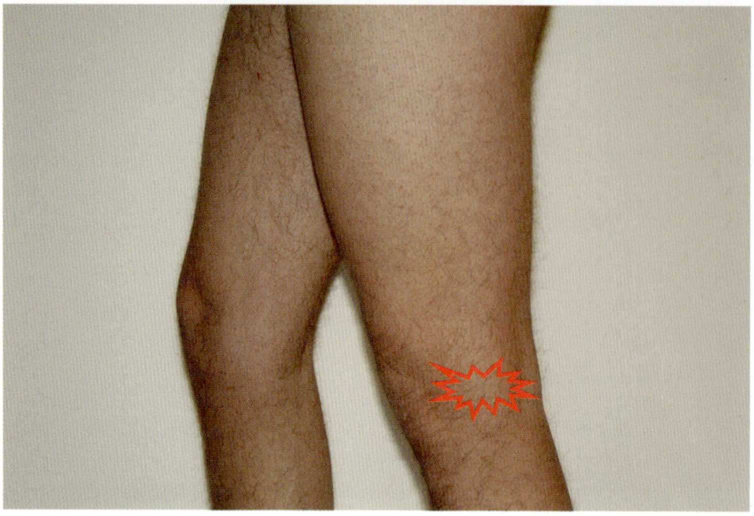

그림 8.42. 통증부위와 인지중심(cp).

통증은 특히 무릎의 측면부에 비골두나 대퇴이두근 건을 따라 나타난다.

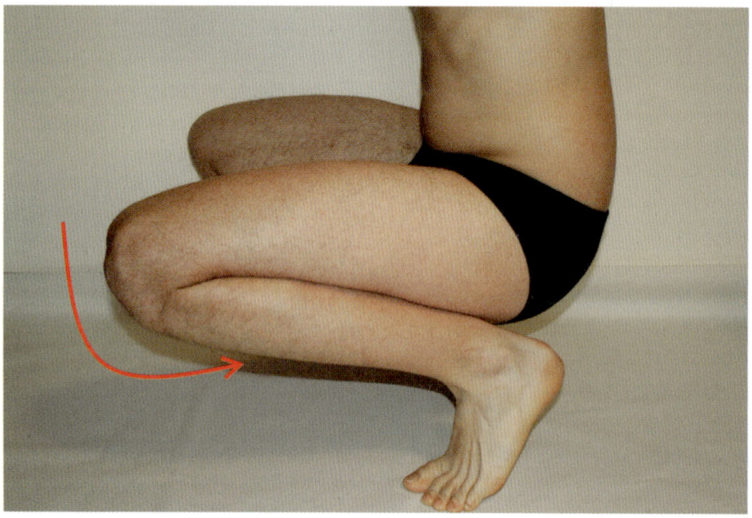

그림 8.43. 운동검증.

환자는 발뒤꿈치를 땅에 붙이고 쭈그려 앉을 때 무릎의 후외측 부위에 제한을 느낀다고 호소한다.

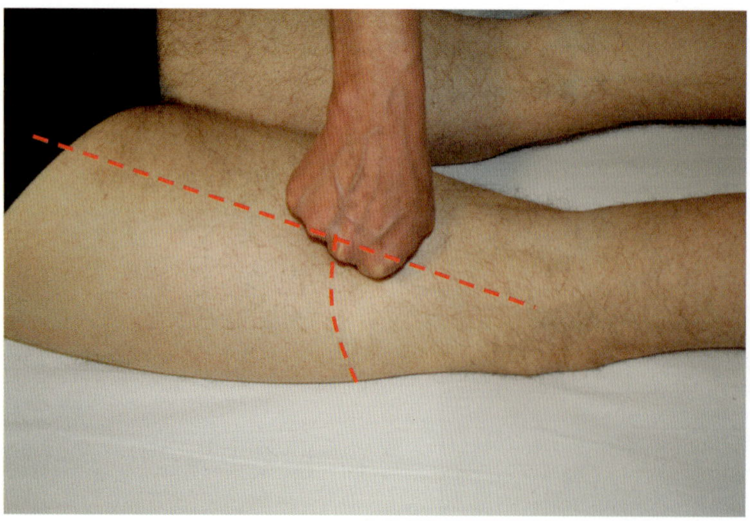

그림 8.44. 협응중심(cc)의 촉진검증.

촉진검증은 대퇴이두근의 단두의 기시부에서 대퇴 중간 1/3과 원위 1/3 사이 부위 경계에서 시행한다(GB 32).

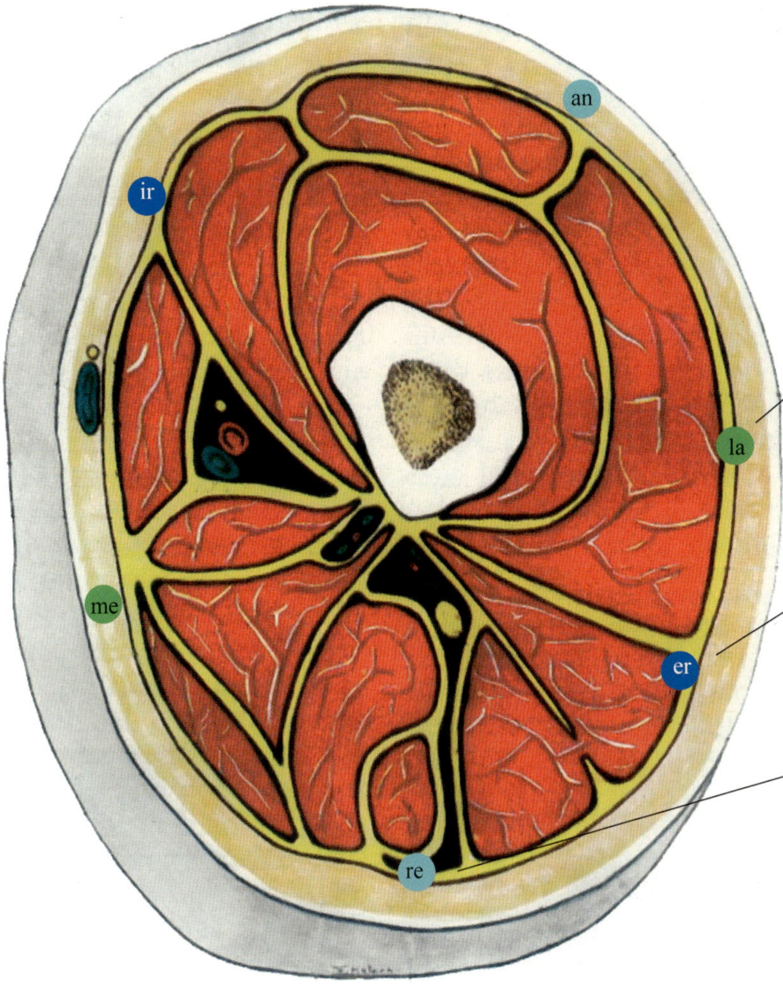

그림 8.45. 중간 1/3 부위의 오른쪽 허벅지 횡단면.

la-ge의 협응중심은 외측광근 위에 있는 장경인대나 대퇴근막장근의 건에 위치한다.

er-ge의 협응중심은 대퇴이두근 단두가 기시하는 외측 근사이 중격에 위치한다.

re-ge의 협응중심은 대퇴이두근의 장두와 반건양근과 반막양근을 연결하는 근막에 위치한다.

(그림 4.45와 그림 6.45 참조)

(Modified from G. Chiarugi & L. Bucciante, Istituzioni di anatomia dell'uomo. Piccin)

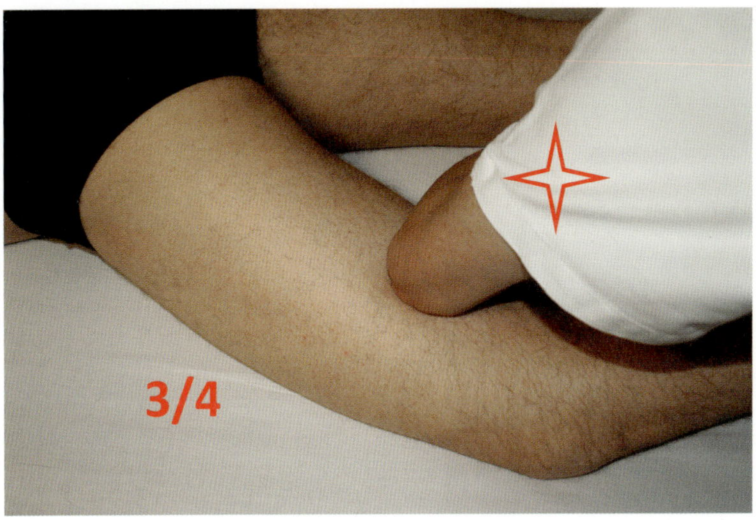

그림 8.46. 치료.

환자는 무릎을 약간 구부린 상태로 엎드린 자세를 취한다.
치료사는 외측 광근과 대퇴이두근 사이에 형성되는 고랑에 팔꿈치를 대고 대퇴이두근 단두의 기시부에 치료를 시행한다.
치료 초기에는 중간 압력 강도로 적용하고 점차적으로 강한 압력으로 시행한다.

익스트라-탈루스의 근막단위
Mf unit of extra-talus

발목-가쪽 회전
er-ta

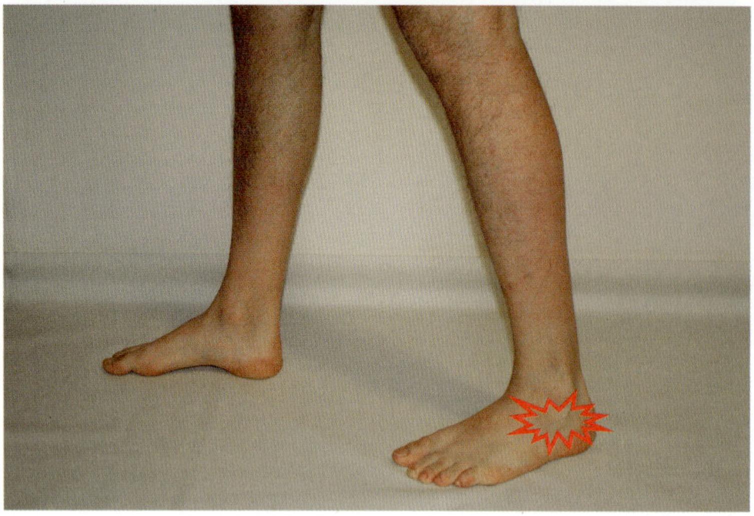

그림 8.47. 통증부위와 인지중심(cp).

외측 복사뼈 주변의 통증. 발뒤꿈치 통증, 비골 근육의 건병증. 종아리 외측의 통증이나 경련. 하지 마비.

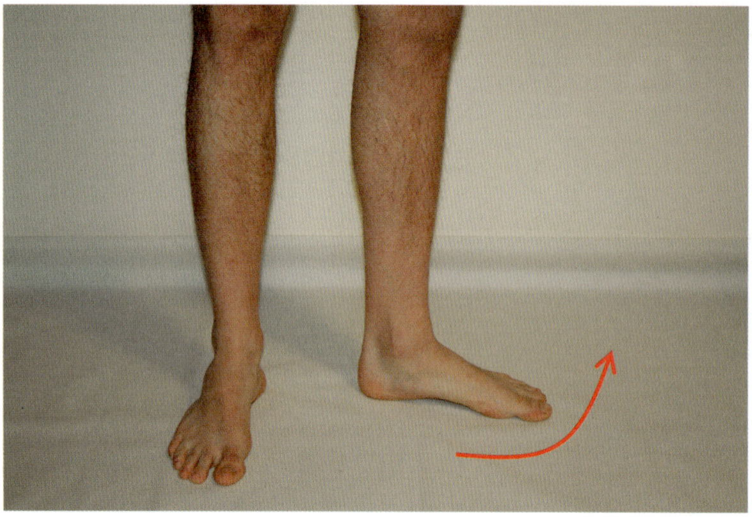

그림 8.48. 운동검증.

환자는 발목의 경직을 호소하고 발끝치 바깥쪽의 체중 부하가 어렵다.

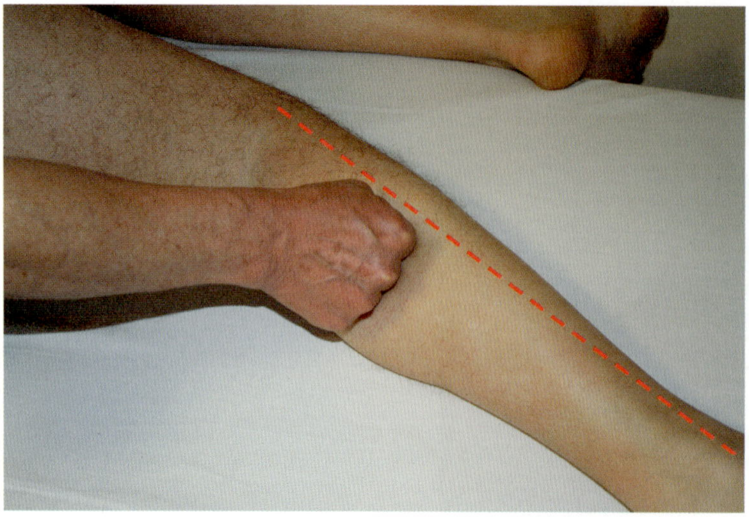

그림 8.49. 협응중심(cc)의 촉진검증.

촉진검증은 비골두에서 외측 복사뼈로 내려가는 선의 뒤쪽으로 비골 근육에 하퇴의 중간 1/3에서 시행한다(GB 35).

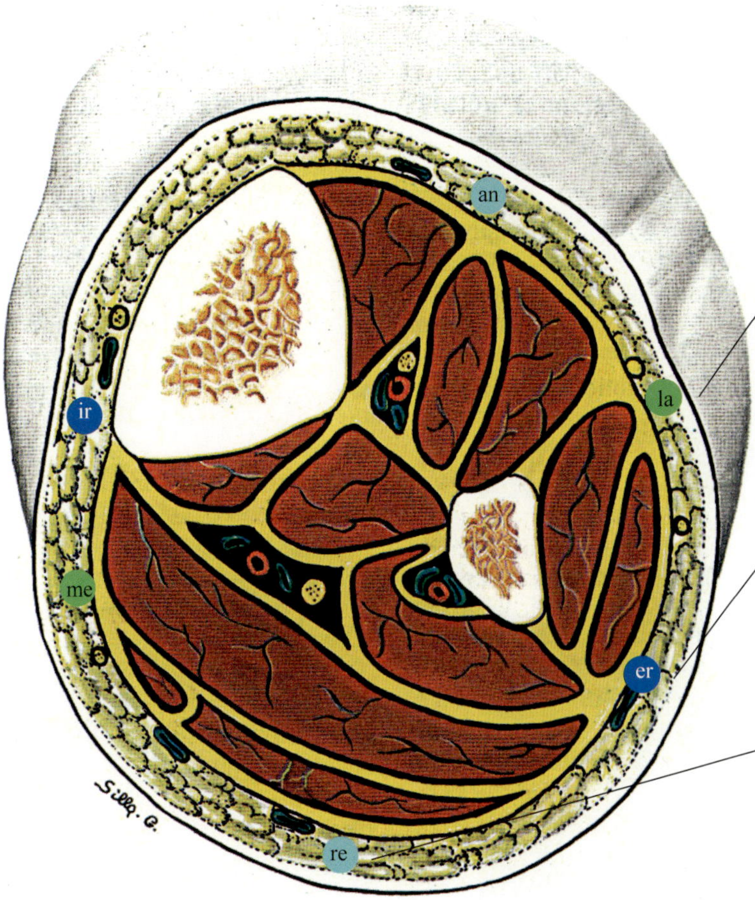

그림 8.50. 중간 1/3과 원위 1/3 사이 오른쪽 하퇴의 단면.

la–ta의 협응중심은 장지신근과 단비골근으로 이루어진 가쪽 움직임 운동 단위로 통합되는 중격에 위치한다.

er–ta의 협응중심은 장비골근과 단비골근으로 이루어진 가쪽 회전 운동 단위로 연결되는 근사이 중격에 위치한다.

re–ta의 협응중심은 가쪽 비복근의 근막에 위치하며, 이는 차례로 내측 비복근, 가자미근, 족저근에 둘러싸여 있다.

(그림 4.50과 그림 6.50 참조)

(Modified from G. Chiarugi & L. Bucciante, Istituzioni di anatomia dell'uomo. Piccin)

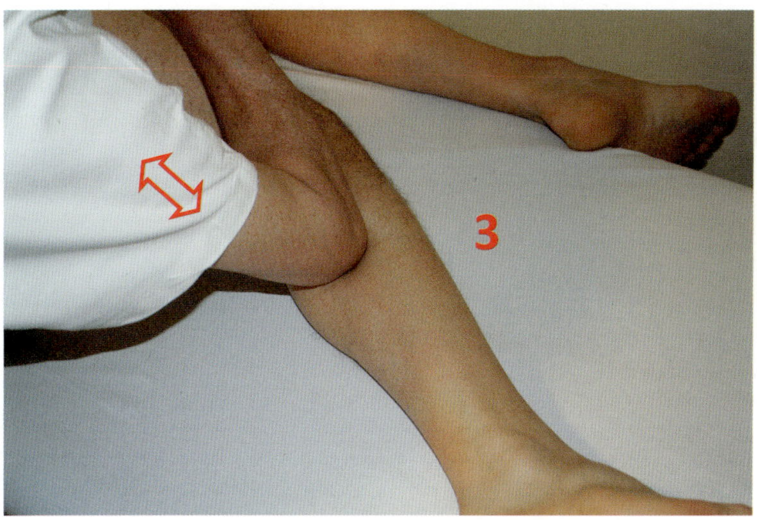

그림 8.51. 치료.

환자는 무릎을 반쯤 굽힌 상태에서 옆으로 누운 자세를 취한다.
치료사는 경골 뒤 고랑에 너클을 갖다대고 종방향으로 종아리 근막을 치료한다.
치료 압력은 환자의 근육량에 따라 약하게 하거나 중간 강도로 시행한다.

익스트라-페스의 근막단위
Mf unit of extra-pes

발가락-가쪽 회전
er-pe

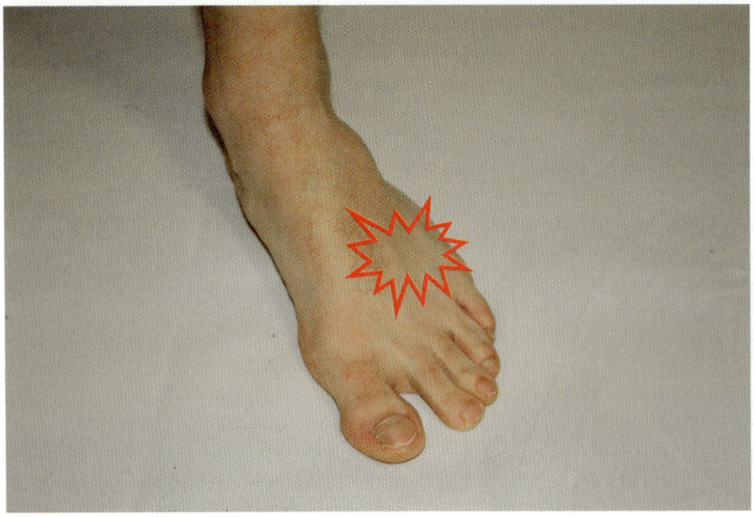

그림 8.52. 통증부위와 인지중심(cp).

외측 앞발의 통증, 마지막 두 발가락 사이의 굳은살.

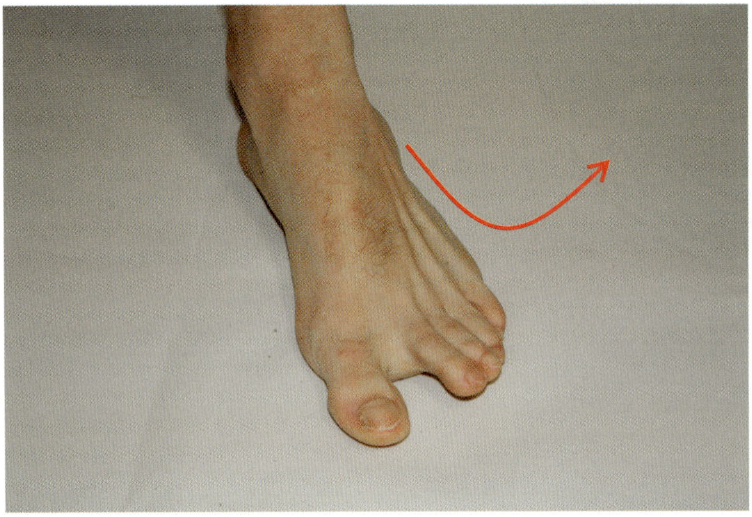

그림 8.53. 운동검증.

마지막 두 발가락(4~5번째)은 단지신근 근육이 장지신근의 견인력을 교정하지 못하기 때문에 변형될 수 있다.

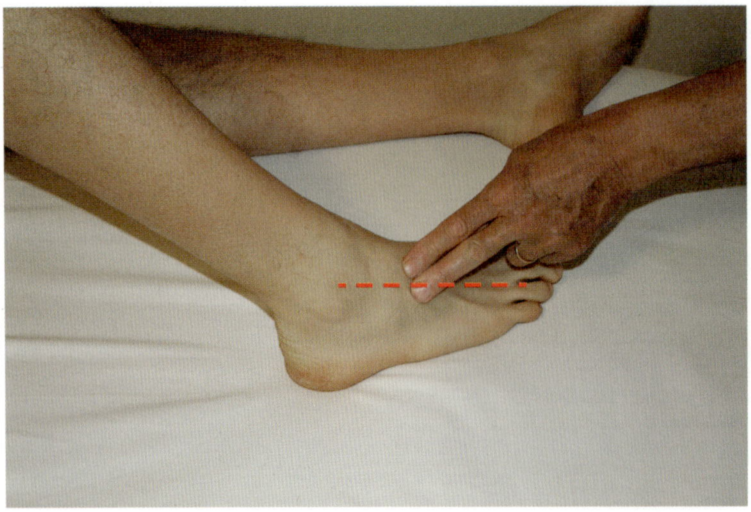

그림 8.54. 협응중심(cc)의 촉진검증.

촉진검증은 외측 복사뼈에서 마지막 두 발가락 사이의 공간에서 연장되는 선을 따라 단지신근에 시행한다(GB 40).

re–pe의 협응중심은 소지외전근의 근막에 위치하며, 이 근막은 소지굴근과 연결되어 하퇴삼두근의 근막과 연결된다.

er–pe의 협응중심은 단지신근의 근복에서 더 근위부에 위치하며, 이 근육의 근막은 배측 근막의 중간층과 연결되어 있다.

la–pe의 협응중심은 배측골간근과 연결되어 발의 배측 근막의 심부층에서 더 원위에 위치한다.

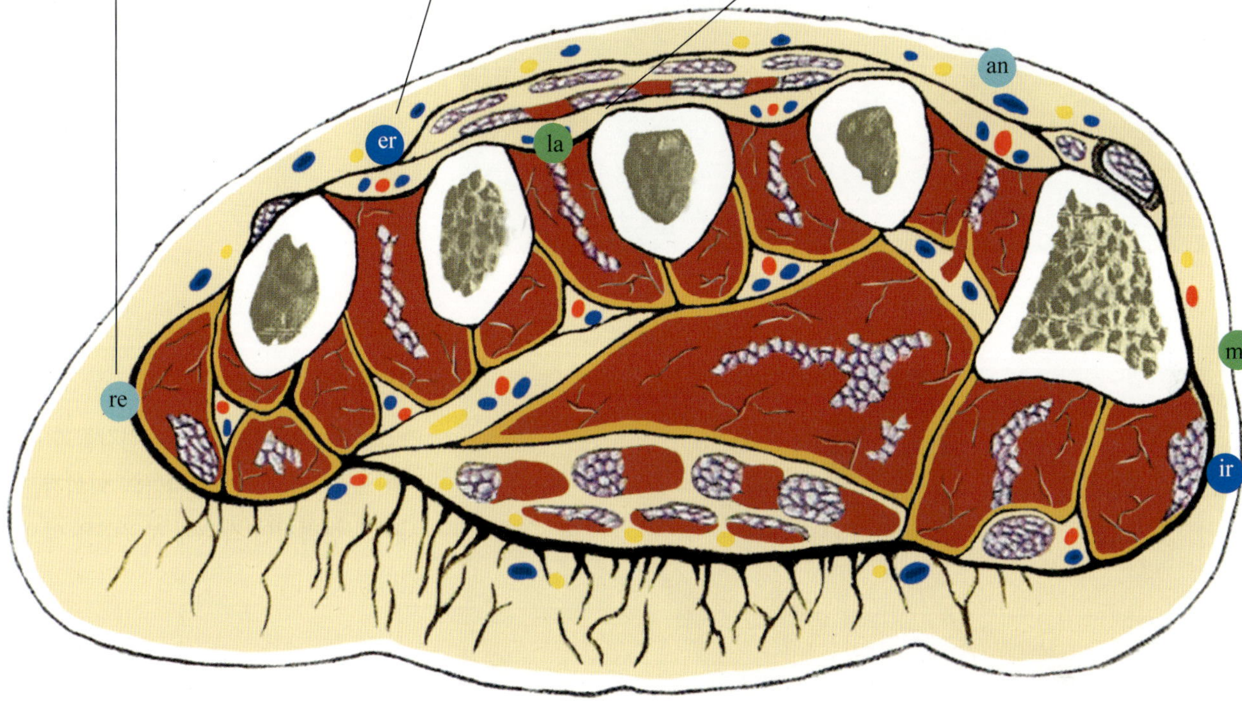

그림 8.55. 중족골 수준에서 발의 단면.

(그림 4.55와 그림 6.55 참조)

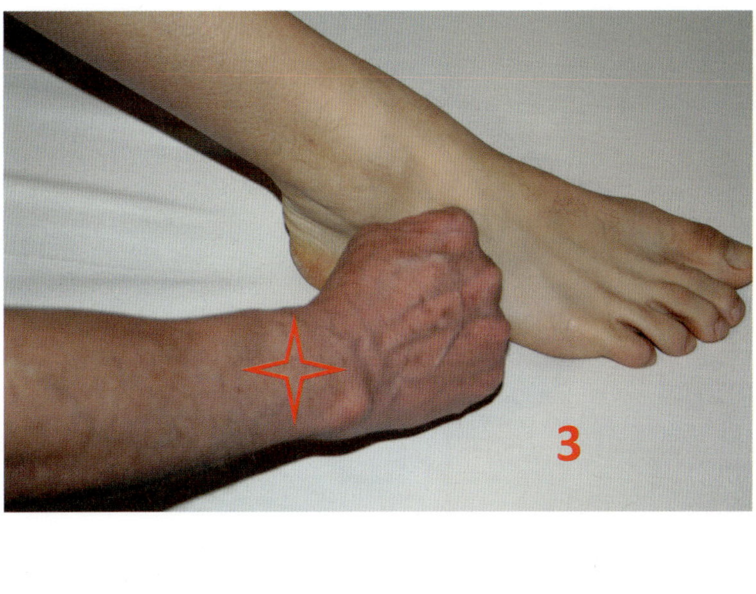

그림 8.56. 치료.

환자는 치료대에 발을 올려놓고 옆으로 눕거나 누운 자세를 취한다.

치료사는 치료대의 측면에 서서 너클을 이용해서 단지신근의 근복을 치료한다. 이것은 작은 근육이지만 근막의 섬유화가 종종 이완되는 데 저항하기 때문에 압력은 적당해야만 한다.

익스트라-스카풀라의 근막단위

Mf unit of extra-sapula

어깨뼈-가쪽 회전

er-sc

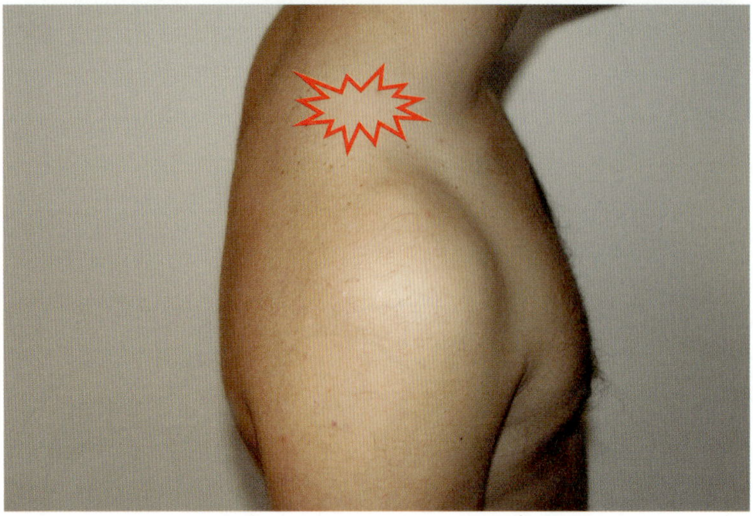

그림 8.57. 통증부위와 인지중심(cp).

목이나 상지로 연관통을 일으키는 견갑골 상부 통증. 어깨가 무겁게 느껴지고 종종 팔로도 퍼진다.

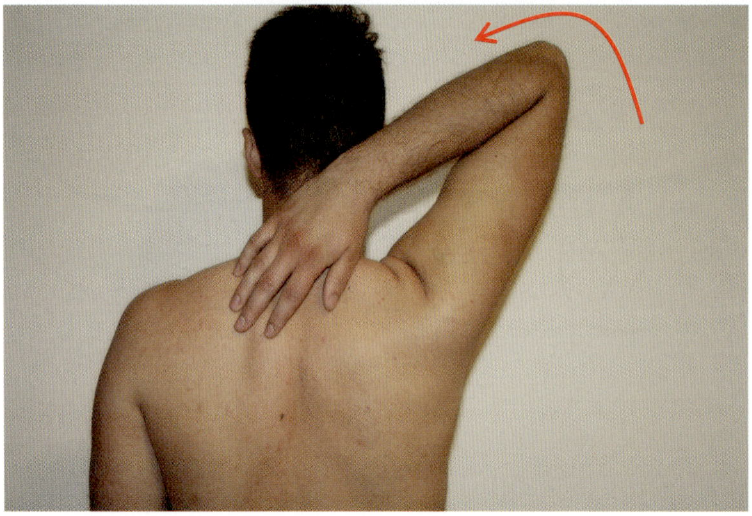

그림 8.58. 운동검증.

견갑거근 근막의 섬유화는 견갑골과 목 사이 또는 견갑골과 상완골의 외회전근 사이의 협력적인 작용에 불균형을 일으킨다.

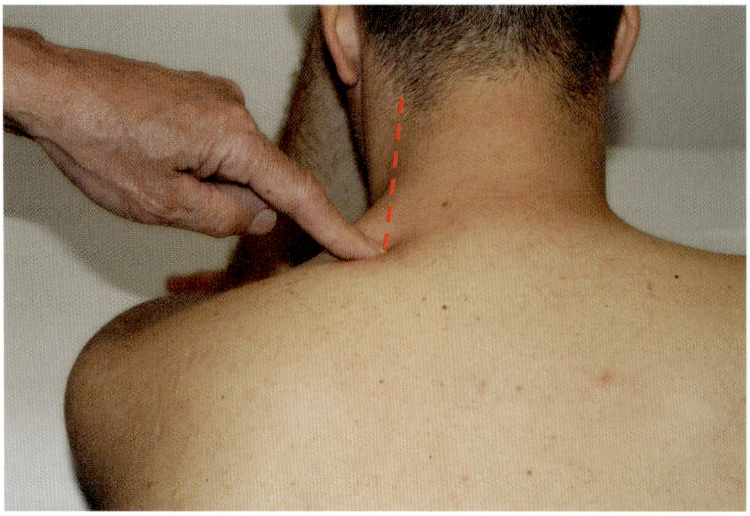

그림 8.59. 협응중심(cc)의 촉진검증.

촉진검증은 견갑골 상각에서 시행하며, 이는 견갑거근(빨간 점선)이 시작하는 부위이다(TE 15).

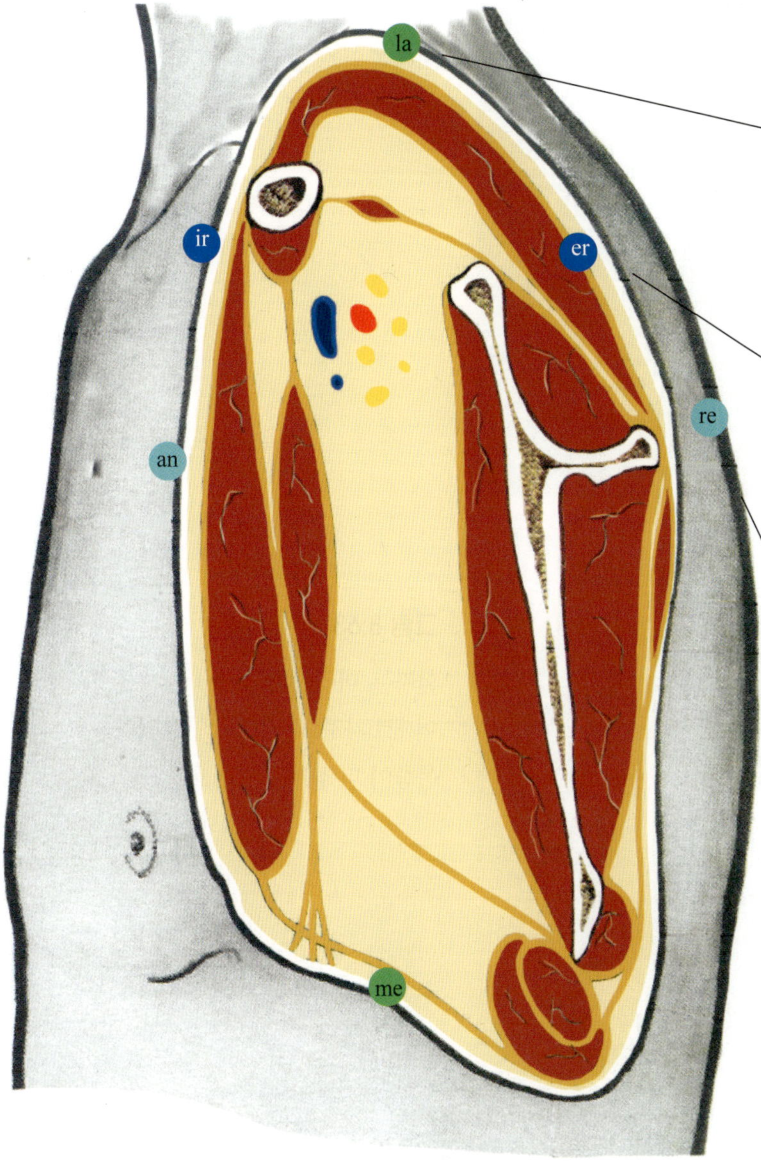

그림 8.60. 액와강의 전-후 단면.

la-sc의 협응중심은 승모근의 상부 경계에 위치하며, 견갑골을 들어올릴 때 두 관절(흉쇄관절과 견봉쇄골관절)에서 작용한다.

er-sc의 협응중심은 견갑각 상각에서 견갑거근의 기시부에서 위치하며, 이는 경부 근막의 중간층이 시작하는 부위이다.

re-sc의 협응중심은 승모근 내측에 위치하며, 정확히는 소능형근 또는 대능형근에 위치한다.

(그림 4.60과 그림 6.60 참조)

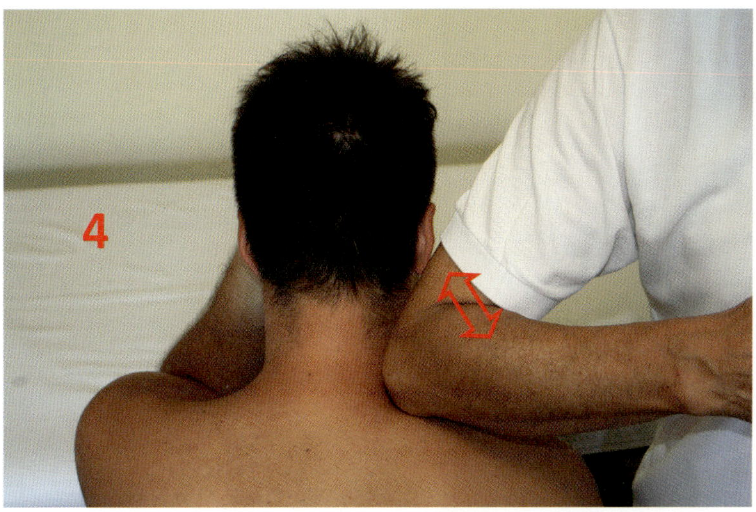

그림 8.61. 치료.

환자는 반대쪽 손에 머리를 대고 앉은 자세를 취한다.

치료사는 환자 뒤에 서서 팔꿈치로 견갑거근의 기시부를 치료한다. 치료 압력은 승모근의 저항을 이겨내야 하므로 다소 강하게 한다.

익스트라-휴머러스의 근막단위

Mf unit of extra-humerus

위팔-가쪽 회전

er-hu

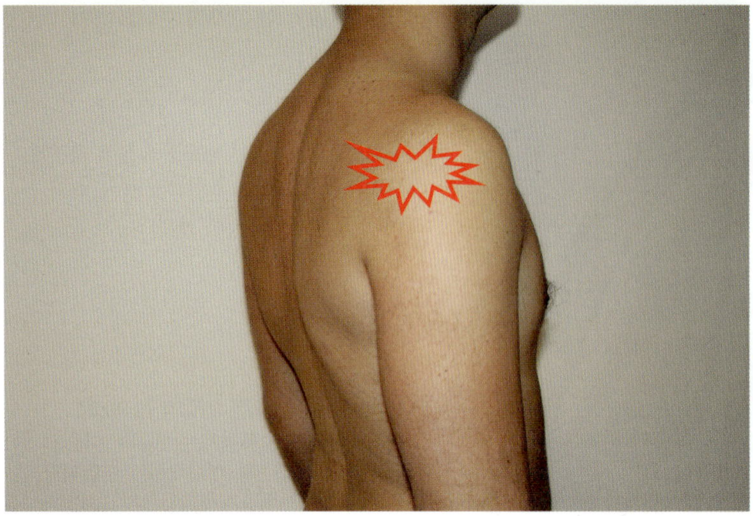

그림 8.62. 통증부위와 인지중심(cp).

어깨 후외측 통증이 밤에 더 악화됨. 팔의 약화.

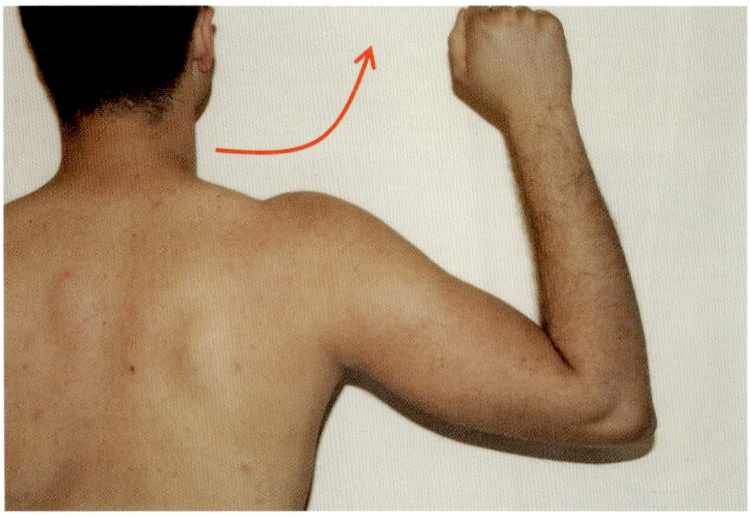

그림 8.63. 운동검증.

환자는 머리를 빗을 때나, 손을 반대쪽 어깨로 가져오는 길항적인 움직임을 할 때 통증이 더 심해진다고 호소한다.

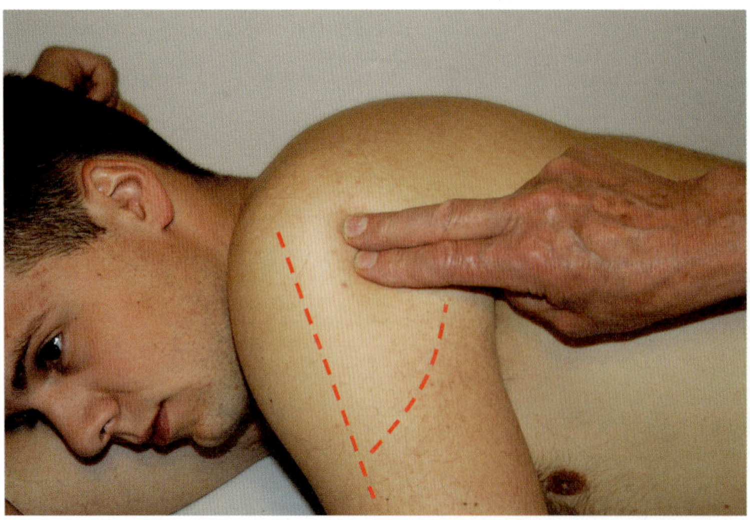

그림 8.64. 협응중심(cc)의 촉진검증.

촉진검증은 중삼각근을 따라 내려가는 선의 뒤쪽인 상완골두 수준에서 시행한다. 비교 촉진검증은 환자가 선 자세를 취할 때 더 쉬워진다(TE 14).

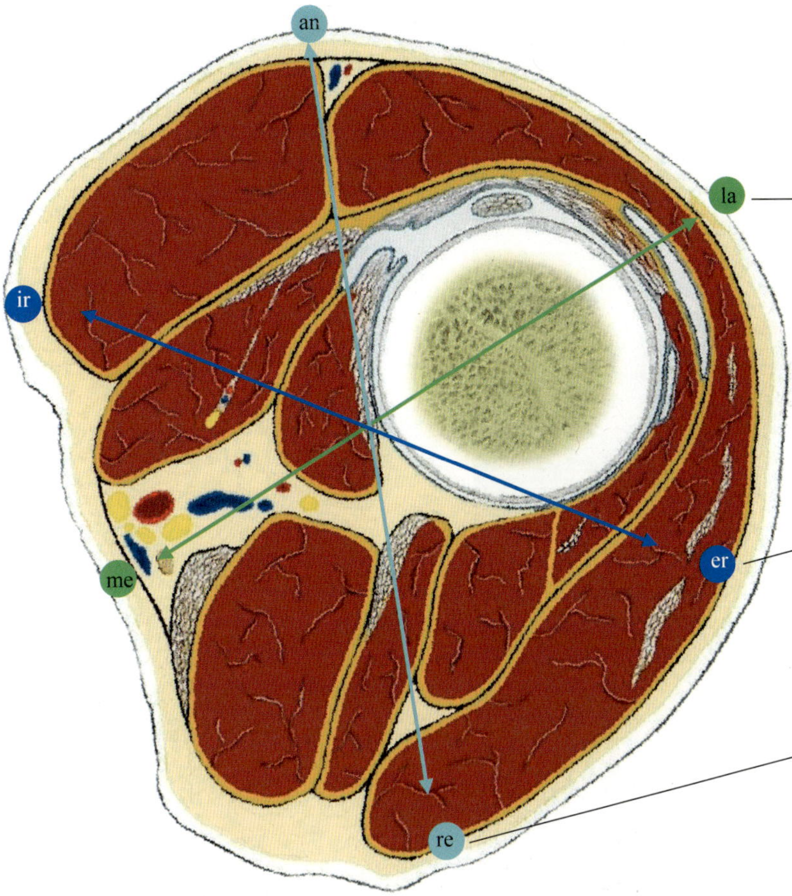

그림 8.65. 상완골두에서 어깨의 사선 단면.

la-hu의 협응중심은 중간 삼각근의 근막에 위치하며, 이는 극상근과 상완이두근 장두의 건을 덮는 삼각근 아래 점액낭과 근막 수준에 있다.

er-hu의 협응중심은 외회전을 시행하는 세 개의 근육(견갑극에 정지하는 삼각근 일부, 극하근과 소원근)에 위치한다.

re-hu의 협응중심은 신전을 시행하는 4개의 근육(삼각근의 후방 부위, 대원근, 상완삼두근 장두와 광배근)에 연결되어 있다.

(그림 4.65와 그림 6.65 참조)

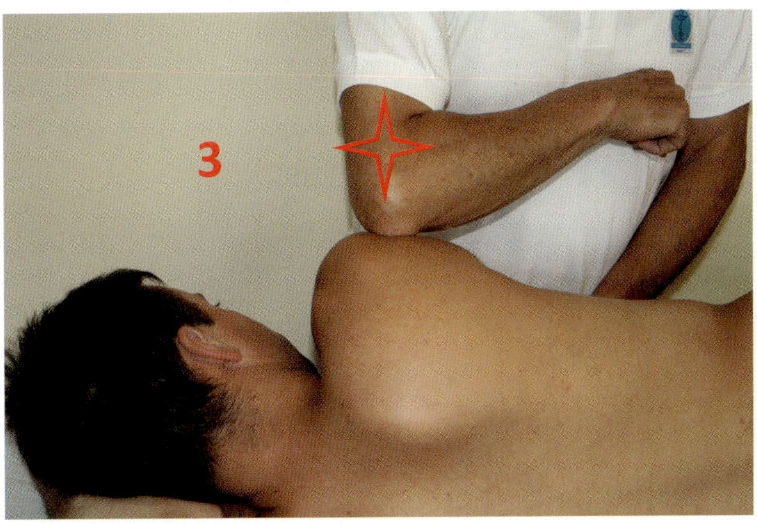

그림 8.66. 치료.

환자는 통증이 있는 팔을 앞으로 내밀고 옆으로 누운 자세를 취한다.
치료사는 환자 앞에 서서 어깨 외회전근에 대해 팔꿈치를 이용해서 마찰법을 시행한다. 이 부위의 강한 압력은 과밀도화된 부분에 가하지 않더라도 통증을 유발하므로 중간 정도의 압력을 가한다.

익스트라-큐비투스의 근막단위

Mf unit of extra-cubitus

팔꿈치-가쪽 회전

er-cu

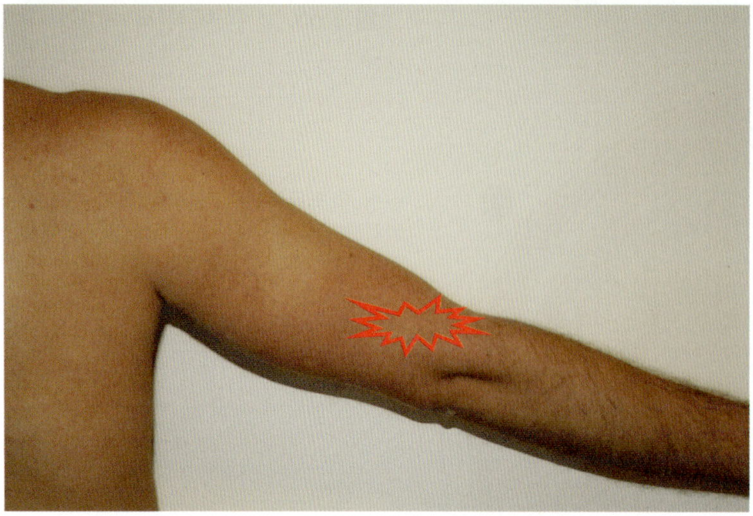

그림 8.67. 통증부위와 인지중심(cp).

외측상과까지 퍼지는 주두 통증으로 요측수근신근의 골부착부병증과 증상이 유사하다.

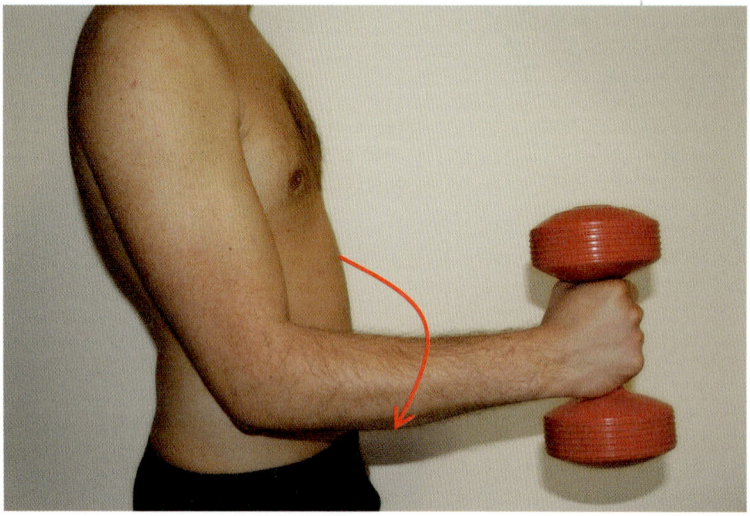

그림 8.68. 운동검증.

환자는 대부분 어깨 외회전이나 전완 회외 동작 시 팔꿈치에 통증을 호소한다.

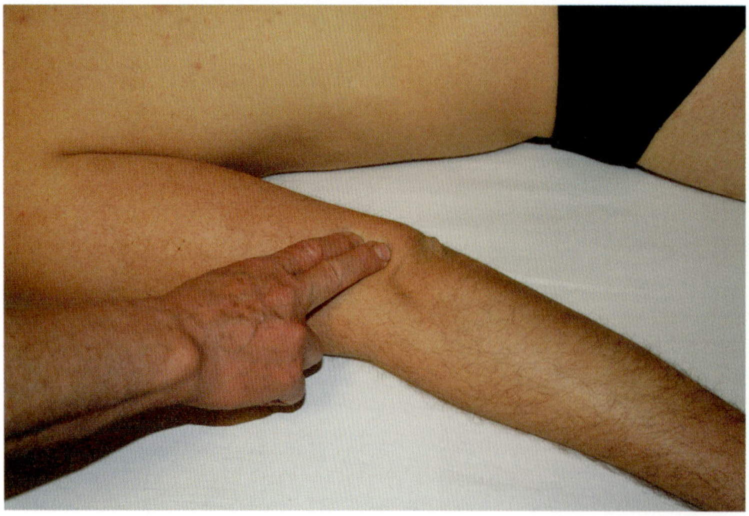

그림 8.69. 협응중심(cc)의 촉진검증.

촉진검증은 상완삼두근 힘줄 부위, 상완요골근과 회외근의 기시부를 향해 시행한다(TE 10).

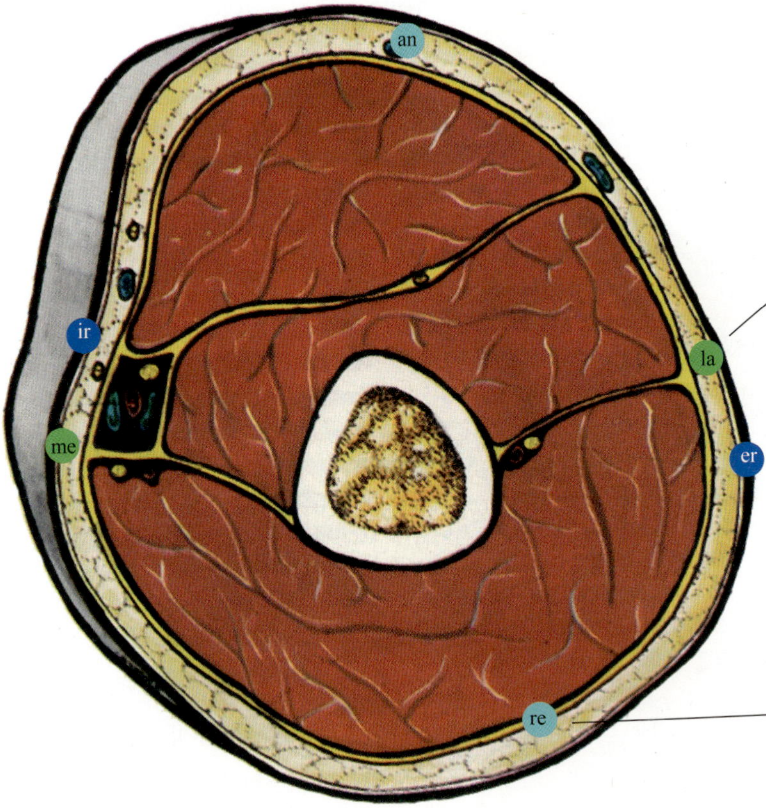

그림 8.70. 상완 원위 1/3 부위에 횡단면.

la-cu의 협응중심은 이 그림에 나와 있는 것보다 더 원위에 위치하는데, 상완요골근의 기시부에 있는 외측 근사이 중격에 있다.

er-cu의 협응중심은 상완삼두근 건 부위에 더 원위쪽으로 위치하며, 상완요골근과 회외근 근막과 연결된다.

re-cu의 협응중심은 근내막과 근외막이 연결되는 후외측 상완 근막에 위치한다.

(그림 4.70과 그림 6.70 참조)

(Modified from G. Chiarugi & L. Bucciante, Istituzioni di anatomia dell'uomo. Piccin)

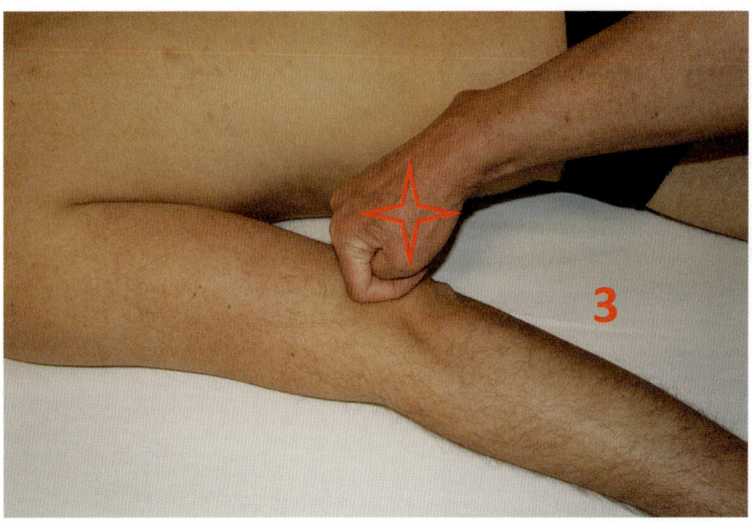

그림 8.71. 치료.

환자는 팔을 옆으로 뻗고 손바닥을 아래로 향하게 한 상태에서 엎드린 자세를 취한다.

치료사는 환자의 옆에 서서 상완삼두근의 측면 부위에 대고 도수치료를 시행한다.

치료하는 조직이 피하조직이기 때문에 압력은 적당히 한다.

익스트라-칼푸스의 근막단위
Mf unit of extra-carpus

손목-가쪽 회전
er-ca

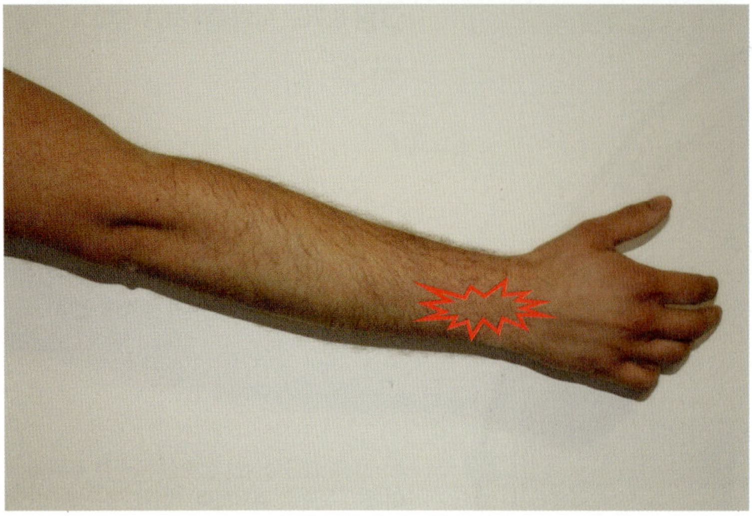

그림 8.72. 통증부위와 인지중심(cp).

손목 통증으로 수지신근의 건초에 낭종이 동반되는 경우가 많다.

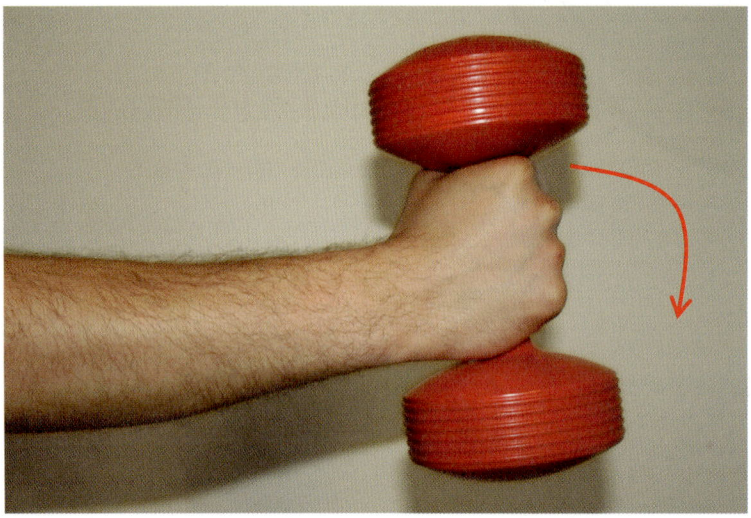

그림 8.73. 운동검증.

환자는 특히 회전 움직임과 관련된 경우 수지건이 좌상을 입었을 때 손목의 통증이 심하다고 호소한다.

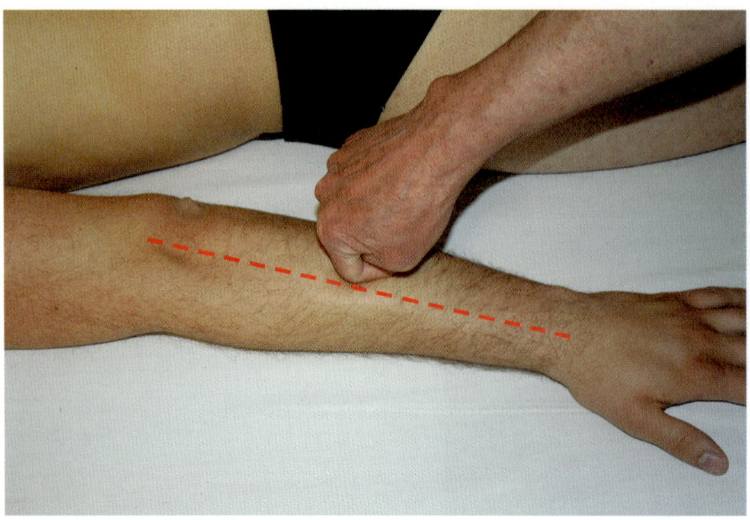

그림 8.74. 협응중심(cc)의 촉진검증.

촉진검증은 주두에서 손목 중앙까지 이어지는 선을 따라 수지신근과 장무지신근의 근복에서 시행한다(TE 9).

re–ca의 협응중심은 척측수근신근을 덮고 있는 근막 원위부에 위치한다. 이는 주근과 소지신근 사이에 있다.

er–ca의 협응중심은 수지신근을 덮고 아래쪽 회외근과 연결되어 있는 근막에서 더 원위쪽으로 위치한다.

la–ca의 협응중심은 상완요골근에서 단수지신근까지 이어지는 장요측수근신근 근막 위에 위치한다.

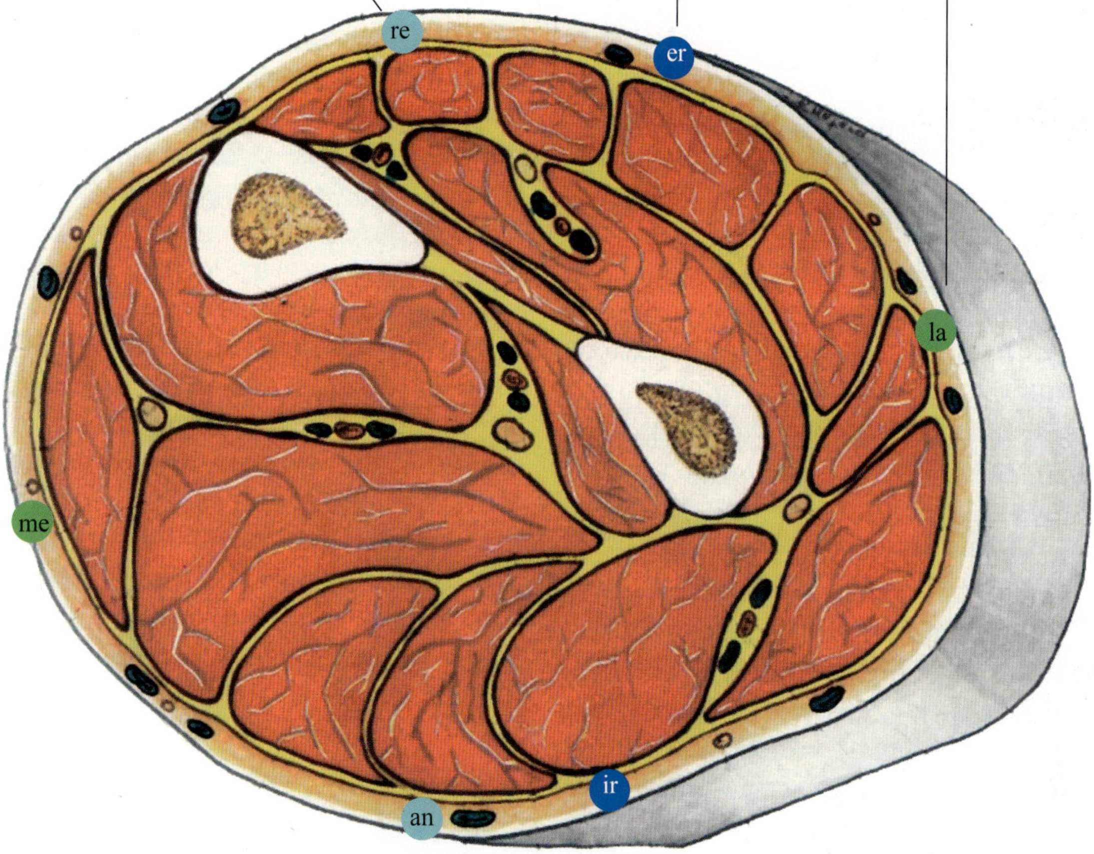

그림 8.75. 전완의 위쪽 1/4 경계부에 횡단면.

(Modified from G. Chiarugi & L. Bucciante, Istituzioni di anatomia dell'uomo. Piccin)

(그림 4.75와 그림 6.75 참조)

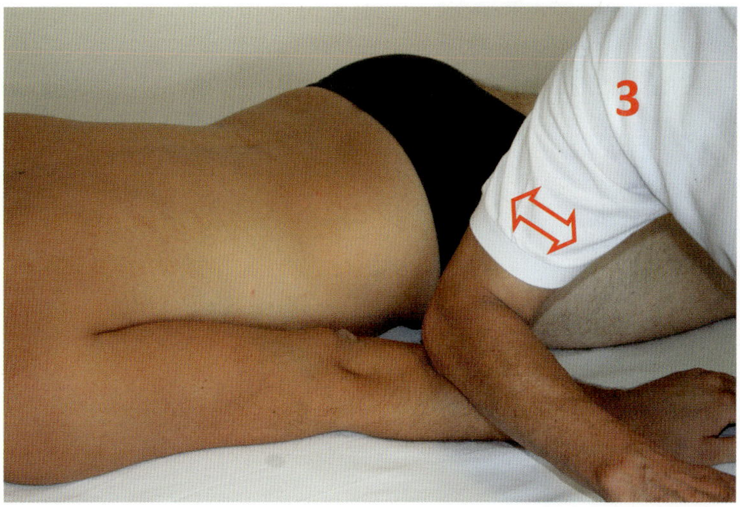

그림 8.76. 치료.

환자는 팔을 편 상태에서 엎드린 자세를 취한다.

치료사는 근막 유동성이 생길 때까지 너클이나 팔꿈치를 사용하여 지신근 근복에 대해 도수치료를 시행한다. 치료 압력은 이 부위에 과밀도화가 되어 있으면 매우 고통스러울 수 있기에 적당한 강도로 한다.

익스트라-디지티의 근막단위
Mf unit of extra-digiti

손가락-가쪽 회전
er-di

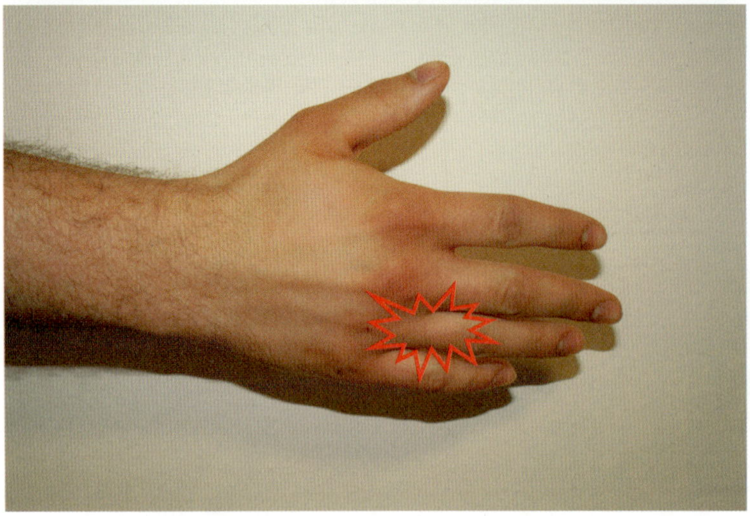

그림 8.77. 통증부위와 인지중심(cp).

대부분 중지와 약지에 통증과 강직이 있음. 지간 결절. 수지신근건의 건병증.

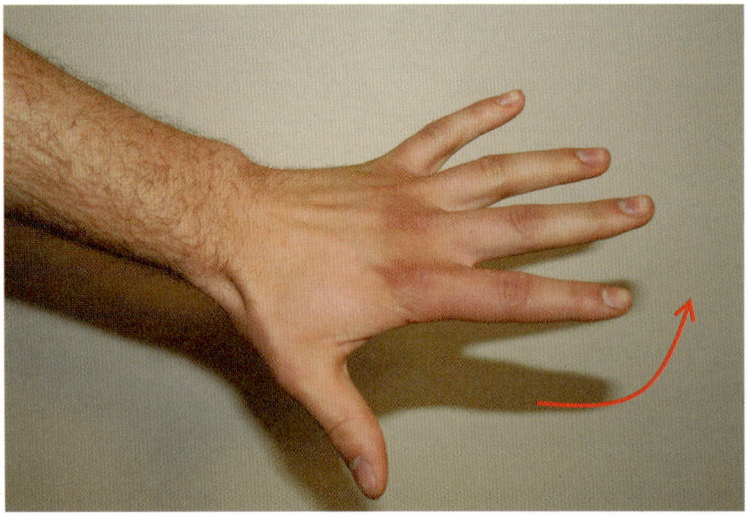

그림 8.78. 운동검증.

환자는 손가락의 원위지절을 완전히 펼 수 없다고 호소한다. 때때로 손가락 신전근의 힘이 부족하다.

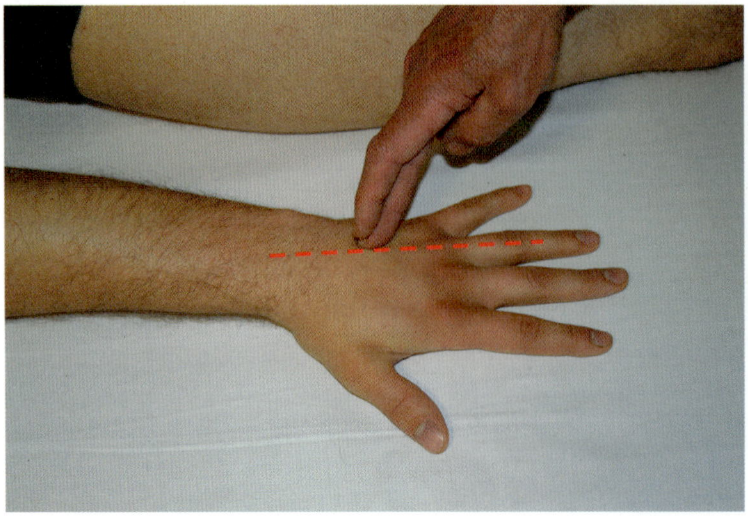

그림 8.79. 협응중심(cc)의 촉진검증.

손등의 척골부의 촉진검증은 요골부와 비교하여 시행한다(빨간 점선이 두 부위를 나눈다)(TE 3, TE 2 d).

re–di의 협응중심은 소지외전근에 위치하며, 이 근육의 운동 궤적은 소지신근 작용과 일치한다.

er–di의 협응중심은 손등 근막에 위치하며, 정확히는 지신근 건을 둘러싸고 있는 표층부에 있다.

la–di의 협응중심은 첫 번째 등쪽 골간근에 위치하며, 근막은 다른 골간근을 덮고 있는 깊은 층으로 이어진다.

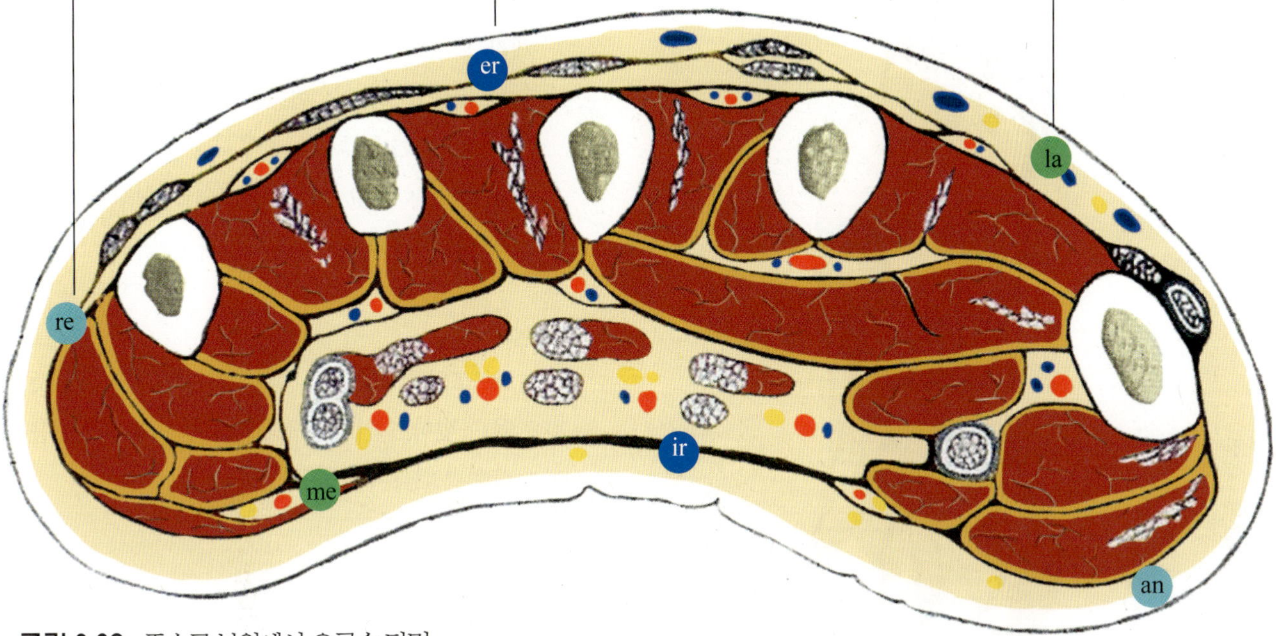

그림 8.80. 중수골 부위에서 오른손 단면.

(그림 4.80과 그림 6.80 참조)

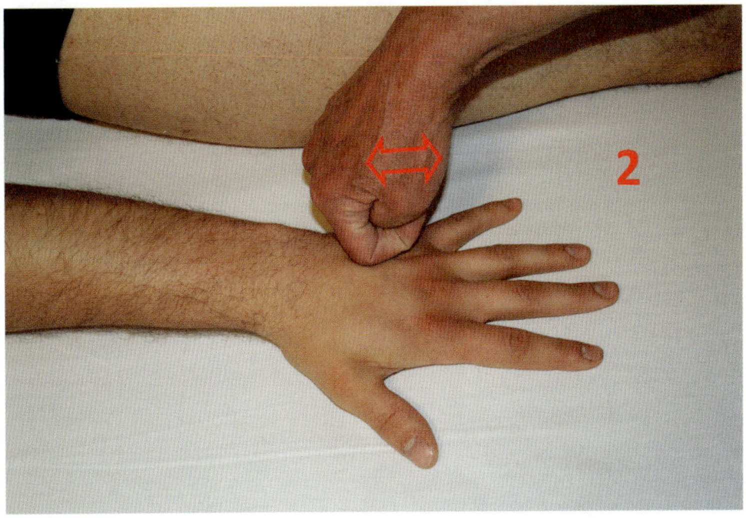

그림 8.81. 치료.

환자는 손바닥을 치료대 위에 올려 놓고 엎드린 자세를 취한다.

치료사는 중지와 약지, 약지와 소지 중수골 사이에 등쪽 근막을 너클을 사용해서 치료한다.

이 부위는 근막에 쉽게 도달하기에 치료 압력은 가볍게 한다. 치료는 골간 고랑을 따라 종방향으로 시행한다.

가쪽 회전 움직임 배열에 대한 치료적 전략
Treatment Strategies for the extrarotation Sequence

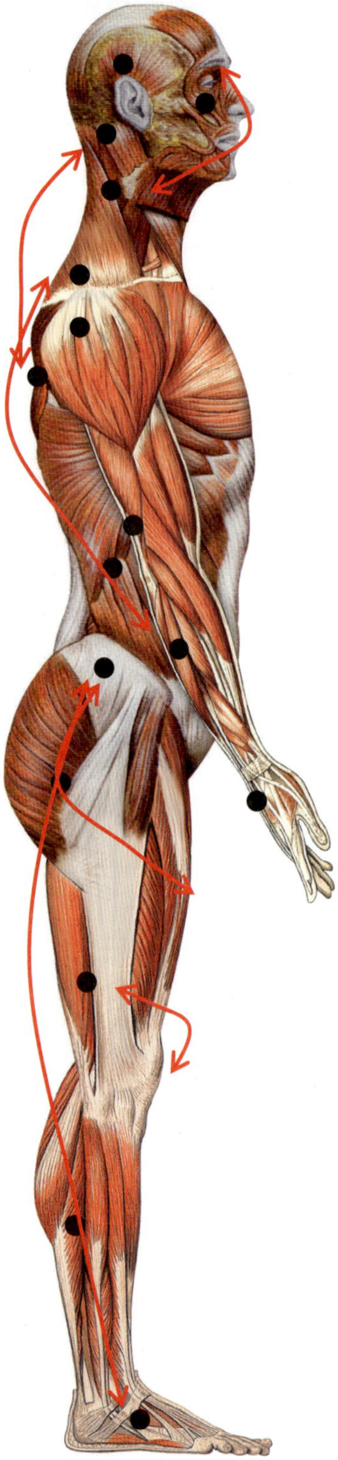

그림 8.82. 가쪽 회전 움직임의 근막배열.

적응증 INDICATIONS

체간에서 이 배열은 안쪽 회전 배열과 짝을 이루지만, 팔다리에서는 독립적으로 작용한다.

체간

- er–cl과 ir–cp 1의 협응중심은 눈쪽으로 연관통을 일으키는 편측성 두통에 유용하다.
- er–th과 er–cp 3의 협응중심은 사경에 좋은 효과를 나타낸다.

상지

- er–sc의 협응중심은 전체 팔을 따라 반사형 통증을 유발하며 이러한 경우 치료는 er–ca의 협응중심과 연관되어 있다.

하지

- er–pv, er–ta 및/또는 er–pe의 협응중심은 종종 하지의 후외측 부위로 내려가는 통증을 동반하는 요통에 함께 치료한다.
- 고관절에 통증이 있을 때는 ir–cx와/나 er–cx의 협응중심을 보통 같이 치료한다.
- er–ge와 ir–ge의 협응중심은 쭈그리고 앉은 자세의 마지막 각도에서 두드러지는 무릎 통증이 있을 때 함께 치료한다.

이것들은 가쪽 회전 움직임 배열을 따라 나타나는 일반적인 조합일 뿐이다. 하지만 운동검증과 촉진검증이 없이는 적용하지 않는다.

운동검증과 촉진검증

Movement and palpation verifications

비교 운동검증
Comparative movement verifications

이전 장들에서는 각 단일 근막 단위의 기능장애로 인해 유발되는 통증 움직임(운동검증)을 제시했다. 이러한 유형의 *분절 운동검증*은 환자의 병력 청취를 통해 호소하는 통증을 유발하는 움직임을 치료 전과 후에 사용할 수 있다.

치료사가 치료 계획을 정의할 때, 치료사를 도울 수 있는 다른 형태의 운동검증을 이제 제시할 것이다.

- ***비교 운동검증***: 더 많은 움직임 분절의 운동을 비교한다. 환자가 여러 방향의 움직임에 의해 나타나는 여러 부위의 통증을 호소한다면, 운동검증은 더 많은 움직임 분절에 적용한다. 그 목적은 가장 큰 긴장 보상이 있는 평면을 결정하는 것이다. 세 공간 평면 모두에서 좋은 가동 범위를 가지는 움직임 분절은 다음과 같다: 체간에서는 목과 허리, 하지에서는 고관절과 발목 그리고 상지에서는 상완과 손목이다.
- ***저항에 대항하는 운동검증***: 약화에 초점을 맞춤. 서로 다른 분절의 가동범위가 정상이고 위의 운동검증이 통증을 유발하지 않는다면, 치료사는 양손으로 머리, 하지, 상지 움직임에 저항을 가해 약화된 분절을 찾을 수 있다.
- ***'단축키'를 사용한 운동검증***에서는 '잠재성' 통증이나 제한된 가동범위의 부위를 강조하고 신속한 평가를 위해 특정 유형의 스트레스를 주는 움직임을 사용한다. 체간에서: 치료사는 환자에게 체간을 회전하도록 요청하고, 고통스러운 부위를 자극하지 않기 위해 적응된 보상적 움직임을 관찰한다. 하지에서: 환자는 무릎 인대를 긴장시키기 위해 발뒤꿈치를 들고 쭈그려 앉기를 한다. 상지에서: 환자는 가장 자극받은 건을 알아내기 위해 끝범위까지 손목 굴곡과 신전을 시행한다. 자세 정렬의 시각적 관찰 – 전면, 후면 및 측면–이는 다른 분절의 오정렬을 감지하는 데도 유용하다. 치료 전후 분석은 치료 계획의 타당성을 확인하는 데 도움이 된다.

비교 촉진검증
Comparative palpation verifications

각 단일 분절에 대해 시행한 ***분절 촉진검증***은 이전 장들에 제시되어 있다. 신체 표면의 포인트 위치를 강조하기 위해 손가락이나 너클을 사용했다.

치료사가 촉각 지각을 개선하기 위해 훈련할 수 있도록 다른 형태의 촉진검증이 이제 제시될 것이다.

- ***운동 표식의 협응중심 사이에 비교 촉진검증***: 안테(ante), 메디오(medio), 인트라(intra)의 3포인트를 비교하고 레트로(retro), 라테로(latero), 익스트라(extra)의 3포인트를 비교한다. 치료사는 이 검증을 시행하기 위해 비교할 3개의 협응중심이 표시된 3~4장에 해부학적 그림을 참고할 수 있다.
- ***몸의 양쪽을 비교 촉진검증***: 머리, 목, 상지의 좌우에 동일한 협응중심을 동시에 시행한다.

  이러한 비교 촉진은 다음과 같은 경우에 유용하다.
  - 치료사가 과밀도화 부위와 정상 부위 간의 차이를 인식하도록 훈련할 수 있기 때문이다.
  - 환자는 정상 부위는 통증을 유발하지 않는 반면 변형된 부위만 통증이 느껴진다는 것을 이해할 수 있기 때문이다.
  - 그 외에는 치료되어야 할 잠재적 협응중심을 식별하기 위해서다.
- ***종방향 비교 촉진검증***: 이런 유형은 위와 같은 적응증을 가진다.

몸의 양쪽에 동시에 균일한 압력을 가하기 어려운 체간과 하지에 적용할 수 있다. 견고한 근육의 촉진검증은 팔꿈치로 시행할 수 있다.

근막 도수치료에서 촉진검증은 과밀도화된 부위를 강조 표시하여 필요한 곳에 치료가 이루어지도록 보장하기 위한 기본적인 단계이다. 다음 페이지에 제시된 종방향 비교 촉진검증은 움직임 표식을 따르므로 인접한 분절인 안테(ante), 메디오(medio), 인트라(intra) 협응중심을 먼저 촉진하고 레트로(retro), 라테로(latero), 익스트라(extra) 협응중심을 나중에 촉진한다.

비교 운동검증
COMPARATIVE MOVEMENT VERIFICATIONS

체간, 하지와 상지 분절의 운동검증을 사용하여 환자가 호소하는 대로 통증이 있는 움직임을 보다 정확하게 정의할 수 있다.

통증이 여러 분절에서 일어나는 경우 기능장애를 가지는 근막 배열과 관련된 평면을 식별하기 위해 비교 운동 검증을 시행한다.

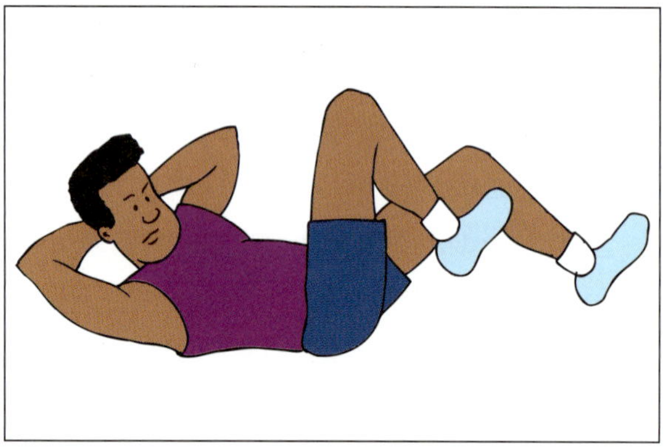

그림 9.1. 요추 분절의 통증을 유발하는 움직임(체간).

환자가 호소하는 통증을 유발하는 움직임, 예를 들어 복부 근육 강화와 같은 특정 운동으로 인해 악화되는 경우, 운동검증은 환자가 동일한 움직임을 하도록 하는 것으로 구성된다.

치료의 유효성을 테스트하기 위해 치료사는 환자에게 치료 전과 후에 이 운동을 시행하도록 한다.

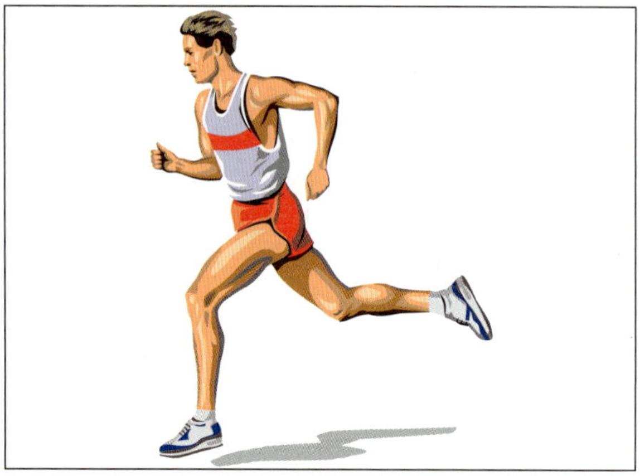

그림 9.2. 무릎 통증을 유발하는 움직임(하지).

환자가 무릎 통증만 있다고 호소하는 경우에 그들이 뛰고 나서 운동검증은 3 평면에서 가장 통증을 유발하는 움직임을 통해 식별하는 데 사용된다.

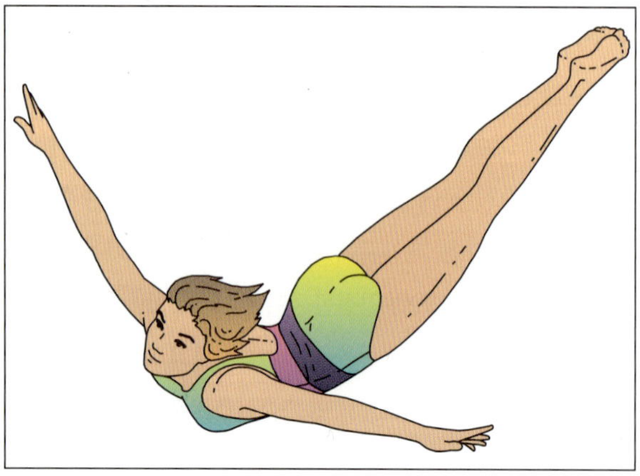

그림 9.3. 어깨 통증을 유발하는 움직임(상지).

환자가 상지를 외전시킬 때 통증을 호소한다면, 운동검증은 3 평면에 능동적인 움직임을 통해 시행하고 이후에는 저항에 대항하여 시행한다.

체간의 비교 운동검증: 경추 분절

시상면 AN-CL

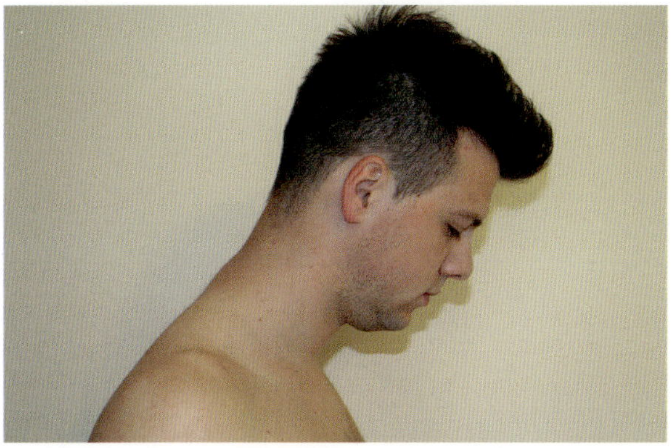

그림 9.4. 목을 굴곡시키는 동안(an-cl), 환자는 경추에 통증이나 턱을 흉골에 가져가는 것이 어렵다는 것을 느낀다.

RE-CL

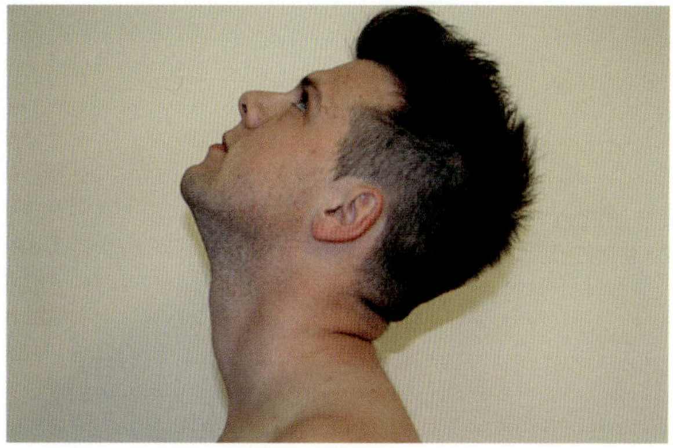

그림 9.5. 목의 통증은 re-cl의 움직임 동안 심해진다. 때때로, 가동범위 제한을 가지는 목의 강직으로 인해 통증이 숨어 있을 수도 있다.

관상면 LA-CL rt

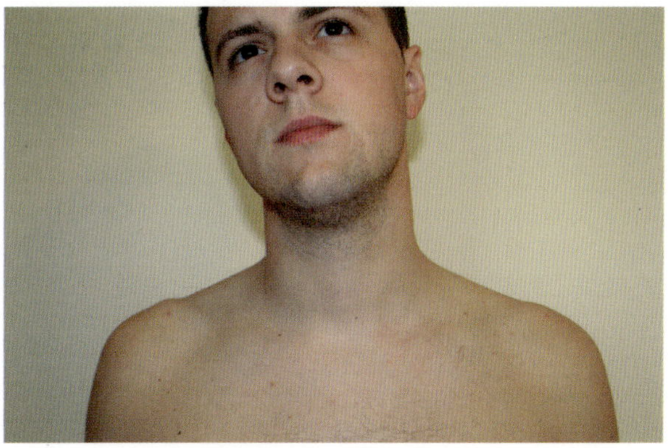

그림 9.6. 환자에게 목의 회전이 없이 외측 굴곡을 해보라고 한다. 가동범위를 반대측과 비교한다.

LA-CL lt

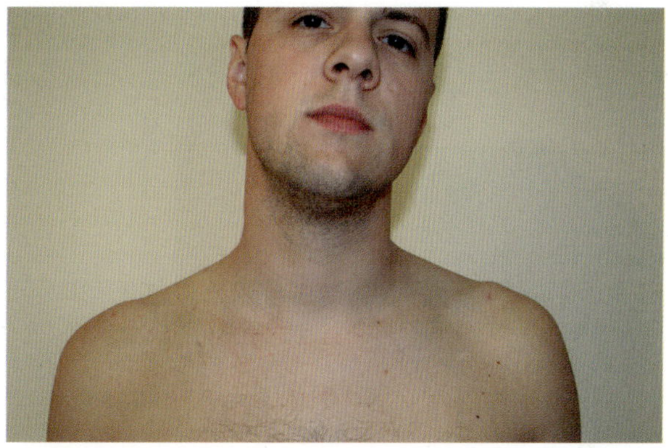

그림 9.7. 환자는 목을 오른쪽이 아닌 왼쪽으로 외측 굴곡시킬 때 경추 통증의 증가를 호소한다.

수평면 ER-CL rt

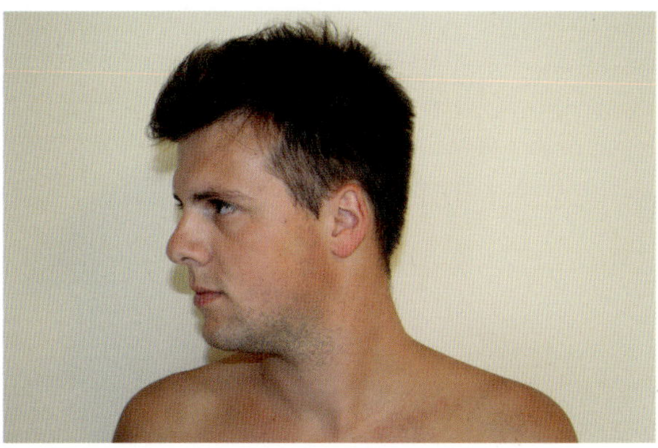

그림 9.8. 환자가 오른쪽과 왼쪽으로 가쪽 회전 운동을 할 때, 양쪽의 차이를 확인하기 위해서 턱과 견봉 사이의 거리를 측정할 수 있다.

ER-CL lt

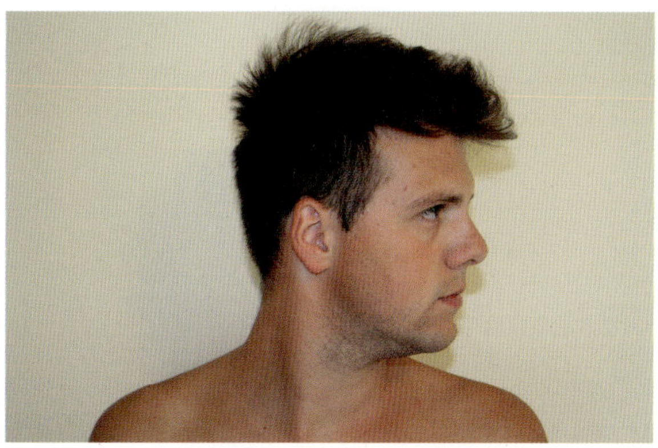

그림 9.9. 환자가 한쪽 방향으로 가쪽 회전 운동의 근막단위에 기능장애를 가지고 있으면, 해당 쪽으로 회전하는 동안 극심한 통증을 느끼게 될 것이다.

체간의 비교 운동검증: 요추 분절

시상면 AN-LU

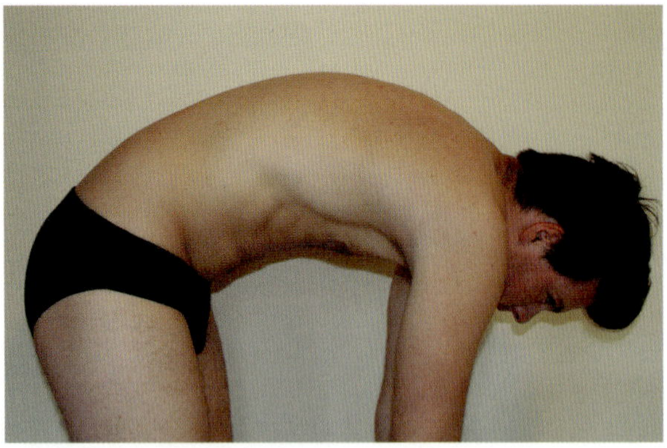

그림 9.10. 이 전방 굴곡 동작에서는 척주 주위 근육의 원심성 수축과 동시에 복강내압(IAP)이 필요하다.

RE-LU

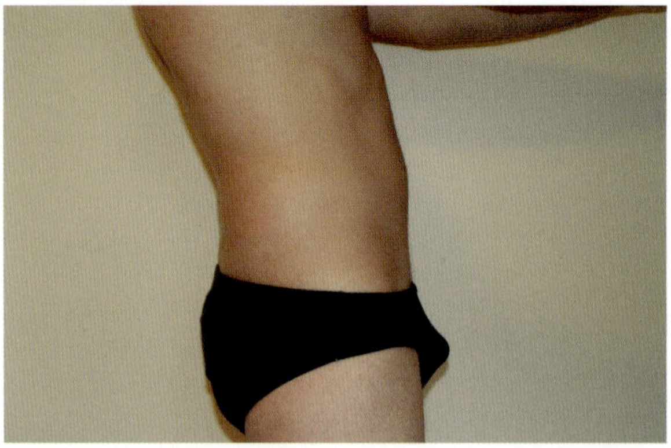

그림 9.11. 요추 과신전은 척주 주위 근육의 단축을 필요로 하며 종종 근막의 강직이 요천추 부위의 통증을 유발한다. 근막의 강직이 요천추 부위의 통증을 유발한다.

관상면 LA-LU rt

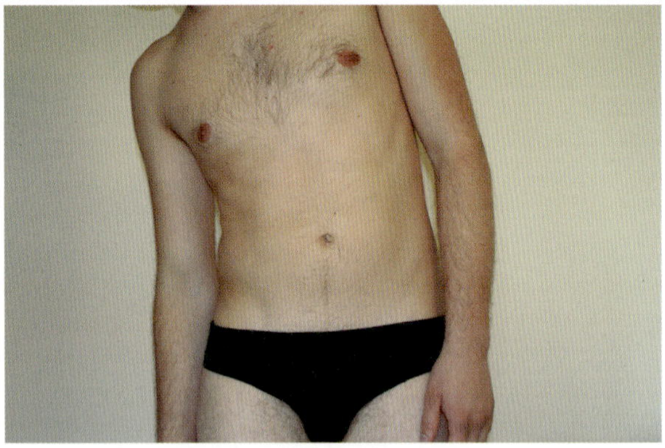

그림 9.12. 요추 부위의 오른쪽 외측 굴곡 시 통증은 짧아지는 쪽이나 늘어나는 쪽에서 심해질 수 있다.

LA-LU lt

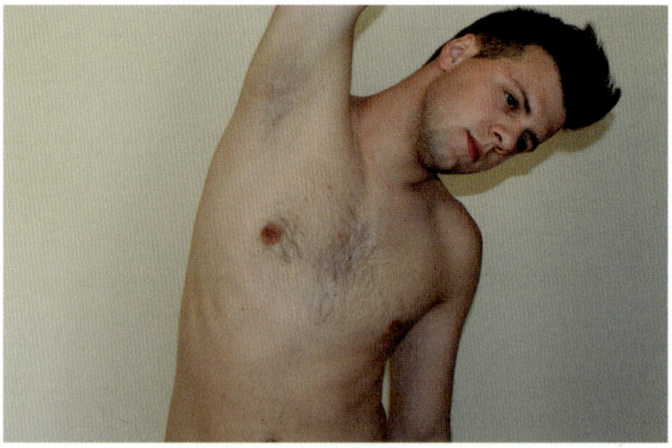

그림 9.13. 팔을 옆으로 내리면서 외측 굴곡은 요방형근을 강조하는 반면에, 팔을 들면서 외측 굴곡은 장늑근을 더 늘린다.

수평면 ER-LU rt

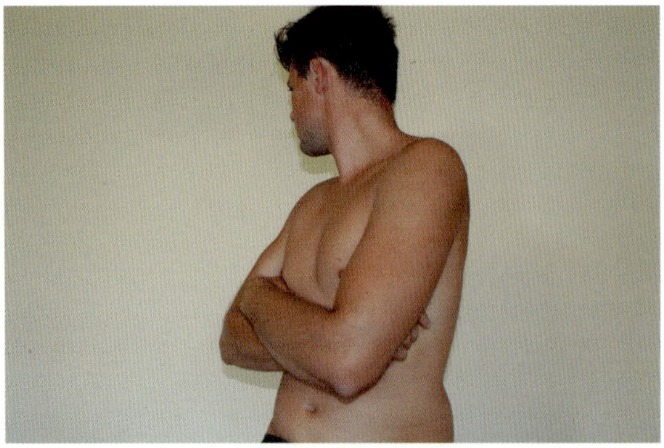

그림 9.14. 요추에만 국한된 활동을 만들기 위해 환자는 치료대에 앉은 상태에서 요부 외측 회전 운동검증을 시행한다.

ER-LU lt

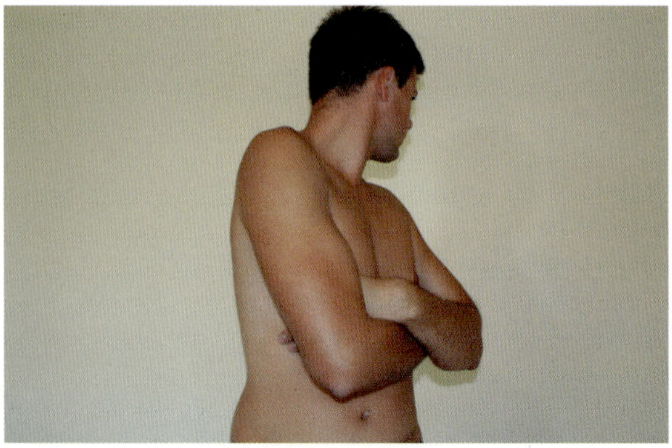

그림 9.15. 이 운동검증 동안 손이 지렛대 역할로 사용되는 것을 방지하기 위해 환자는 팔을 가슴 앞에서 교차시킨다. 통증은 일반적으로 같은 쪽에 나타난다.

저항에 대한 체간 배열의 운동 검증

시상면 앞쪽 배열(ANTE SEQUENCE)

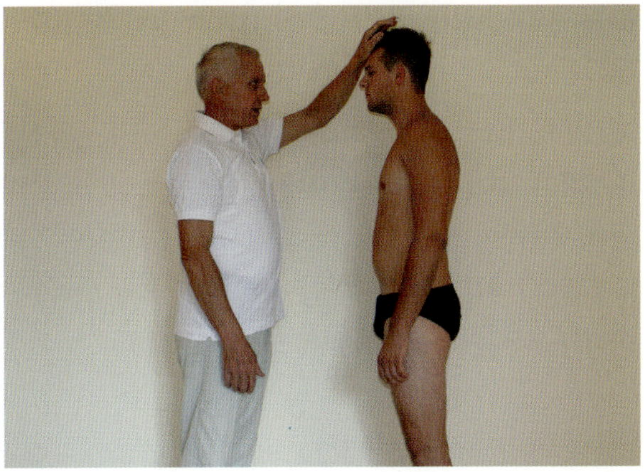

그림 9.16. 치료사는 환자의 이마에 한 손을 대고, 환자에게 힘 있게 앞으로 밀도록 요청한다.

뒤쪽 배열(RETRO SEQUENCE)

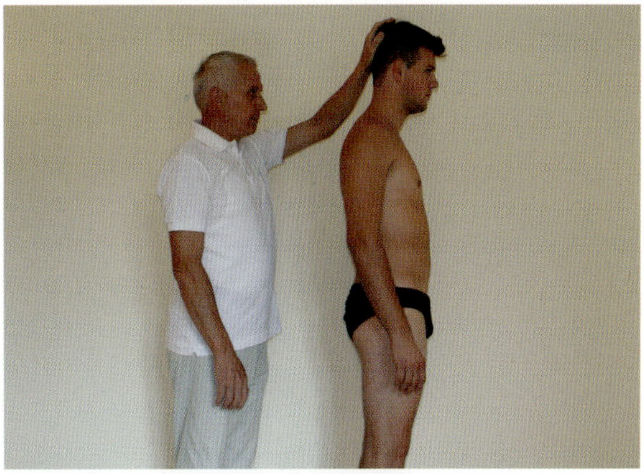

그림 9.17. 치료사는 환자의 목덜미 근처 머리에 한 손을 대고, 앞으로 밀기를 할 때 환자에게 저항하라고 한다.

관상면 오른쪽 가쪽 배열(LA SEQUENCE rt)

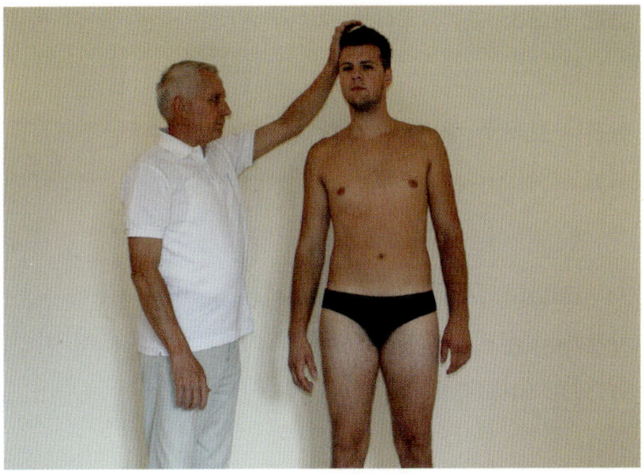

그림 9.18. 치료사는 한 손을 환자의 오른쪽 측두골에 대고 왼쪽으로 밀 때 저항을 한다.

왼쪽 가쪽 배열(LA SEQUENCE lt)

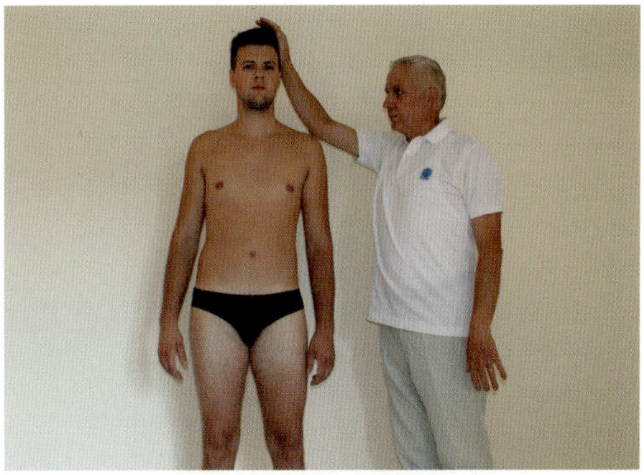

그림 9.19. 치료사는 한 손을 환자의 왼쪽 측두골에 대고 오른쪽으로 밀 때 저항을 한다.

수평면 오른쪽 가쪽 회전 배열(ER SEQUENCE rt)

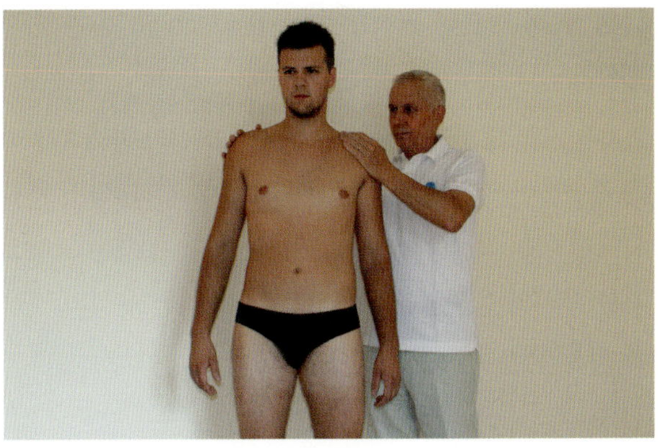

그림 9.20. 체간에서 가쪽 회전 배열을 테스트하기 위해 치료사는 머리에 저항을 가하지 않는다. 왜냐하면 경추 가쪽 회전은 반대쪽 흉쇄유돌근에 의해 일어나기 때문이다.

왼쪽 가쪽 회전 배열(ER SEQUENCE lt)

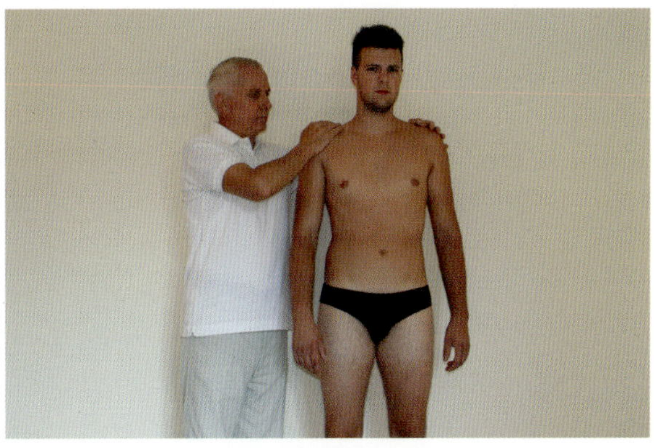

그림 9.21. er-th, lu 및 pv의 근막단위를 테스트하려면, 치료사는 한 손은 견갑골에 다른 한 손은 어깨 앞에 놓고 환자에게 힘을 줘서 뒤로 돌리도록 요청한다.

체간을 위한 단축키

시상면에 적응증

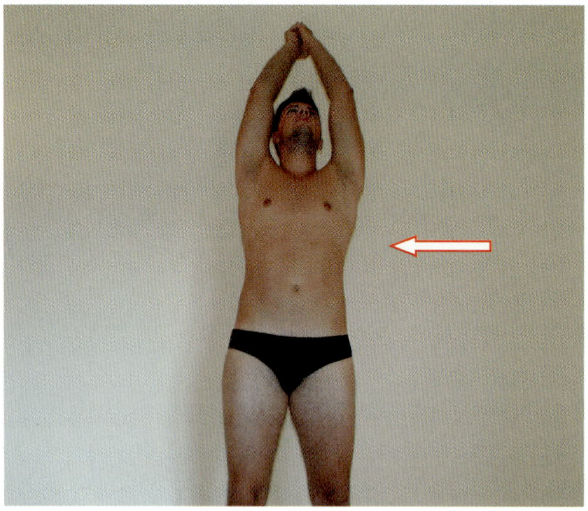

그림 9.22. 요부 원형운동(circumduction) 동안 후방 움직임.

때로는 공간에서 세 평면의 운동검증은 통증을 유발하기에 충분하지 않다. 이 경우 환자에게 통나무 절단기의 움직임을 모방하여 요부에 원형운동을 시행하도록 하는 것이 유용하다. 체간의 360° 회전은 4개 사선 근막 단위뿐만 아니라 모든 근막 단위 배열을 포함한다.

관상면에 적응증

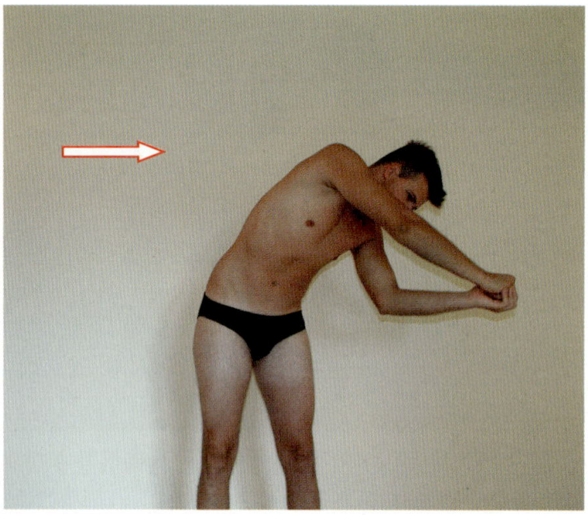

그림 9.23. 요부 원형운동(circumduction) 동안 측면 움직임.

회전은 오른쪽, 왼쪽, 앞, 뒤로 동일하게 해야만 한다. 환자는 어떤 움직임 방향에 통증을 유발하는지 보고해야 한다. 예를 들어, 이 사진에서와 같이 그들은 오른쪽 반흉부(hemithorax)가 당기는 것을 느낄 수 있다.

치료사는 움직임이 덜 조화로운 부위를 관찰해야 한다. 이 경우 한쪽에 외측 굴곡이 반대쪽보다 적음을 알 수 있다.

수평면에 적응증

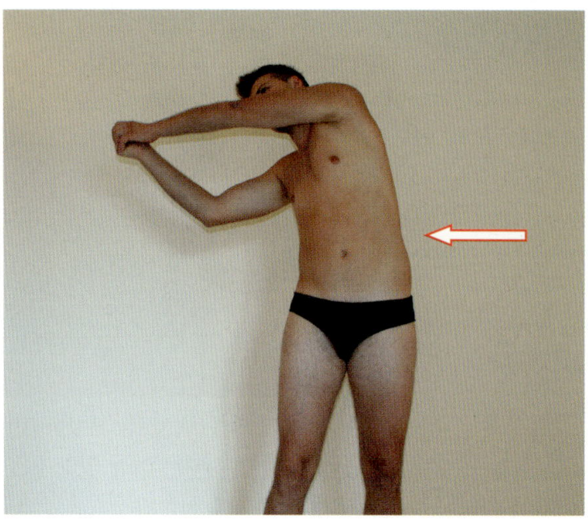

그림 9.24. 요부 원형운동(circumduction) 동안 회전 움직임.

환자는 요부가 회전하는 동안 한쪽에 회전이 반대쪽에 비해 줄어들어 있어도 통증을 느끼지 않을 수 있지만, 치료사에게 이는 적응증으로 작용할 수 있다. 신체는 고통스러운 부분의 움직임을 피하기 위해 이러한 유형의 전략을 사용한다.

체간의 자세평가

시상면

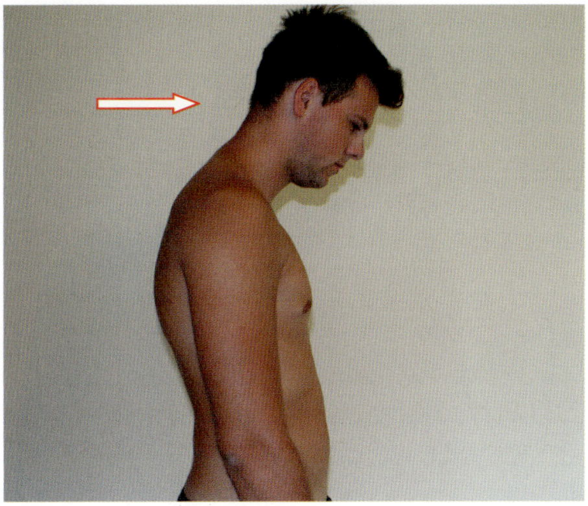

그림 9.25. 시상면에서 체간의 편향을 관찰하기 위한 측면도.

체간은 통증회피 근육 작용으로 인해 전후 방향으로 편향된다.

- 목이 앞으로 나가 있거나 뒤로 들어감(an–cl 편향)
- 상부 체간의 전방 굴곡(an–lu 편향)
- 경추 전만이 일직선
- 줄어든 허리 전만
- 앞으로 말린 어깨
- 과도한 요추 전만 또는 편평 등

관상면

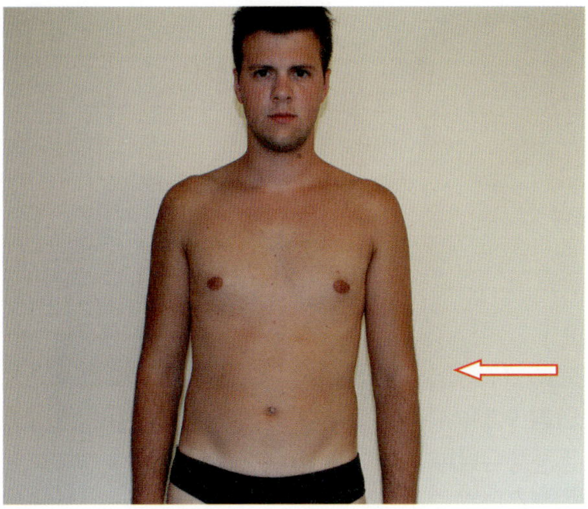

그림 9.26. 관상면에서 편향을 관찰하기 위한 전면도.

통증회피 근육 작용으로 인해 측면–측면 방향으로 편향된다.

- 한쪽으로 구부러진 가슴(왼쪽 la–lu 편향)
- 한쪽으로 구부러진 목(la–cl 편향)
- 체간과 팔 사이의 삼각형은 왼쪽에서 더 크다.
- 장골릉의 높이
- 어깨 높이(오른쪽 견갑골 + 1cm)
- 하악의 편위

수평면

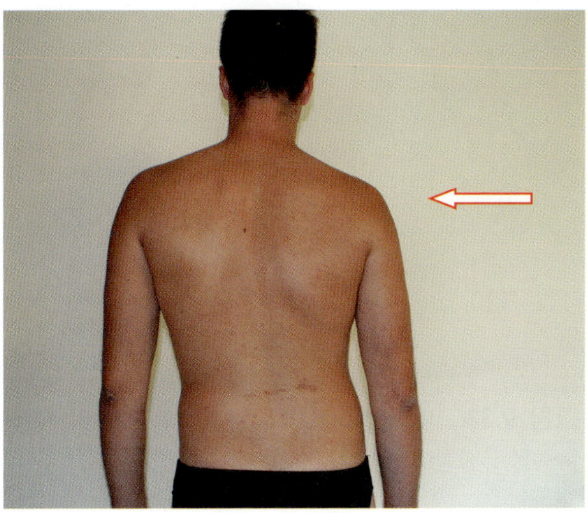

그림 9.27. 수평면에서 체간의 편향을 관찰하기 위한 후면도.

체간에서 통증회피 근육 작용으로 인해 회전 편향된다.

- 오른쪽 흉부가 더 앞쪽에 있음(오른쪽 ir–th 편향)
- 목이 한쪽으로 회전됨(오른쪽 er–cl 편향)
- 오른쪽 왼쪽 어깨와 목 사이의 각도
- 한쪽 ASIS가 다른 쪽에 비해 앞으로 나가 있다.
- 척추 회전을 동반한 척추측만증
- 척추측만계를 사용한 흉추 봉우리(hump)의 분석

하지의 비교 운동검증: 고관절

시상면 AN-CX

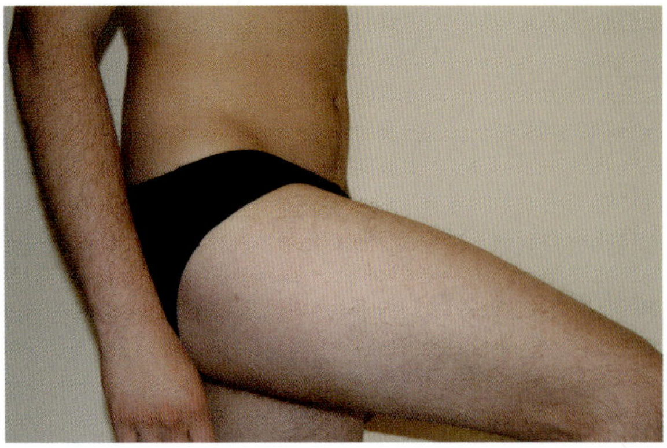

그림 9.28. 환자는 다리를 들어올릴 때 서혜부에 통증을 느낀다.

RE-CX

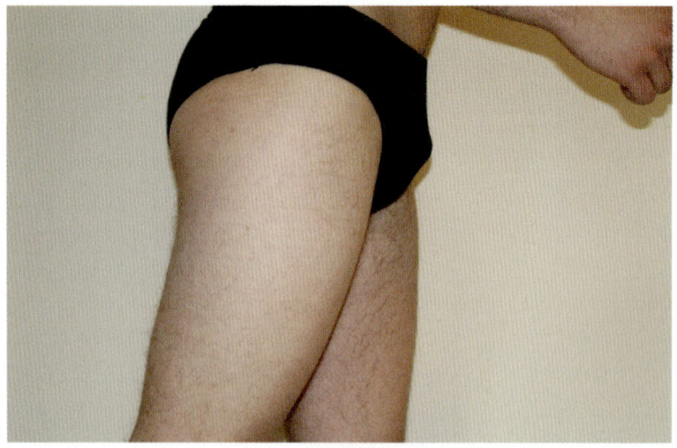

그림 9.29. 대퇴 신전을 할 때 햄스트링 근육의 경련이 유발될 수 있다.

관상면 ME-CX

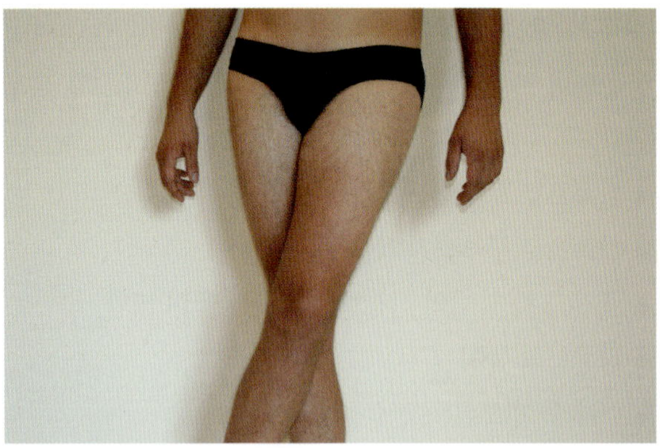

그림 9.30. 정중선 너머 허벅지를 내전하면 내전근의 경련이 유발된다.

LA-CX

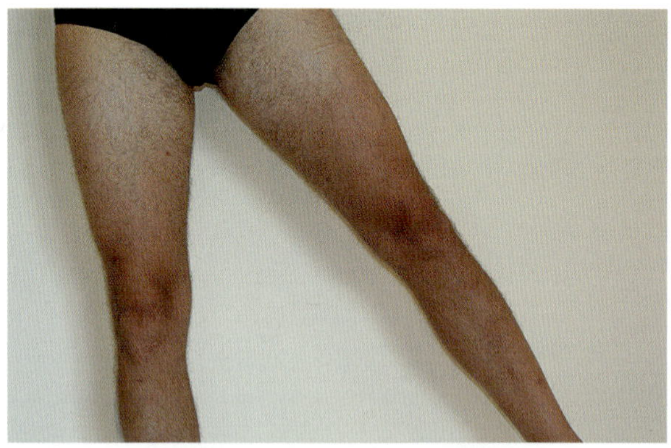

그림 9.31. 대퇴 가쪽 운동은 대퇴근막장근이나 둔부에 통증을 유발한다.

수평면 IR-CX

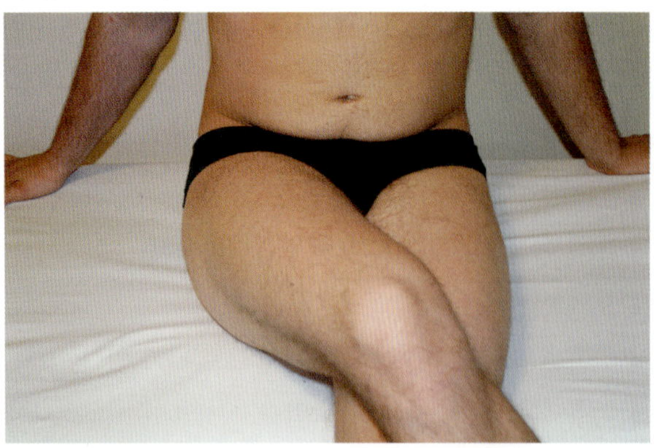

그림 9.32. 한 다리를 다른 다리에 교차하면 서혜부에 통증이 유발된다.

ER-CX

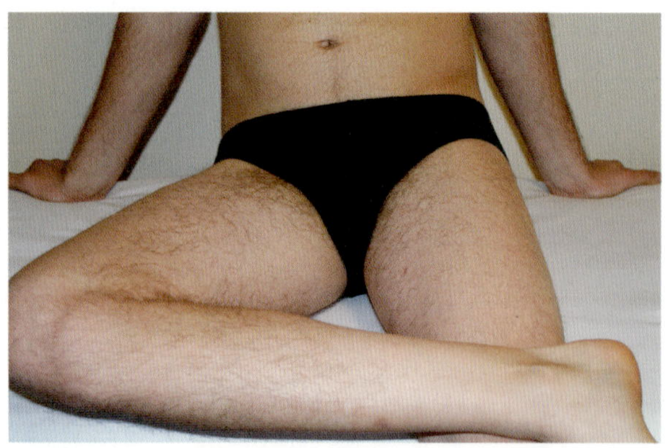

그림 9.33. 발이 반대쪽 무릎 위에 놓을 때 엉덩이에 통증을 유발한다.

하지의 비교 운동검증: 발목

시상면 AN-TA

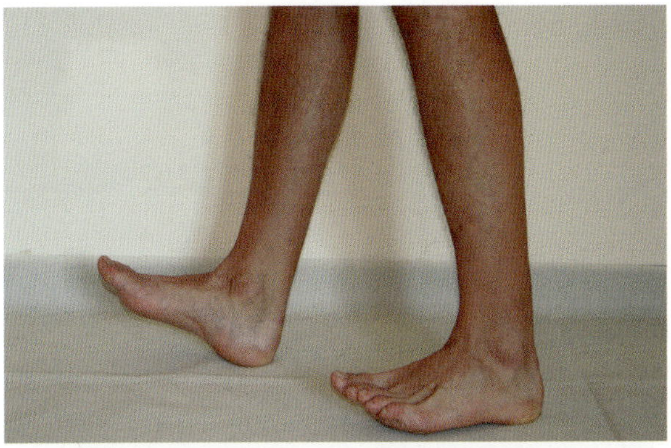

그림 9.34. 환자에게 발뒤꿈치로 걷도록 한다. 이 움직임은 신전근 건에 통증이나 족하수를 유발한다.

RE-TA

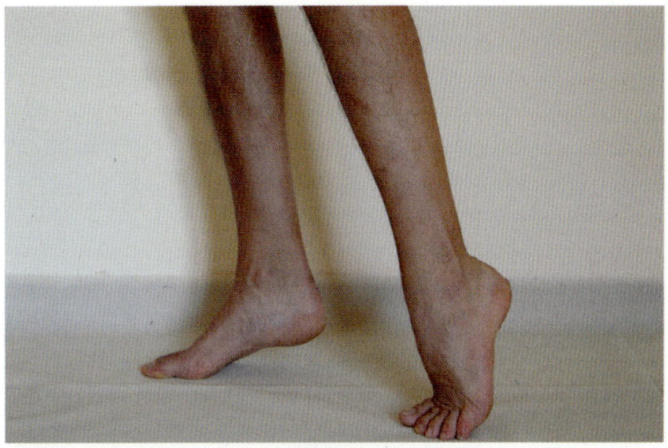

그림 9.35. 환자에게 발끝으로 걷도록 한다. 아킬레스 건증이 있는 경우, 건이나 정지부에 통증이 유발된다.

관상면 ME-TA

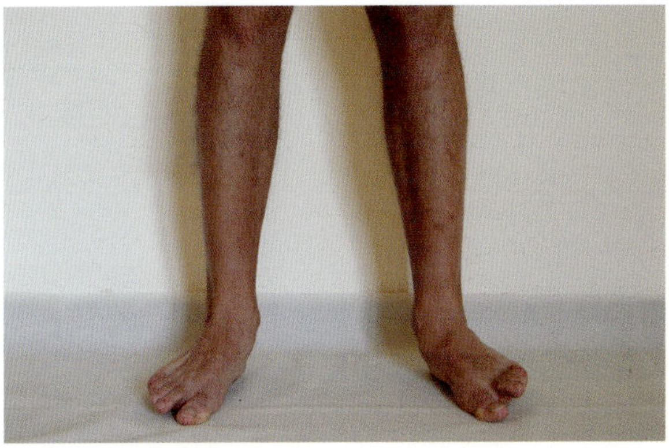

그림 9.36. 환자에게 발의 내측 부위로 걷도록 한다. 안쪽 움직임 배열의 강직이 있다면 통증이 증가된다.

LA-TA

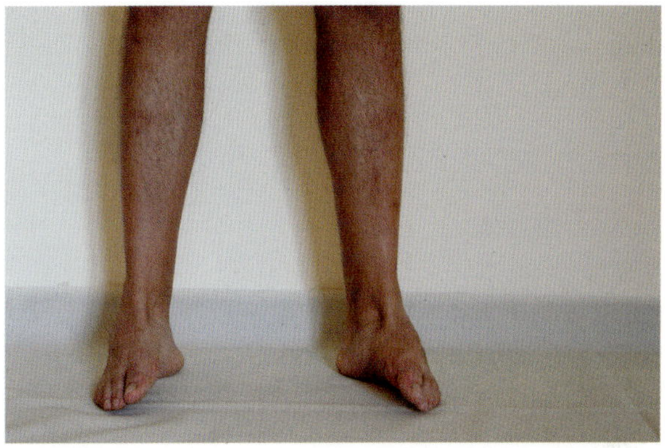

그림 9.37. 환자에게 발의 측면 부위로 걷도록 한다. 특히 발목 외측 염좌 후에 이러한 움직임은 통증을 증가시킨다.

수평면 IR-TA

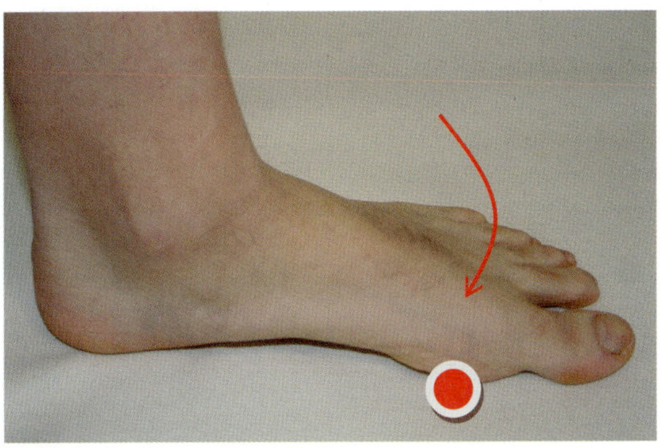

그림 9.38. 환자에게 장애물에 대해 앞발을 안쪽으로 밀도록 한다. 이 움직임은 안쪽 회전 움직임 배열을 따라 통증을 유발한다.

ER-TA

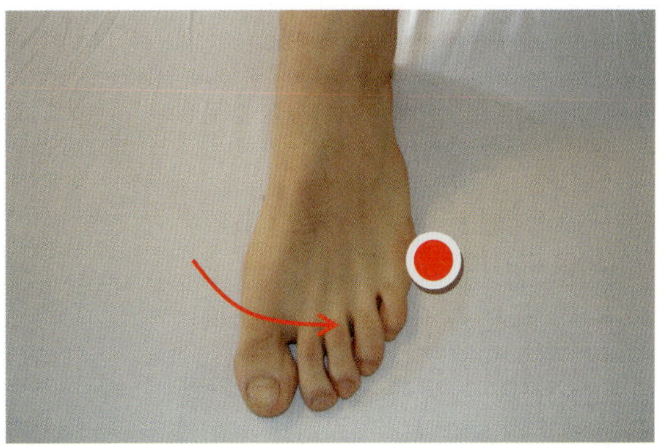

그림 9.39. 환자에게 앞발을 바깥쪽으로 밀도록 한다. 이 움직임은 가쪽 회전 움직임 배열을 따라 통증을 유발한다.

저항에 대한 하지 배열의 운동검증

시상면 앞쪽 배열(ANTE SEQUENCE)

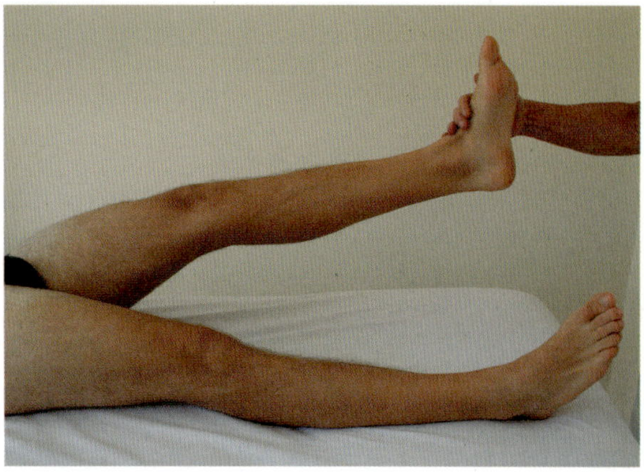

그림 9.40. 앞쪽 움직임 배열의 수용력(holding capacity)을 테스트하기 위해 치료사는 환자가 하지 전체를 들어 올리려고 할 때 발에 저항을 준다.

뒤쪽 배열(RETRO SEQUENCE)

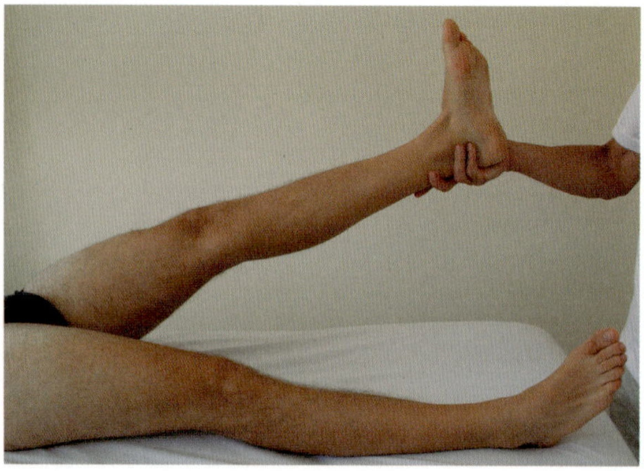

그림 9.41. 뒤쪽 움직임 배열의 수용력을 테스트하기 위해 치료사는 환자가 하지 전체를 내리려고 할 때 발에 저항을 준다.

관상면 안쪽 배열(MEDIO SEQUENCE)

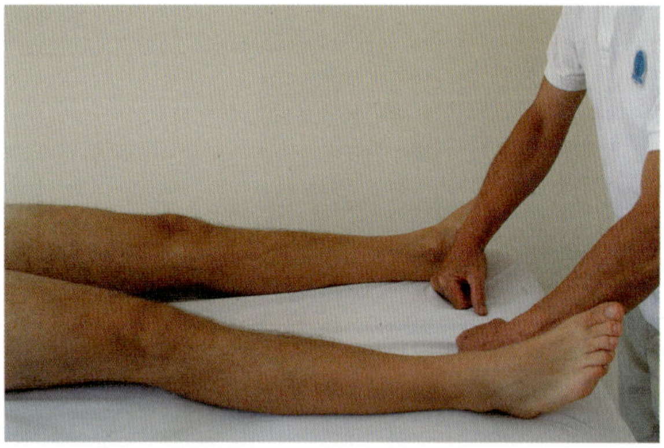

그림 9.42. 안쪽 움직임 배열의 수용력을 테스트하기 위해 치료사는 환자가 양다리 내전을 시도할 때 양쪽 발 안쪽에서 저항을 준다.

가쪽 배열(LATERO SEQUENCE)

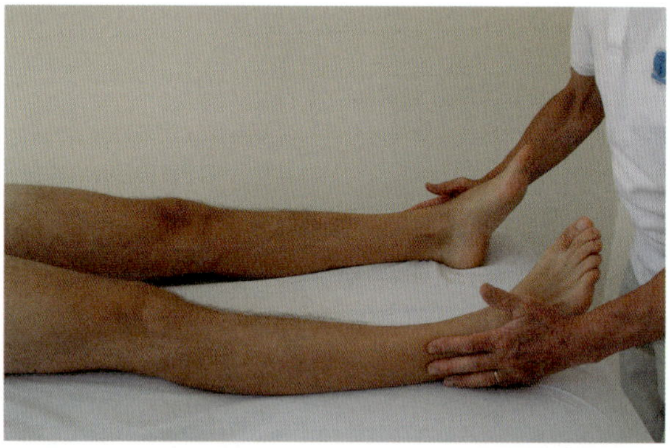

그림 9.43. 가쪽 움직임 배열의 수용을 테스트하기 위해 치료사는 환자가 양다리 외전을 시도할 때 양쪽 발 바깥쪽에서 저항을 준다.

수평면 안쪽 회전 배열(INTRA SEQUENCE)

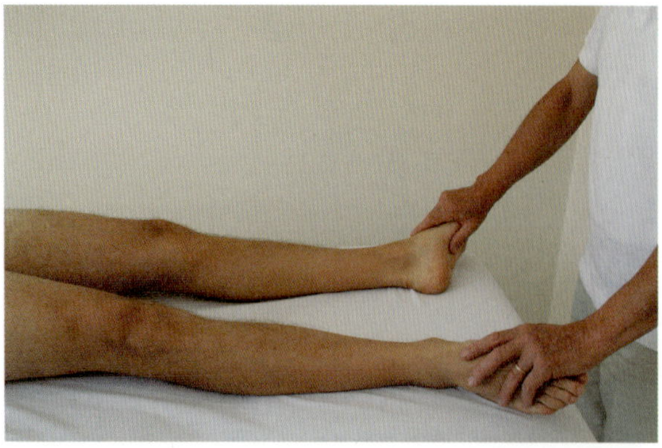

그림 9.44. 안쪽 회전 움직임 배열의 수용력을 테스트하기 위해 치료사는 환자가 양다리 내회전을 시도할 때 양쪽 발 안쪽에서 저항을 준다.

가쪽 회전 배열(EXTRA SEQUENCE)

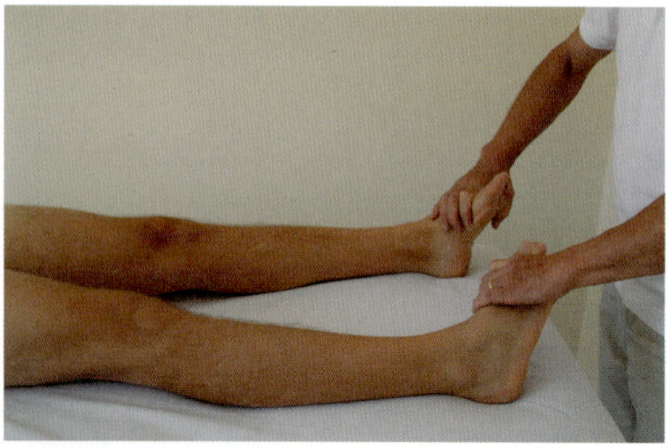

그림 9.45. 가쪽 회전 움직임 배열의 수용력을 테스트하기 위해 치료사는 환자가 양다리 외회전을 시도할 때 양쪽 발 바깥쪽에서 저항을 준다.

하지를 위한 단축키

시상면 적응증

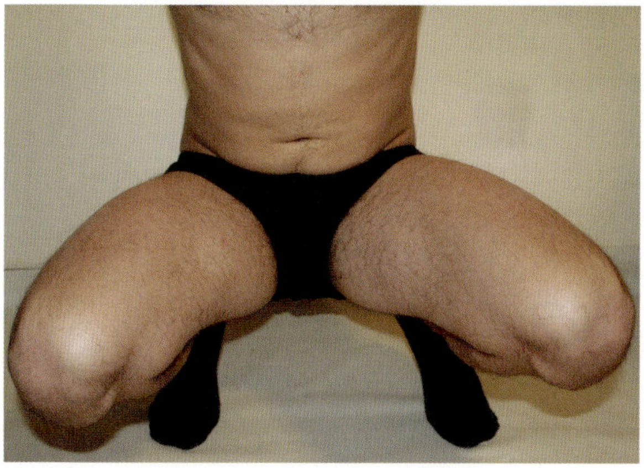

그림 9.46. 전후방 통증 또는 제한이 있는 하지의 삼중 굴곡.

환자가 쭈그려 앉을 때 슬개골에 통증이 있는 경우 앞쪽 움직임 배열의 기능장애로 가설을 설정할 수 있다.
환자가 쭈그려 앉을 때 슬와에 통증이 있는 경우 뒤쪽 움직임 배열의 기능장애로 가설을 설정할 수 있다.

관상면 적응증

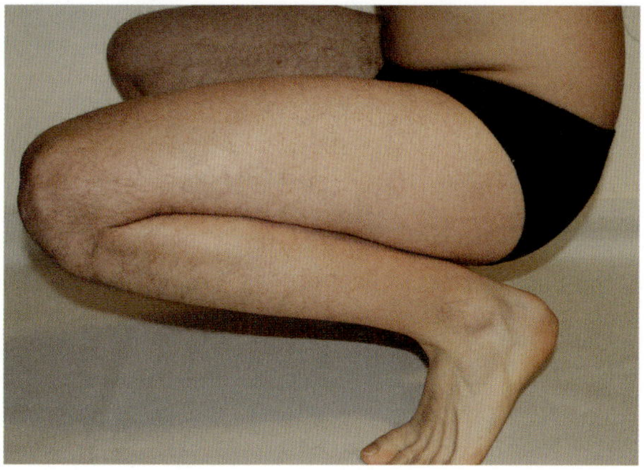

그림 9.47. 외측이나 내측 통증이 있는 하지의 삼중 굴곡.

환자가 쭈그려 앉을 때 장경인대 원위부에 통증이 있는 경우 가쪽 움직임 배열의 기능장애로 가설을 설정할 수 있다.
환자가 쭈그려 앉을 때 박근 원위부 건에 통증이 있는 경우 안쪽 움직임 배열의 기능장애로 가설을 설정할 수 있다. 고관절과 거골 굴곡 사이의 대칭도 관찰해야만 한다.

수평면 적응증

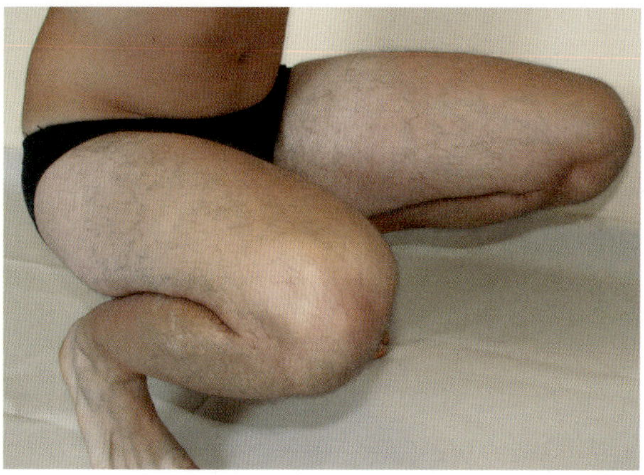

그림 9.48. 대퇴-경골 회전 시 통증이나 제한이 있는 하지의 삼중 굴곡.

마지막 굴곡 각도에서 무릎의 안쪽 부위에 통증이 있다면, 안쪽 회전 움직임 배열의 기능장애로 가설을 설정할 수 있다.
마지막 굴곡 각도에서 무릎의 후외측에 통증이 있다면, 외측 회전 움직임 배열의 기능장애로 가설을 설정할 수 있다.

하지의 정렬 검사

시상면

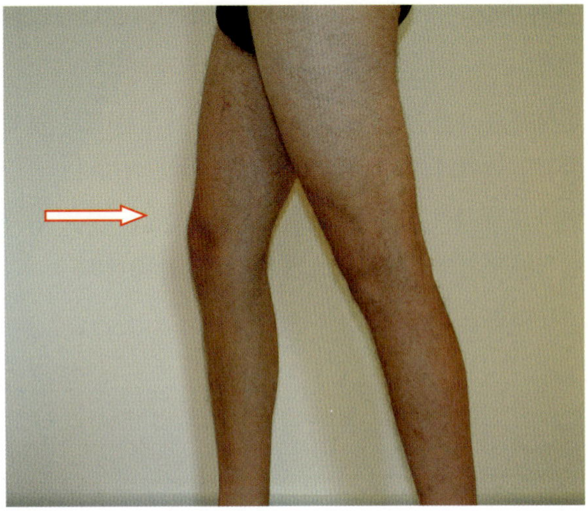

그림 9.49. 환자의 측면도.

하지는 통증회피 근육 작용으로 인해 전-후 방향으로 편향된다.

- 신전 시 통증으로 인해 무릎을 굴곡하고 걷기(an-ge 편향)
- 느슨함으로 인한 전반슬
- 대퇴사두근 건의 민감도
- 아킬레스건의 민감도

관상면

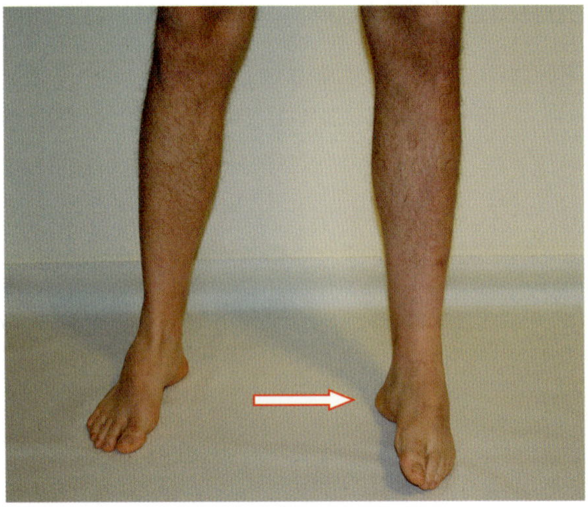

그림 9.50. 환자의 전면도.

하지는 통증회피 근육 작용으로 인해 외측으로 편향된다.

- 세 번째 중족골 아래의 통증으로 인해 발 바깥쪽 부위에 체중을 실어 걷는다(la-pe 편향).
- 모톤 신경종
- 회내, 편평하거나 외반된 발
- 회외 또는 요내반족(carvovarus feet)
- 슬개골의 외측 편향

수평면

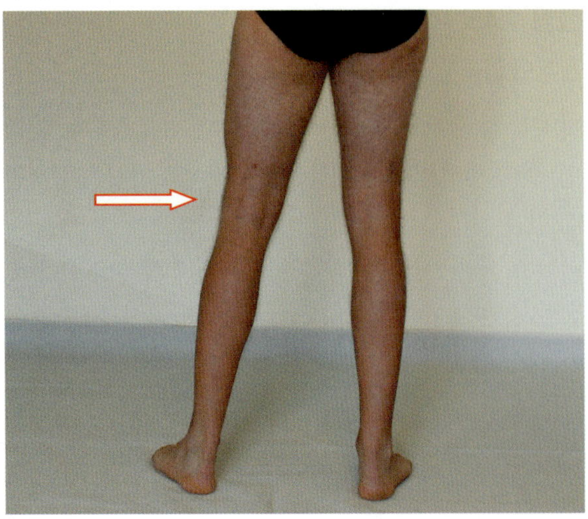

그림 9.51. 환자의 후면도.

하지는 통증회피 근육 작용으로 인해 회전된 방향으로 편향된다.

- 고관절 내회전 시 발생하는 날카로운 통증을 피하기 위해 고관절이 외회전된다(er-cx 편향).
- 느슨함으로 인한 외반슬
- 선천성 내반슬
- 외반된 뒤꿈치(바깥쪽으로 편향)
- 무지외반증(안쪽으로 편향)

상지에 비교 운동검증: 상완

시상면 AN-HU

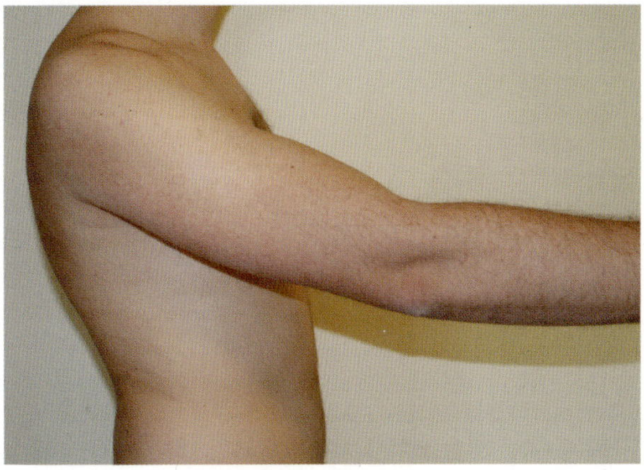

그림 9.52. 손바닥을 앞으로 향하게 유지하면서, 환자에게 팔 전체를 앞으로 뻗으라고 한다.

RE-HU

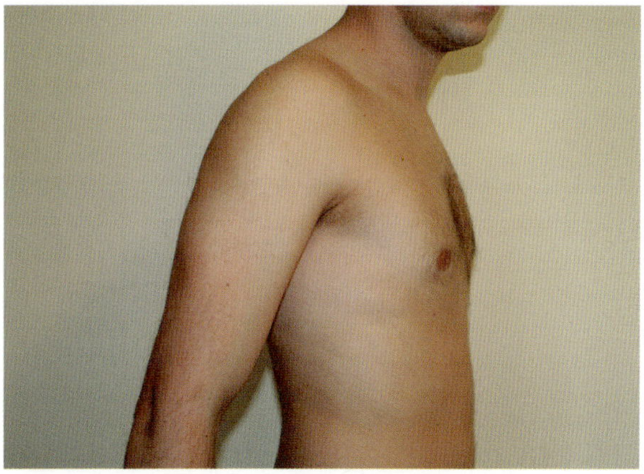

그림 9.53. 환자가 팔을 뒤로 움직일 때 통증이 있거나 제한을 호소하는지 물어본다.

관상면 ME-HU

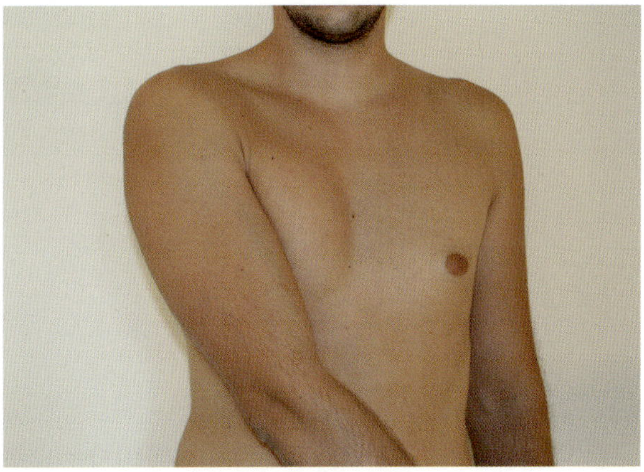

그림 9.54. 환자에게 팔을 정중선 쪽으로 움직이고 어깨에 통증을 느끼는지 물어본다.

LA-HU

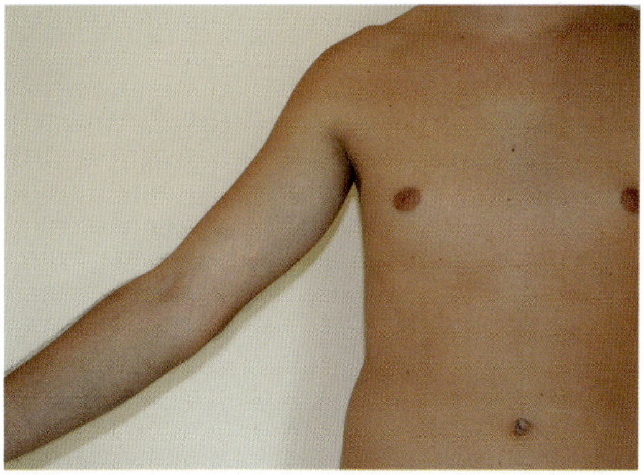

그림 9.55. 환자에게 팔을 밖으로 벌리고 어깨 외측부에 통증이 심해지는지 물어본다.

수평면 IR-HU

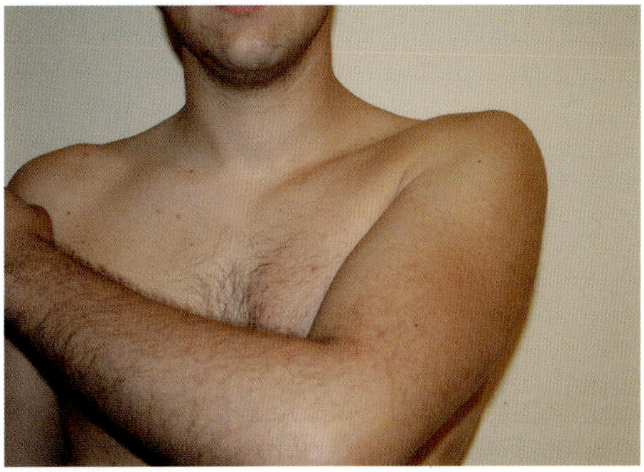

그림 9.56 환자가 상완골 내회전시키면 어깨 안쪽 부분에 통증이 유발된다.

ER-HU

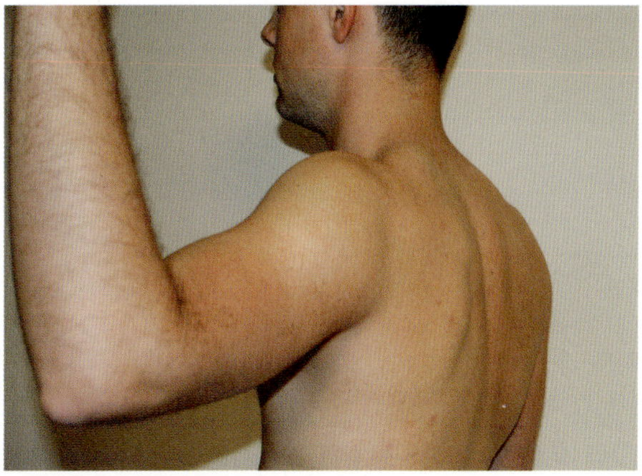

그림 9.57. 환자는 머리를 빗는 동작을 취하면 어깨의 후외측 부위에서 통증이 유발된다.

상지에 비교 운동검증: 손목

시상면 AN-CA

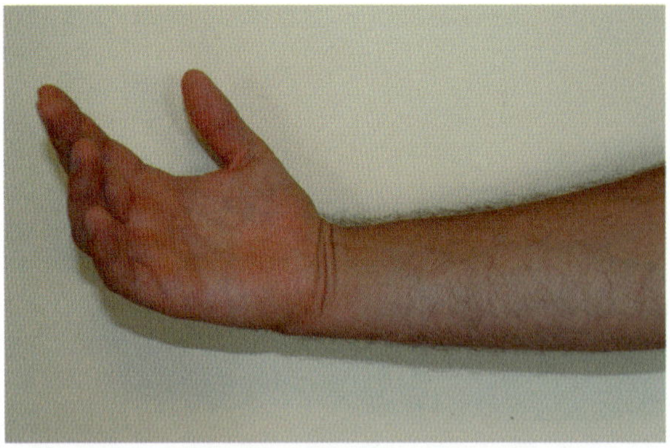

그림 9.58. 요측수근굴근을 검사하기 위해 환자는 요측이나 측면 편위와 함께 손목을 굴곡시키도록 한다.

RE-CA

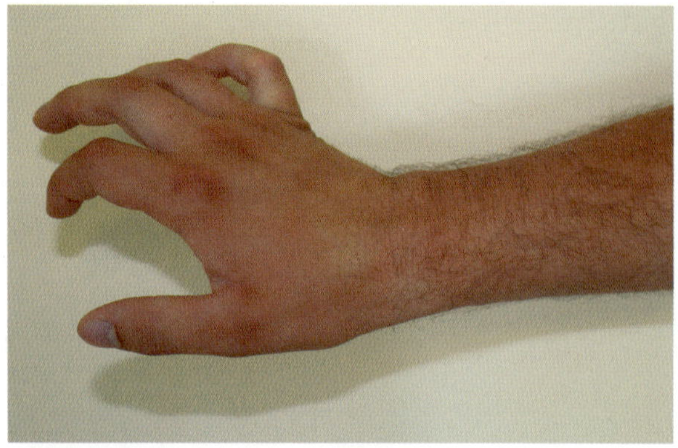

그림 9.59. 척측수근신근을 검사하기 위해 환자는 척측편위와 함께 손목을 신전시키도록 한다.

관상면 ME-CA

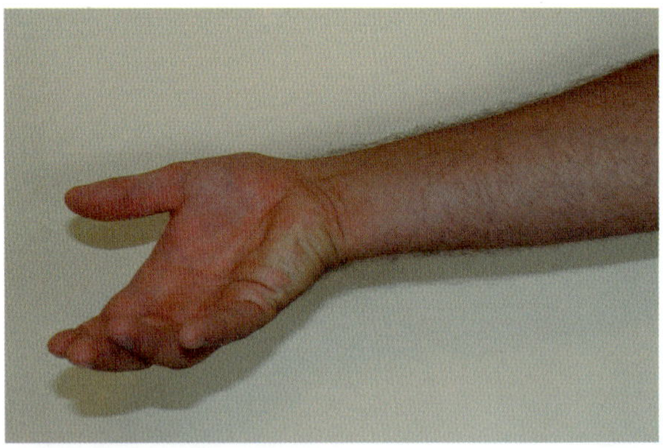

그림 9.60. 척측수근굴근을 검사하기 위해 환자는 척측편위와 함께 손목을 굴곡시키도록 한다.

LA-CA

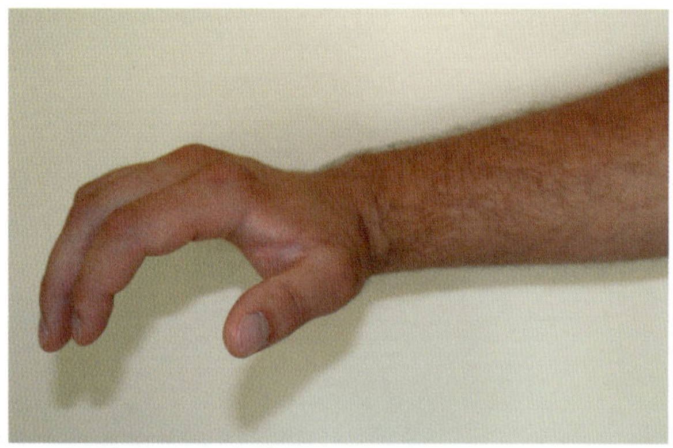

그림 9.61. 요측수근신근을 검사하기 위해 환자는 요측편위와 함께 손목을 신전시키도록 한다.

수평면 IR-CA

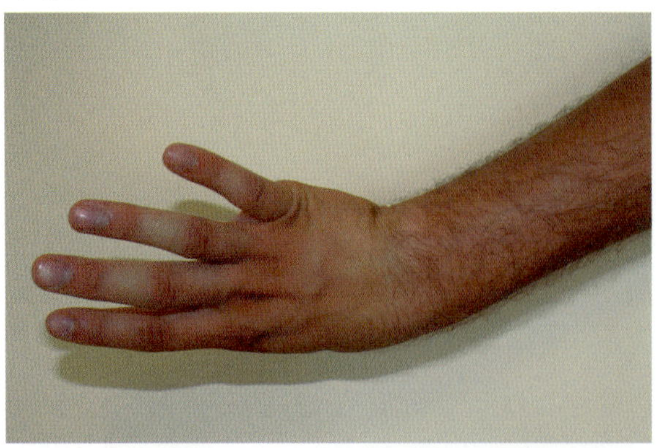

그림 9.62. 환자는 엄지를 굴곡시킴과 동시에 손목을 회내시키도록 한다.

ER-CA

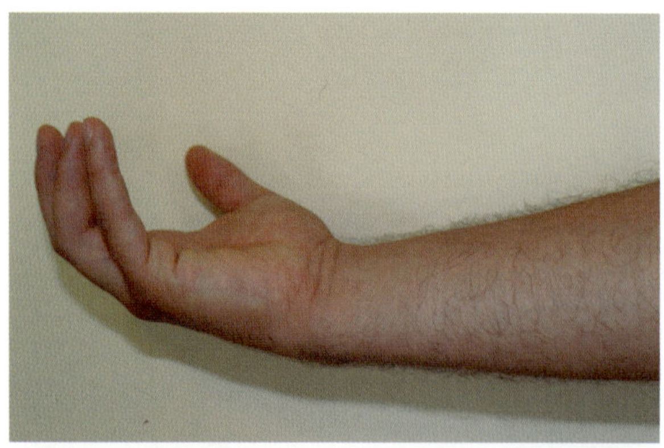

그림 9.63. 환자는 엄지를 신전시킴과 동시에 손목을 회외시키도록 한다.

저항에 대한 상지 배열의 운동검증

시상면 앞쪽 배열(ANTE SEQUENCE)

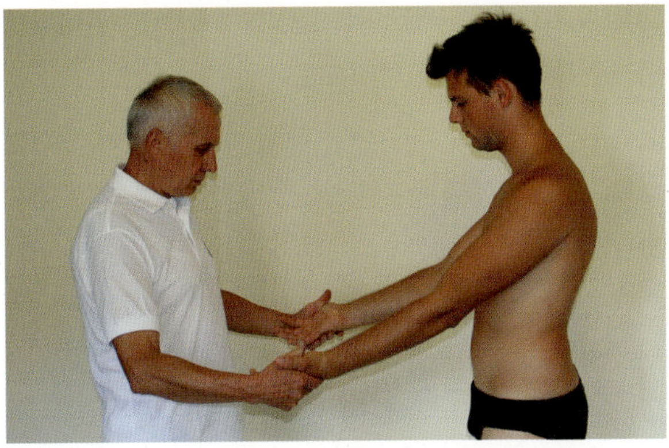

그림 9.64. 상지 앞쪽 움직임 배열의 수용력이나 등척성 강도를 테스트하기 위해 치료사는 환자에게 팔을 앞으로 밀도록 하고 저항을 준다.

뒤쪽 배열(RETRO SEQUENCE)

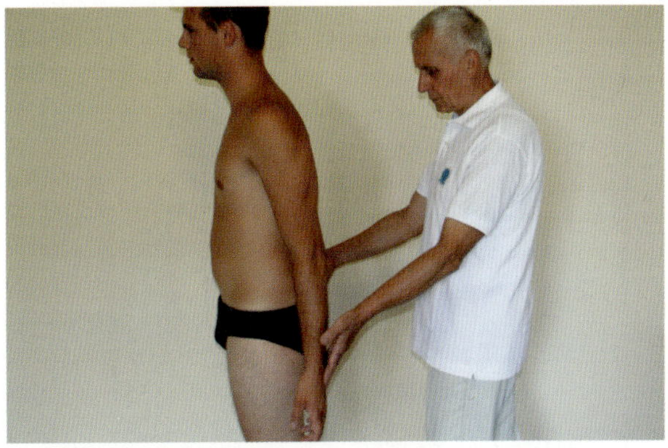

그림 9.65. 상지 뒤쪽 움직임 배열의 수용력이나 등척성 강도를 테스트하기 위해 치료사는 환자에게 팔을 뒤로 밀도록 하고 저항을 준다.

관상면 안쪽 배열(MEDIO SEQUENCE)

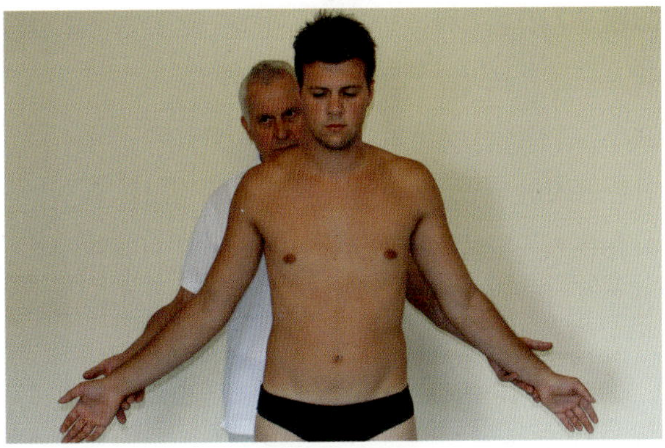

그림 9.66. 상지 안쪽 움직임 배열의 수용력이나 등척성 강도를 테스트하기 위해 치료사는 환자에게 팔을 옆구리 쪽으로 붙이도록 할 때 저항을 준다.

가쪽 배열(LATERO SEQUENCE)

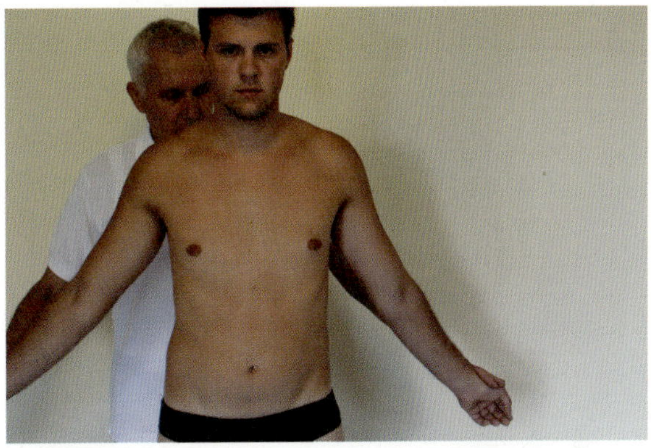

그림 9.67. 상지 가쪽 움직임 배열의 수용력이나 등척성 강도를 테스트하기 위해 치료사는 환자에게 팔을 옆구리에서 멀어지는 방향으로 벌리라고 할 때 저항을 준다.

수평면 안쪽 회전 배열(INTRA SEQUENCE)

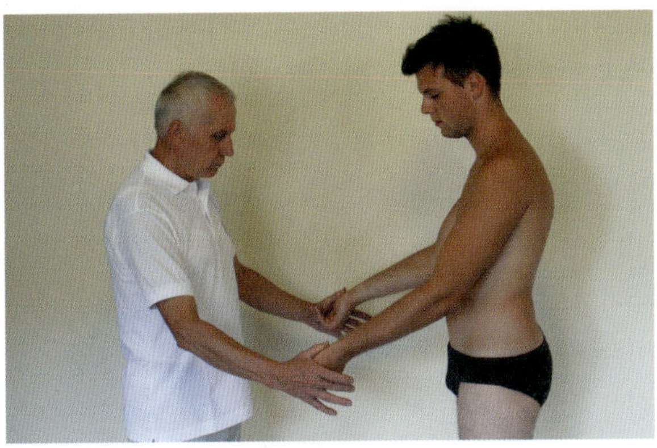

그림 9.68. 상지 안쪽 회전 움직임 배열의 수용력이나 등척성 강도를 테스트하기 위해 치료사는 환자에게 팔을 안쪽으로 회전시키도록 하고 저항을 준다.

가쪽 회전 배열(EXTRA SEQUENCE)

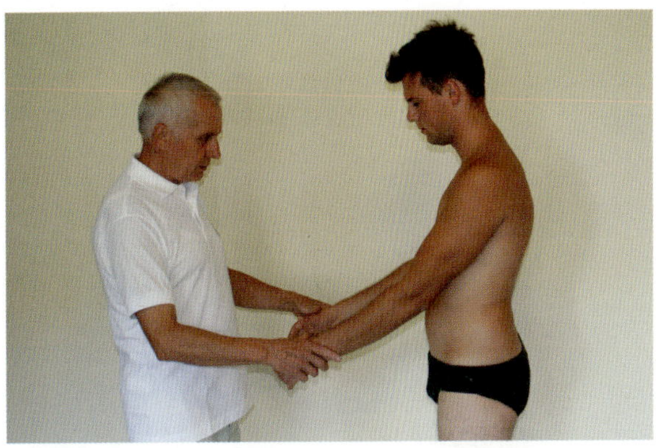

그림 9.69. 상지 가쪽 회전 움직임 배열의 수용력이나 등척성 강도를 테스트하기 위해 치료사는 환자에게 팔을 바깥쪽으로 회전시키도록 하고 저항을 준다.

상지를 위한 단축키

시상면 적응증

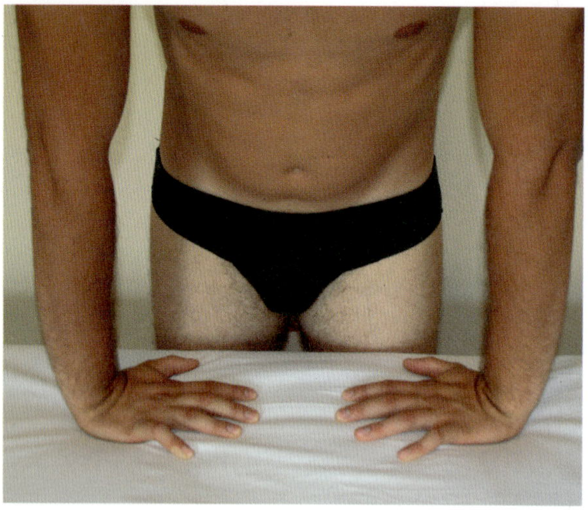

그림 9.70. 손가락을 안쪽으로 향하게 하고, 손바닥이 아래로 해서 편평한 표면이 되도록 압력을 가한다.

요측수근굴곡근의 건(늘어날 때)을 따라 통증이 느껴진다면, 앞쪽 움직임 배열의 기능장애로 가설을 설정할 수 있다.

척측수근신근의 건(단축될 때)을 따라 통증이 나타난다면, 뒤쪽 움직임 배열의 기능장애로 가설을 설정할 수 있다.

관상면 적응증

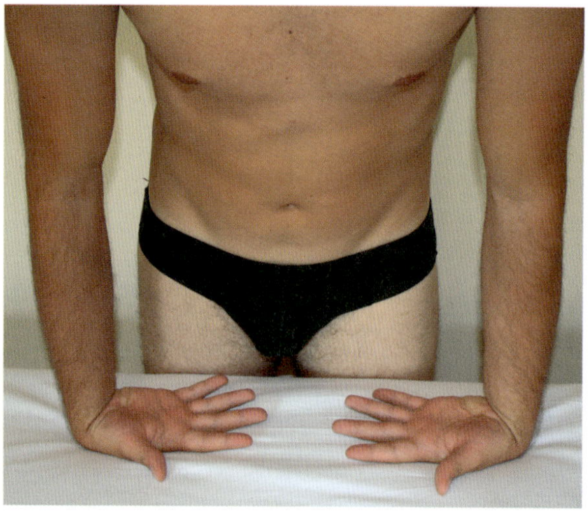

그림 9.71. 손가락을 안쪽으로 향하게 하고, 손등을 사용하여 편평한 표면이 되도록 압력을 가한다.

요측수근신근건을 따라 통증이 나타난다면(늘어날 때), 안쪽 움직임 배열의 기능장애로 가설을 설정할 수 있다.
척측수근굴근건을 따라 통증이 나타난다면(단축될 때), 안쪽 움직임 배열의 기능장애로 가설을 설정할 수 있다.

수평면 적응증

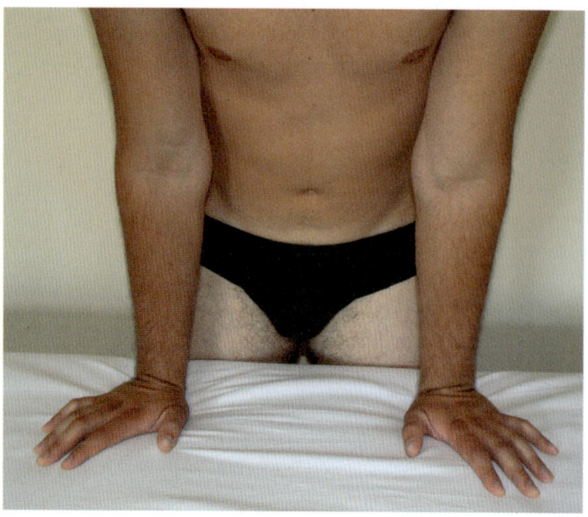

그림 9.72. 손가락을 바깥쪽으로 향하게 하고, 손바닥이 아래로 향하게 해서 편평한 표면이 되도록 압력을 가한다.

수지굴곡근건을 따라 통증이 나타난다면(늘어날 때), 안쪽 회전 움직임 배열의 기능장애로 가설을 설정할 수 있다.
수지신전근건을 따라 통증이 나타난다면(단축될 때), 안쪽 회전 움직임 배열의 기능장애로 가설을 설정할 수 있다.

상지에서 편향 검사

시상면

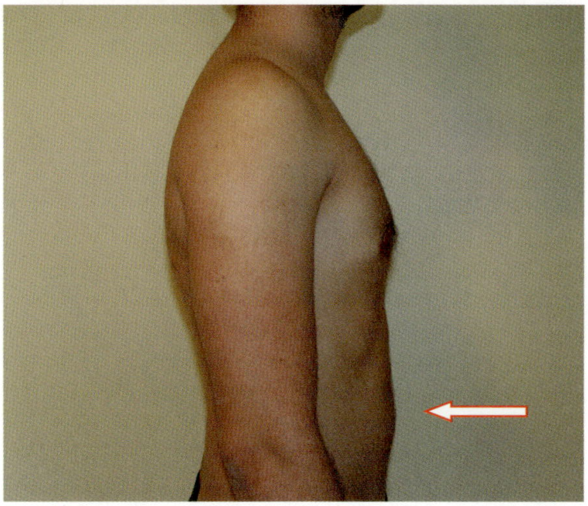

그림 9.73. 환자의 측면도.

상지는 통증회피 근육 작용으로 인해 전-후 방향으로 편향된다.

- 상과염으로 인한 신전 시 통증으로 인한 반-굴곡된 팔꿈치(re-cu 편향 -10도)
- 느슨함으로 인한 팔꿈치 과신전
- 삼각근의 위축
- 이두근건의 분리

관상면

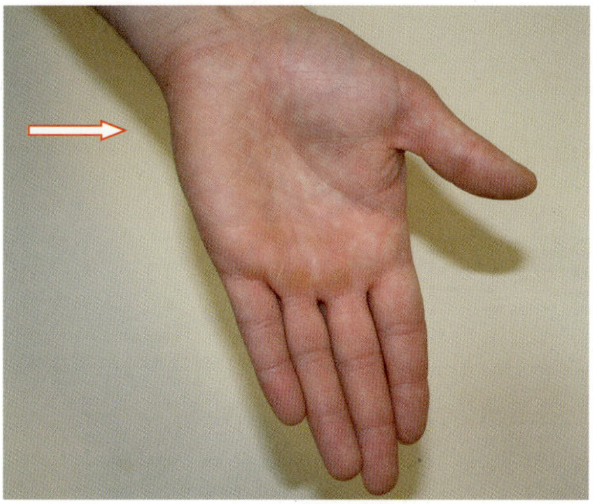

그림 9.74. 환자의 전면도.

상지는 통증회피 근육 작용으로 인해 가쪽이나 안쪽 방향으로 편향된다.

- 손목의 척측 편향(me-ca 편향)
- 지골의 헤베르덴 결절 또는 관절염이 시지와 소지에 많이 생김
- 칼슘 축적으로 인한 근위 지골의 부샤르 결절(Bouchard nodules)

수평면

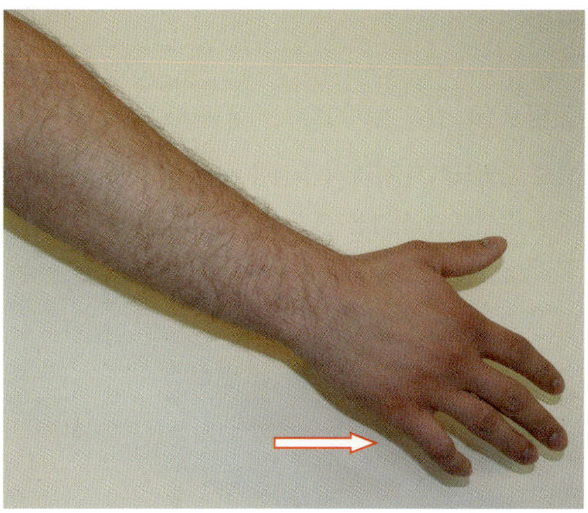

그림 9.75. 환자의 후면도.

상지는 통증회피 근육 작용으로 인해 회전 방향으로 편향된다.

- 중지에서 소지까지 굴곡근 건에 통증으로 인해 반굴곡이 됨(ir-di 편향)
- 신전근의 건 낭종
- 손가락 가쪽으로 편향됨. 80%는 류마티스 관절염 때문이다.

비교 촉진검증
COMPARATIVE PALPATION VERIFICATIONS

촉진검증은 어떤 협응중심을 치료해야 하는지 결정한다. 치료 세션을 시작할 때 가능성은 무한하지만, 다음 단계가 우리의 선택을 정의한다.

- 운동검증은 특정 평면을 나타낸다.
- 촉진검증은 치료할 지점을 찾아 결정한다.

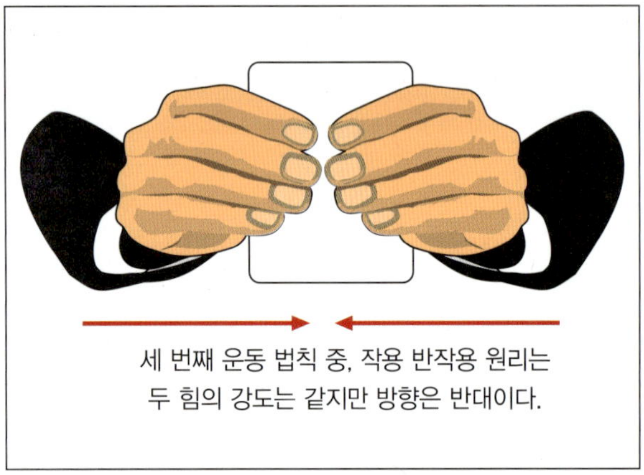
세 번째 운동 법칙 중, 작용 반작용 원리는
두 힘의 강도는 같지만 방향은 반대이다.

그림 9.76. 힘 사이의 평형에 대한 예.

뉴턴의 제3법칙 또는 작용-반작용 법칙은 다음과 같다. "모든 작용은 힘의 크기가 같고 방향이 반대이다." 손이 1kg 힘으로 물체를 밀면 평형을 유지하기 위해 반대쪽 손이 동일한 물체에 동일한 압력을 가해야 한다(이동량 보존).

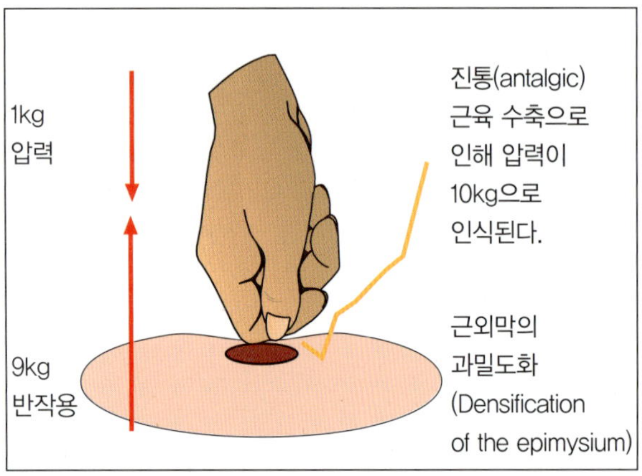

그림 9.77. 힘 사이의 불균형에 대한 예.

촉진검증과 치료 동안 치료사가 너클로 가하는 압력은 보통 1kg 정도이지만 환자는 이 압력을 10kg에 가까운 것으로 인식한다. 이 환상은 기저의 진통성 수축으로 인해 발생한다. 통증이 심할수록 근육이 수축하여 적용된 압력에 대한 인식이 변화된다.

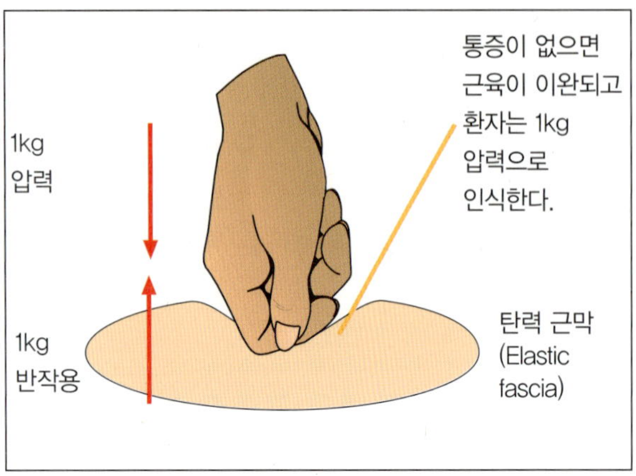

그림 9.78. 작용과 반작용 사이에 균형 재조정.

근막 과밀도화가 사라지면 자유 신경 말단은 더 이상 통증을 유발하는 신장을 하지 않으므로 근육도 이완된다. 환자가 통증을 덜 느끼고 치료사가 처음에 사용했던 압력의 양을 줄였다는 느낌도 받는다.

안구 분절 CP 1 양쪽

시상면 AN-CP 1

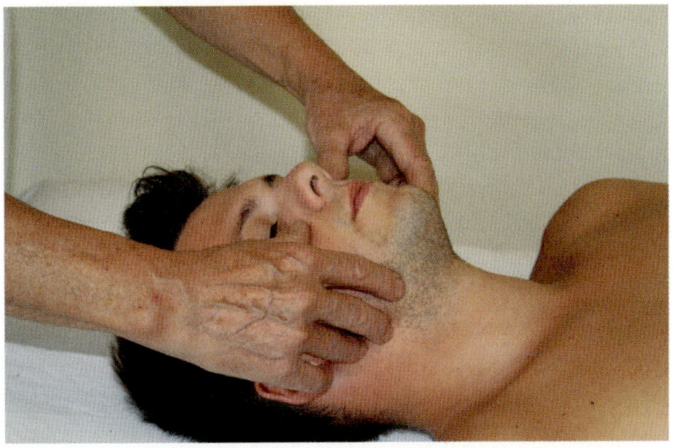

그림 9.79. an-cp 1 오른쪽과 왼쪽의 협응중심에 대한 비교 촉진검증(환자는 바로 누운 자세).

RE-CP 1

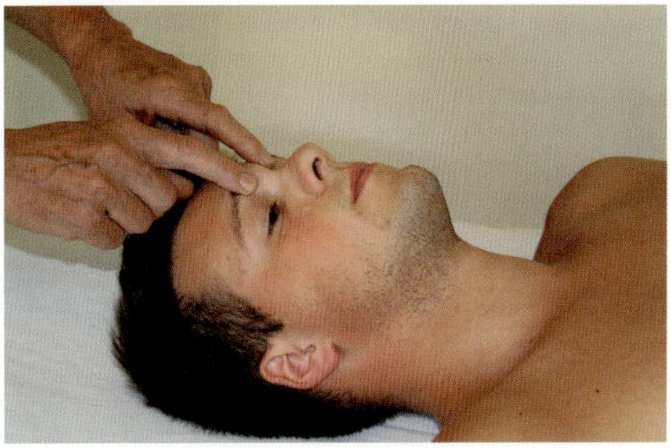

그림 9.80. re-cp 1 오른쪽과 왼쪽의 협응중심에 대한 비교 촉진검증.

관상면 ME-CP 1

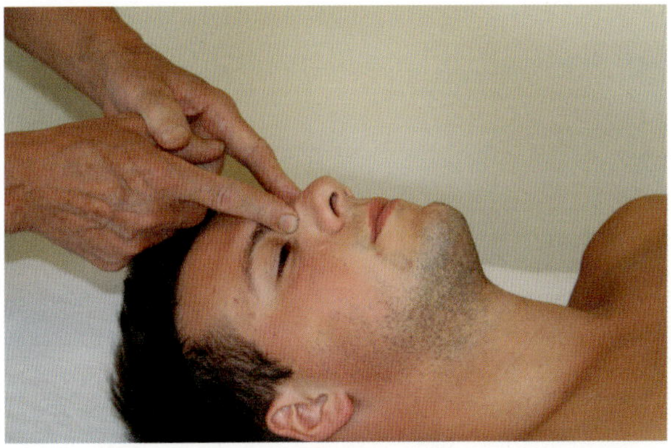

그림 9.81. me-cp 1 오른쪽과 왼쪽의 협응중심에 대한 비교 촉진검증.

LA-CP 1

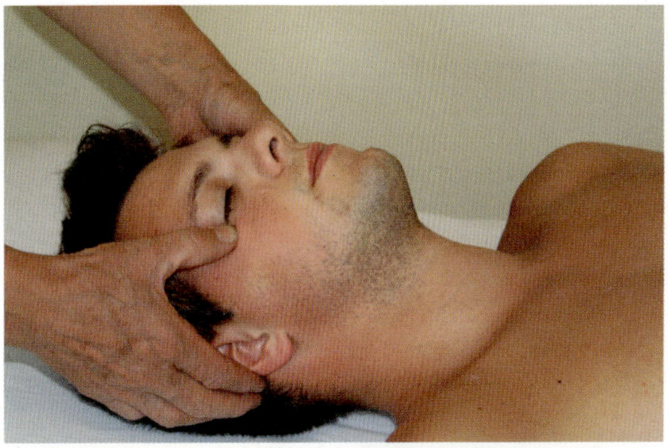

그림 9.82. la-cp 1 오른쪽과 왼쪽의 협응중심에 대한 비교 촉진검증.

수평면 IR-CP 1

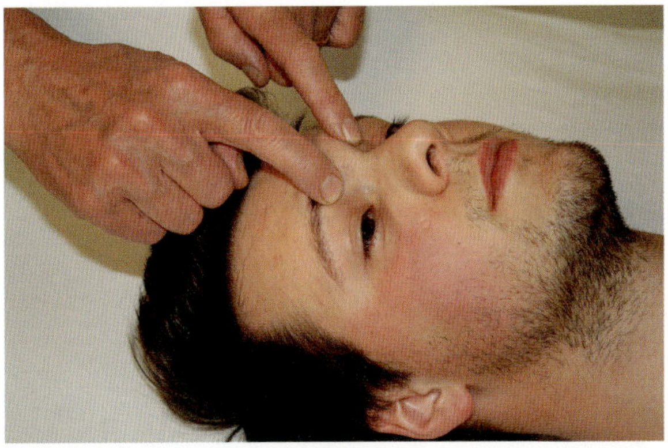

그림 9.83. ir-cp 1 오른쪽과 왼쪽의 협응중심에 대한 비교 촉진검증.

ER-CP 1

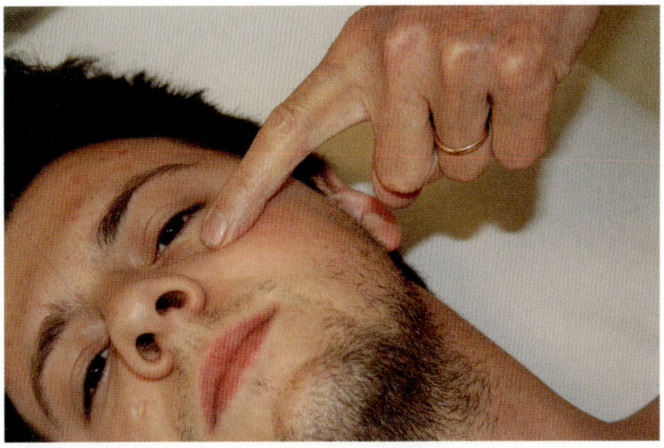

그림 9.84. er-cp 1 오른쪽과 왼쪽의 협응중심에 대한 비교 촉진검증.

촉진은 오른쪽과 왼쪽 협응중심에 동시에 시행할 수 있다. 이 접근법을 통해 치료사는 두 근막의 세분화된 오돌도돌한 질에 어떤 차이가 있는지 인지할 수 있도록 한다. 두 협응중심의 촉진은 연속적으로 시행할 수 있다. 이를 통해 환자는 어떤 협응중심이 더 아픈지 말할 수 있다.

상악 분절 CP 2 양쪽

시상면 AN-CP 2

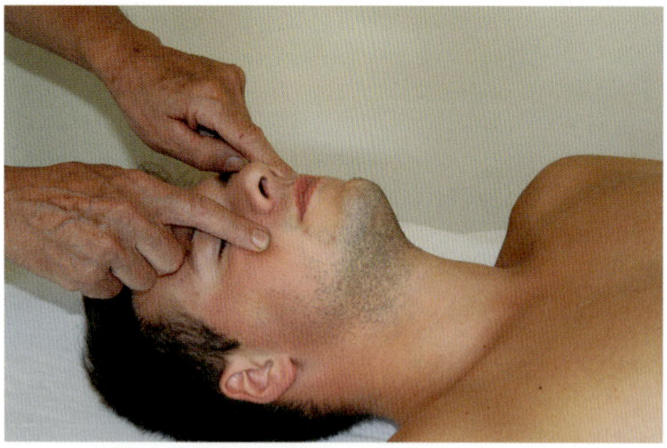

그림 9.85. an-cp 2 오른쪽과 왼쪽의 협응중심에 대한 비교 촉진검증(환자는 바로 누운 자세).

RE-CP 2

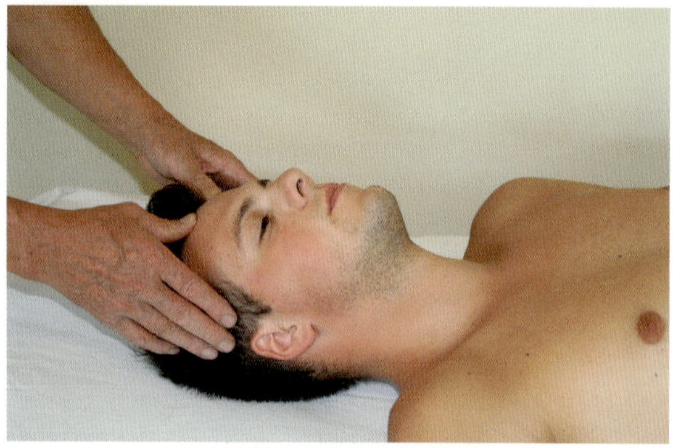

그림 9.86. 엄지로 re-cp 2 오른쪽과 왼쪽의 협응중심에 대한 비교 촉진검증.

관상면 ME-CP 2 ante and retro

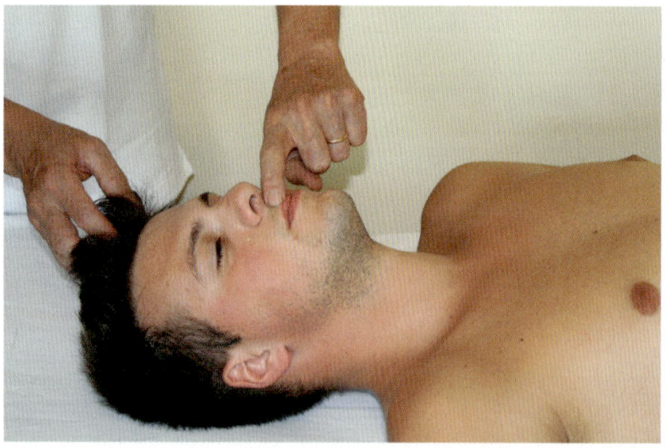

그림 9.87. 비순구에 위치한 me-cp 2 협응중심과 양쪽 전두근 사이에 me-cp 2 r의 비교 촉진검증.

LA-CP 2

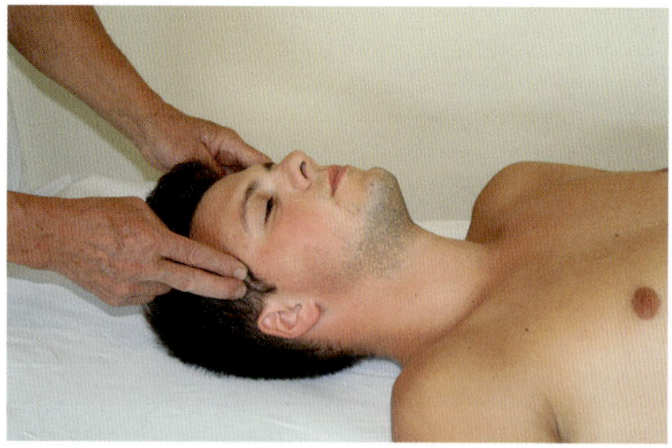

그림 9.88. la-cp 2 오른쪽과 왼쪽의 협응중심에 대한 비교 촉진검증.

수평면 IR-CP 2

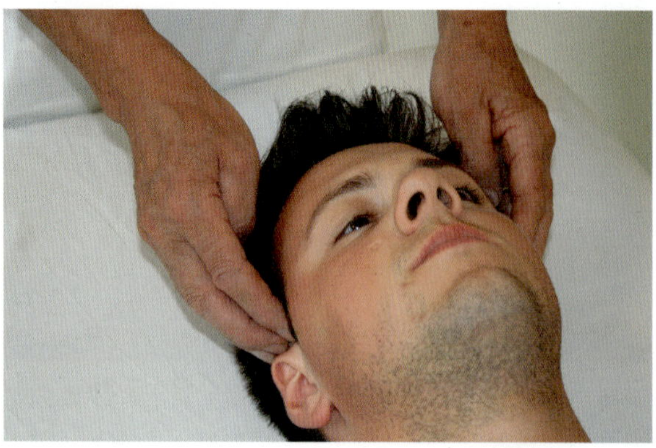

그림 9.89. ir-cp 2 오른쪽과 왼쪽의 협응중심에 대한 비교 촉진검증.

ER-CP 2

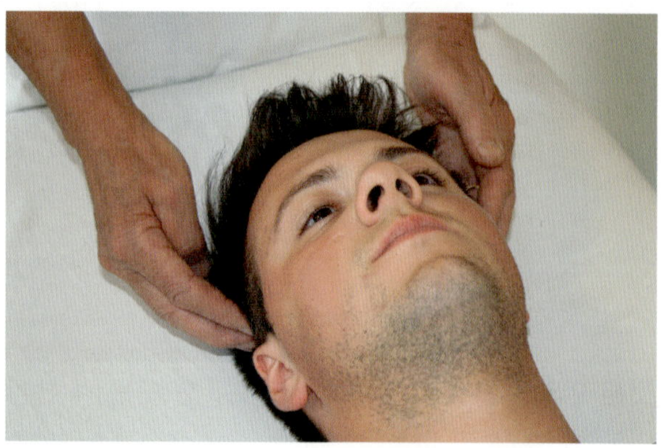

그림 9.90. er-cp 2 오른쪽과 왼쪽의 협응중심에 대한 비교 촉진검증.

하악 분절 CP 3

시상면 AN-CP 3

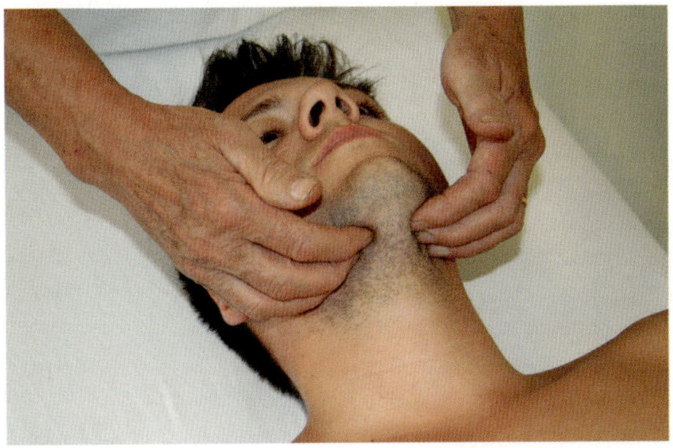

그림 9.91. an-cp 3 오른쪽과 왼쪽의 협응중심에 대한 비교 촉진검증.

RE-CP 3

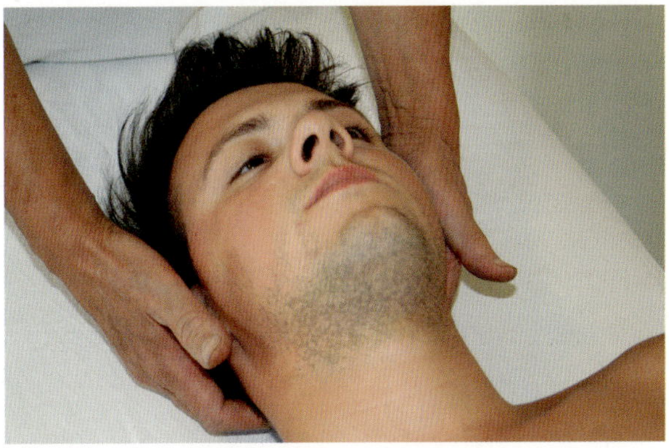

그림 9.92. re-cp 3 오른쪽과 왼쪽의 협응중심에 대한 비교 촉진검증.

관상면 ME-CP 3 ante and retro

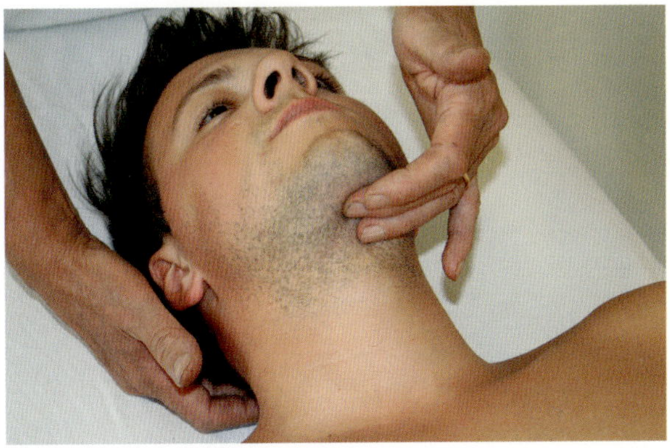

그림 9.93. 턱 아래에 있는 me-cp 3과 후두부 융기 아래에 있는 me-cp 3 r 비교 촉진검증.

LA-CP 3

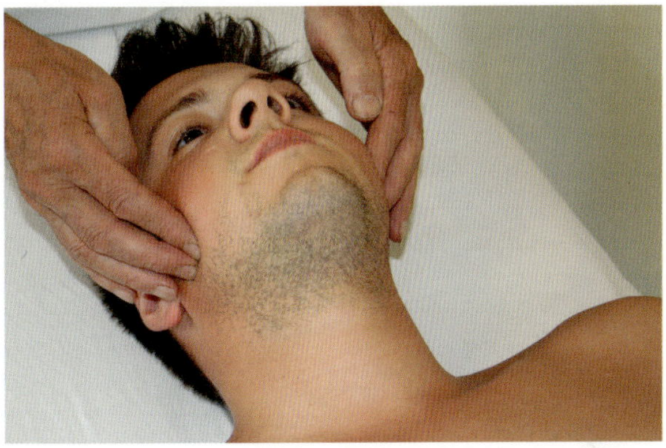

그림 9.94. la-cp 3 오른쪽과 왼쪽의 협응중심에 대한 비교 촉진검증.

수평면 IR-CP 3

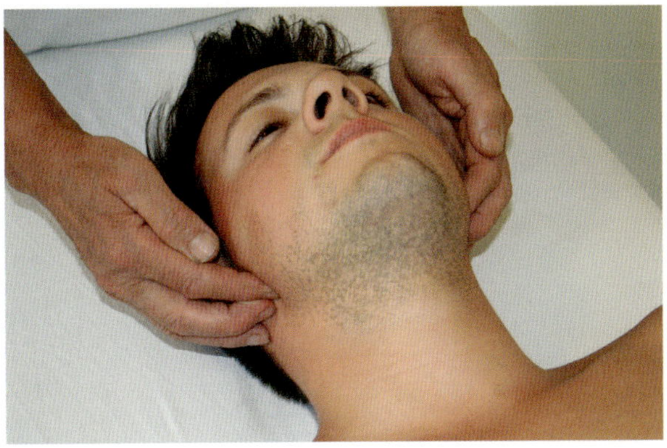

그림 9.95. ir-cp 3 오른쪽과 왼쪽의 협응중심에 대한 비교 촉진검증.

ER-CP 3

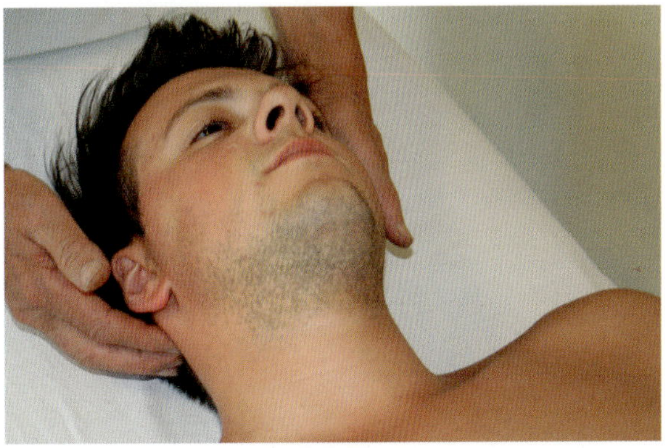

그림 9.96. er-cp 3 오른쪽과 왼쪽의 협응중심에 대한 비교 촉진검증.

경추 분절 CL

시상면 AN-CL

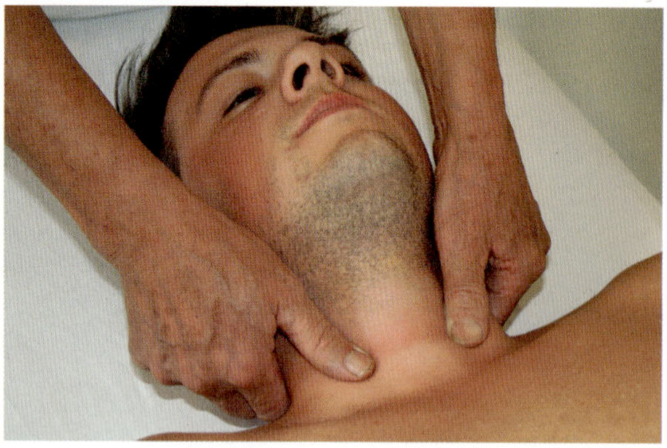

그림 9.97. 엄지로 an-cl 오른쪽과 왼쪽의 협응중심에 대한 비교 촉진검증.

RE-CL

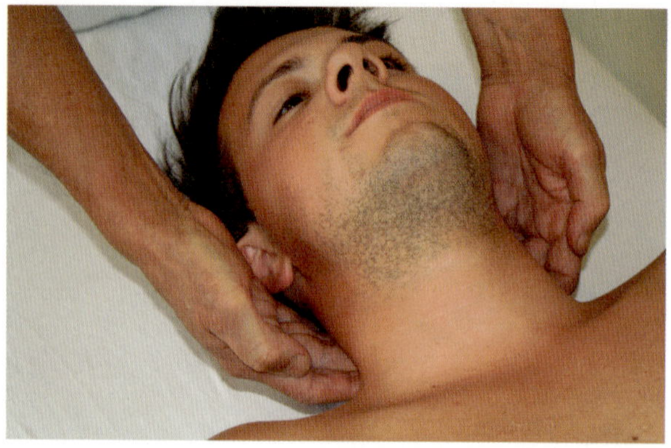

그림 9.98. 중지로 re-cl 오른쪽과 왼쪽의 협응중심에 대한 비교 촉진검증.

관상면 ME-CL anterior and retro

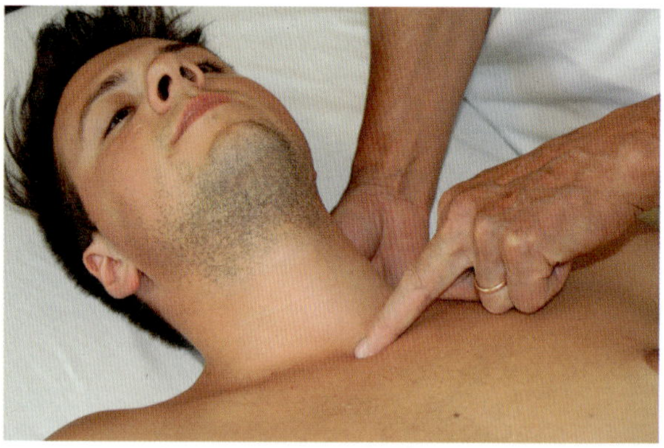

그림 9.99. me-cl anterior 협응중심과 retro 협응중심에 대한 비교 촉진검증(경추 7번과 흉추 1번 사이).

LA-CL

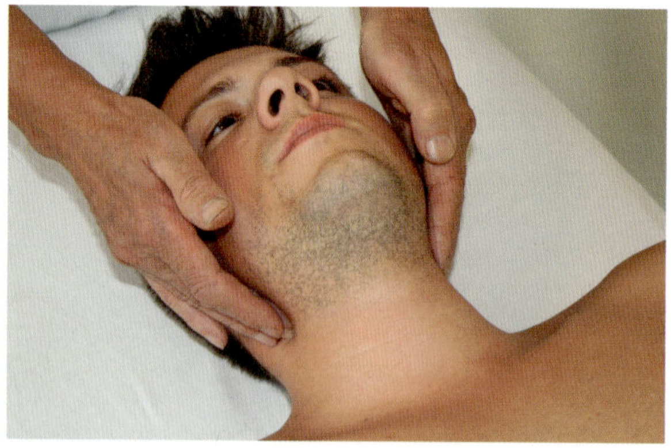

그림 9.100. 중지로 la-cl 오른쪽과 왼쪽의 협응중심에 대한 비교 촉진검증.

수평면 IR-CL

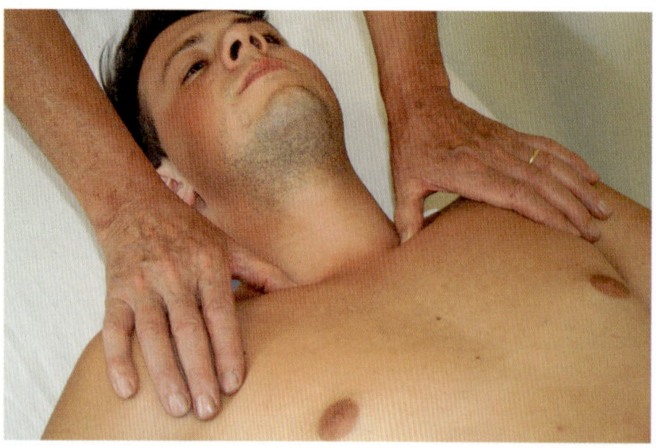

그림 9.101. 엄지로 ir-cl 오른쪽과 왼쪽의 협응중심에 대한 비교 촉진검증.

ER-CL

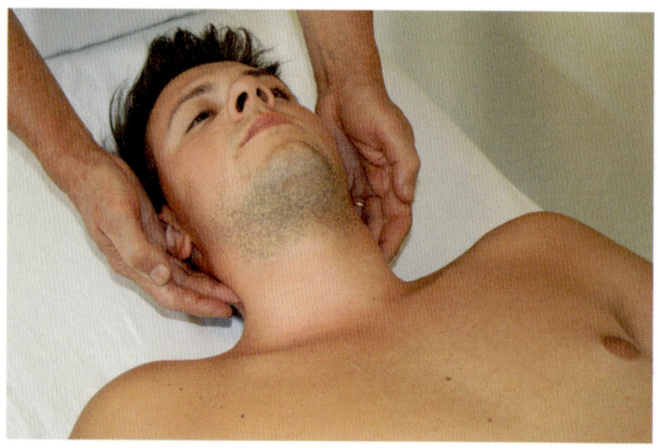

그림 9.102. 중지로 er-cl 오른쪽과 왼쪽의 협응중심에 대한 비교 촉진검증.

종방향 비교 검증: 등-허리 분절 TH LU

시상면 AN-TH+AN-LU

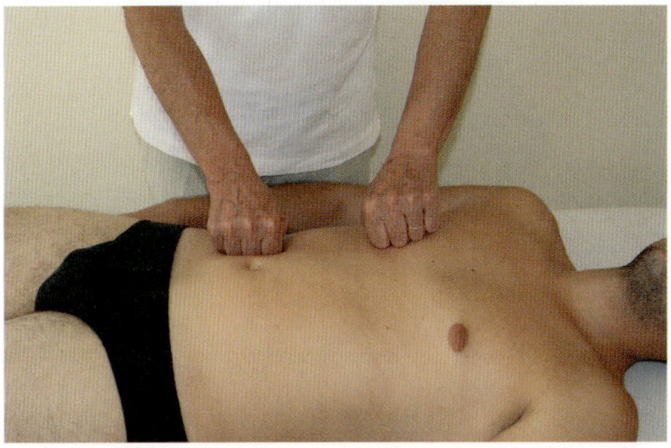

그림 9.103. an-th와 an-lu 비교 촉진검증(환자는 바로 누운 자세).

RE-TH+RE-LU

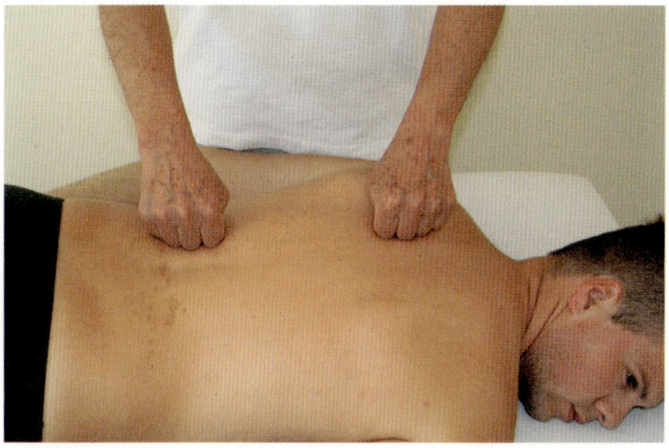

그림 9.104. re-th와 re-lu 비교 촉진검증(환자는 엎드려 누운 자세).

관상면 ME-TH+ME-LU

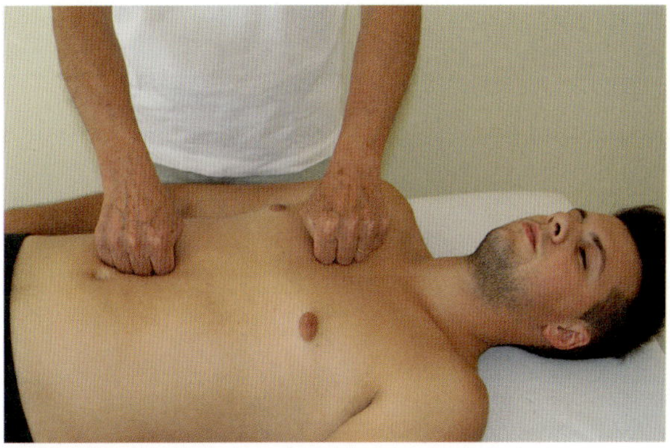

그림 9.105. me-th와 me-lu 비교 촉진검증.

LA-TH+LA-LU

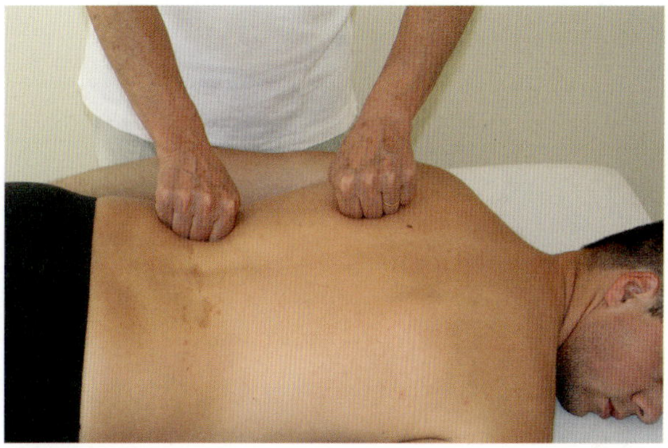

그림 9.106. la-th와 la-lu 비교 촉진검증.

수평면 IR-TH+IR-LU

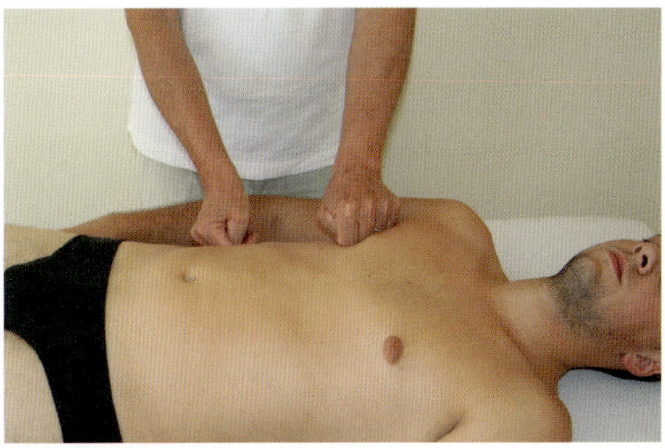

그림 9.107. ir-th와 ir-lu 비교 촉진검증

ER-TH+ER-LU

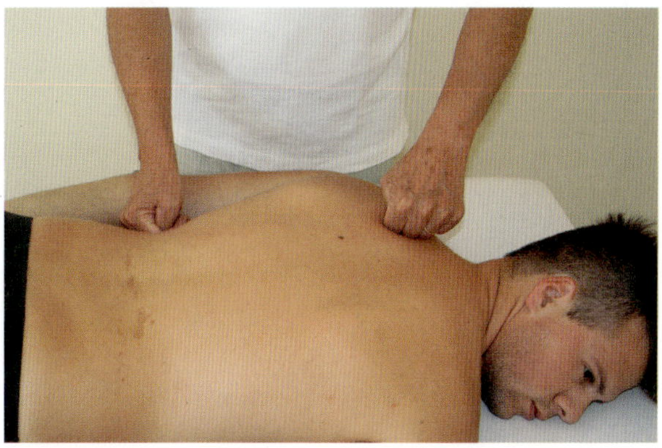

그림 9.108. er-th와 er-lu 비교 촉진검증.

왼쪽과 오른쪽 첫 번째 사진 아래에 있는 검은색 화살표는 종방향 촉진검증이 처음에 전방 체간벽(환자는 누운 자세를 취함)의 협응중심에서 시행하고 이후에 후방 체간벽(환자는 엎드린 자세를 취함)에서 시행한다.

종방향 비교 검증: 허리-골반 분절 LU PV

시상면 AN-LU+AN-PV

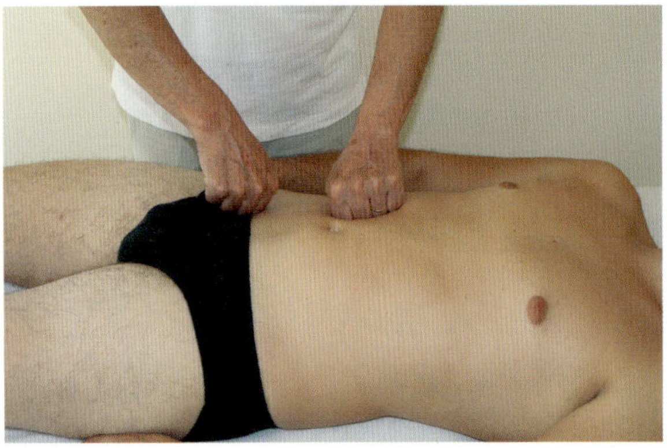

그림 9.109. an-lu와 an-pv 협응중심의 비교 촉진검증.

RE-LU+RE-PV

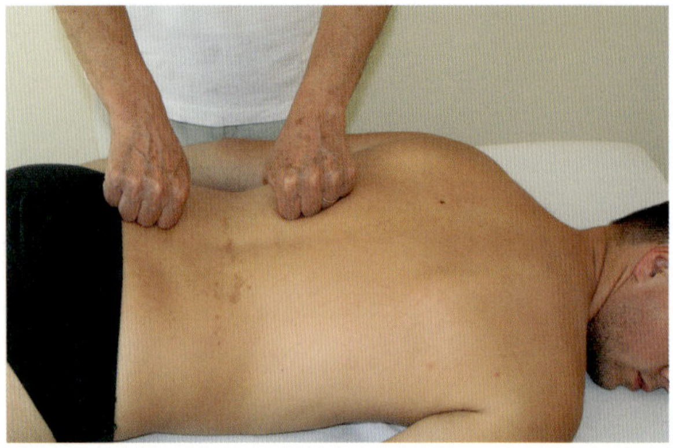

그림 9.110. re-lu와 re-pv 협응중심의 비교 촉진검증.

관상면 ME-LU+ME-PV

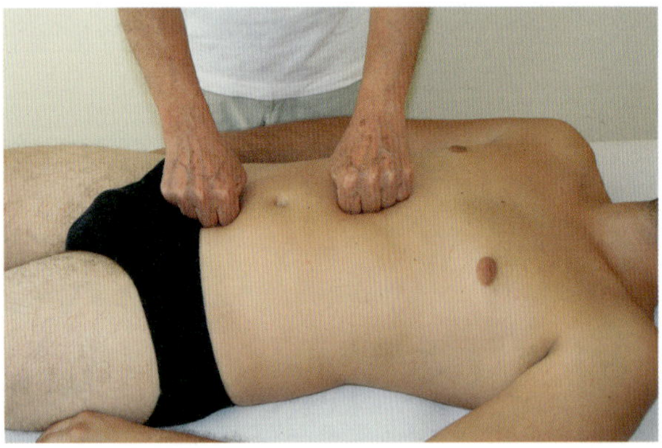

그림 9.111. me-lu와 me-pv 협응중심의 비교 촉진검증.

LA-LU+LA-PV

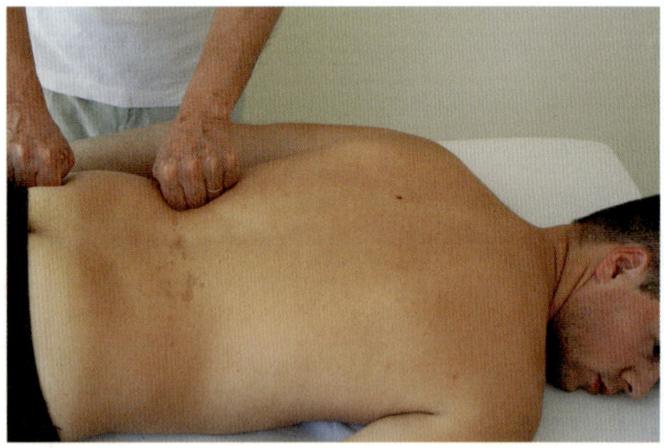

그림 9.112. la-lu와 la-pv 협응중심의 비교 촉진검증.

수평면 IR-LU+IR-PV

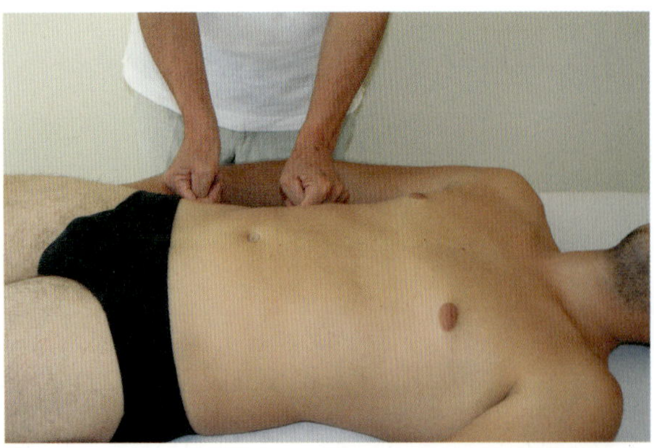

그림 9.113. ir-lu와 ir-pv 협응중심의 비교 촉진검증.

ER-LU+ER-PV

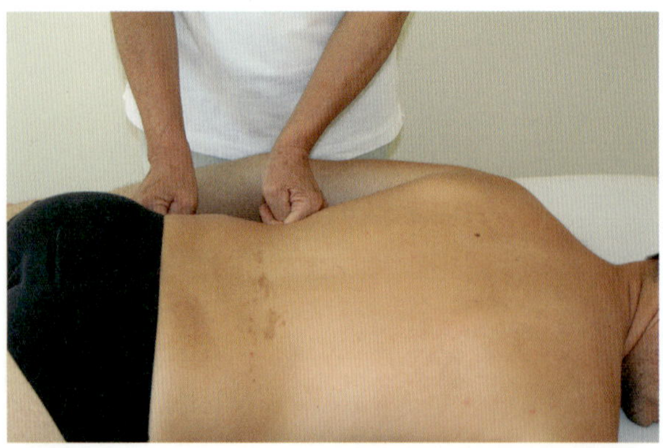

그림 9.114. er-lu와 er-pv 협응중심의 비교 촉진검증.

촉진은 흉부와 요부 협응중심에서 동시에 시행할 수 있다. 이는 치료사가 두 근막 사이에 오돌도돌한 차이를 인지할 수 있도록 한다. 두 협응중심의 촉진은 연속적으로 시행할 수 있으며, 이를 통해 환자는 어떤 협응중심이 가장 아픈지 말하도록 한다.

종방향 비교촉진: 엉덩관절-무릎 분절 CX GE

시상면 AN-CX+AN-GE

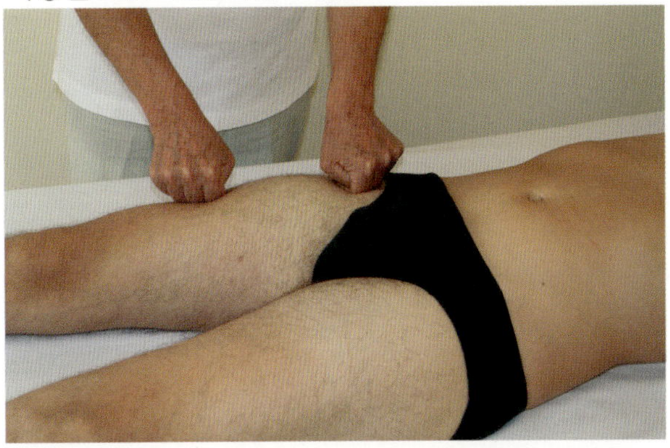

그림 9.115. an-cx와 an-ge 협응중심의 비교 촉진검증.

RE-CX+RE-GE

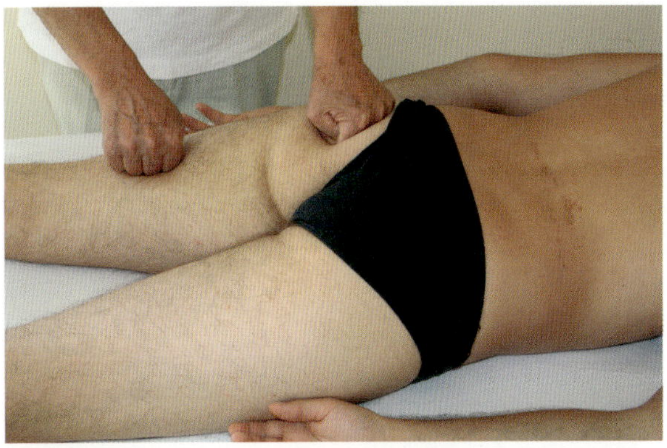

그림 9.116. re-cx와 re-ge 협응중심의 비교 촉진검증.

관상면 ME-CX+ME-GE

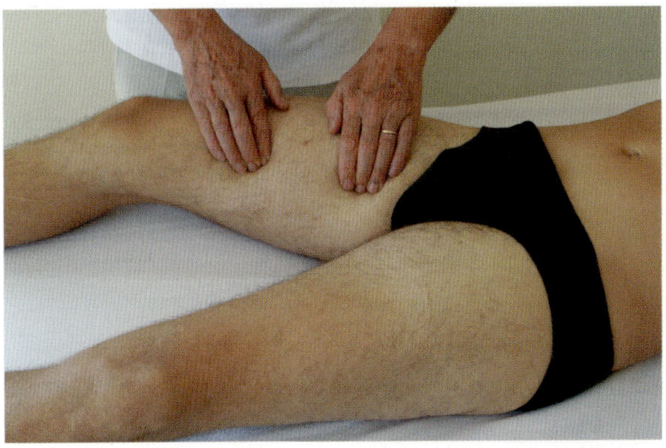

그림 9.117. me-cx와 me-ge 협응중심의 비교 촉진검증.

LA-CX+LA-GE

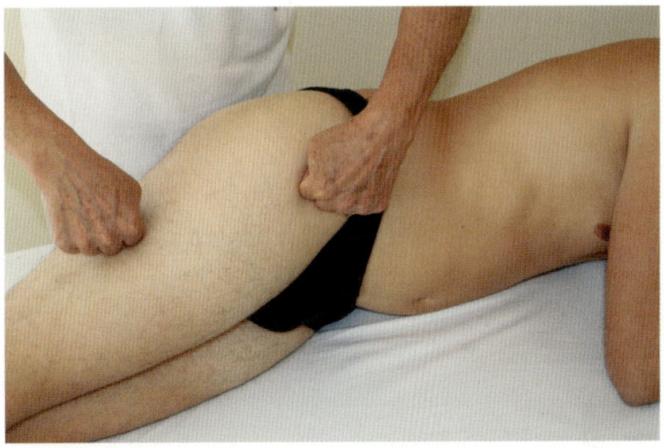

그림 9.118. la-cx와 la-ge 협응중심의 비교 촉진검증.

수평면 IR-CX+IR-GE

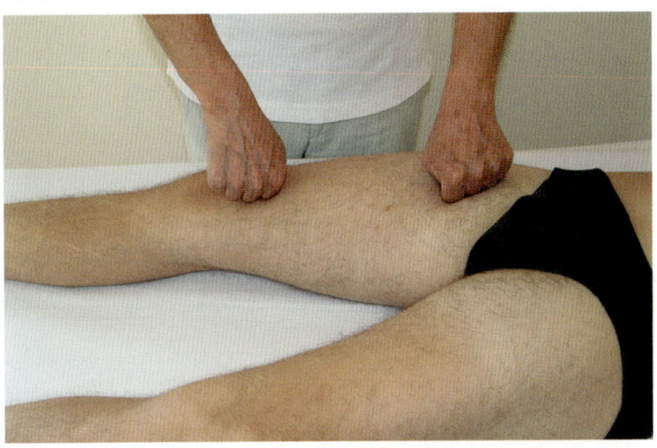

그림 9.119. ir-cx와 ir-ge 협응중심의 비교 촉진검증.

ER-CX+ER-GE

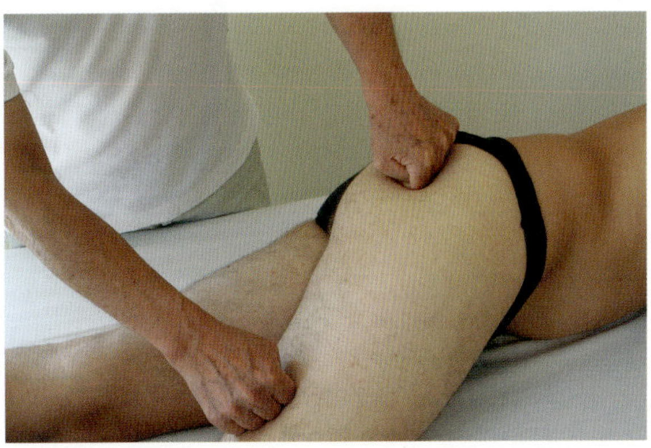

그림 9.120. er-cx와 er-ge 협응중심의 비교 촉진검증.

종방향 비교 촉진검증은 신체 또는 사지의 더 침범된 쪽에서 먼저 시행하고, 후속적으로 반대쪽의 침범되지 않은 쪽 또는 사지에서 시행한다.

발목 분절 TA

시상면 AN-TA

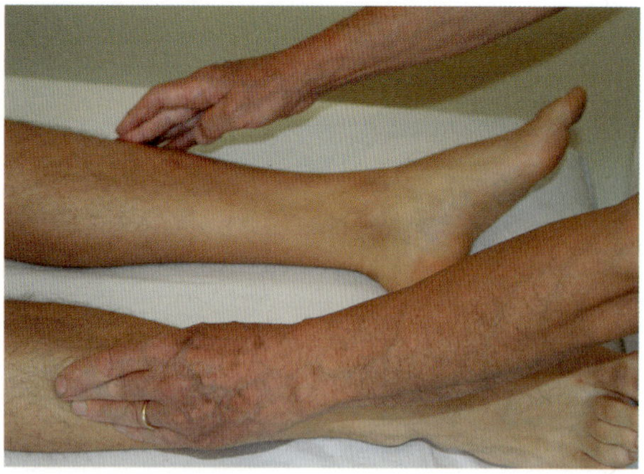

그림 9.121. 중지로 an-ta 오른쪽과 왼쪽의 협응중심에 대한 비교 촉진검증(환자는 바로 누운 자세를 취함).

RE-TA

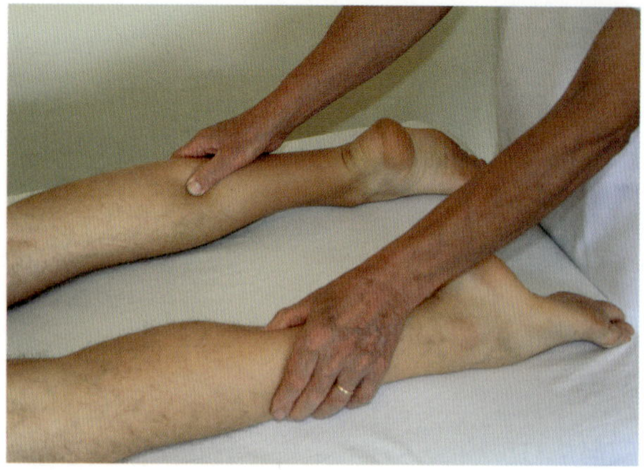

그림 9.122. 엄지로 re-ta 오른쪽과 왼쪽의 협응중심에 대한 비교 촉진검증(환자는 엎드려 누운 자세를 취함).

관상면 ME-TA

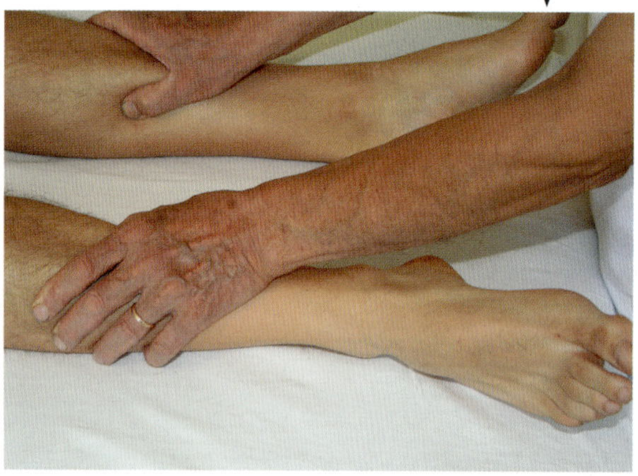

그림 9.123. 엄지로 me-ta 오른쪽과 왼쪽의 협응중심에 대한 비교 촉진검증.

LA-TA

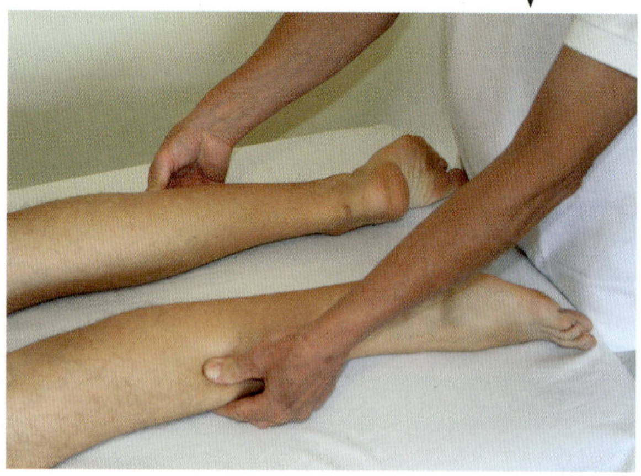

그림 9.124. 시지와 중지로 la-ta 오른쪽과 왼쪽의 협응중심에 대한 비교 촉진검증.

수평면 IR-TA

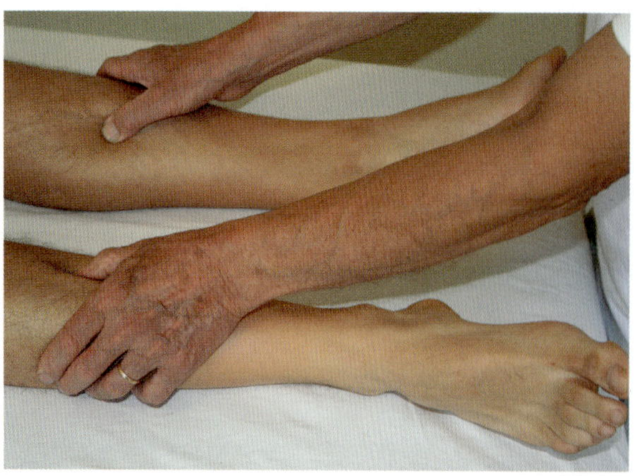

그림 9.125. 엄지로 ir-ta 오른쪽과 왼쪽의 협응중심에 대한 비교 촉진검증.

ER-TA

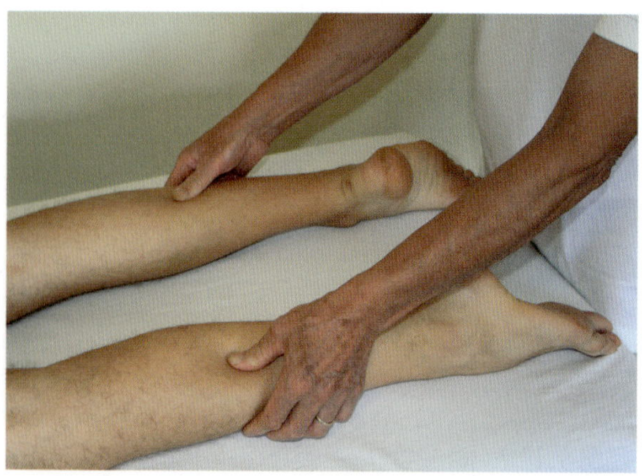

그림 9.126. 엄지로 er-ta 오른쪽과 왼쪽의 협응중심에 대한 비교 촉진검증.

발가락 분절 PE

시상면 AN-PE

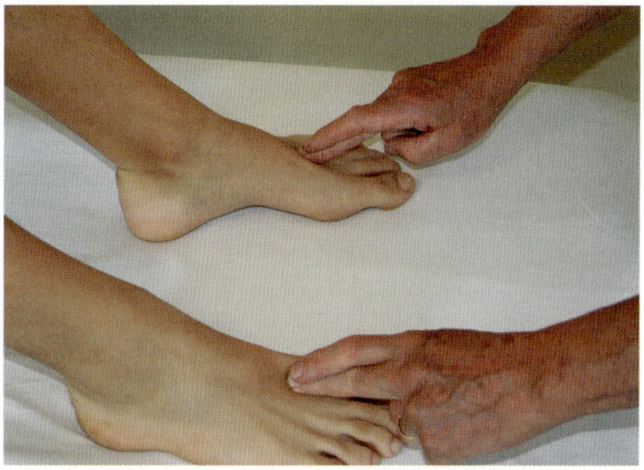

그림 9.127. an-pe 오른쪽과 왼쪽의 협응중심에 대한 비교 촉진검증(환자는 무릎을 굽히고 바로 누운 자세를 취함).

RE-PE

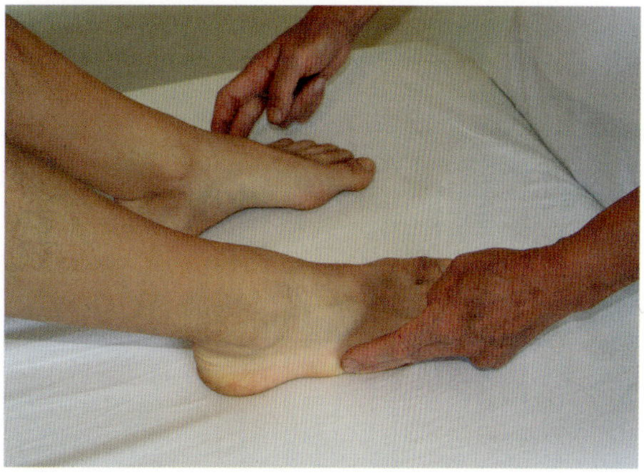

그림 9.128. re-pe 오른쪽과 왼쪽의 협응중심에 대한 비교 촉진검증.

관상면 ME-PE

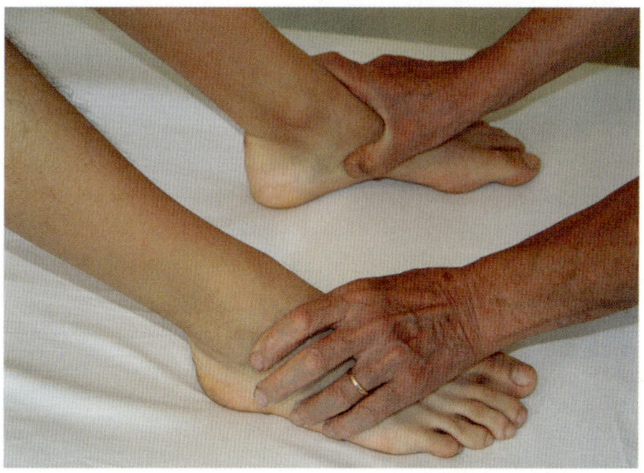

그림 9.129. 엄지로 me-pe 오른쪽과 왼쪽의 협응중심에 대한 비교 촉진검증.

LA-PE

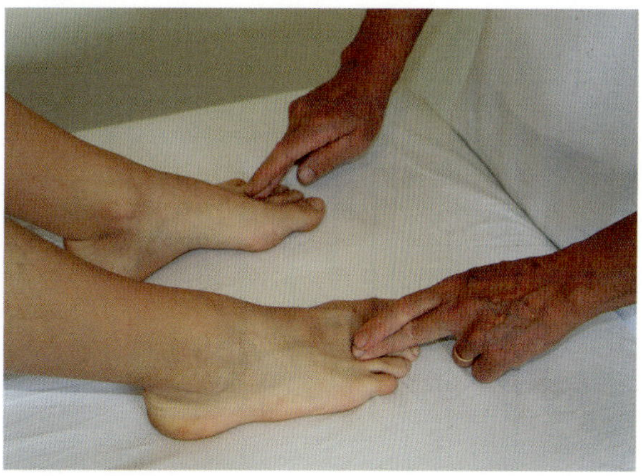

그림 9.130. la-pe 오른쪽과 왼쪽의 협응중심에 대한 비교 촉진검증.

수평면 IR-PE

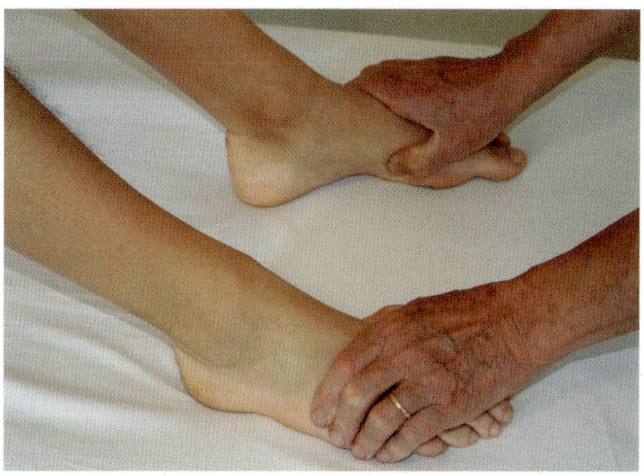

그림 9.131. 엄지로 ir-pe 오른쪽과 왼쪽의 협응중심에 대한 비교 촉진검증.

ER-PE

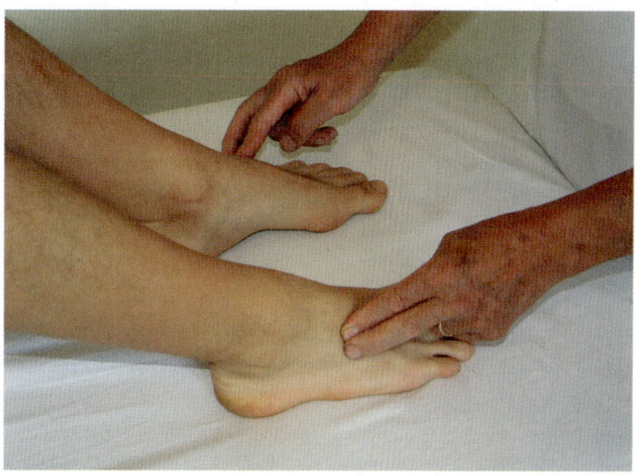

그림 9.132. er-pe 오른쪽과 왼쪽의 협응중심에 대한 비교 촉진검증.

어깨 분절 SC

수평면 AN-SC

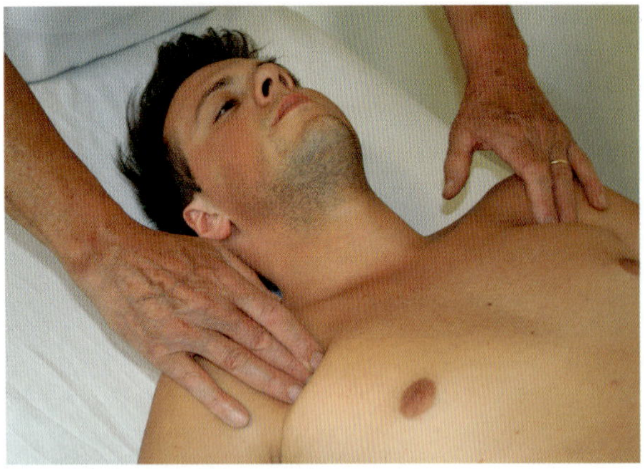

그림 9.133. an-sc 오른쪽과 왼쪽의 협응중심에 대한 비교 촉진검증(환자는 바로 눕거나 선 자세를 취함).

RE-SC

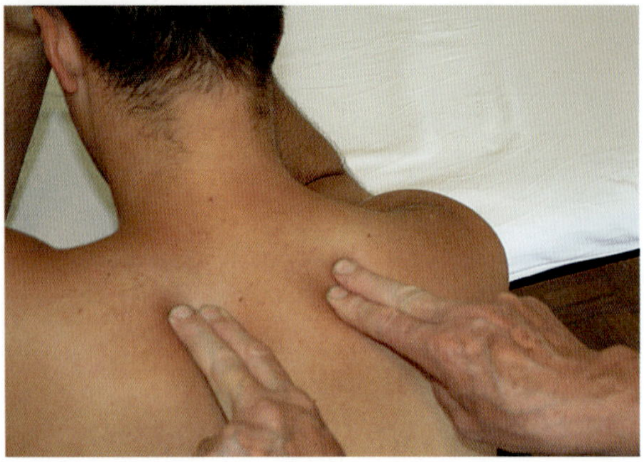

그림 9.134. re-sc 오른쪽과 왼쪽의 협응중심에 대한 비교 촉진검증(환자는 바로 눕거나 선 자세를 취함).

관상면 ME-SC

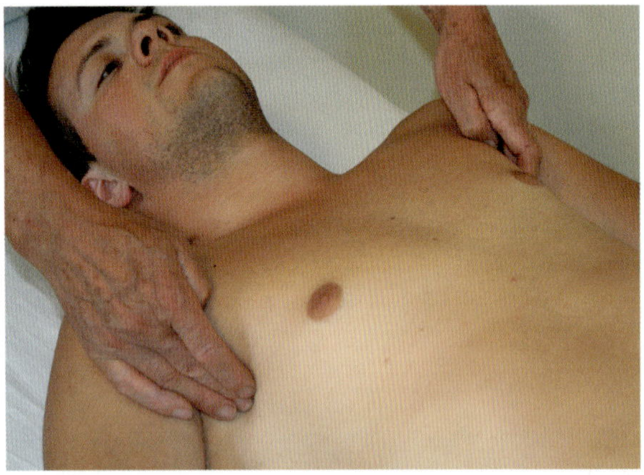

그림 9.135 me-sc 오른쪽과 왼쪽의 협응중심에 대한 비교 촉진검증.

LA-SC

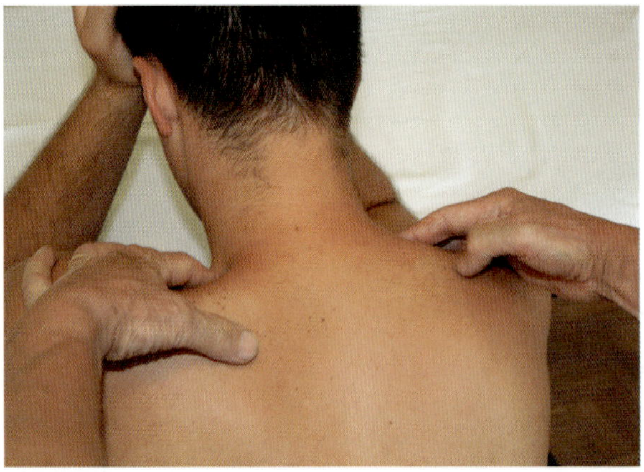

그림 9.136. 중지나 엄지로 la-sc 오른쪽과 왼쪽의 협응중심에 대한 비교 촉진검증.

수평면 IR-SC

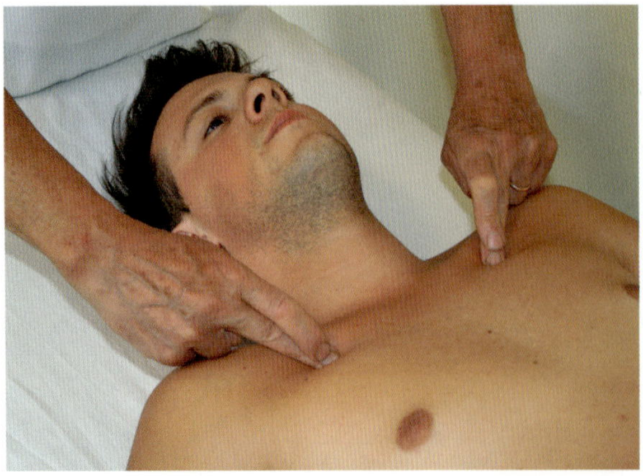

그림 9.137. ir-sc 오른쪽과 왼쪽의 협응중심에 대한 비교 촉진검증.

ER-SC

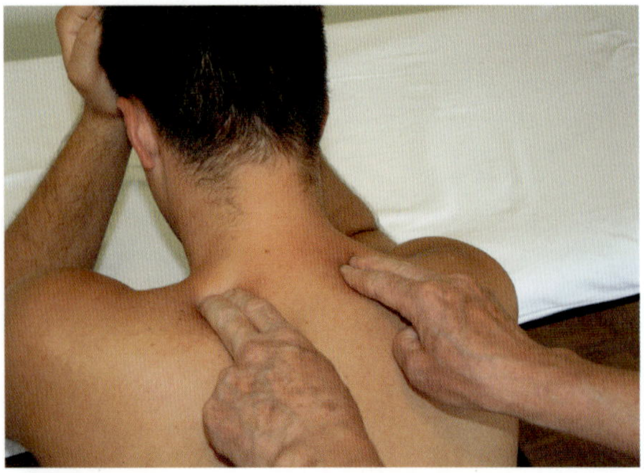

그림 9.138. er-sc 오른쪽과 왼쪽의 협응중심에 대한 비교 촉진검증.

상완 분절 HU

시상면 AN-HU

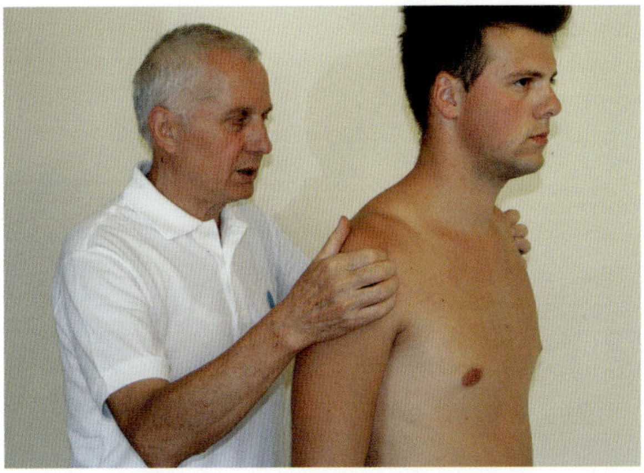

그림 9.139. an-hu 오른쪽과 왼쪽의 협응중심에 대한 비교 촉진검증(환자는 선 자세를 취함).

RE-HU

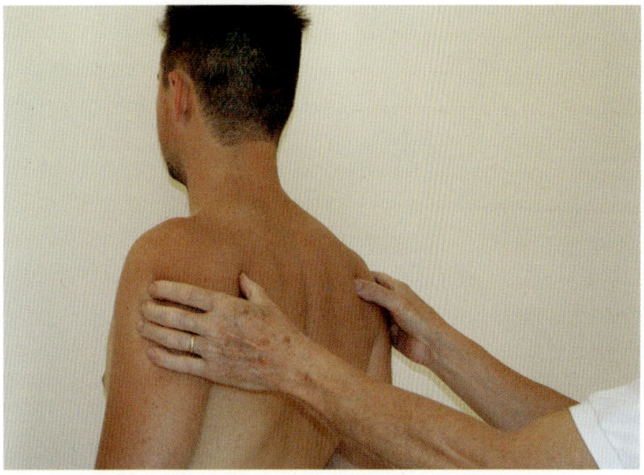

그림 9.140. 엄지로 re-hu 오른쪽과 왼쪽의 협응중심에 대한 비교 촉진검증.

관상면 ME-HU

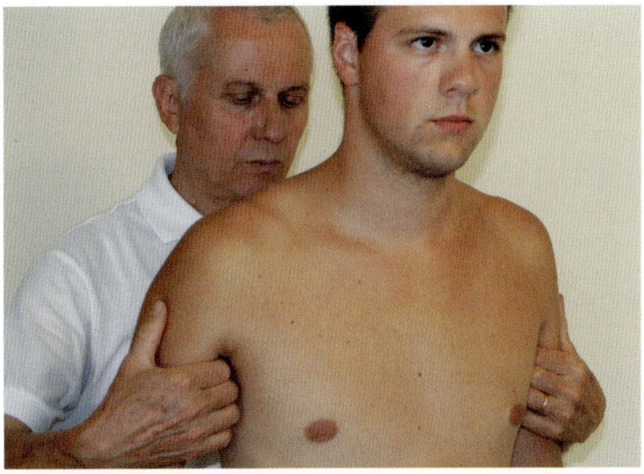

그림 9.141. 시지와 중지로 me-hu 오른쪽과 왼쪽의 협응중심에 대한 비교 촉진검증.

LA-HU

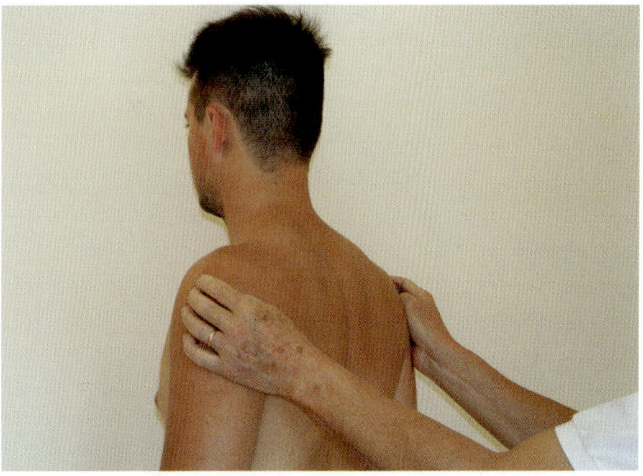

그림 9.142. 시지와 중지로 la-hu 오른쪽과 왼쪽의 협응중심에 대한 비교 촉진검증.

수평면 IR-HU

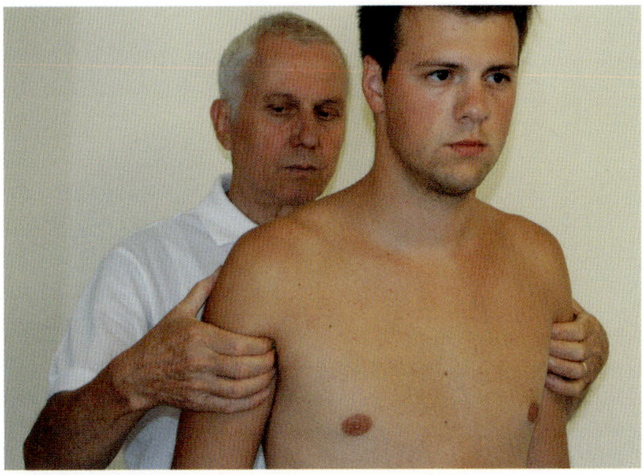

그림 9.143. 중지로 ir-hu 오른쪽과 왼쪽의 협응중심에 대한 비교 촉진검증.

ER-HU

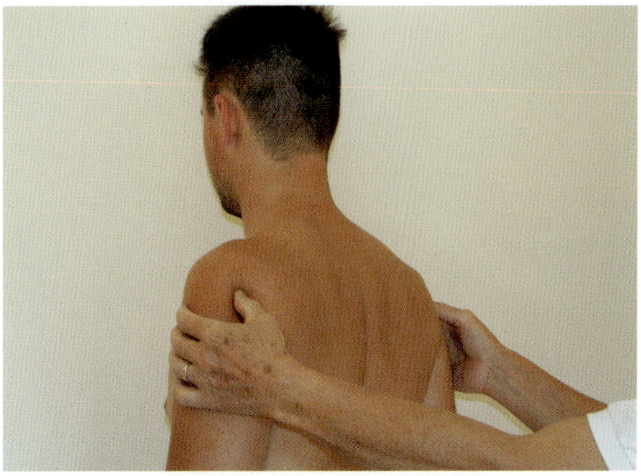

그림 9.144. 엄지로 er-hu 오른쪽과 왼쪽의 협응중심에 대한 비교 촉진검증.

팔꿈치 분절 CU

시상면 AN-CU

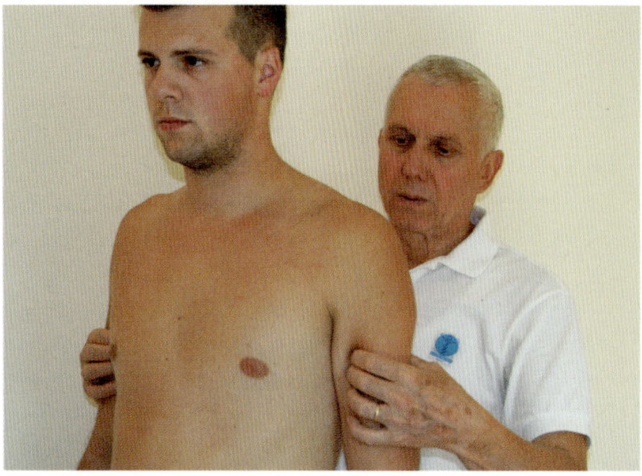

그림 9.145. 중지로 an-cu 오른쪽과 왼쪽의 협응중심에 대한 비교 촉진검증.

RE-CU

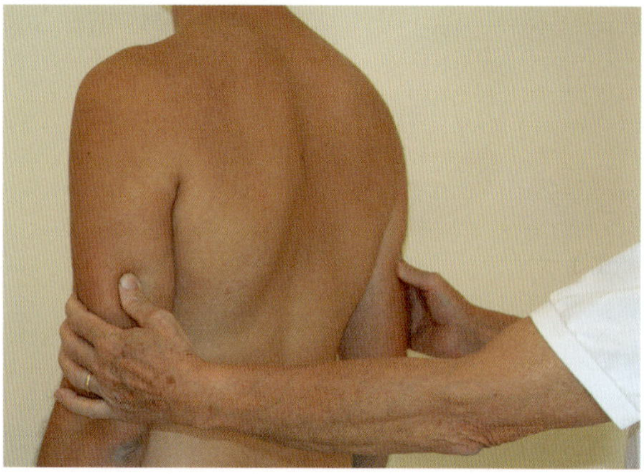

그림 9.146. 엄지로 re-cu 오른쪽과 왼쪽의 협응중심에 대한 비교 촉진검증.

관상면 ME-CU

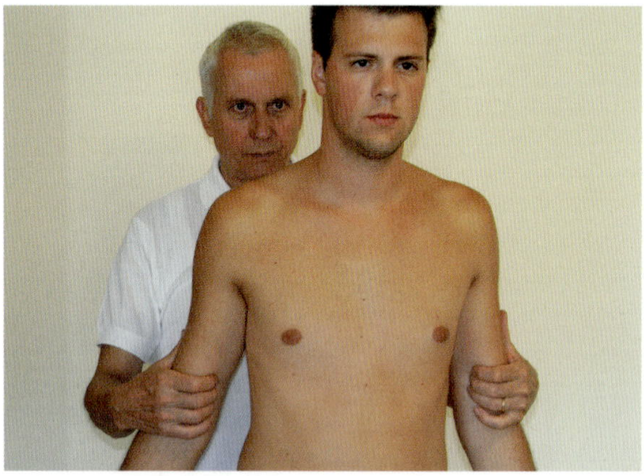

그림 9.147. 중지로 me-cu 오른쪽과 왼쪽의 협응중심에 대한 비교 촉진검증.

LA-CU

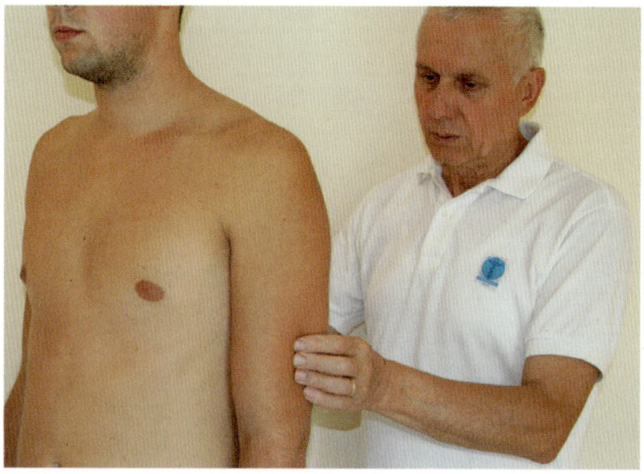

그림 9.148. la-cu 오른쪽과 왼쪽의 협응중심에 대한 비교 촉진검증.

수평면 IR-CU

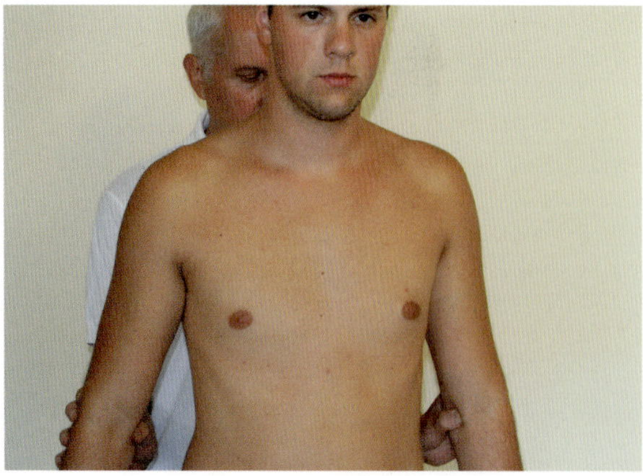

그림 9.149. 엄지로 ir-cu 오른쪽과 왼쪽의 협응중심에 대한 비교 촉진검증.

ER-CU

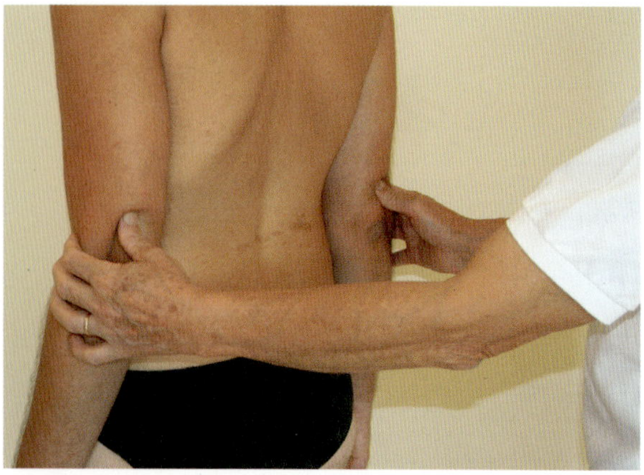

그림 9.150. 엄지로 er-cu 오른쪽과 왼쪽의 협응중심에 대한 비교 촉진검증.

손목 분절 CA

시상면 AN-CA

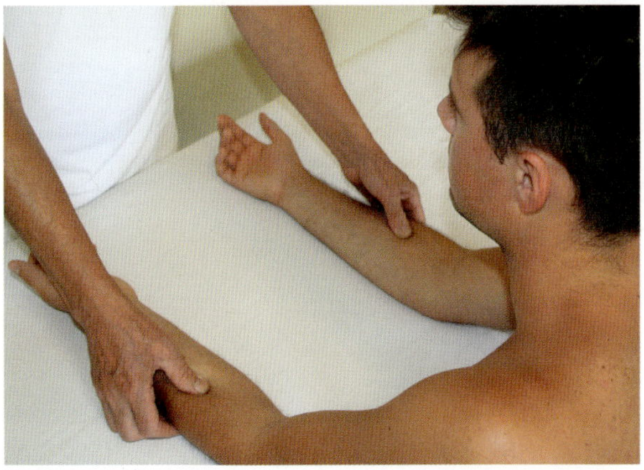

그림 9.151. an-ca 오른쪽과 왼쪽의 협응중심에 대한 비교 촉진검증(환자는 앉은 상태에서 손바닥을 위로 함).

RE-CA

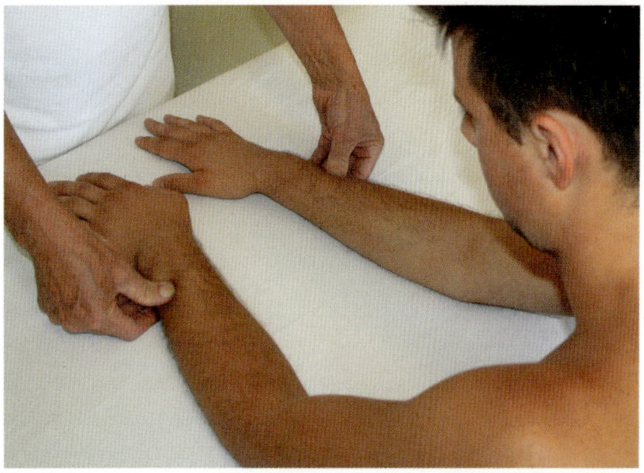

그림 9.152. re-ca 오른쪽과 왼쪽의 협응중심에 대한 비교 촉진검증(환자는 앉은 상태에서 손바닥을 위로 함).

관상면 ME-CA

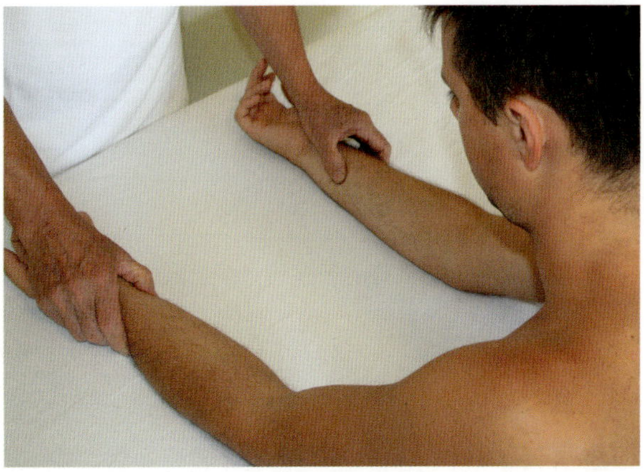

그림 9.153. 엄지로 me-ca 오른쪽과 왼쪽의 협응중심에 대한 비교 촉진검증.

LA-CA

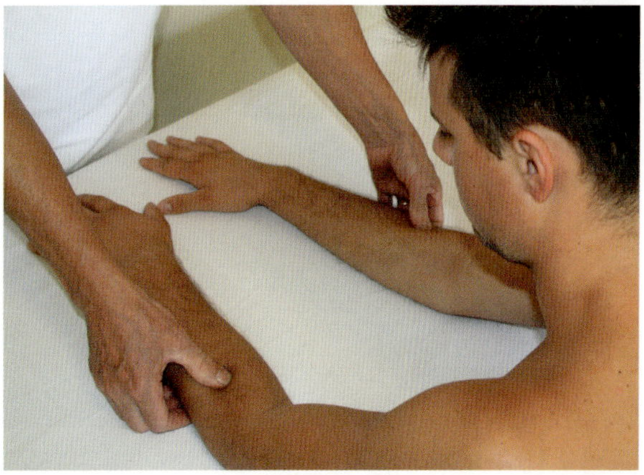

그림 9.154. la-ca 오른쪽과 왼쪽의 협응중심에 대한 비교 촉진검증.

수평면 IR-CA

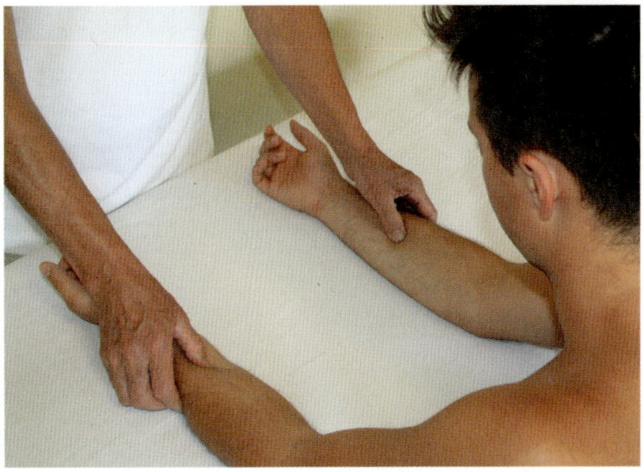

그림 9.155. 엄지로 ir-ca 오른쪽과 왼쪽의 협응중심에 대한 비교 촉진검증.

ER-CA

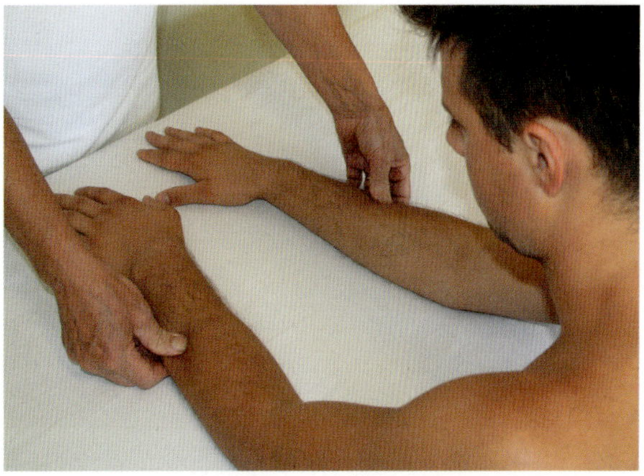

그림 9.156 엄지로 er-ca 오른쪽과 왼쪽의 협응중심에 대한 비교 촉진검증.

손가락 분절 DI

시상면 AN-DI

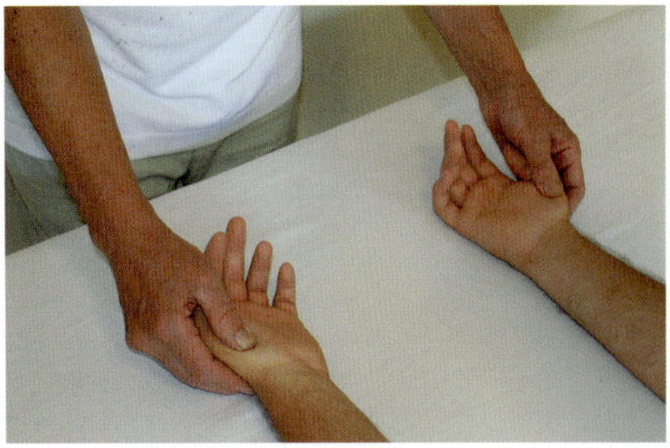

그림 9.157. 엄지로 an-di 오른쪽과 왼쪽의 협응중심에 대한 비교 촉진검증.

RE-DI

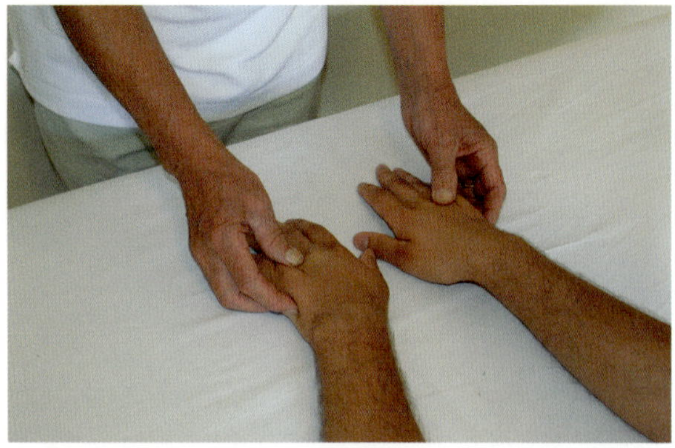

그림 9.158. 시지로 re-di 오른쪽과 왼쪽의 협응중심에 대한 비교 촉진검증.

관상면 ME-DI

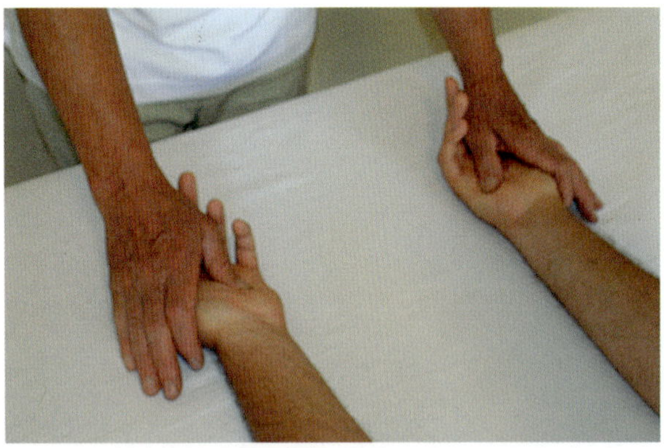

그림 9.159. 엄지로 me-di 오른쪽과 왼쪽의 협응중심에 대한 비교 촉진검증.

LA-DI

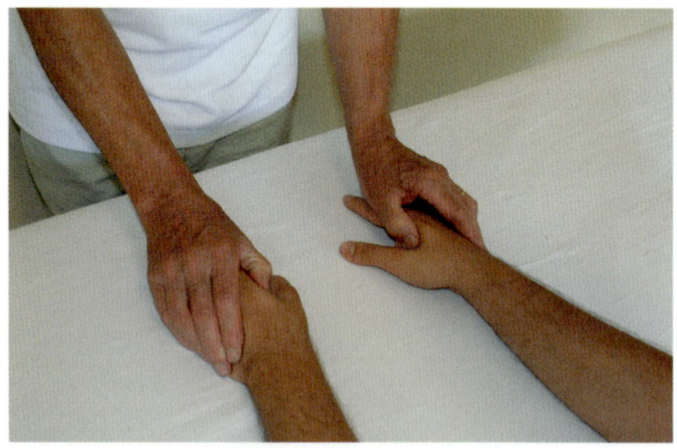

그림 9.160. 엄지로 la-di 오른쪽과 왼쪽의 협응중심에 대한 비교 촉진검증.

수평면 IR-DI

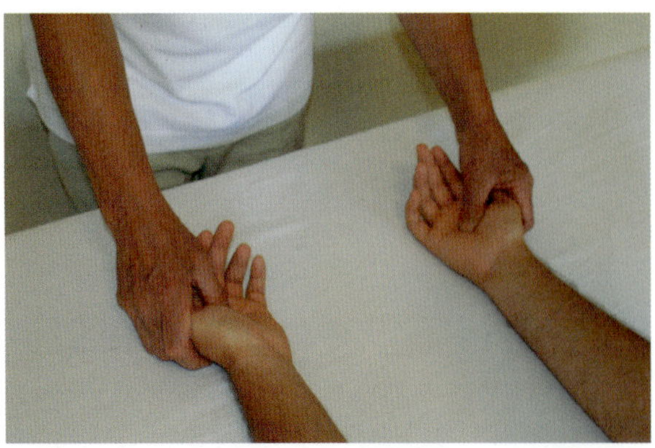

그림 9.161. 엄지로 ir-di 오른쪽과 왼쪽의 협응중심에 대한 비교 촉진검증.

ER-DI

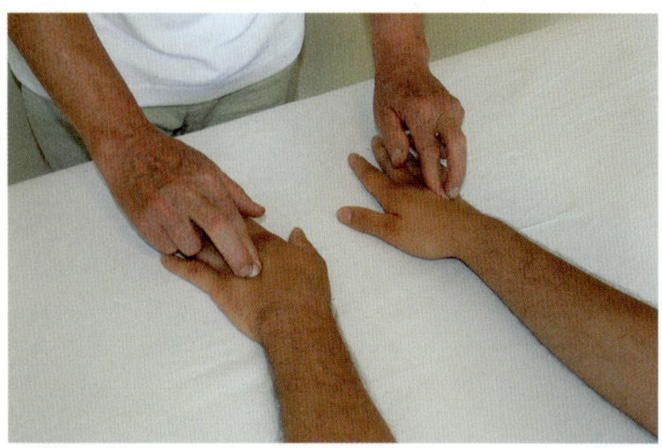

그림 9.162. er-di 오른쪽과 왼쪽의 협응중심에 대한 비교 촉진검증.

결론 Conclusion

이 책의 초판을 읽었던 독자들은 제2판에서 새로운 파트가 많이 생긴 것을 알아차렸을 것이다.

콘셉트는 초판과 동일하게 유지했지만, 모든 삽화, 사진, 텍스트는 변경되었다. 결론은 이전 판에서 완전한 형태로 가져온 유일한 파트이다.

실습 책에 대해 마지막으로 말하고 싶은 것은, 일련의 도수치료 이상으로 구성되어 있음을 독자들에게 상기시키고 싶다. 효과적이기 위해서는 환자와의 어느 정도의 일치, 지지, 동시성, 협응력, 공생도 필요하다.

일치는 빈도의 조화나 조율이다. 치료를 하는 동안 환자와 근막치료사 사이에는 지속적인 조율이 필요하다. 이는 환자가 호소하는 감각에 따라 팔꿈치 또는 너클로 도수치료 시 가해지는 압력을 환자가 참을 수 있는 범위로 맞추는 것으로 이루어진다. 의도에 조화가 있어야 한다. 이 의미는 치료사는 환자의 치유 욕구도 수용한다는 것을 말한다.

지지는 두 사람 사이의 상호 존중을 의미한다. 환자는 이 방법을 신뢰하기 때문에 근막 도수치료를 선택했지만, 무엇보다도 이 방법을 적용하는 치료사를 신뢰하는 것이다. 이러한 존경심은 치료사가 환자의 문제를 해결하는 데 최대한의 능력을 발휘할 수 있도록 격려하는 자극제가 되어야 한다. 어떤 면에서 지지는 치료 자체에서 발생하는 통증을 참을 수 있게 해 환자들이 "고통스럽지만 낫는 느낌이다."라고 평을 하게 만든다.

동시성은 같은 시간에 발생하는 동작을 나타낸다. 도수치료는 신체의 통증이나 신호에 반응하여 시행되는 치료 행위이다. 이러한 도움 요청은 갑작스럽거나(급성 통증) 시간이 지남에 따라 지속될 수 있다(만성 통증). 근막 도수치료는 급성기의 중재로 사용할 수 있다. 염증 부위에 직접 시행하지 않고 항상 근위나 원위 분절에 있는 원인을 추적한다.

협응력은 하나의 결과를 향한 공통의 행동이다. 근막 치료사의 노력은 환자의 협력이나 순응이 있는 경우에만 시간이 지남에 따라 지속될 수 있다. 치료 후 며칠 동안 환자는 치료한 부위의 경미한 염증을 견뎌야 하며 동일한 부위에 과도하게 힘을 주는 것을 피해야 한다. 또한 아픈 부위를 과도하게 사용하지 않는 생활 방식을 할 필요가 있다. 보통 일정량의 움직임이 권장된다(스포츠, 정원 가꾸기, 춤 등). 그리고 가장 중요한 것은 특정 스포츠가 다른 스포츠보다 더 많이 적용되지 않더라도 즐겁고 편안해야 한다.

공생은 상호 유용성의 교환이라고 할 수 있다. 환자는 치료를 통해 그들이 가진 문제를 해결함으로써 이익을 얻으며, 근막 치료사는 지속적인 학습 경험의 기회를 통해 이익을 본다. 이 방법을 적용하면 수동적인 실행자가 아니라 능동적인 프로세스 참여자가 된다. 치료가 끝나면 환자들은 자신의 문제가 해결되어 감사하게 생각하고 치료사는 만족스럽고 풍요로운 경험에 감사한다. 근막 도수치료는 수년 간의 임상 실습에 기초한 치료 방법이다. 이 책에서 저자들은 좋은 결과를 얻는 데 도움을 줄 수 있는 적응증을 제공한다. 그럼에도 불구하고, 이러한 적응증은 항상 각 환자의 특정 요구에 맞게 조정되어야 한다.

참고문헌 References

Baldissera F. Fisiologia e biofisica medica. Poletto, Milano, 1996.

Chiarugi G, Bucciante L. Istituzioni di Anatomia dell'uomo. Vallardi-Piccin, Padova, 1975.

Cowman MK, Schmidt TA, Raghavan P, Stecco A. Viscoelastic properties of hyaluronan in physiological conditions. F1000Res 2015;4:622. doi: 10.2015. Review.

Cyriax J. Manuale illustrato di medicina ortopedica. Piccin, Padova, 1997.

Ellis FD, Seiler JG 3rd, Sewell CW. The second annular pulley: a histologic examination. J Hand Surg Am 1995; 20:632-35.

Fetz EE, Perlmutter SI, Prut Y, Seki K, Votaw S. Roles of primate spinal interneurons in preparation and execution of voluntary hand movement. Brain Res Rev 2002; 40:53-65.

Hauk O, Johnsrude I, Pulvermuller F. Somatotopic representation of action words in human motor and premotor cortex. Neuron 2004; 41:301-07.

Huijing PA, Maas H, Baan GC. Compartmental fasciotomy and isolating a muscle from neighboring muscles interfere with myofascial force transmission within the rat anterior crural compartment. J Morphol 2003; 256:306-21.

Klein DM, Katzman BM, Mesa JA, Lipton JF, Caligiuri DA. Histology of the extensor retinaculum of the wrist and the ankle. J Hand Surg Am 1999; 24:799-802.

Laurent TC, Fraser JR. Hyaluronan. FASEB J 1992; 6:2397-404.

Matteini P, Dei L, Carretti E, Volpi N, Goti A, Pini R.

Structural behavior of highly concentrated hyaluronan. Biomacromolecules 2009;10: 1516-22.

McCombe D, Brown T, Slavin J, Morrison WA. The histochemical structure of the deep fascia and its structural response to surgery. J Hand Surg Br 2001; 26:89-97.

Noble PW. Hyaluronan and its catabolic products in tissue injury and repair. Matrix Biol 2002; 21:25-9. Review.

Patel TJ, Lieber RL. Force transmission in skeletal muscle: from actomyosin to external tendons. Exerc Sport Sci Rev 1997; 25:321-63. Review.

Piehl-Aulin K, Laurent C, Engstròm-Laurent A, Hellstròm S, Henriksson J. Hyaluronan in human skeletal muscle of lower extremity: concentration, distribution, and effect of exercise. J Appl Physiol 1991; 71:2493-98.

Roman M, Chaudhry H, Bukiet B, Stecco A, Findley TW. Mathematical analysis of the flow of hyaluronic acid around fascia during manual therapy motions. J Am Osteopath Assoc. 2013;113(8):600-10.

Schleip R, Findley TW, Chaitow L, Huijing P. Fascia: the tensional network of the human body. Churchill Livingstone, 2012.

Stecco A, Meneghini A, Stern R, Stecco C, Imamura M. Ultrasonography in myofascial neck pain: randomized clinical trial for diagnosis and follow-up. Surg Radiol Anat 2014; 36:243-53.

Stecco C. Functional atlas of the human fascial system. Elsevier, 2015.

Stern R, Asari R, Sugahara KN. Size-specific fragments of hyaluronan: an information-rich system. Eur J Cell Biol 2006;85:699-715.

Testut L, Jacob O. Trattato di anatomia topografica. UTET, Firenze, 1987.

Travell JG, Simons DG. Dolore muscolare, diagnosi e terapia. Ghedini Editore, Milano, 1988.

Finito di stampare
nel mese di luglio 2018
presso Arti Grafiche Casagrande, Colognola ai Colli (VR), Italy
per conto della Piccin Nuova Libraria S.p.A., Padova, Italy